2024

합격 선배들의 맥 one pick!

퍼시픽 작업치료사 국시대비 개념서

OCCUPATIONAL THERAPY

해부생리학 · 공중보건학

7

V·O·L·U·M·E

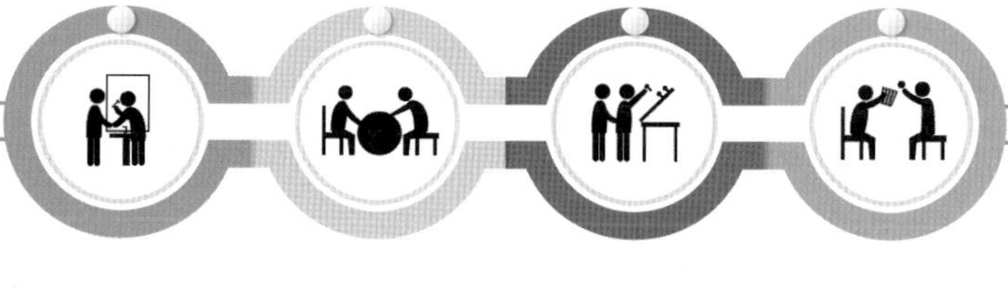

Pacific Books

작업치료사 국가시험

시험시간표 및 합격기준

시험과목

시험종별	시험 과목 수	문제수	배점	총점	문제형식
필기	3	190	1점/1문제	190점	객관식 5지선다형
실기	1	50	1점/1문제	50점	객관식 5지선다형

시험시간표

구분	시험과목(문제수)	교시별 문제수	시험형식	입장시간	시험시간
1교시	1. 작업치료학 기초 (70) 2. 의료관계법규 (20)	90	객관식	~08:30	09:00~10:10 (70분)
2교시	1. 작업치료학 (100)	100	객관식	~10:30	10:40~12:20 (100분)
3교시	1. 실기시험 (50)	50	객관식	~12:40	12:50~13:55 (65분)

* 의료관계법규 : 「의료법」, 「의료기사 등에 관한 법률」, 「장애인복지법」, 「정신건강증진 및 정신질환자 복지서비스 지원에 관한 법률」, 「노인복지법」과 그 시행령 및 시행규칙

합격기준

- 필기시험에 있어서는 매 과목 만점의 40퍼센트 이상, 전과목 총점의 60퍼센트 이상 득점한 자를 합격자로 하고, 실기 시험에 있어서는 만점의 60퍼센트 이상 득점한자를 합격자로 합니다.
- 응시자격이 없는 것으로 확인된 경우에는 합격자 발표 이후에도 합격을 취소 합니다.

머·리·말

작업치료 분야는 그 어떤 영역보다 광범위하고 다차원적인 분야이다. 의학, 심리학, 사회학 등 인간 관련 다영역적 학문으로 매우 다양하고 복합적 성격을 지닌 학문이다. 국내 작업치료 역사는 한국전쟁을 시작으로 이미 반세기가 지났으며, 매우 다양한 분야로 진출하고 있다. 반면, 국내 작업치료의 교육 현실은 예전보다 많이 발전하였으나 전공 교육과정에 필요한 교재는 여전히 부족한 상태이며, 이로 인해 국가시험을 준비해야 하는 재학생들에게 큰 부담이 되고 있다. 이에 본 교재는 부족한 교육과정을 보충하고 중요한 내용들을 요약정리하므로 보다 쉽게 작업치료사 국가고시를 준비할 수 있도록 구성하였다.

최근 국가시험은 보다 전문적이고, 과학적이며, 다양한 문제들이 출제되는 경향을 보이고 있다. 과거 출간된 서적들 대부분이 암기형 문제 풀이식으로 구성되어 있어 국가시험을 준비하는 학생들에게 큰 도움을 주지 못했던 반면, 본 서적은 다양한 분야의 실기형·사례형 문제들을 탑재하는 동시에 풍부한 해설을 통해 체계적이고, 논리적 학습이 가능하도록 편집하였다.

본 교재는 학생들의 이해도를 높이기 위해 구체적이고, 보다 체계적인 해설과 매뉴얼을 제공하고 있으며, 실전 문제와 같은 문제들을 통해 국시 및 임상대비 능력을 극대화하고자 하였다. 국시에 필요한 전공과목의 체계적인 정리는 학생들 스스로 학습이 가능하도록 하였으며, 출제 비중이 높은 이론과 실기, 그에 따른 해설을 통해 학생들의 학습효과를 극대화하여 국가시험에 대한 자신감을 높여주고자 한다.

작업치료사 국가시험을 준비하는 모든 학생들에게 등대와 같은 교재가 되기를 희망하며…

2024년 4월

작업치료 국시연구회

CONTENTS

해부생리학

CONTENTS

CONTENTS

CONTENTS

CONTENTS

공중보건학

CONTENTS

CHAPTER 3 보건관리 _419

CHAPTER 4 보건통계 _495

OCCUPATIONAL THERAPY

해부생리학

OCCUPATIONAL THERAPY

1

C·H·A·P·T·E·R

인체의 개요

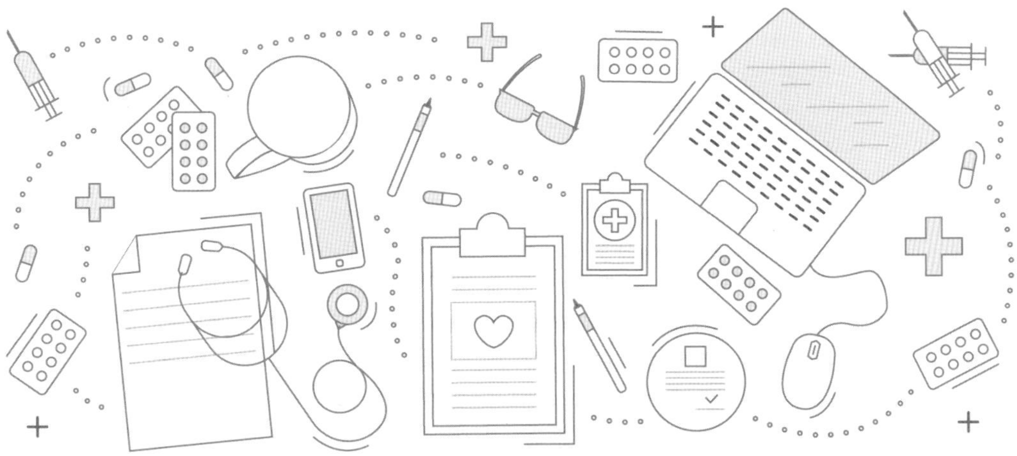

꼭!
알고 넘어가기!!

- 해부학적 자세 및 용어
- 몸의 구조적 단계
- 조직의 분류와 특징
- 체액의 구성과 조절
- 세포의 구조와 물질이동
- 세포소기관의 종류와 역할

1.1 해부학의 역사

1. Hippocrates(460～377 B.C.) : 의학의 아버지
2. Galenus(130～201) : 원숭이를 대상으로 해부학을 체계화
3. Leonard da Vinci(1452～1519) : 800여 점의 몸 해부도
4. Andreas Vesalius(1514～1564) : 근대 해부학의 아버지
5. William Harvey(1578～1657) : 생리학의 아버지
6. Marcello Malpighi(1628～1694) : 현미경적 해부학의 창시자

1.2 해부학 용어

1. 해부학적 자세(Anatomical position)

1) 몸의 부위와 구조를 명료하게 표시하고 통일되게 기술하기 위한 표준자세
2) 양쪽 다리를 약간 벌리고 발끝이 앞을 향하도록 똑바로 선 상태에서 눈은 수평면을 응시하고, 양쪽 다리를 약간 벌리고 서서 발끝이 앞으로 향하도록 하여 곧게 딛고, 팔을 몸통 옆에 늘어뜨려 손바닥이 앞을 향하며 손가락은 곧게 편 상태

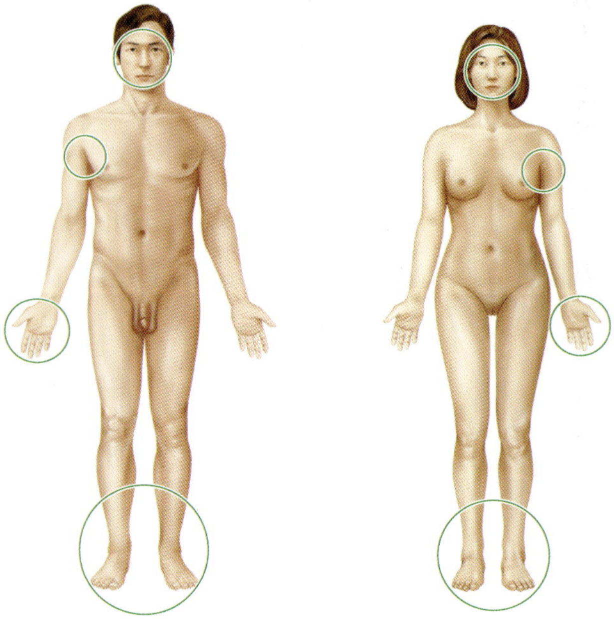

2. 단면의 용어(Terms of body plane)

1) 시상면(sagittal plane) : 신체나 기관을 왼쪽과 오른쪽으로 나누는 면
2) 이마면(frontal plane, 관상면(coronal plane)) : 앞·뒤로 나누는 면
3) 가로면(transverse plane, 수평면(horizontal plane)) : 지면에 수평이 되게 나누는 면

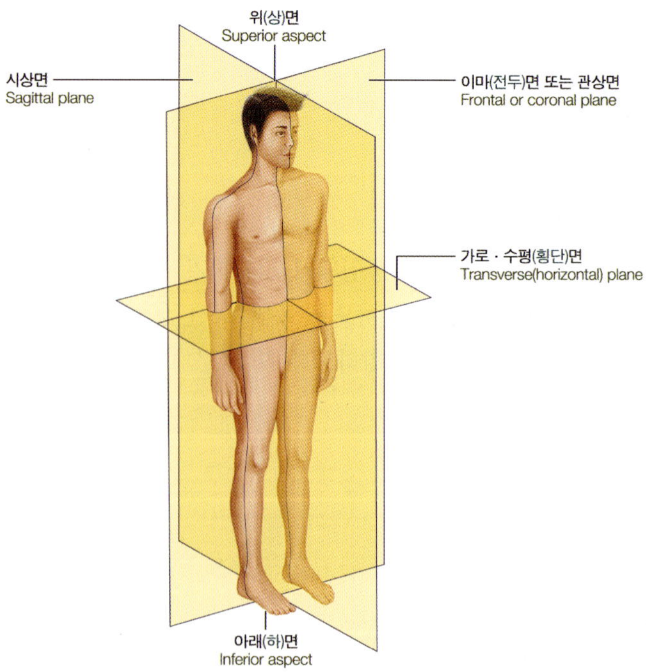

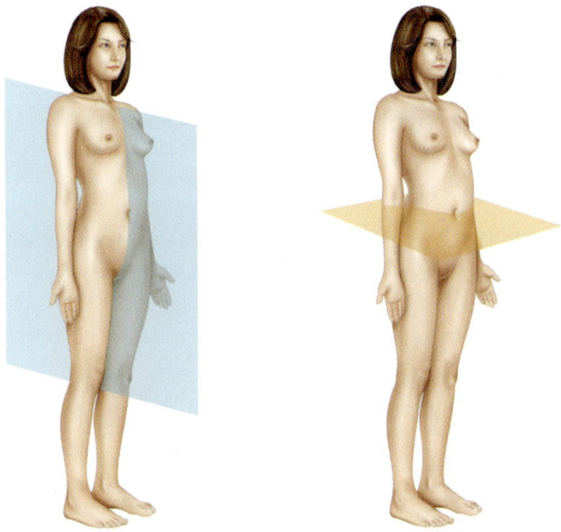

시상면
Sagittal plane

가로면
Transverse plane

관상면
Coronal plane

3. 위치와 방향의 용어

- 엎드림(prone position, 복와위), 바로 누움(supine position, 앙아위)
- 앞(anterior), 뒤(posterior), 위(superior), 아래(inferior), 얕은(superficial), 깊은(deep), 안쪽(medial), 가쪽(lateral), 몸쪽(proximal), 먼쪽(distal), 벽쪽(parietal), 내장쪽(visceral)

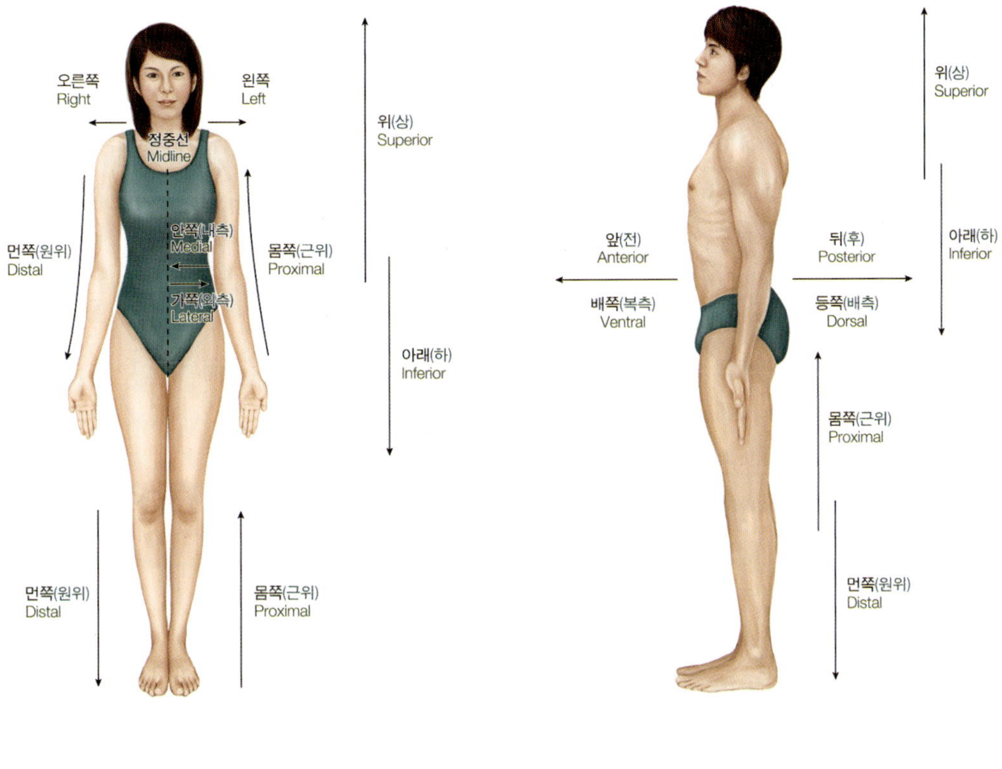

1) 돌출부의 용어(Term of projection)

- 융기(eminence), 돌기(process), 결절(tubercle), 거친면(tuberosity), 가시(spine), 능선(crest), 선(line), 유두(papillary), 관절융기(condyle), 위관절융기(epicondyle), 돌기(trochanter)

2) 함몰부의 용어(Term of depression)

- 오목(fossa), 패임(notch), 자국(impression), 고랑(groove), 틈새(fissure), 구멍(foramen), 관(canal), 길(meatus), 굴(sinus), 안(cavity), 벌집(cell)

3) 기타 용어

- 머리(head), 작은머리(capitulum), 몸통(body), 목(neck), 바닥(base), 꼭대기(apex), 문(hilum)

1.3 몸의 구조적 단계

1. 원자(atom) → 분자(molecule) → 고분자(macromolecule) → 소기관(organelle) → 세포(cell) → 조직(tissue) → 기관(organ) → 계통(system) → 유기체(organism)
2. 세포 : 몸의 구조적, 기능적, 유전적 기본 단위
3. 조직 : 분화 방향이 같고 구조와 기능이 비슷한 세포들의 집단
   - 몸 4대 기본조직(primary tissue) : 상피조직(epithelial tissue), 결합조직(connective tissue), 신경조직(nervous tissue), 근육조직(muscular tissue)
4. 기관 : 특수한 기능이나 활동을 수행하기 위하여 각 조직들이 적절하게 결합된 상태
5. 계통 : 몇 개의 기관이 서로 연결되어 하나의 기능적 단위를 이루는 것
   1) 뼈대계통(skeletal system) : 뼈, 연골, 관절로 구성; 몸의 지주 형성, 장기 보호
   2) 근육계통(muscular system) : 뼈대근육, 심장근육, 민무늬근육, 근막, 힘줄, 널힘줄, 윤활주머니로 구성; 몸의 능동적 운동장치와 이의 부속기관
   3) 신경계통(nervous system) : 뇌, 뇌신경, 척수, 척수신경 등으로 구성; 몸의 감각과 운동 및 환경에 대한 적응을 주관
   4) 감각계통(sensory system) : 피부, 눈, 귀, 코, 혀 등으로 구성; 각종 감각의 감수에 관여
   5) 순환계통(circulatory system) : 심장, 혈액, 혈관, 림프, 림프관, 림프절, 지라, 가슴샘, 편도 등으로 구성; 가스, 영양분, 노폐물 등의 운반과 림프구 및 항체 생산 주관
   6) 호흡계통(respiratory system) : 코, 인두, 후두, 기관, 기관지, 허파 등으로 구성, 산소와 이산화탄소의 교환 및 배출에 관여
   7) 소화계통(digestive system) : 입, 식도, 위, 작은창자, 큰창자, 항문, 간, 이자, 쓸개, 침샘 등으로 구성, 음식물 섭취 및 소화, 찌꺼기 배설 관여
   8) 비뇨계통(urinary system) : 콩팥, 요관, 방광, 요도로 구성; 오줌의 생산과 배설에 관여

9) 생식계통(reproductive system) : 여성(난소, 자궁, 자궁관, 질, 바깥음부 등), 남성(고환, 부고환, 정관, 정낭, 전립샘, 음경 등), 난자 및 정자의 생산과 배출, 수정란의 잉태 및 성장에 관여
10) 내분비계통(endocrine system) : 뇌하수체, 갑상샘, 부갑상샘, 부신, 이자, 난소, 고환, 솔방울샘 등으로 구성, 호르몬 생산 및 분비에 관여

1.4 몸안(Body cavity)

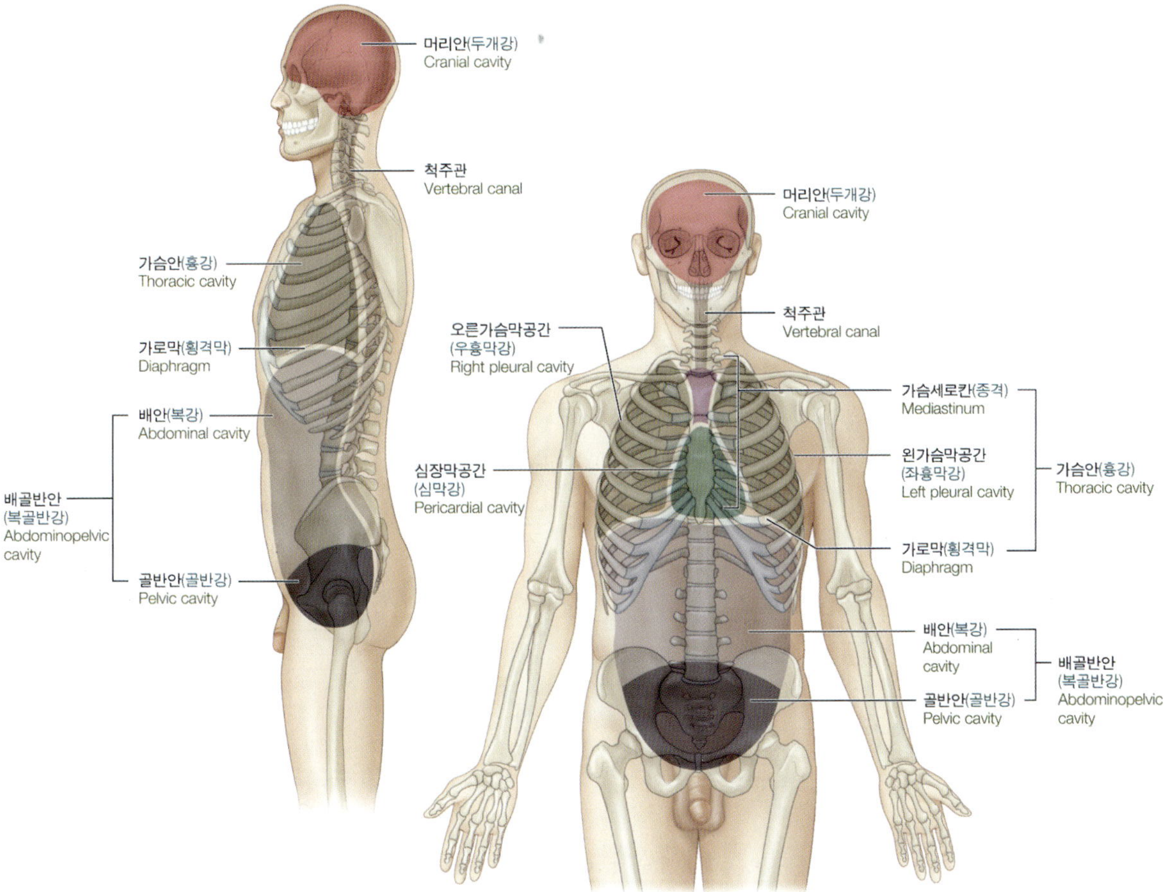

1. 몸속의 공간 : 주요 장기를 수용
2. 등쪽몸안(dorsal cavity) : 머리뼈안(cranial cavity)－(뇌), 척추안(vertebral cavity)－(척수)

3. 배쪽몸안(ventral cavity) : 가슴안(thoracic cavity)–(심장, 허파, 기관, 식도, 가슴샘 등), 배안(abdominal cavity)–(간, 쓸개, 위, 이자, 지라, 작은창자, 콩팥, 요관, 큰창자 일부), 골반안(pelvic cavity)–(방광, 구불잘록창자, 곧창자, 자궁, 난소, 전립샘, 정낭 등)
4. 가슴안(thoracic cavity) : 심장막안(pericardial cavity), 가슴막안(pleural cavity)로 구분
5. 가슴세로칸(mediastinum) : 왼쪽과 오른쪽 가슴막안 사이(허파와 허파 사이), 심장, 가슴샘, 기관, 식도 등이 위치
6. 가로막(diaphragm) : 가슴안과 배안 사이 구분

1.5 세포(Cell)

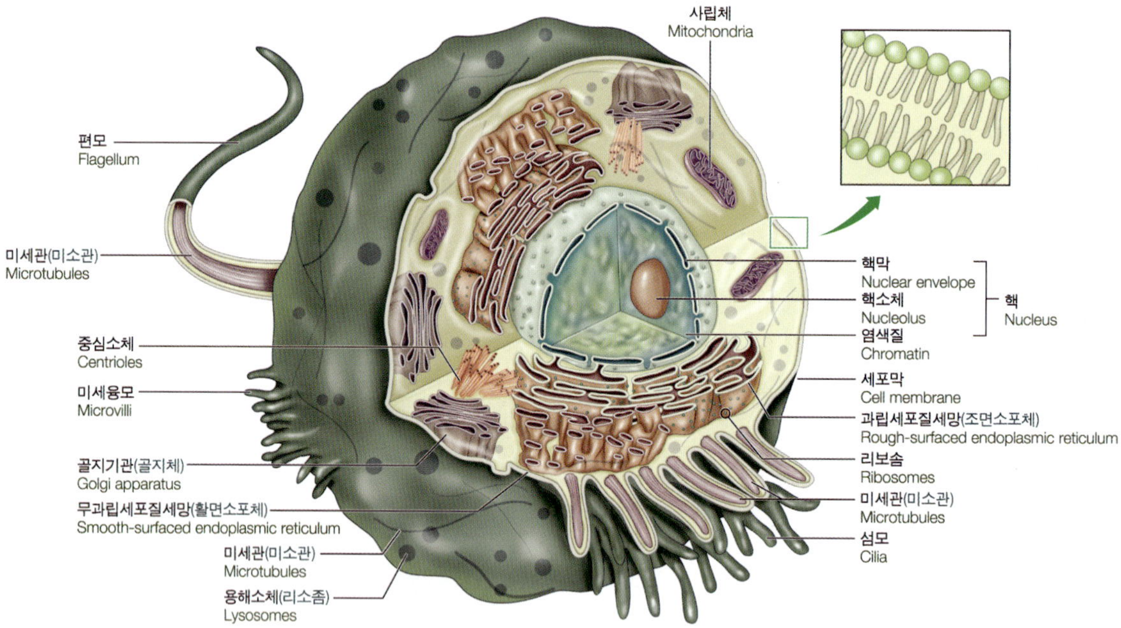

- 생물체의 구조와 기능 및 유전상의 기본 단위
- 구조
  - **세포막**[cell(plasma), membrane] : 세포질과 조직액 사이에서 영양분과 각종 이온의 통로 역할
  - **세포질**(cytoplasm) : 여러 가지 소기관과 포함물을 함유하여 물질의 대사기능을 수행
  - **핵**(nucleus) : 세포의 발생과 기능을 조절하는 중심부
- 원형질(protoplasm) : 세포를 구성하는 생명력이 있는 물질을 총칭

1. 세포막

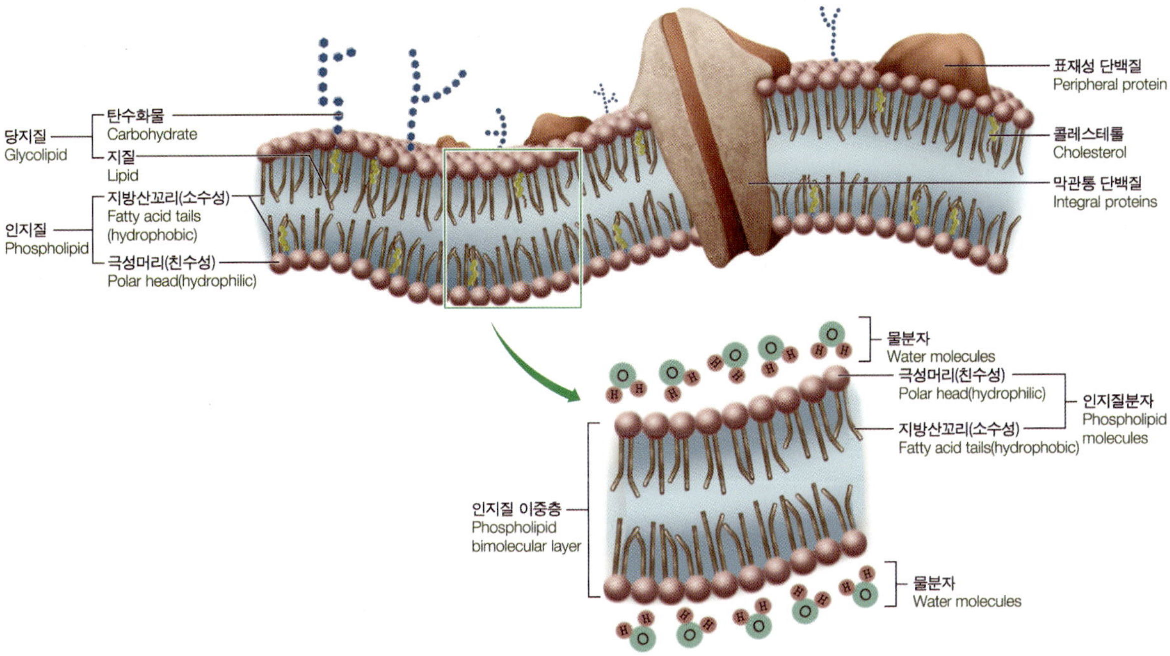

1) 일명 단위막(unit membrane) or 유동모자이크 모형막(fruid mosaic model)
2) 반투과성막(semipermeable membrane)
3) 물질이동의 선택적관문(selective barrier) 역할
4) 동물의 세포막 : 지질(lipid, 35%), 단백질(protein, 60%), 탄수화물(carbohydrate, 5%) 부착
   (1) 지질 : 인지질(phospholipid, 60~70%), 콜레스테롤(25%, 층 안정과 막의 유동성 조절, 물질의 세포막 이동 속도 결정), 당지질(glycolipid)
   (2) 단백질 : 외재성단백질(peripheral protein, 세포의 형태나 운동성 관여), 내재성단백질(integral protein, 70%, 이온통로를 형성, 이온이나 물이 세포막을 통과할 수 있도록, 막을 지나는 화학적 신호 전달 관여)
   (3) 탄수화물 : 내재성단백질이나 지질 2중층에 부착해서 각각 당단백질(glycoprotein) or 당지질(glycolipid) 형성, 호르몬과 같은 세포외 전령(messenger)에 대한 막수용체(membrane receptor)로서 작용

2. 물질운반

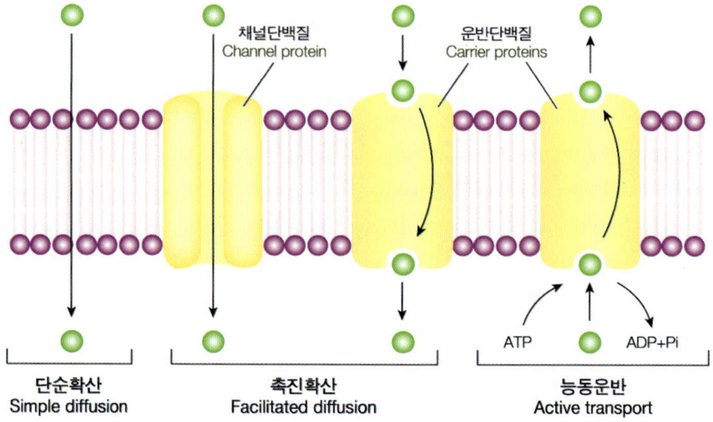

1) 수동운반(Passive transport)

(1) 에너지 필요 없음

(2) 확산(diffusion) : 농도가 높은 곳에서 낮은 곳으로 이동

① 촉진 요인 : 큰 농도경사, 작은 분자, 높은 지질 용해성, 짧은 거리, 큰 전기경사, 높은 온도

② 촉진 확산(facilitated diffusion) : 운반체에 의한 이동

(3) 삼투(osmosis) : 용질의 농도가 높은 곳으로 용매가 이동하는 현상

(4) 여과(filtration) : 정수압 차에 의한 용매와 용질의 이동

예 오줌 생산

2) 능동운반(Active transport)

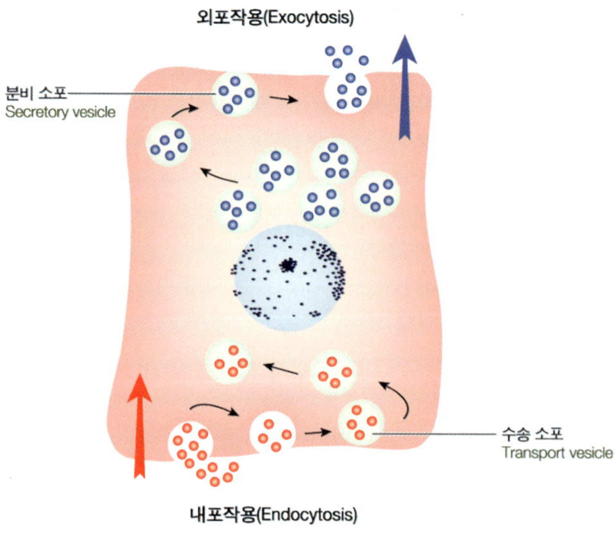

(1) 에너지 필요

(2) 농도나 전기경사에 역행하여 물질 이동

(3) 일차능동운반(primary active transport) : ATP 사용(예 $Na^{+}-K^{+}$ 펌프)

(4) 이차능동운반(secondary active transport) : 1차 능동수송에 의해 형성된 농도에 따른 이동

(5) 세포내이입(endocytosis)

① 포식작용(phagocytosis) : 고형물질을 포위하여 섭취

② 포음작용(pinocytosis) : 액체를 함입하여 소포형태로 섭취

(6) 세포외배출(exocytosis) : 세포막 내로 도달한 다음 세포막 밖으로 배출

3. 세포질

• 세포막과 핵 사이를 채우고 있는 물질, **소기관**과 **사이토솔**로 구분

• 소기관(organelles)

– 특수한 형태를 유지, 일정 기능을 수행하는 세포질 내의 구조물

– 막성소기관(membranous organelles) : 미토콘드리아(mitochondria, 사립체), 세포질그물(endoplasmic reticulum), 골지체(Golgi's apparatus), 용해소체(lysosome), 과산화소체(peroxcisome)

– 비막성소기관 : 리보솜(ribosome), 미세융모(microvillus), 중심소체(centriolecentriole), 미세관(microtuble), 미세섬유(microfilament, 잔섬유) 섬모(cilia), 편모(flagella) 등

– 세포뼈대(cytoskeleton) : 미세관, 미세섬유(잔섬유)

• 사이토솔(cytosol) : 세포질의 액상부분

– 반유동성인 무형성분(물, 전해질, 단백질, 지질, 탄수화물 등)과 비용해성 포함물[색소과립(pigment granule)], 분비과립(secretory granule), 난황과립(yolk granule), 당원과립(glycogen granule), 지방방울(lipid droplet), 결정체(crystal) 등

1) 사립체(Mitochondria)

(1) 세포호흡과 세포내 에너지 생산의 주된 기관

(2) 바깥막 : 주름 없는 막상구조

(3) 속막 : 많은 주름(cristae, 크리스테)

(4) 기본입자(elementary particle) : 크리스테 내벽의 구형입자

(5) 속막의 안쪽 : 사립체 바탕질로 채워져 있음(효소, 보조효소, 과립, 핵산 등 존재)

(6) ATP를 합성하여 세포의 에너지원으로 제공

(7) 해당작용(포도당 → 피루브산, 젖산) : 세포질, 2ATP

(8) TCA회로(=크렙스회로, 구연산회로, 시트르산회로) : 사립체 바탕질, 2ATP

(9) 전자전달계 : 사립체 속막, 34ATP

(10) 1분자의 포도당(glucose) 완전산화 → 38ATP

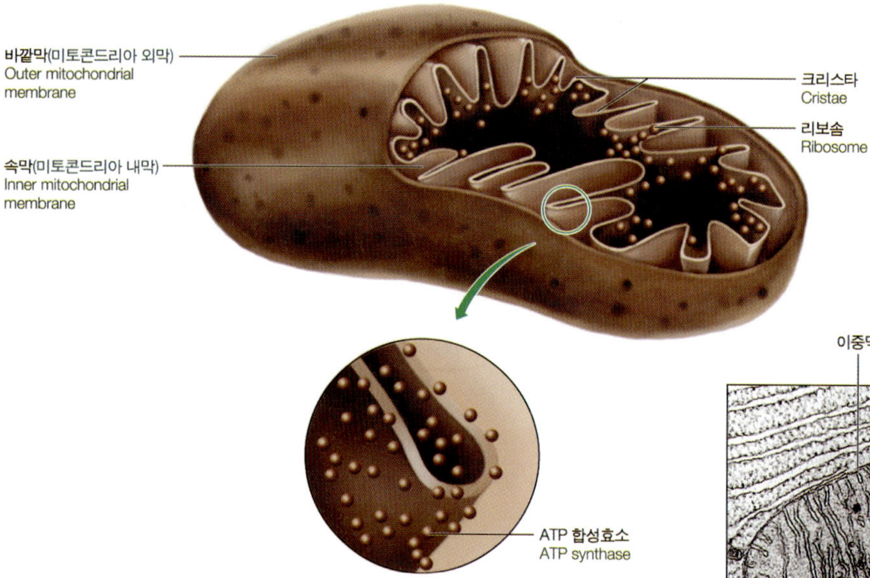

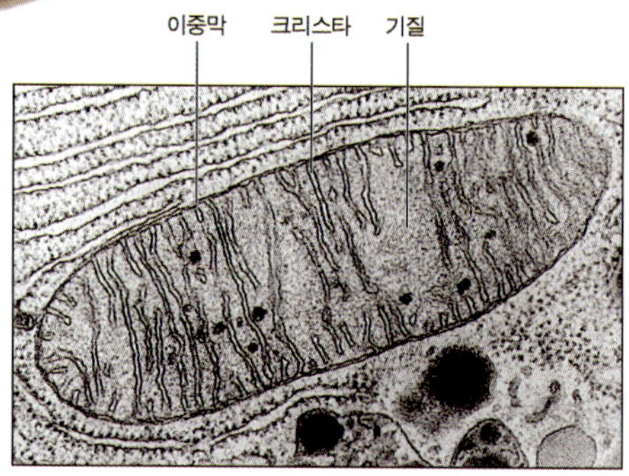

2) 세포질그물(Endoplasmic reticulum)

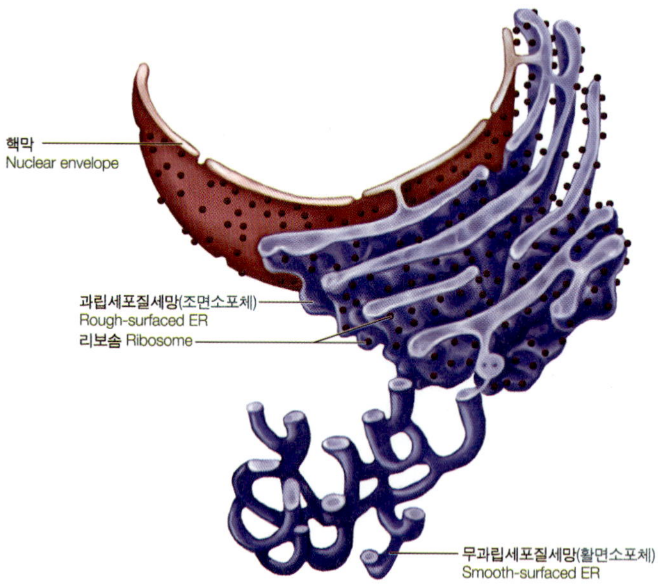

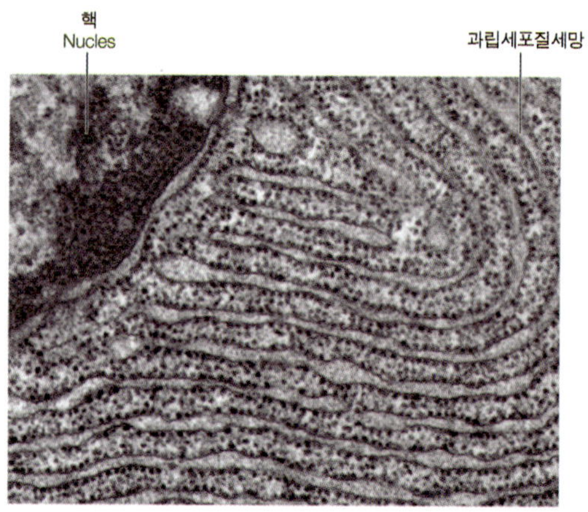

(1) 여러 형태의 수조(cistern)가 서로 연결된 불규칙한 그물(망상)구조

(2) 거친(과립)세포질그물(rough, granular) ER : 표면에 리보솜(ribosome) 부착, 리보솜에서 생산된 물질이 거친세포질그물의 소포를 통하여 골지체로 운반, 단백질 합성

(3) 매끈(무과립)세포질그물(smooth, agranular) ER : 리보솜이 없음, 해독작용, 지질과 글리코겐 합성, 스테로이드 호르몬 합성과 대사 관여, Ca^{2+} 저장소(근육세포)

3) 골지체(Golgi's apparatus)

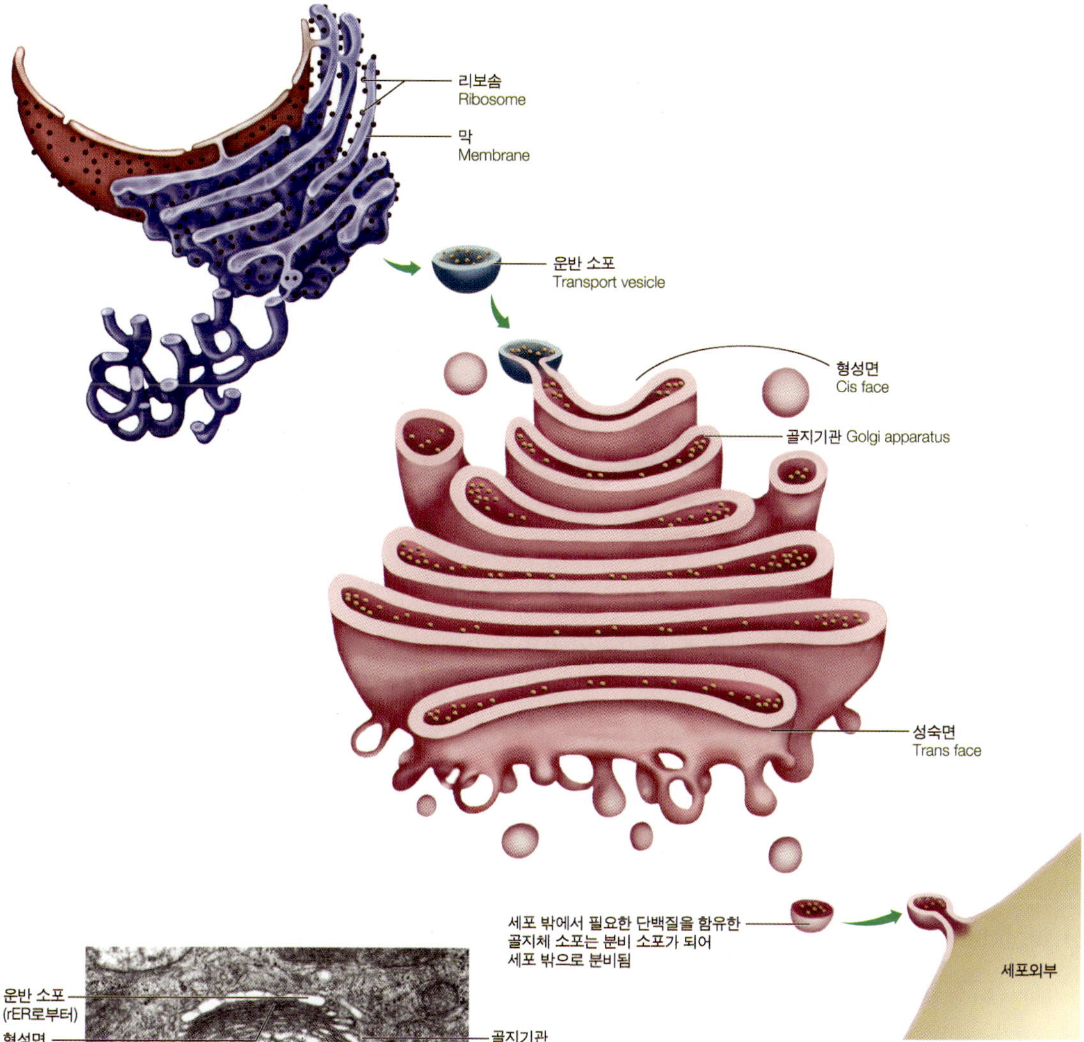

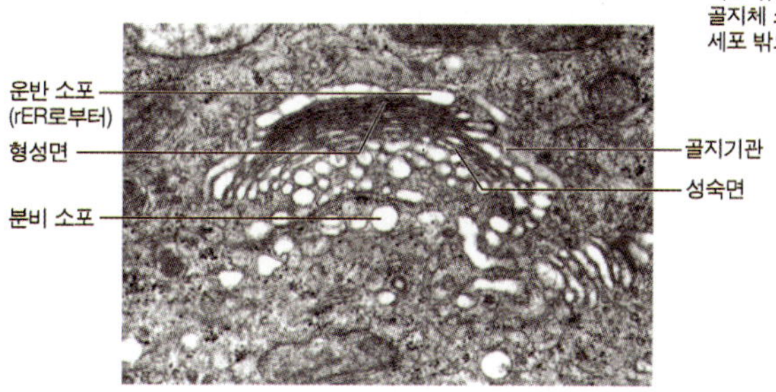

(1) 핵 주위에 위치

(2) 납작한 수조(cistern, 층판 구조), 주변부 소포(vesicle), 공포(vacuole)로 구성 → 골지복합체

(3) 형성면(forming face) : 세포질그물에서 생산하여 운반되어 온 물질을 받아들임

(4) 성숙면(maturing face) : 물질을 농축하여 배출

(5) 용해소체(lysosome) 형성

(6) 지질, 당류, 당단백질 합성

4) 용해소체(Lysosome)

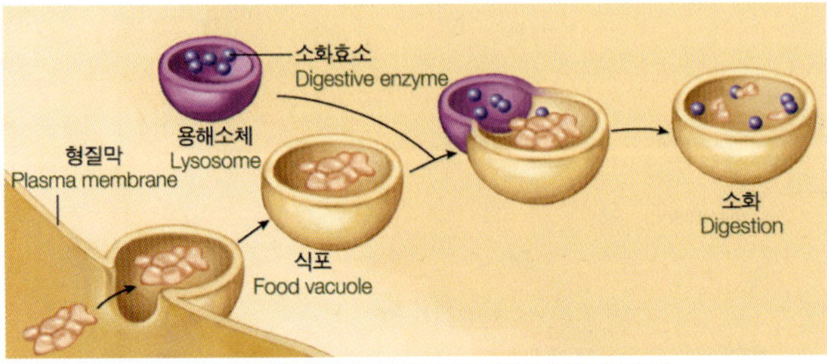

포식작용으로 돌아온 식포와 리소좀의 융합 및 소화

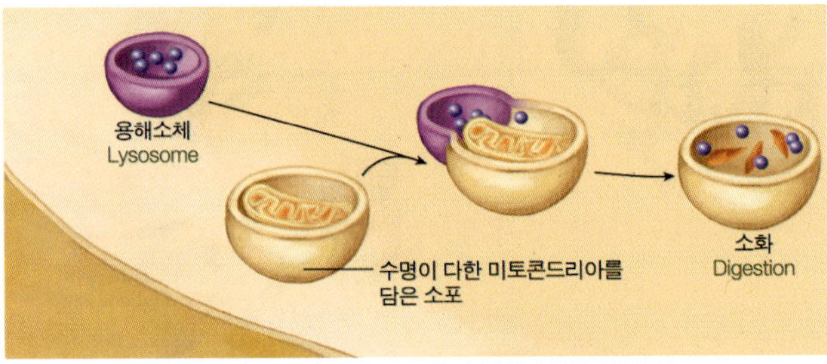

자가포식으로 형성된 소포와 리소좀의 융합 및 소화

(1) 골지복합체에서 생산된 막으로 둘러싸인 0.2~1.0μm 크기의 구형소체

(2) 40여 종의 효소 함유

(3) 불필요한 지방, 단백질, DNA, RNA, 탄수화물 혹은 세포 내로 들어온 세균이나 각종 이물질들을 포식작용(phagocytosis)으로 소화·분해하여 세포의 방어 기전을 담당

(4) 자가용해(autolysis) : 저산소증, 강산, 비타민 A 과잉 등에 의한 피막파괴로 인해 분해효소가 세포질 내로 유리되어 세포 자체가 용해

5) 과산화소체(Peroxisome)

(1) 간, 콩팥(신장)을 구성하는 세포에 많이 존재

(2) 과산화수소의 발생을 촉진시키는 과산화효소(peroxidase)를 함유

(3) 카탈라아제(catalase) 함유 : 세포에 치명적인 물질인 과산화수소를 물과 산소로 분해

6) 리보솜(Ribosome)

(1) RNA와 단백질로 구성

(2) 세포 내에서 단백질 생성과 합성이 이루어지는 곳

(3) 핵소체에서 생성(핵막을 지나 세포질로 나옴)

(4) 자유리보솜(free ribosome) : 세포의 성장과 분열 등에 필요한 단백질 합성, 세포질 내에 유리

(5) 부착리보솜(attached ribosome) : 분비용 단백질 합성, 세포질 그물에 부착

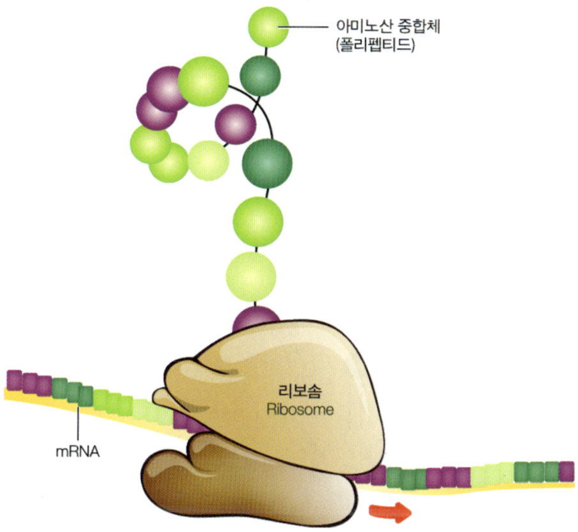

7) 미세융모(Microvillus)

(1) 손가락 모양의 작은 세포막 돌기

(2) 물질을 흡수할 수 있는 세포 표면적을 극대화

8) 중심소체(Centriole)

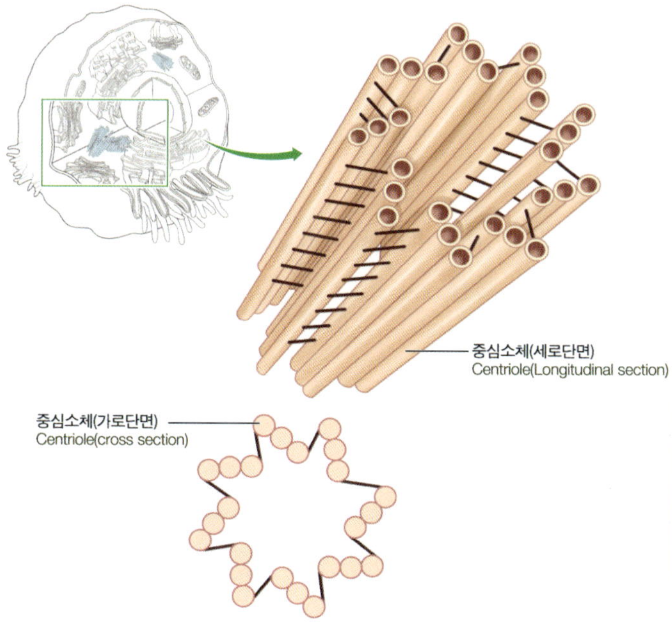

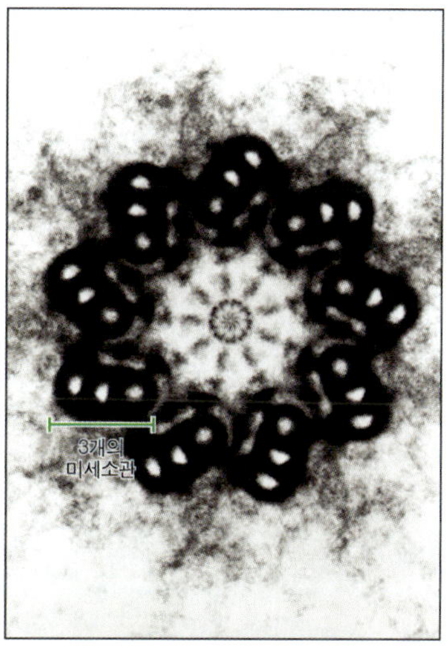

중심소체의 전자현미경 사진

(1) 세동(삼조체, 3개의 짧은 미세관) 9개가 한 개의 단위 형성 → 단위 2개가 직각을 이루고 있는 구조, 주변에 단백질로 감싸여져서 중심체(centrosome) 형성

(2) 세포분열 중 자가복재 → 방추사(spindle fiber) 형성 → 염색체를 양극으로 이동시켜 분극 조절

9) 미세관(Microtubule)

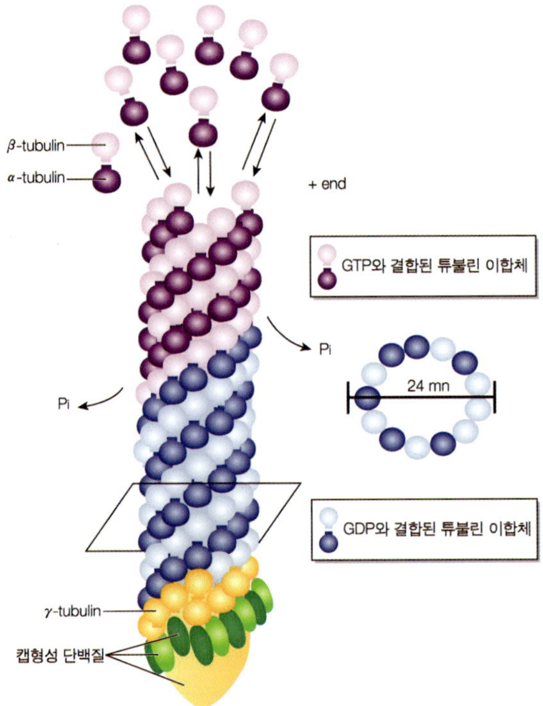

(1) 긴 막대모양의 소관

(2) 세포골격 및 세포 내 물질의 이동에 관여

(3) 중심소체(centriole)와 바닥소체(basal body), 섬모(cilia), 편모(flagella), 방추사(spindle fiber) 등의 기본 구조

10) 잔섬유(Filament)

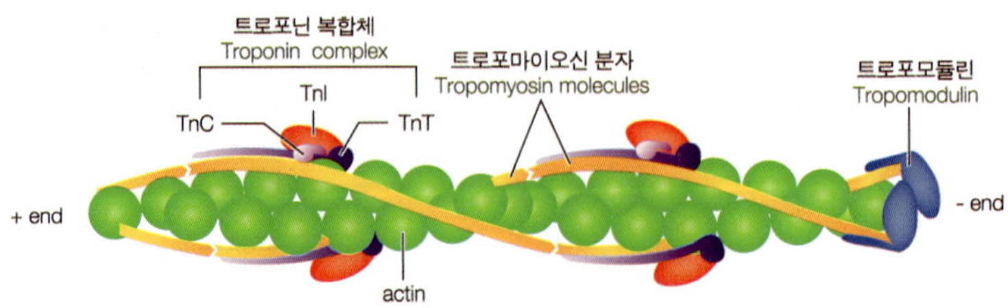

(1) 세포질 내에 있는 매우 가는 섬유

(2) 창자(장)상피세포(visceral epithelial cell)에서는 당김원섬유(tonofibril)로 존재 → 점성과 탄성에 관여

(3) 근육세포의 근육원섬유(myofibril), 신경세포의 신경원섬유(neurofibril) 등에 적절하게 배열 → 세포 구조 유지, 수축 및 운동에 기여

11) 섬모(Cilia)

(1) 세포 표면에 붙어 있는 가는 털 모양의 구조물

(2) 한쌍의 중심미세관을 둘러싸고 있는 9쌍의 미세관으로 구성

12) 편모(Flagella)

• 섬모와 비슷하나 훨씬 길며, 몸의 세포 중 편모를 갖고 있는 것은 정자 뿐

4. 핵(Nucleus)

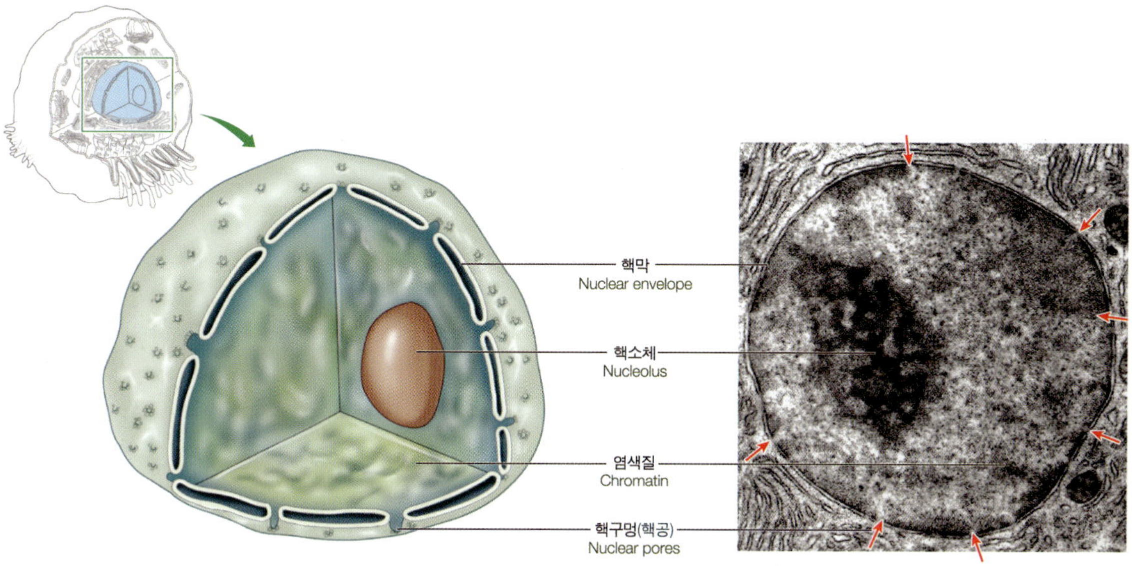

• 보통 1개의 세포에 1개씩(except, 뼈대근육 세포, 적혈구, 혈소판)

• 주 기능 : DNA 복제(replication), 유전정보의 전사(transcription) 및 번역(translation)에 필요한 RNA의 합성

- 핵막(nuclear membrane) : 핵과 세포질 사이의 물질교환(nuclear pore, 핵구멍)
- 핵소체(인) : RNA와 단백질로 구성, 각종 RNA를 합성하는 곳, 핵소체부(nucleous region, 세포분열 중 흩어졌다가 분열이 끝나면 형성되는 염색체의 한 부분)
- 염색질(chromatin) : DNA와 염기성 단백질인 histone으로 구성, 유사분열시 염색질이 조밀하게 뭉쳐 염색체(chromosome)로 되었다가 분열이 끝나면 다시 염색질로 환원
- 핵질(nucleoplasm, karyoplasm) : 리보솜, 핵산 및 그 외 핵 구성물질의 합성에 필요한 분자들과 물로 이루어진 혼합물

1) **핵산**(Nucleic acid, DNA·RNA)**의 구조**

• 염기, 당, 인산으로 이루어진 **뉴클에오티드**(nucleotide)가 긴 사슬모양으로 중합된 고분자 물질

(1) DNA(Deoxyribonucleic acid) = **유전자**(Gene)

① 염색체를 구성

② 자기복제 가능, 돌연변이를 일으켜 이를 다음 세대에 전달 가능, 세포와 개체의 특성을 결정하는 정보를 저장, 정보를 이용하여 세포나 개체의 활동에 필수적인 단백질 합성 지시

③ 뉴클리오티드(nucleotide, DNA의 기본 단위) : **인산**(phosphate) phosphoric acid(H_3PO_4), **5탄당** [5-carbon sugar](*deoxyribose, 디옥시리보스*), **염기화합물**(nitrogenous base) (Purin-[*adenine, guanine*], Pyrimidine-[*thymine, cytosine*])

④ 2중 나선(double helix) 형성

⑤ 상보적 결합 : 티민－아데닌, 구아닌－시토신

(2) RNA(Ribonucleic acid)

① DNA의 deoxyribose 대신 ribose, thymine 대신 uracil로 구성

② 전령(messenger RNA, mRNA) : 유전정보 전달

③ 운반(transfer RNA, tRNA) : 아미노산 운반

④ 리보솜(ribosomal RNA, rRNA) : 리보솜 구성 RNA

⑤ 단일 가닥

5. **세포분열**(Cell division)

1) **세포주기**(Cell cycle)

(1) 사이기(interphase) : 세포분열을 위한 준비기

① G_1 phase : mRNA, tRNA, 리보솜, 효소, 이외의 세포성분들이 합성되어 세포체적이 증가하는 시기, DNA **합성 전기**(pre-DNA synthetic phase)

② S phase : DNA 복제, DNA **합성기**(DNA synthetic phase), 사이기 중 가장 긴 기간

③ G_2 phase : DNA **합성 후기**(post-DNA synthetic phase), 세포가 분열되기 위한 마지막 준비단계, 방추사 형성에 필요한 단백질 합성

(2) 분열기(mitotic phase, M phase) : 핵과 세포질이 이분

(3) G_0 phase : 세포분열과 관계없이 세포 자체의 정상적인 기능

2) **무사분열**(Amitosis) = **직접분열**(Direct division)

• 염색체나 방추사의 형성이 없이 핵과 세포체가 다 같이 길게 되었다가 그 중간이 잘록하게 되어 직접 2개의 세포로 나누어지는 단순 분열

3) **유사분열**(Mitosis) = **간접분열**(Indirect division)

(1) 핵분열(karyokinesis, 복제된 유전정보가 2개의 딸핵(daughter nucleus)로 나눠 짐) → 세포질분열(cytokinesis, 세포질이 둘로 갈라짐)

① **전기**(prophase) : 핵내의 염색질이 농축되어 염색체(chromosome)가 되는 시기, 각각의 염색체는 2개의 염색분체(chromatid) (매듭(centromere)에 결합)로 구성, 한 쌍의 중심소체(centriole)가 세포의 양극 쪽으로 이동, 방추사(spindle fiber) 출현, 핵막과 핵소체 소실

② **중기**(metaphase) : 모든 염색체가 적도판(equatorial plate)에 일직선상으로 배열, 매듭에 방추사 부착

③ **후기**(anaphase) : 매듭 양분, 염색체가 염색분체로 분리(딸염색체), 방추사에 의하여 양극으로 이동

④ **말기**(telophase) : 염색체가 염색질로 환원, 소실되었던 핵막과 핵소체가 출현, 방추사 소실, 세포 이분(2개의 딸세포)

4) 감수분열(Meiosis)

(1) 정자나 난자의 유사분열 특수 형태

(2) 염색체수가 두배수체(diploid) (2n)에서 홑배수체(haploid) (n)로 감소

(3) 정조세포(spermatogonia, 난조세포(oogonia))의 46개 염색체 → 1차 정모세포(primary spermatocyte, 1차 난모세포(primary oocyte)), 46개 유지 → 2차 정모세포(2차 난모세포), 염색체수 23개 → 정자세포(spermatid, 난세포(ovum)), 염색체 23개 유지

6. 세포신호전달

1) 전기적 신호전달

(1) Gap junction을 통한 신호전달

(2) 심장근육에서의 신호전달 방법

(3) 직접적이고 빠른 속도가 특징

2) 화학적 신호전달

- 신경전달물질(neurotransmitter), 주변분비(paracrine), 혈액순환을 통한 신호전달

3) 1차전령(First messenger)

(1) 표적세포에 정보를 전달하는 물질(외부신호의 전달자, 배위자(ligand))

(2) 호르몬, 신경전달물질 등

4) 수용체(Receptor)

(1) 배위자가 결합하는 단백질

(2) 지용성 물질 : 세포 내부의 수용체에 결합

(3) 수용성 물질 : 세포막에 있는 수용체에 결합

5) 이온통로(Ion chanel)

(1) 비교적 분자량이 큰 단백질
(2) 여러 자극에 개폐가 일어나는 문(gate) 존재
(3) 특정 이온만을 인식(선택적 투과)
① 전압의존성통로 : Na^+, K^+, Ca^+ 등의 이동으로 인한 막전압 변화에 따라 개폐
② 배위자의존성통로 : 화학적물질에 따라 개폐
③ 기계적자극의존통로 : 압박과 같은 물리적 힘에 의해 개폐

6) G단백(G protein)

(1) **수용체의 자극**을 **효소성 단백질**이나 **이온통로**에 전달
(2) 3량체의 소단위subunit : α, β, γ
(3) 수용체의 흥분을 아데닐레이트 사이클레이스(adenylate cyclase)에 전달

7) 2차전령(Second messenger)

(1) 세포 내에서 배위자를 대신해 생리적 반응을 유도하는 물질
(2) cAMP : protein kinase A 활성
(3) cGMP : protein kinase G 활성
(4) IP_3 : 근육세포질그물(SR)로부터 Ca^{2+} 유리 → calmodulin-dependent protein kinase와 같은 효소들의 활성 촉진
(5) DAG : protein kinase C 활성
(6) Ca^{2+} : 근육 수축 유발
(7) NO : 세포내 Ca^{2+} 농도 감소, 혈관 이완

1.6 조직(Tissue)

- 같은 형태의 세포들이 특수한 목적을 위하여 모인 집단
- 4대 기본조직 : 상피조직(epithelial tissue), 결합조직(connective tissue), 신경조직(nervous tissue), 근육조직(muscular tissue)

1. 상피조직(Epithelial tissue)

- 신체 안·밖의 표면
- 기능 : 방어, 분비, 흡수, 감각감수, 생식세포 생산 등

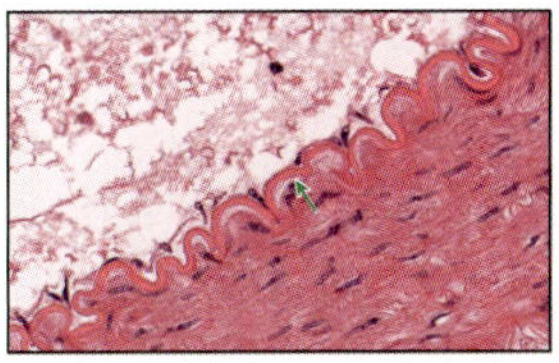
혈관의 내피세포(단층편평상피)

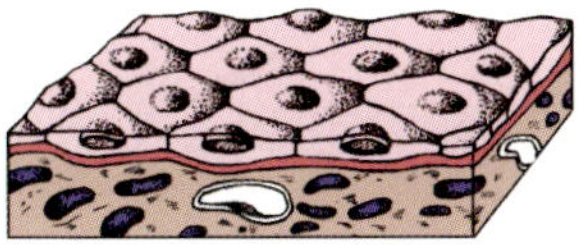
A. 단층편평상피

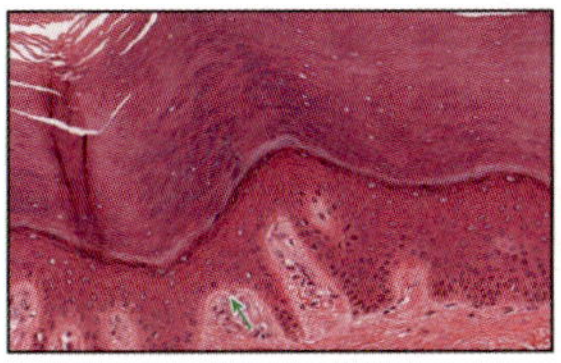
두꺼운 피부(중층편평상피)

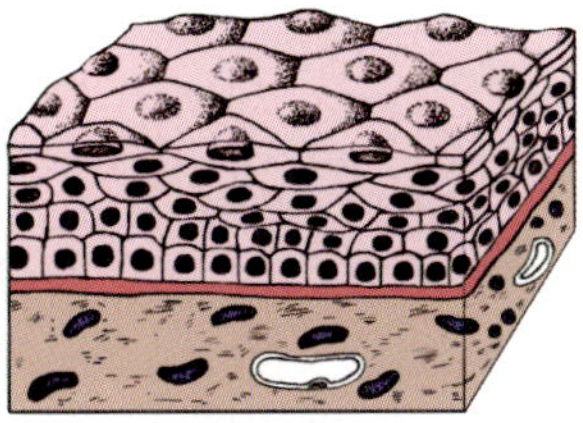
E. 중층편평상피

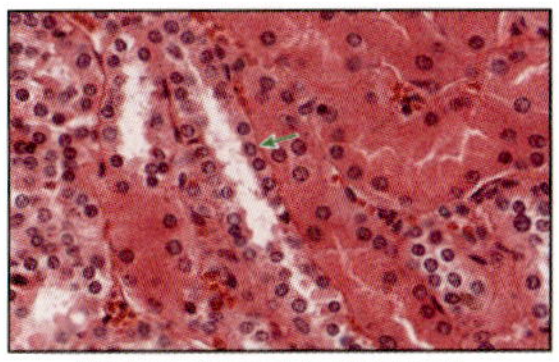
콩팥의 세관(단층입방상피)

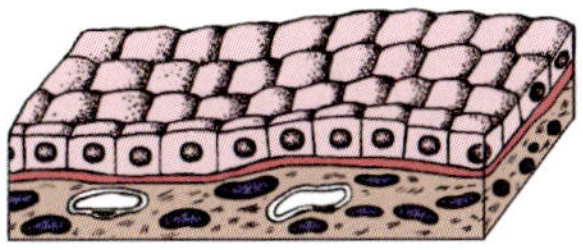
B. 단층입방상피

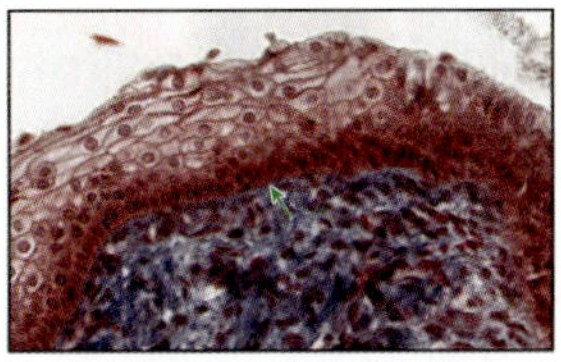
항문과 직장 연접 부위(중층입방상피)

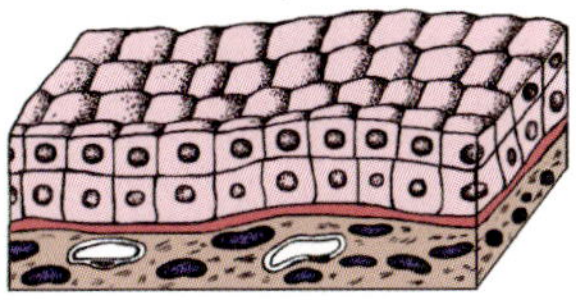
F. 중층입방상피

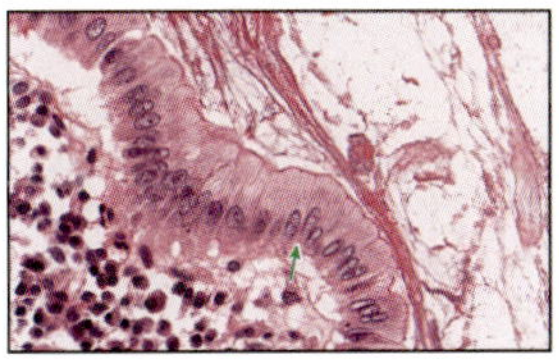
소장의 점막(단층원주상피)

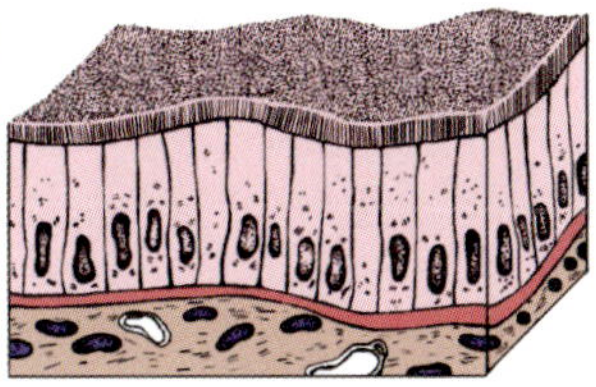
C. 단층원주상피

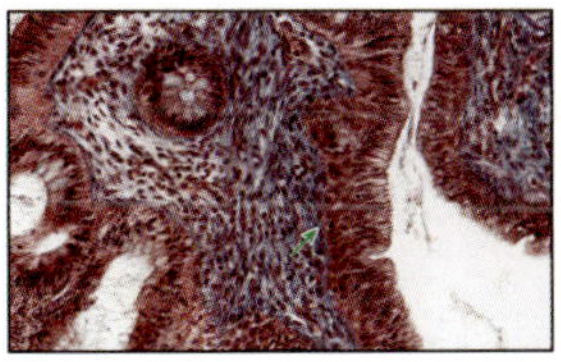
항문과 직장 연접 부위(중층원주상피)

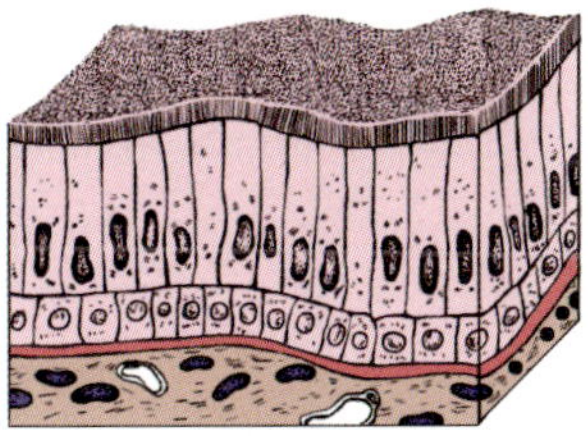
G. 중층원주상피

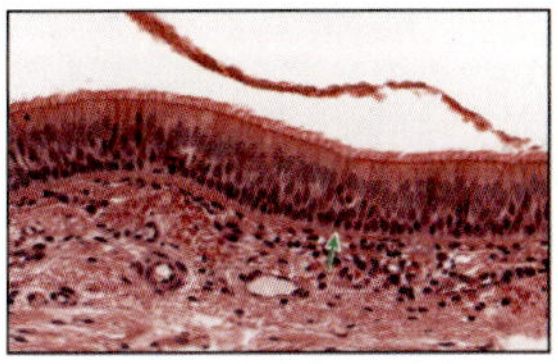
기관의 점막(거짓중층상피)

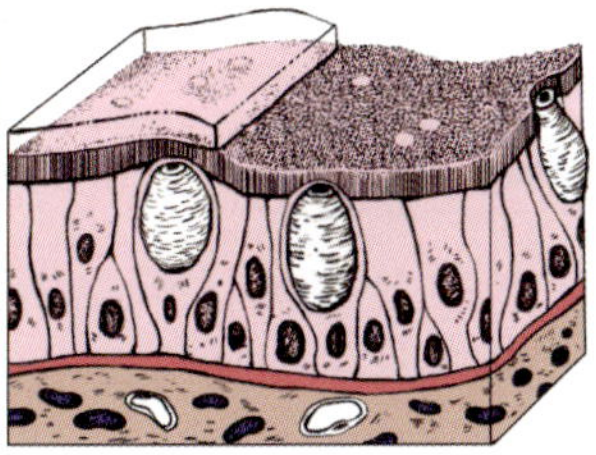
D. 거짓중층상피

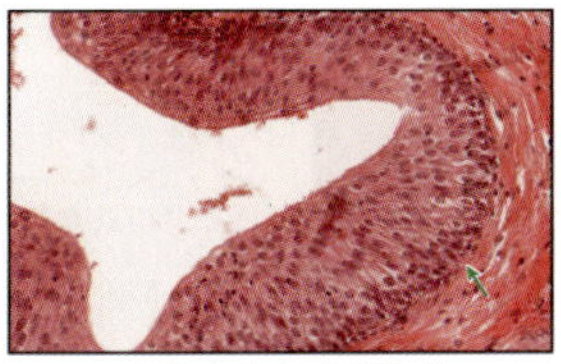
방광의 점막(이행상피)

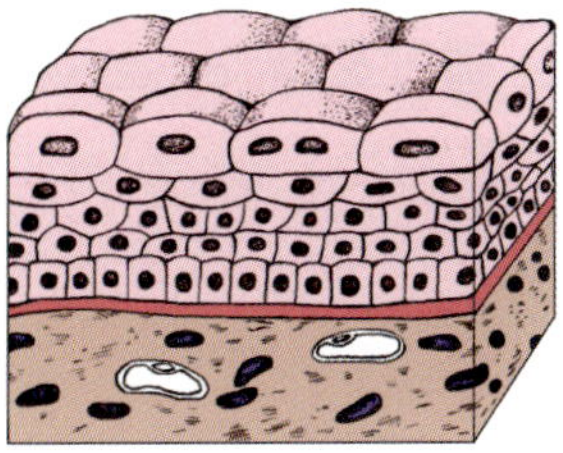
H. 이행상피

- 편평상피(squamous epithelium) : 비늘모양, 두께 얇고 핵이 원반형
  - 단층편평상피 : 가슴막(흉막), 심장막, 배막(복막), 허파꽈리(폐포), 콩팥의 토리주머니(사구체낭), 맥관내피(혈관, 림프관), 윤활주머니 등
  - 중층편평상피 : 피부, 입안, 식도, 항문, 질 등
- 입방상피(cuboidal epithelium) : 육각형 혹은 장방형
  - 단층입방상피 : 외분비샘, 갑상샘소포, 난소표면, 샘의 도관 등
  - 중층입방상피 : 땀샘(한선) 등
- 원주상피(columnar epithelium) : 비교적 긴 길이
  - 단층원주상피 : 위와 창자(위장관)의 점막상피 등
  - 단층섬모원주상피 : 자궁속막, 자궁관(난관), 코곁굴(부비동), 척수 중심관 등
  - 중층원주상피 : 남성 요도의 해면체부, 항문의 점막 등
  - 거짓중층섬모원주상피 : 기도점막, 귀관 등

- 섬모상피(ciliated epithelium) : 원주상피의 변형, 세포 표면에 털과 같은 섬모, 물질 수송하는 기관의 내면 – 호흡기도, 자궁관, 정관 등
- 이행상피(transitional epithelium) : 상태에 따라 세포 모양이 변하는 상피, 콩팥잔(신배), 콩팥깔때기(신우), 요관, 방광 등의 속면

1) 기능에 따른 분류

(1) 표면상피(surface epithelium, 덮개상피(covering epithelium)) : 몸의 표면과 신체 속공간(내강)의 속면을 싸고 있는 세포성 막

(2) 감각상피(sensory epithelium) : 특수 감각기에 존재

(3) 종자상피(germinal epithelium) : 고환과 난소에서 정자와 난자를 생산하는 세포

(4) 샘상피(glandular epithelium) : 샘을 구성하는 상피

2) 바닥막(Basal membrane)

(1) 상피와 결합조직을 강하게 연결시키고 분자나 이온의 확산을 조절하는 확산관문(diffusion barrier) 역할, 3층

(2) 상피세포 – [투명판(lucid lamina) – 바닥판(basal lamina) – 그물판(reticular lamina)] – 결합조직

2. 결합조직(Connective tissue)

- 세포나 장기를 서로 연결하고 결합시켜 몸의 형태를 만들고 유지
- 배(태)아결합조직embryoanl connective tissue)
  - 중간엽(mesenchyme) : 발생중인 배아에서 나타나는 성긴 결합조직
  - 점액결합조직(mucous connective tissue) : 와튼젤리(Warton's jelly)라고도 하며 탯줄을 포함한 배아의 많은 부분에서 발견되는 성긴결합조직
- 고유결합조직 : 피막, 힘줄, 인대 등

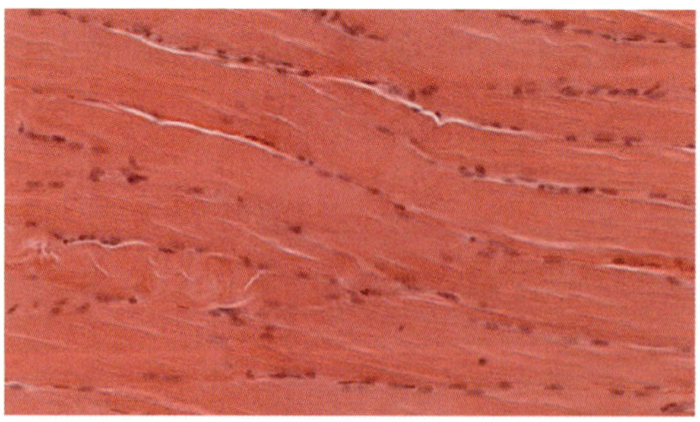

치밀결합조직

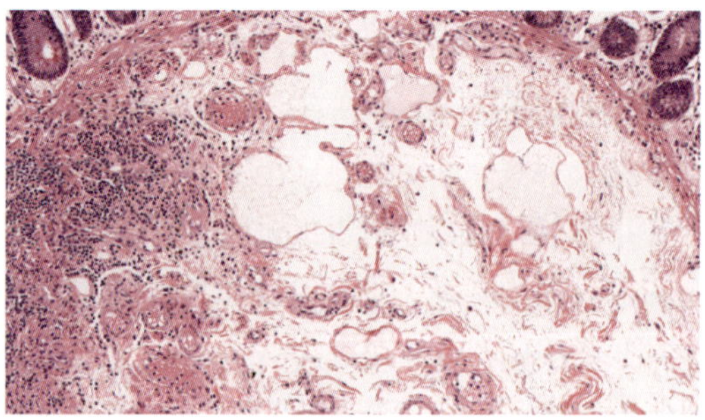

성긴결합조직

- 특수결합조직 : 뼈, 연골, 혈액, 림프 등

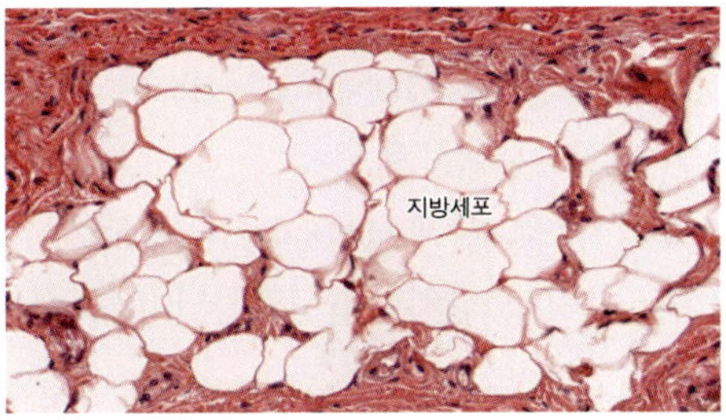

지방조직

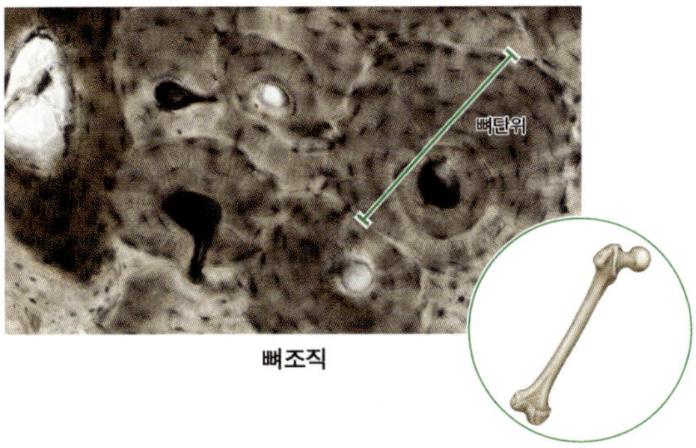

뼈조직

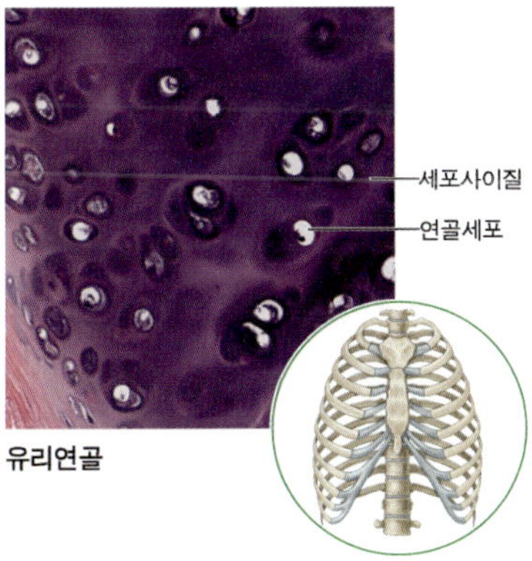

유리연골

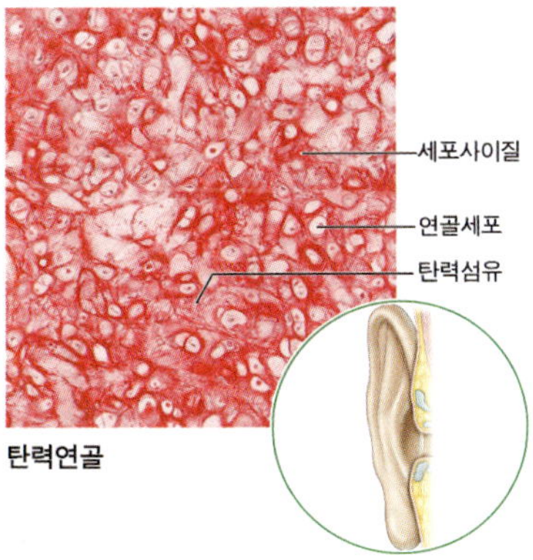

탄력연골

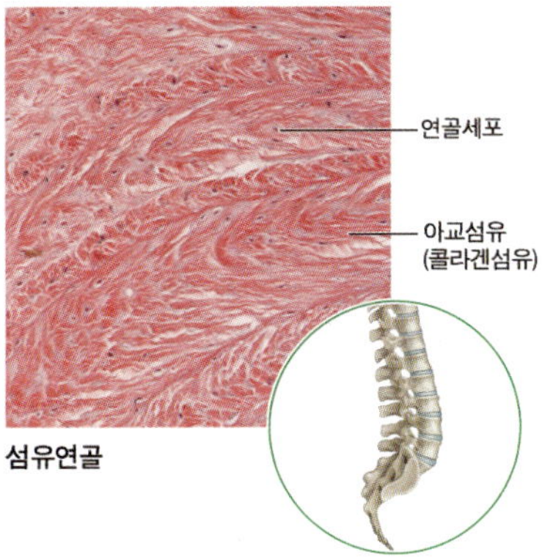

섬유연골

1) 고유결합조직의 구성

(1) 바탕질(Ground substance)

① 겔 상태의 투명한 액체

② 세포와 모세혈관 사이의 영양분과 노폐물을 운반

③ 미생물이나 이물질 등의 침입을 막는 물리적 관문

(2) 구성 섬유(Fiber)

① 아교섬유(collagenous fiber) : 결합조직에 가장 많이 존재, 매우 질긴 섬유

② 탄력섬유(elastic fiber) : 탄성이 매우 높은 섬유(동맥, 탄력연골, 탄력인대 등에 많이 함유)

③ 그물섬유(reticular fiber) : 섬유 굵기가 매우 가늘고 복잡하게 얽힌 그물(망상) 구조를 형성(골수, 지라(비장), 림프조직 등에 많이 함유)

(3) 구성세포

① 섬유모세포(fibroblast) : 결합조직의 섬유성분을 생산, 창상이나 염증부위에서 섬유물질생산 → 흉터(반흔)조직 형성

② 미분화간엽세포(undifferentiated mesenchymal cell) : 태아조직에서 광범위하게 존재, 성인에서는 모세혈관 주위에만 존재, 어떤 자극을 받을 때 다른 결합조직세포로 분화해 나가는 발생 잠재력을 보유

③ 큰포식세포(macrophage) : 아메바 운동, 강력한 식작용
④ 지방세포(adipose cell) : 지방을 합성하고 저장, 열생산과 에너지 축적에 관여
⑤ 비만세포(mast cell) : 세포질 내 많은 과립, 아메바 운동, 헤파린(heparin)과 히스타민(histamine), 세로토닌(serotonin) 등을 분비, 알레르기의 주요 원인이 되는 세포
⑥ 형질세포(plasma cell) : B 림프구가 특수하게 분화된 것, 항체(antibody)를 생산
⑦ 색소세포(pigment cell) : 많은 세포질돌기를 갖고 있는 별모양의 세포, 멜라닌(melanin)을 함유

2) 고유결합조직의 분류

(1) 조직 형성 시기에 따라 : 태아결합조직(embryonic connective tissue), 성인결합조직
(2) 구성 섬유의 치밀도에 따라 : 성긴결합조직(loose connective tissue), 치밀결합조직(dense connective tissue)
(3) 분포 섬유성분의 유형에 따라 : 그물조직(reticular connective tissue), 탄력조직(elastic)
(4) 조직에 포함된 특수한 세포의 종류에 따라 : 지방조직(adipose tissue), 색소조직(pigment tissue)

3) 연골(Cartilage)

(1) 굳고 탄력이 강한 특수화된 결합조직
(2) 연골세포(chondrocyte)와 연골바탕질(cartilage matrix)로 구성
(3) 혈관, 림프관, 신경의 분포가 없음 → 연골막에서 바탕질로 영양분 확산
① 유리(초자)연골(hyaline cartilage) : 몸에서 가장 널리 분포, 바탕질에 소량의 아교섬유가 복잡하게 얽힘[코중격(nasal septum), 후두연골(laryngeal cartilage), 기관연골(tracheal cartilage), 관절연골(articular cartilage), 갈비연골(costal cartilage)]
② 섬유연골(fibrous cartilage) : 다량의 아교섬유 → 매우 질김[척추사이원반(intervertebral disc), 두덩사이원반(interpubic disc, 치골간원판), 관절원반(articular disc) 등]
③ 탄력연골(elastic cartilage) : 다량의 탄력섬유, 노랗고 불투명[귀바퀴(auricle), 후두덮개(epiglottis), 귀관(auditory tube) 등]

3. 큰포식세포계통(Macrophage system)

1) 큰포식세포(macrophage) (histiocyte=tissue macrophage, 조직구), 단핵구(monocyte), 간의 쿠퍼(별)세포(Kupffer's(stellate) cell), 림프 조직 속의 그물세포(reticular cell), 간, 지라(비장), 골수, 부신 등의 굴모세혈관(동양혈관)의 내피세포(endothelial cell), 허파의 먼지세포(dust cell), 중추신경계의 미세아교세포(microglia cell) 등
2) 아메바운동, 식작용, 항체 생산 관여, 노쇠 혈구 파괴 및 제거

4. 막(Membrane)

- 몸안 속면이나 장기의 표면과 속공간을 싸고 있는 상피조직과 그 아래층을 지지하는 결합조직

1) 점막(mucous membrane) : 점액 분비, 속빈장기의 속면(입안, 식도, 위, 장, 기관, 기관지 등)
2) 장막(serous membrane) : 섬유모세포가 상피세포처럼 분화, 장액 분비, 외부와 교통하지 않는 몸안[가슴막(pleura), 심장막(pericardium), 배막(peritoneum) 등]
3) 윤활막(synovial membrane) : 윤활액(synovial fluid) 분비, 관절안, 힘줄집(건초), 윤활주머니 등, 마찰 감소
4) 섬유막(fibrous membrane) : 장기 표면[내장기관의 섬유피막, 근육의 근막, 뇌척수막(meninges) 등], 장기 보호

1.7 기관(Organ)

- 특수한 기능이나 활동 수행을 위해 각 조직들이 결합

1. 실질기관(Parenchymal organ)

1) 내부가 대부분 상피조직인 실질 parenchyma로 구성
2) 간, 콩팥(신장), 이자(췌장), 지라(비장) 등
3) 기관 구성 조직
   (1) 실질 : 실제 그 기관의 작용에 중추적인 기능을 하는 조직
   (2) 지지조직 혹은 간질(stroma) : 중요조직을 보호하고 기관의 뼈대를 형성하는 조직

2. 속빈(유강성) 기관(Hallow organ)

1) 위, 창자(장), 방광 등
2) 기관들의 일반적인 4층 벽
   (1) 장막(serous membrane) 혹은 섬유막(fibrous membrane)
   (2) 근육층(muscular layer)
   (3) 점막밑층(submucosa)
   (4) 점막(mucosa)

1.8 체액(Body fluid)

1. 세포내액(Intracellular Fluid, ICF)

1) 체중의 약 40%를 차지
2) 대부분이 유기물질
3) K^+, Mg^{2+}, HPO_4^- 등
4) 세포의 대사과정에서 이용되는 영양물질이 함유

2. 세포외액(Extracellular Fluid, ECF)

1) 체중의 약 20%를 차지
2) 혈장과 사이질액으로 구성
3) Na^+, Ca^{2+}, Cl^- 등

3. 체액의 이동

1) 세포막을 통한 이동
2) 혈장과 사이질액의 이동(스탈링가설)
   - Starling's law : 모세혈관과 조직 사이의 체액 이동은 동맥과 정맥의 끝에서 **액압**(동맥끝 : 35mmHg, 정맥끝 : 15mmHg), **혈장콜로이드삼투압**(28mmHg, 단백질이 모세혈관 벽을 빠져나가지 못해 생기는 압력), **조직압**(0mmHg), **조직콜로이드삼투압**(6mmHg)의 차이가 나기 때문에 발생

4. 체액의 조절

1) 수분조절의 중추는 **시상하부**이고 효과기는 **콩팥**
2) 탈수(dehydration)
   (1) 실혈이나 요붕증, 구토, 설사와 같은 원인으로 체액을 더 많이 손실
   (2) 체중감소, 심박출량 감소, 체온상승, 갈증, 피부건조
3) 부종(edema)
   (1) 모세혈관내 액압 상승, 혈장단백질 감소, 모세혈관의 투과성 증가, 나트륨의 저류, 림프관이 폐쇄
   (2) 체중증가, 체온하강, 구토, 경련, 혼수상태

OCCUPATIONAL THERAPY

2

C·H·A·P·T·E·R

발생과 성장

꼭! 알고 넘어가기!!

- 발생의 과정
- 태아막의 종류
- 성장의 각 단계
- 배엽의 발생순서와 유래 기관
- 태아성장 과정
- 태반의 구조와 기능

2.1 발생(Development)

1. 수정과 착상(Fertilization & Implantation)

1) 사람의 염색체 : 46개(상염색체 22쌍, 성염색체 1쌍)
2) 정자와 난자의 염색체 : 23개
3) 정자 사출(약 3억 개) → 자궁관(난관) 팽대부 도달(300여 개) → 난자의 **부챗살관**(corona radiata, 방사관) 통과(1개) → **투명대**(zona pellucida) → 난자의 **세포막** → 핵 융합(수정란) → 자궁관 → 분할(cleavage) → 자궁안
4) **오디단계**(morula stage, 상실기) : 오디배(morula, 상실배) 형성(수정 후 3일경 8～16개의 분할알갱이(난할구) 형성) → **주머니단계**(blastocyst stage, 포배기) : 주머니배(포배낭) 형성(오디배세포들 사이에 작은 공간 형성 후 자궁안으로부터의 액체 유입에 의한 큰 주머니공간(blastocoele, 분할강) 형성)
5) 주머니배
   (1) 속세포덩이(inner cell mass, 내세포괴) : 장차 배아가 형성되어 태아의 몸과 양막(amnion) 및 난황주머니(yolk sac) 형성
   (2) 영양막(trophoblast) : 태반이 형성될 표층부
   (3) 배아극(embryonic pole) : 속세포덩이(내세포괴)가 치우쳐 있는 곳
6) 착상(implantation) : 수정 후 7일 경 자궁 안의 위뒷벽
7) 자궁외(딴곳(이소)) 임신(Ectopic pregnancy) : 자궁 안의 위뒷벽에 착상하지 못하고 난소, 자궁관, 자궁목부위 등에 착상하는 상태

2. 분할(난할)과 분화(Claevage & Differentiation)

1) 난할 or 분할(cleavage) : 수정란의 초기 유사분열 단계에서 여러 개의 구획으로 나누어지는 현상
   2세포기(수정후 약 30시간) − 4세포기(약 40시간) − 8세포기(약 3일) − 오디배(약 4일째 ; 세포수 16～32개)
2) 분화(differentiation) : 수정란이 자궁벽에 착상 시 세포가 형태적 또는 기능적으로 어미세포(모세포)와 전혀 다른 세포로 나누어지는 현상

3. 배아기의 변화

1) 자궁속막 착상 → 영양막이 2층으로 분리(융합영양막(syncytiotrophoblast), 세포영양막(cytotrophoblast), 추후에 융모막(chorion) 형성)
2) 발생 2주 : 속세포덩이 → 내배엽(endoderm)과 외배엽(ectoderm)으로 나눠짐
3) 발생 20일 경 : 배아원반(embryonic disc, 내배엽+외배엽, 장차 태아가 될 부분)과의 사이에 좁은 연결부인 몸통줄기(body stalk, 체경) 형성, 배아와 태반을 연결하는 탯줄(umbrical cord, 제대)로 발달
4) 발생 3주 : 원시선(primitive streak, 배아원반의 꼬리측 정중선상의 외배엽이 융기되어 형성, 배아의 머리쪽, 꼬리쪽, 앞면, 뒷면, 오른쪽과 왼쪽 구별할 수 있는 최초의 기준선), 신경판, 척삭(색)(notochord, 척수의 아래로 뻗어있는 연골로 된 줄 모양의 물질, 척추의 기초가 되는 것), 중배엽(mesoderm) 형성
5) 외배엽 → 표피, 털, 발톱, 피부샘(땀샘, 기름샘, 젖샘), 신경계통, 감각기 등
6) 중배엽 → 진피, 결합조직, 연골, 뼈, 근육, 심장, 혈관, 림프관, 지라, 혈액, 비뇨기 및 대부분의 생식기 상피, 장막 상피 등
7) 내배엽 → 소화관 점막상피, 소화샘 상피, 호흡기 점막상피, 요로의 점막 상피, 귀관, 인두, 갑상샘 등

4. 태아기의 변화

1) 배아(embryo) : 발생 8주(2개월)
   • 배아 전기(임신~2주)와 배아기(3~8주)로 구분하기도 함
2) 태아(fetus) : 발생 9주~출생
3) 4~8주 : 인체의 주요 기관과 계통이 형성되는 시기
4) 3개월 : 바깥음부 남녀의 차이, 손가락과 발가락, 10cm, 45g
5) 4개월 : 태동 시작(산모는 보통 5개월째부터 태동을 느낌)
6) 5~6개월 : 전신에 배냇솜털
7) 7개월 : 머리카락 형성, 눈꺼풀 갈라짐
8) 10개월 : 50cm, 3.3kg, 신생아(neonate) 분만
9) 저체중아 : 2,500g 이하
10) 임신~분만 : 약 280일(40주) → 월경태령은 280일, 수정태령은 266일
11) 유산(abortion) : 일반적으로 20주 이전에 임신이 종결될 때
12) 조산(premature labor)
    (1) 24~37주 이전(간호학대사전)
    (2) 20~37주 이전(서울대학교병원)
    (3) 29~38주(두산대백과)
    (4) 28주 이상~37주 미만(기타)

해부생리학

5. 태아막(Fetal membrane)

1) 양막(amnion) : 태아를 싸고 있는 첫 번째 막
2) 양수(amniotic fluid) : 충격으로부터 보호, 온도 유지, 태아 운동 원활
3) 난황주머니(yolk sac) : 초기의 조혈기관으로 작용하는 태아의 두 번째 막
4) 요막(allantois) : 태아의 배꼽동맥(제동맥)과 배꼽정맥(제정맥)으로 발달
5) 융모막(chorion) : 태아와 나머지 막들을 싸고 있으며 자궁속막에 부착하여 태반을 형성

6. 태반(Placenta)

1) 산모와 태아 사이의 모든 물질교환
2) 산모의 자궁속막과 태아의 융모막으로 구성
3) 완성 시기 : 임신 4개월 말경
4) **이란성쌍태아**(franternal(dizygotic) twin) : 2개의 수정란 → 2개의 양막, 2개의 융모막
5) **일란성쌍태아**(identical(monozygotic) twin) : 1개의 수정란 → 2개의 양막, 1개의 융모막

7. 출산(Delivery)

1) 1단계 : 분만통시작~자궁목 완전 확장
2) 2단계 : 열린 자궁목부를 통해 아기가 나오는 순간까지
3) 3단계 : 아기가 나온 후 태반 배출
4) 4단계 : 태반 배출 후 약 1시간 까지; 출산 후 출혈 위험

2.2 성장(Growth)

1. 배아기(embryonic period) : 임신 2개월까지
2. 태아기(fetal period) : 임신 3개월~출생 전
3. 신생아(neonate) : 생후 4주까지
4. 영아기(infancy) : 생후 4주~1년
5. 유아기(early childhood) : 생후 1년~만 6세
6. 학령기(school age) : 생후 6~11년
7. 소아기(childhood) : 생후 1년~사춘기
8. 사춘기(puberty)
   1) 남자 : 15±2세
   2) 여자 : 13±2세

9. 청년기(adolescence) : 사춘기 이후 3～4년간
10. 성인기(adulthood) : 20세 이후
11. 노인기(senility) : 60세 이후
12. 1차 성징(primary sexual characteristics) : 안·밖의 생식기 차이
13. 2차 성징(secondary sexual characteristics) : 생식기 이외의 차이(각종 호르몬에 의해) → 사춘기 이후 뚜렷

OCCUPATIONAL THERAPY

3

C·H·A·P·T·E·R

뼈대계통

꼭!
알고 넘어가기!!

- 뼈 위치와 형태에 따른 분류
- 각 부위 뼈의 구성 및 특징
- 남녀 골반의 차이
- 뼈의 일반적인 구조와 기능
- 각 부위 뼈의 구조와 특징
- 부위별 명칭

3.1 뼈의 분류

- 몸통뼈대(axial skeleton, 주축골격)
- 팔다리뼈대(appendicular skeleton, 부속골격)

1. 형태에 따른 분류

1) 긴뼈(long bone) : 긴 축을 갖고 있는 뼈[넙다리뼈(femur), 위팔뼈(humerus), 노뼈(radius), 자뼈(ulna), 종아리뼈(fibula), 정강뼈(tibia) 등]
2) 짧은뼈(short bone) : 발목뼈(tarsal), 손목뼈(carpals) 등
3) 납작뼈(flat bone) : 머리뼈(skull)의 일부, 어깨뼈(scapula), 갈비뼈(rib) 등
4) 불규칙뼈(irregular bone) : 모양이 일정치 않은 뼈[척추뼈(vertebra), 볼기뼈(hip bone)] 등
5) 공기뼈[air(pneumatic) bone] : 속면에 공간을 형성하여 공기를 함유하고 있는 뼈[이마뼈(frontal bone), 위턱뼈(maxilla), 벌집뼈(ethmoid bone), 나비뼈(sphenoid bone), 관자뼈(temporal bone)]
6) 봉합뼈(suture bone, Wormian bone) : 마루뼈(parietal bone)와 뒤통수뼈(occipital bone)의 봉합 사이
7) 종자뼈(sesamoid bone) : 힘줄(tendon)이나 관절주머니(articular capsule) 속에 있는 작은 뼈, 식물의 씨앗 형태, 주로 손과 발에 존재, 개인에 따라 수가 차이, 무릎뼈(patella)

3.2 뼈의 성분 및 구조

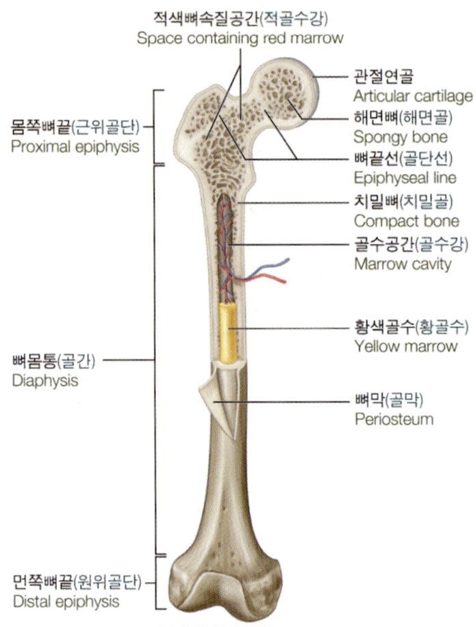

넙다리뼈(대퇴골)
Femur

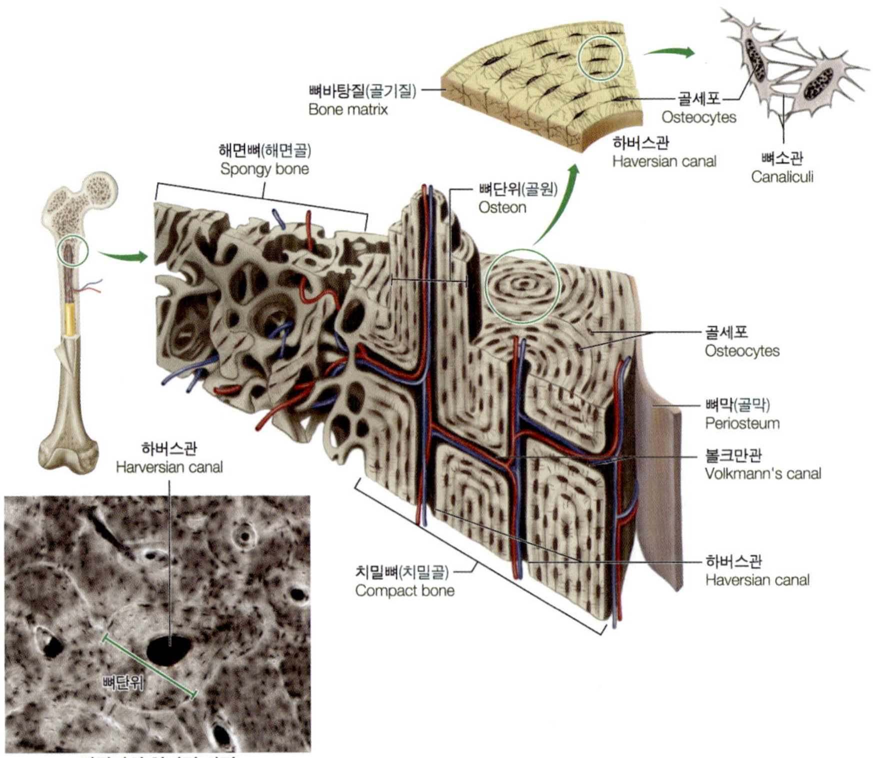

치밀뼈의 현미경 사진

1. 성분

1) 뼈모세포(osteoblast) : 뼈바탕질(골기질)을 생산하여 뼈 형성에 관여
2) 뼈세포(osteocyte) : 뼈모세포가 자신이 생산한 뼈바탕질 속에 매몰된 것
3) 뼈파괴세포(osteoclast) : 뼈조직을 흡수하여 골수공간 및 혈관과 신경의 통로를 만드는 세포
4) 뼈바탕질(bone matrix) : 아교(교원)섬유가 중심인 유기성분(33%)과 칼슘, 인 등(CO_3^{2-}, K, Na, Mg)의 무기성분(67%)

2. 구조

1) 전형적 긴뼈(long bone) : 뼈끝(epiphysis) – 뼈끝판(epihysieal plate) (뼈끝선(epiphysial line) – 뼈몸통(diaphysis) – 뼈끝판(뼈끝선, 성인) – 뼈끝, 뼈막(periosteum), 관절연골(articular cartilage)
2) 뼈막(periosteum) : 뼈의 표면(관절연골면 제외), 뼈의 보호, 성장, 재생 관여
   (1) 바깥층 : 혈관과 신경 풍부, 근육 부착장소 제공
   (2) 속층 : 뼈막과 뼈의 부착(아교섬유다발이 뼈 곳으로 뻗어 들어감)
3) 치밀뼈(compact bone) : 긴뼈의 뼈몸통부, 짧은뼈, 납작뼈 및 불규칙뼈의 표층부
   (1) 하버스계(Harversian system) (뼈단위(osteon, 골원) : 중심관인 하버스관(Harversian canal)을 축으로 이를 둘러싸고 있는 동심원상의 층판구조인 뼈단위층판(하버스층판, Harversian lamella)으로 구성
   (2) 하버스관(Harversian canal, 중심관), 볼크만관(Volkmann's canal, 관통관) : 혈관과 신경의 통로
4) 해면뼈(spongy(cancellous) bone) : 긴뼈의 양쪽 뼈끝부와 심층부, 짧은뼈와 납작뼈의 내부
   뼈잔기둥(bony trabecula)
5) 뼈속막(endosteum) : 해면뼈와 골수공간 사이의 막
6) 골수(bone marrow) : 적색골수(조혈) → 황색골수(지방), 성인에서 적색골수는 짧은 뼈나 납작뼈들의 해면뼈에서만 존재
   일생동안 적색골수 : 복장뼈, 갈비뼈, 골반뼈, 척추뼈

3.3 뼈의 기능

- 지지, 보호, 운동, 지렛대, 무기물 저장, 조혈

3.4 뼈의 발생

1. 막뼈되기(Intramembranous ossification, 막내골화)

- 섬유성결합조직막이 직접 뼈로 전환

2. 연골뼈되기(Intracartilaginous ossification, 연골내골화)

1) 인체 대부분의 뼈들이 발생되는 과정
2) 유리연골(hyaline cartilage)이 퇴행되면서 뼈로 전환

3.5 뼈의 성장

- 뼈의 성장에 관여하는 요인 : 영양분, 일조량, 체중과 운동으로 인한 적당한 자극 등
- 부갑상샘호르몬(parathormone), 칼시토닌(calcitonin) : 혈중 칼슘농도 조절
- 비타민 A : 뼈 흡수에 관여
- 비타민 C : 아교질 합성을 촉진
- 비타민 D : 작은창자에서 칼슘 흡수를 조절
- calcitriol, 성장호르몬 GH, thyroxine, estrogen, testosterone, 칼슘, 인
- 뼈의 부피 증가 : 뼈막(periosteum)의 비후
- 뼈의 길이 증가 : 뼈끝판의 분열과 증식

1. 뼈엉성증(Osteoporosis, 골다공증)

1) 뼈의 구성성분인 무기질과 유기질의 양이 동일한 비율로 과도하게 빠져나가 단위 부피당 뼈의 양이 감소한 상태
2) 위험요인 : 칼슘섭취와 운동부족, 여성에서의 estrogen 부족

2. 뼈연화증(Osteomalacia)

1) 비타민 D나 칼슘 등의 부족으로 뼈가 연해지는 것
2) 석회화 장애
3) 구루병(rickets) : 소아에서 나타나는 것

3.6 뼈의 개수

- 총 206개
- 몸통뼈대(Axial skeleton) : 80개
  - 머리뼈(Skull) : 22(목뿔뼈를 머리뼈에 포함 시 23개)
  - 귓속뼈(Auditory ossicle) : 6개
  - 목뿔뼈(Hyoid) : 1개
  - 척주(vertebral column) : 26개
  - 복장뼈(Sternum) : 1개
  - 갈비뼈(Rib) : 24개
- 팔다리뼈대(Appendicular skeleton) : 126개
  - 팔뼈(Upper limb) : 64개
  - 다리뼈(Lower limb) : 62개

1. 몸통뼈대(Axial skeleton)

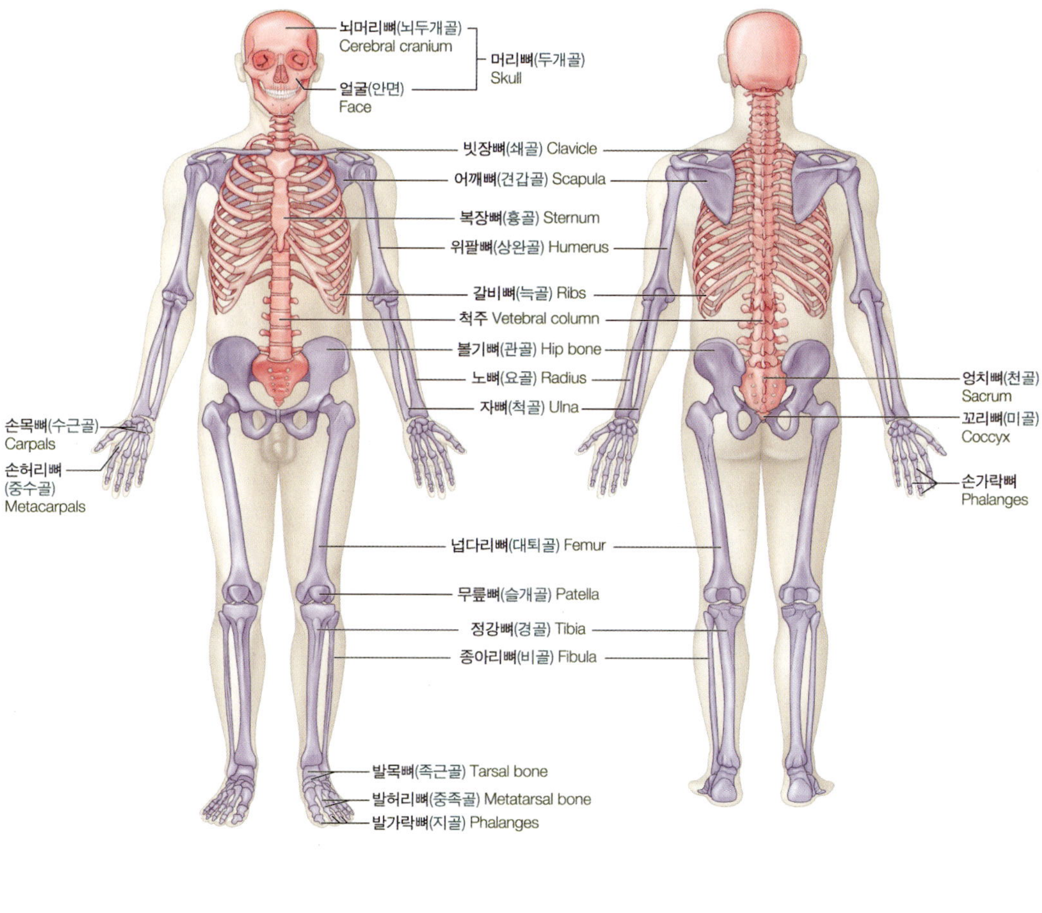

1) 귓속뼈(Auditory ossicles) : 6개

(1) 등자뼈(stapes) : 2개

(2) 모루뼈(incus) : 2개

(3) 망치뼈(malleus) : 2개

2) 머리뼈(Skull) : 23개

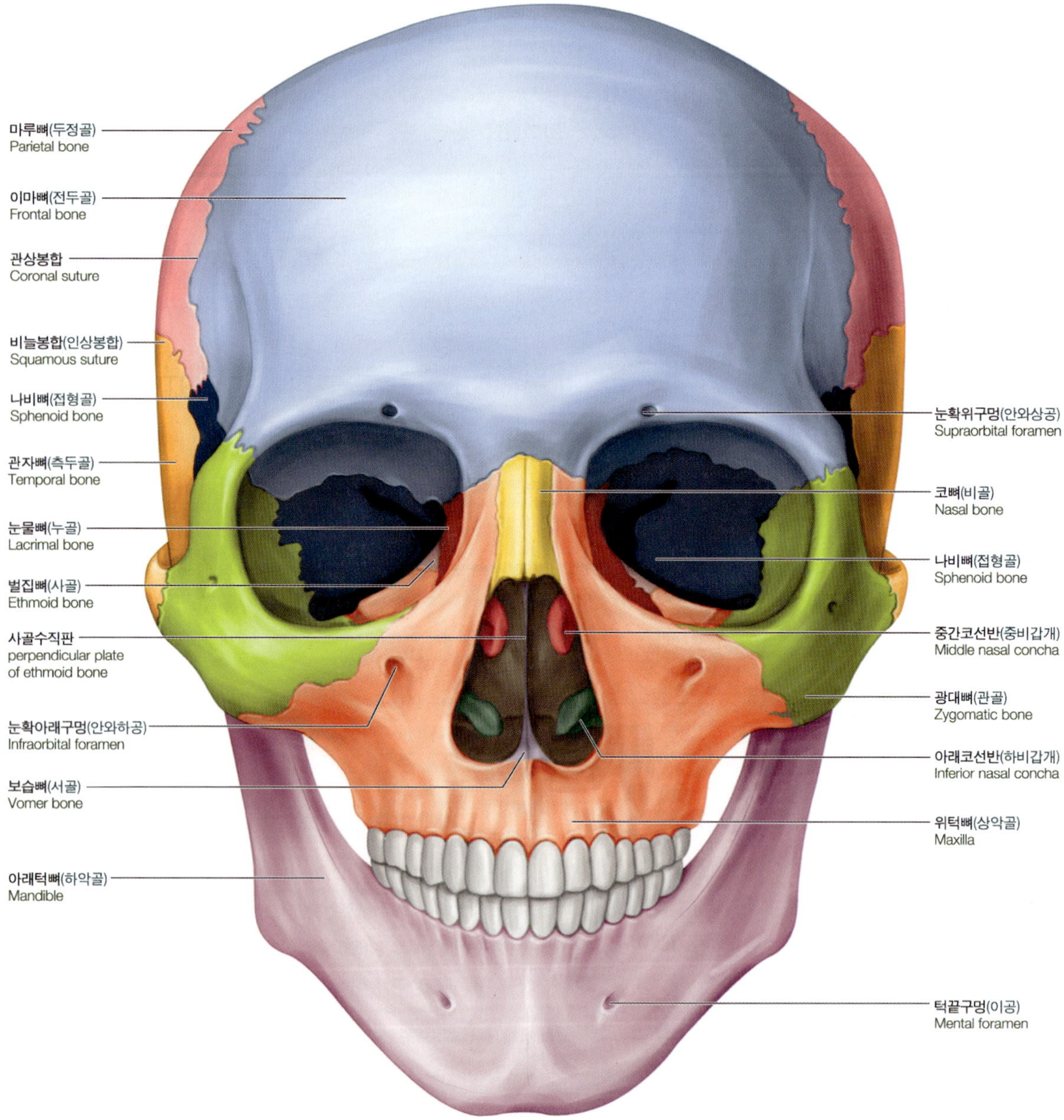

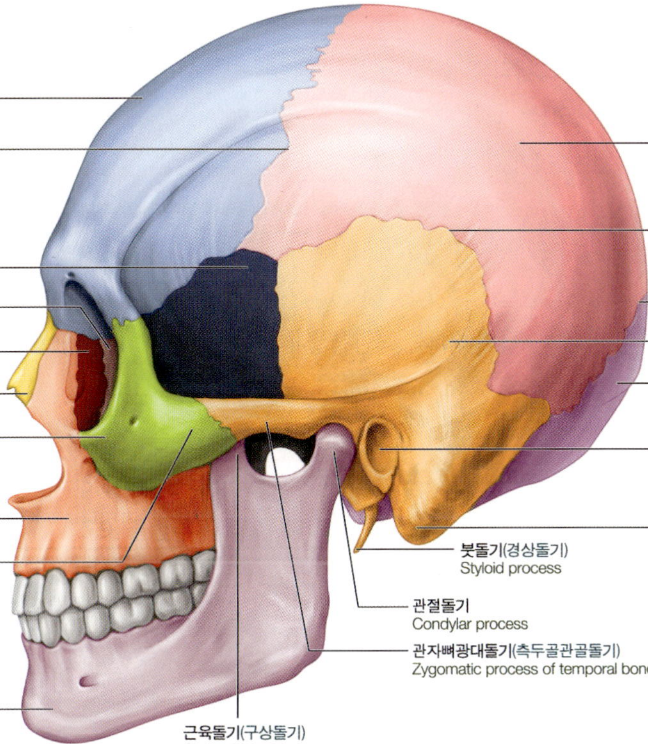
이마뼈(전두골)
Frontal bone
관상봉합
Coronal suture
나비뼈(접형골)
Sphenoid bone
벌집뼈(사골)
Ethmoid bone
눈물뼈(누골)
Lacrimal bone
코뼈(비골)
Nasal bone
광대뼈(관골)
Zygomatic bone
위턱뼈(상악골)
Maxilla
광대뼈관자돌기
(관골측두돌기)
Temporal process
of zygomatic bone
아래턱뼈(하악골)
Mandible
근육돌기(구상돌기)
Coronoid process
마루뼈(두정골)
Parietal bone
비늘봉합(인상봉합)
Squamous suture
시옷봉합(람다상봉합)
Lambdoid suture
관자뼈(측두골)
Temporal bone
뒤통수뼈(후두골)
Occipital bone
바깥귀길(외이도)
External acoustic meatus
꼭지돌기(유양돌기)
Mastoid process
붓돌기(경상돌기)
Styloid process
관절돌기
Condylar process
관자뼈광대돌기(측두골관골돌기)
Zygomatic process of temporal bone

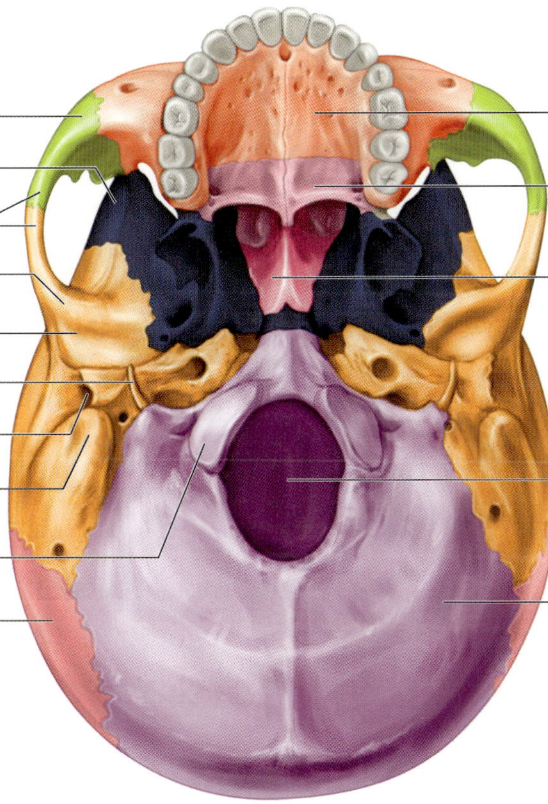
광대뼈(관골)
Zygomatic bone
나비뼈(접형골)
Sphenoid bone
광대활(관골궁)
Zygomatic arch
관절결절
Articular tubercle
턱관절오목(하악와)
Mandibular fossa
붓돌기(경상돌기)
Styloid process
바깥귀길(외이도)
External acoustic meatus
꼭지돌기(유양돌기)
Mastoid process
뒤통수뼈관절융기(후두과)
Occipital condyle
관자뼈(측두골)
Temporal bone
위턱뼈입천장돌기(상악골구개돌기)
Palatine process of maxilla
입천장뼈(구개골)
Palatine bone
보습뼈(서골)
Vomer bone
큰구멍(대공)
Foramen magnum
뒤통수뼈(후두골)
Occipital bone

(1) 머리뼈(Cranial bone) : 8개

① 이마뼈(Frontal bone) : 1개

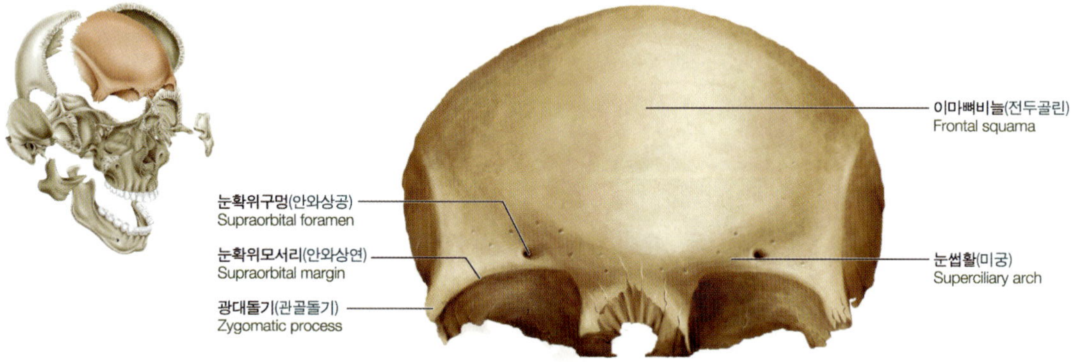

- 비늘부분(squamous part), 코뼈부분(nasal part), 눈확부분(orbital portion)
- 1쌍의 이마굴(frontal sinus)
- 눈확위구멍(supraorbital foramenP) : 눈확위동·정맥, 눈확위신경의 가쪽가지가 통과

② 마루뼈(Parietal bone) : 2개

- 마루뼈구멍(parietal foramen) : 이끌정맥이 통과(1쌍)

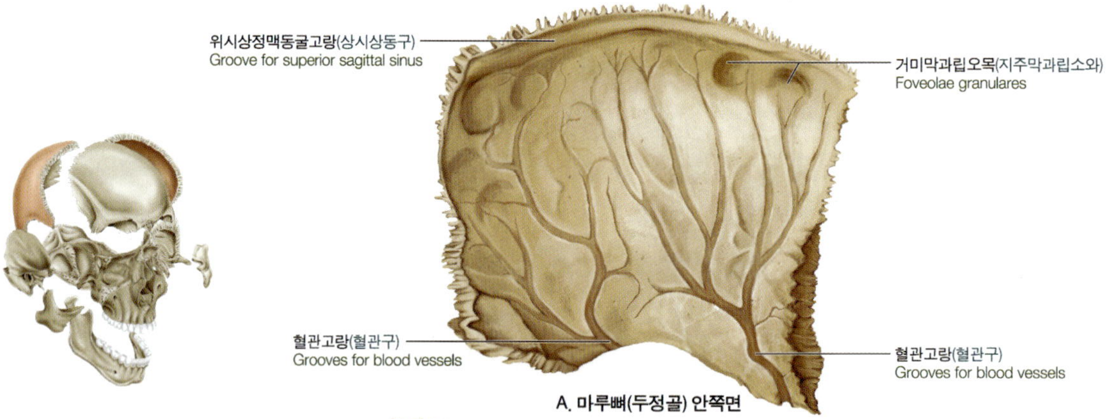

A. 마루뼈(두정골) 안쪽면

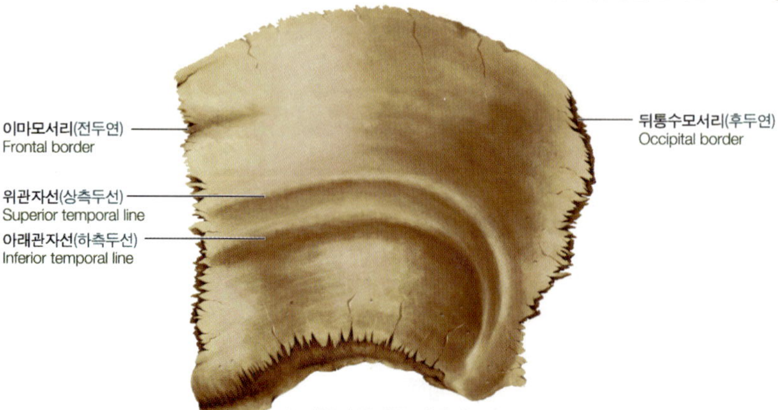

B. 마루뼈(두정골) 바깥면

③ 뒤통수뼈(Occipital bone) : 1개

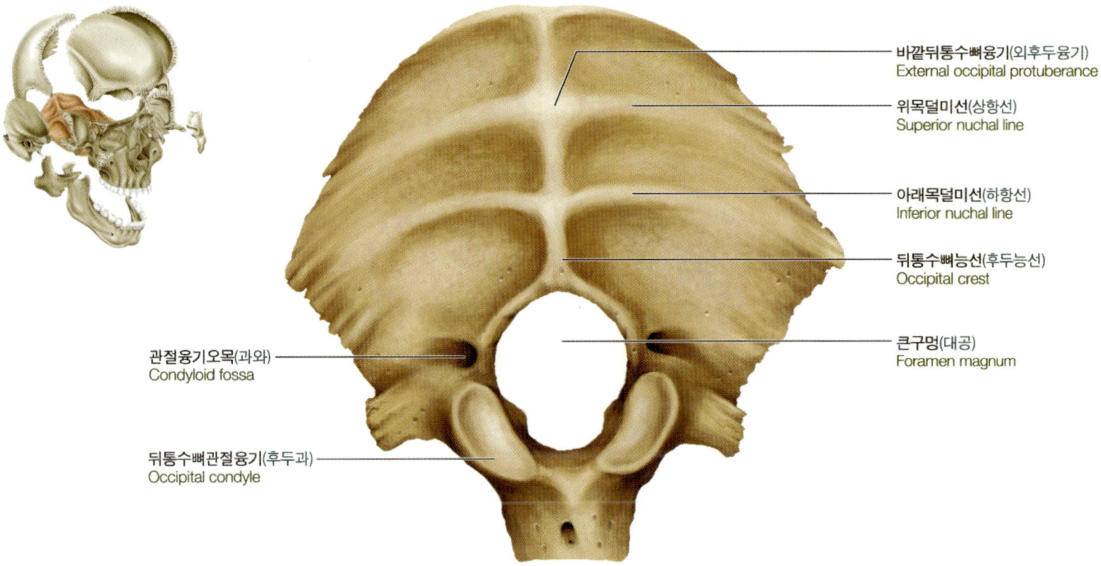

- 큰구멍(foramen magnum) : 척수 통과
- 혀밑신경관(hypoglossal canal) : 혀밑신경 통과

④ 관자뼈(Temporal bone) : 2개

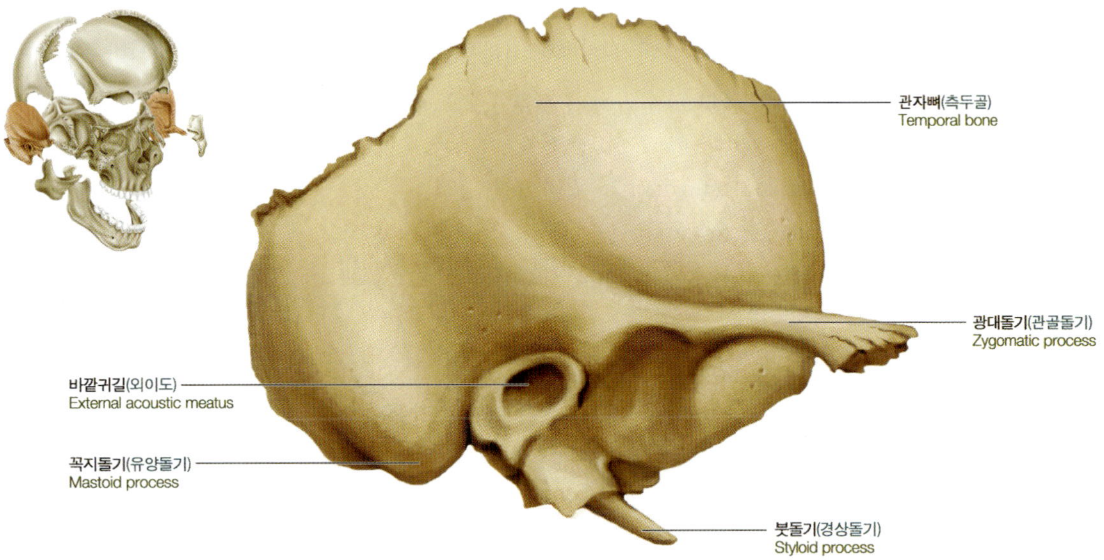

- 청각 및 평형감각기관 위치
- 비늘부분(squamous part, 관자뼈의 바깥면 대부분, 광대돌기), 바위부분(petrous part, 속귀, 가운데귀, 목동맥관, 얼굴신경관), 고막틀부분(tympanic part, 바깥귀구멍 주위)

- 붓돌기(styloid process) : 목뿔뼈와 혀 및 인두를 움직이는 근육들의 부착점
- 속귀길 : 얼굴신경, 속귀신경, 속귀동맥
- 목동맥관(carotid canal) : 속목동맥 통과
- 붓꼭지구멍(stylomastoid foramen) : 얼굴신경(Ⅶ) 통과
- 목정맥구멍(jugular foramen) : 속목정맥과 혀인두시경(Ⅸ), 미주신경(Ⅹ), 더부신경(Ⅺ) 통과

⑤ 나비뼈(Sphenoid bone) : 1개

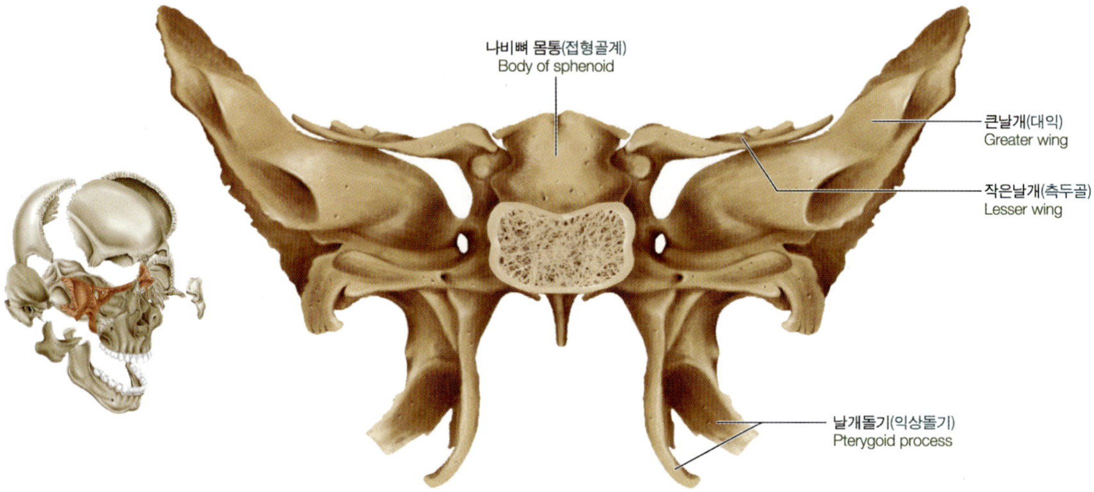

- 나비뼈 몸통
  - 터키안장(sella turcica) : 바닥부위인 뇌하수체오목(hypophyseal fossa) – 뇌하수체 수용
  - 나비굴(sphenoidal sinus)
- 큰날개
  - 원형구멍(foramen rotundum) : 위턱신경 통과
  - 타원구멍(foramen ovale) : 아래턱신경 통과
  - 뇌막동맥구멍(foramen spinosum) : 중간뇌막동맥 통과
- 작은날개
  - 시각신경관(optic canal) : 시각신경과 눈동맥 통과
  - 위눈확틈새(superior orbital fissure, 큰날개와 작은날개 사이 형성) : 눈확에 출입하는 혈관과 신경들의 통로, 눈돌림신경(Ⅲ), 도르래신경(Ⅳ), 삼차신경(Ⅴ)의 눈신경, 갓돌림신경(Ⅵ), 위눈정맥
- 날개돌기(pterygoid process)
  - 안 및 가쪽판(medial & lateral plate)으로 구분
  - 날개관(pterygoid canal) : 날개신경과 날개동·정맥의 통로

⑥ **벌집뼈**(Ethmoid bone) : 1개

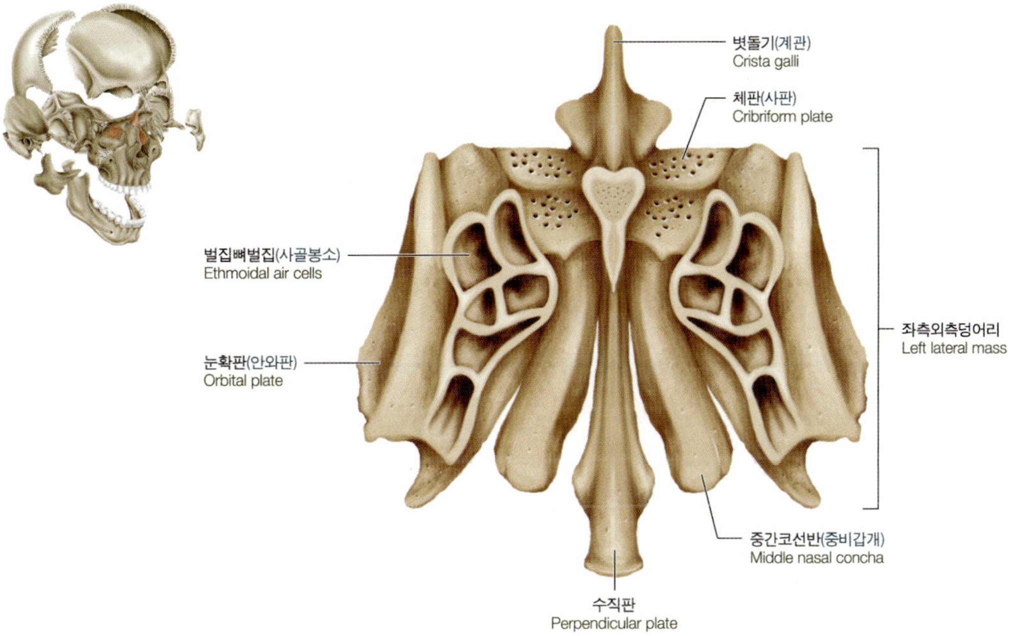

- 체판(cribriform plate)
  - 체판구멍 : 후각신경(Ⅰ)의 통로
  - 볏돌기(crista galli) : 대뇌낫(falx cerebri) 부착
- 수직판(perpendicular plate) : 코중격(nasal septum) 윗부분 형성
- 벌집뼈미로(ethmoidal labyrinth) : 위·중간코선반 형성

(2) **얼굴뼈**(Facial bones) : 15개

① **눈물뼈**(Lacrimal bone) : 2개

- 눈확 안쪽에 위치

② **코뼈**(Nasal bone) : 2개

- 콧등 형성

③ **광대뼈**(Zygomatic bone) : 2개

- 이마돌기(frontal process), 위턱돌기(maxillary process), 관자돌기(temporal process)
- 광대뼈의 관자돌기+관자뼈의 광대돌기=광대활(zygomatic arch)
- 광대얼굴구멍(zygomaticofacial foramen), 광대눈확구멍(zygomaticoorbital foramen), 광대관자구멍(zygomaticotemporal foramen)

④ 입천장뼈(Palatine bone) : 2개

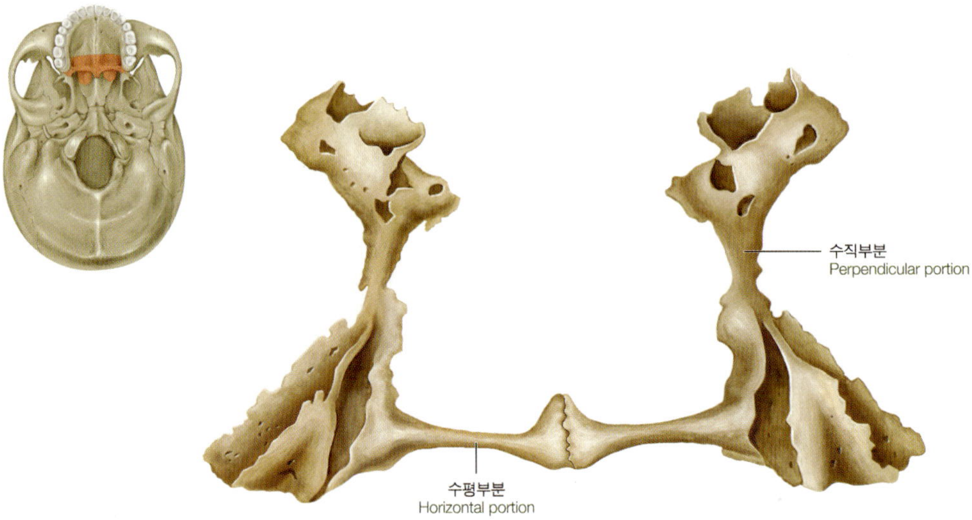

- L자 형태(수직판과 수평판), 단단입천장 형성
- 입천장이상 : 태아 10주경 좌·우의 위턱뼈 입천장돌기가 정중입천장봉합으로 결합 → 입천장갈림증(cleft pate, 구개파열) (융합되지 못하고 벌어짐) : 대부분 입술갈림(hare lip, 구순열(언챙이) 동반

⑤ 위턱뼈(Maxilla) : 2개

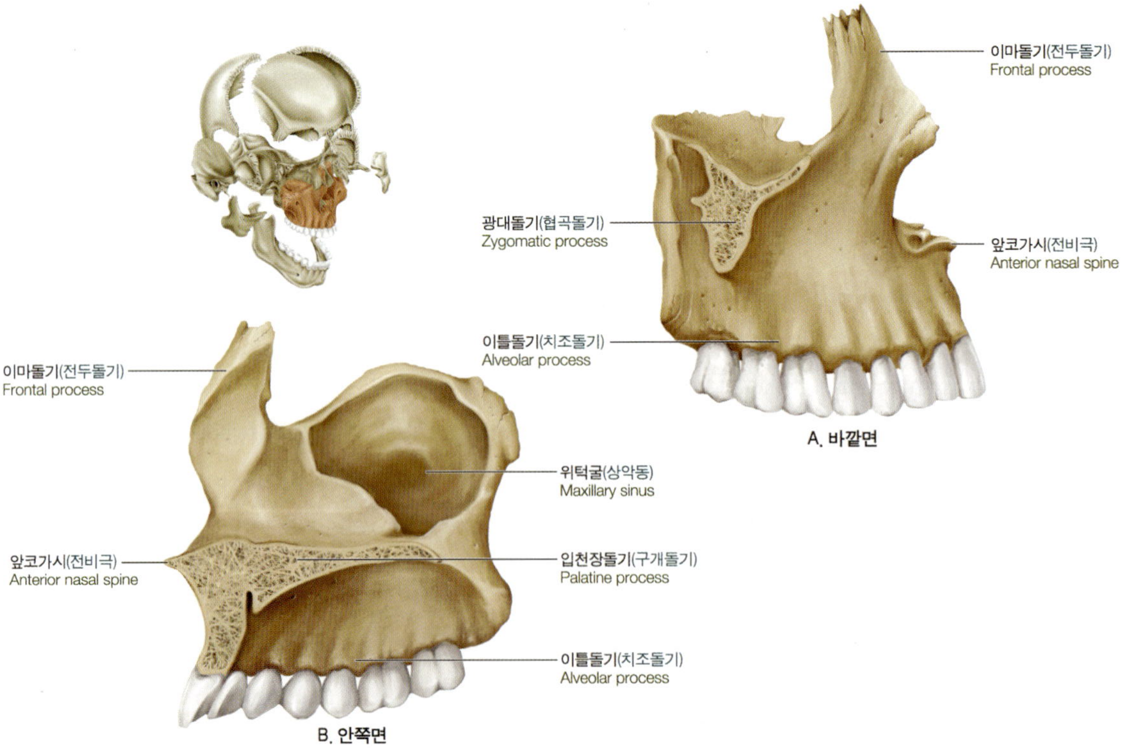

A. 바깥면

B. 안쪽면

- 위턱굴(maxillary sinus)
- 눈확아래구멍(infraorbital foramen) : 눈확아래신경과 혈관 통과
- 이마돌기(frontal process) : 이마뼈의 코부분과 관절
- 광대돌기(zygomatic process) : 광대뼈의 위턱돌기와 관절
- 이틀돌기(alveolar process) : 이틀활(alveolar arch) 형성
- 입천장돌기(palatine process) : 정중입천장봉합으로 단단입천장 형성

⑥ **코선반뼈**(Inferior nasal concha) : 2개

- 코안 가장아래쪽의 선반뼈
- 가운데콧길과 아래콧길의 경계

⑦ **보습뼈**(Vomer) : 1개

- 코중격(nasal septum) 아랫부분 형성

⑧ **아래턱뼈**(Mandible) : 1개

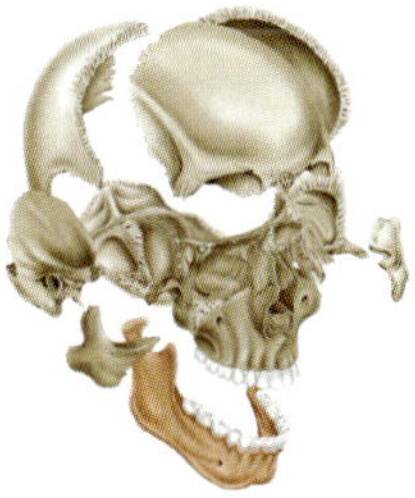

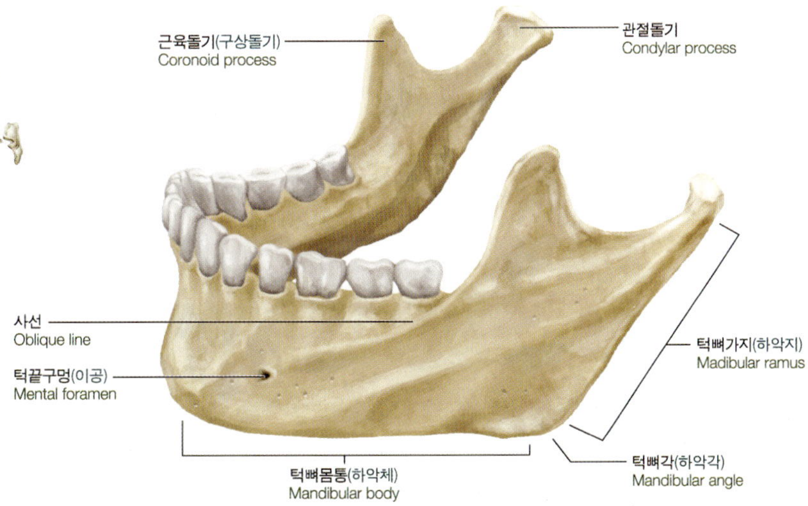

- 이틀활, 근육돌기, 관절돌기, 턱뼈각
- 턱뼈결합(madibular symphysis) : 생후 1~2년 사이에 좌·우가 1개로 융합한 흔적
- 턱끝구멍(mental foramen) : 턱끝신경과 혈관(mental nerve and vessel)이 나오는 구멍
- 턱뼈구멍(mandibular foramen, 아래이틀신경과 혈관 통과) → 턱뼈관 → 턱끝구멍

⑨ 목뿔뼈(Hyoid bone) : 1개

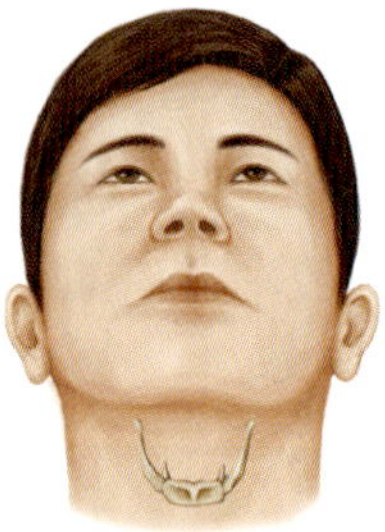

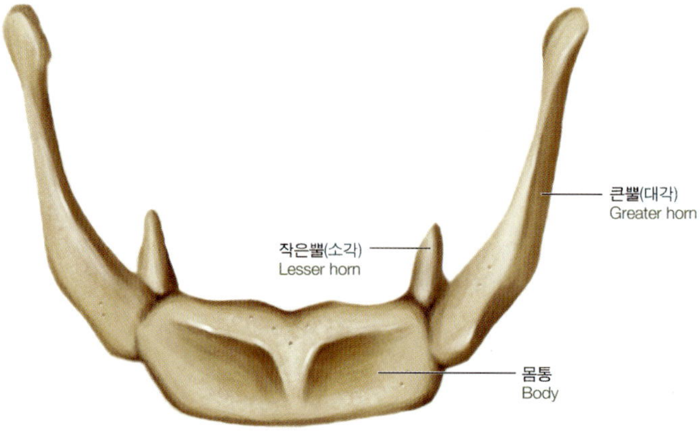

• 다른 뼈들과 관절하지 않고 인대에 의하여 관자뼈의 붓돌기에 매달려 있음

(3) 봉합과 숫구멍(Suture & fontanelle)

① 봉합(suture) : **시상봉합**(sagittal suture, 마루뼈와 마루뼈 사이), **관상봉합**(coronal suture, 마루뼈와 이마뼈 사이), **비늘봉합**(squamous suture, 마루뼈와 관자뼈 사이), **시옷봉합**(lambdoid suture, 마루뼈와 뒤통수뼈사이)

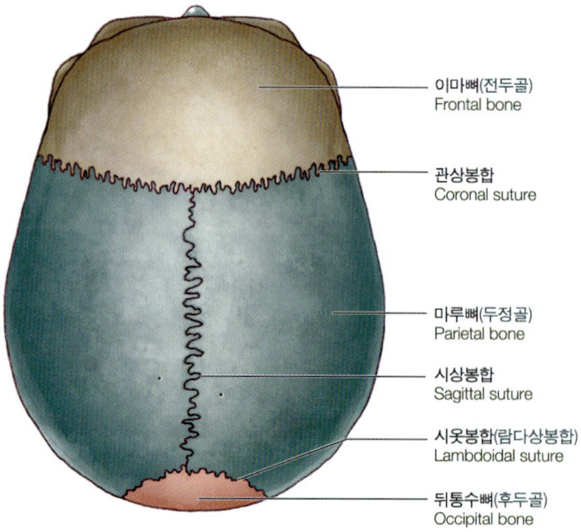

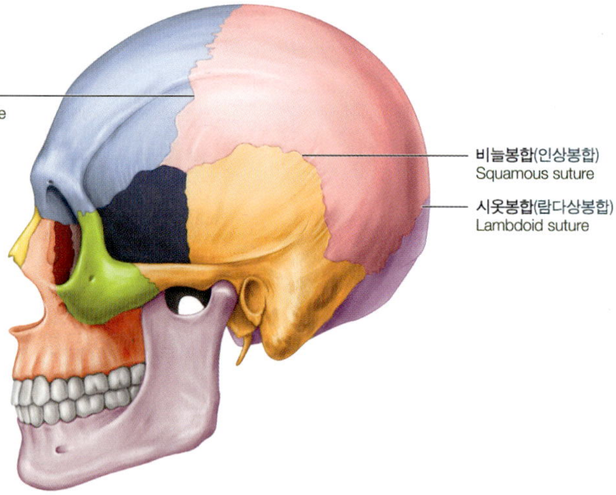

② 숫구멍(fontanelle) : 태어난 후에도 미처 뼈되기가 되지 못하고 말랑말랑한 섬유막으로 남아 있는 곳(신생아에 6곳)

- **앞숫구멍**(anterior(frontal) fontanelle) : 시상봉합과 관상봉합의 연결부, 1곳
- **뒤숫구멍**(posterior(occipital) fontanelle) : 시상봉합과 시옷봉합이 만나는 곳, 1곳
- **앞쪽가쪽숫구멍**(anterolateral(sphenoidal) fontanelle) : 관상봉합과 비늘봉합이 연결, 2곳
- **뒤가쪽숫구멍**(posterolateral(mastoid) fontanelle) : 비늘봉합과 시옷봉합이 만나는 곳, 2곳
- 폐쇄 시기 : 뒤숫구멍(생후 3개월), 앞가쪽숫구멍(생후 6개월), 뒤가쪽숫구멍(생후 1년), 앞숫구멍(생후 2년)

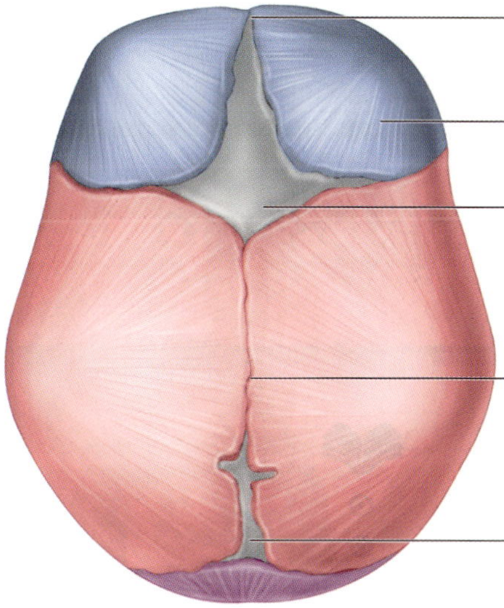

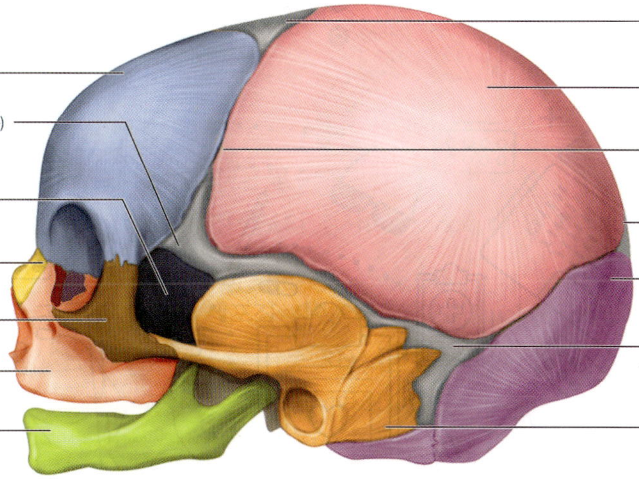

(4) 눈확(Orbit) : 안구와 그 부속기 수용

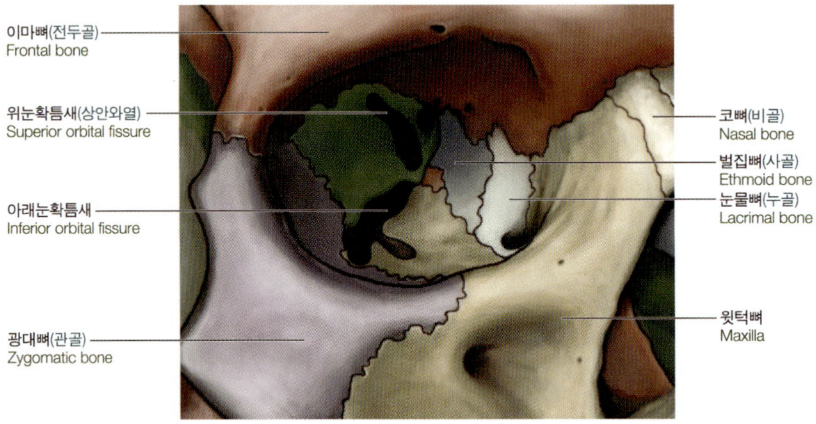

① 위벽 : 이마뼈, 나비뼈
② 아래벽 : 위턱뼈, 입천장뼈
③ 안쪽벽 : 벌집뼈, 위턱뼈, 눈물뼈
④ 가쪽벽 : 광대뼈, 나비뼈

(5) 코안(Nasal cavity)

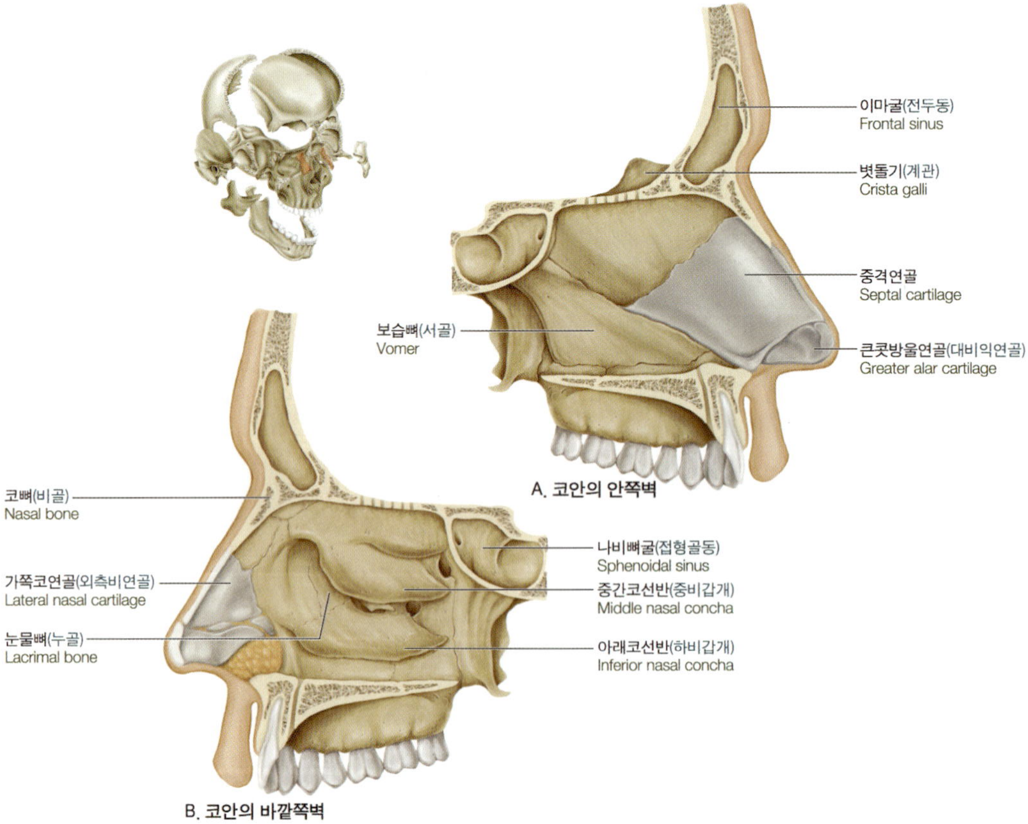

① 벌집뼈, 위턱뼈, 입천장뼈, 코뼈, 코선반뼈, 나비뼈, 이마뼈
② 코중격(nasal septum) : 벌집뼈의 수직판(위쪽) – 보습뼈(아래쪽)
③ 위 · 중간 · 아래코선반(superio · middle · inferior nasal concha)
④ 위 · 중간 · 아래콧길(superio · middle · inferior nasal meatus)

(6) **코곁굴**(Paranasal sinus)

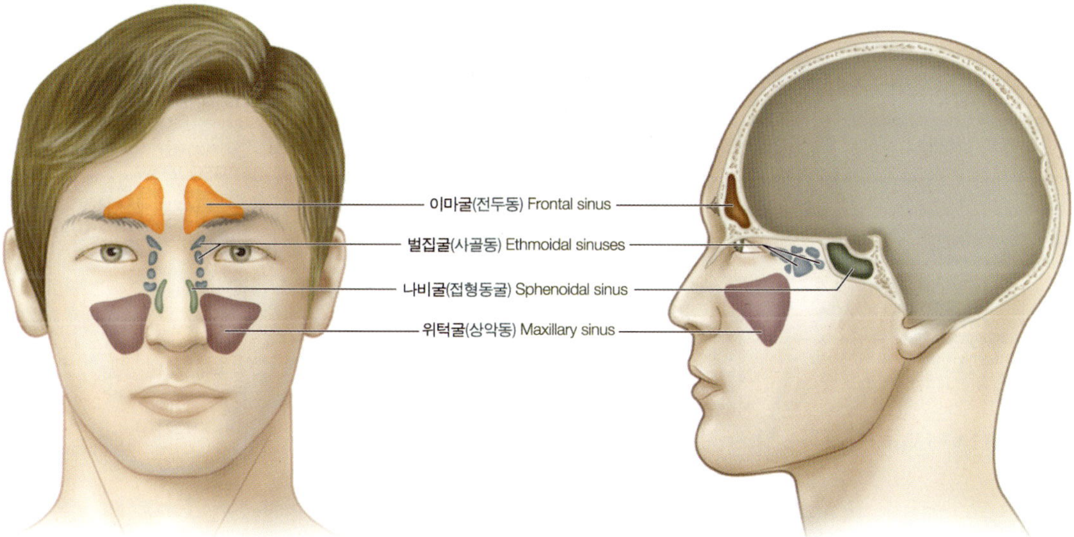

① 코곁굴 : 코 안과 서로 교통하며 빈 공간을 형성하여 공기를 함유하고 있는 머리뼈 일부
- 이마굴(frontal sinus)
- 벌집굴(ethmoidal sinus)
- 나비굴(sphenoidal sinus)
- 위턱굴(maxillary sinus)

② 축농증(empyema or 굴염(sinusitis)) : 속면의 점막이 염증에 의해 농이 생기는 병, 주로 위턱굴에서 발생

(7) **안장**(Turkish saddle(sella turcica)) → **뇌하수체오목**(Hypophyseal fossa) : 뇌하수체가 위치

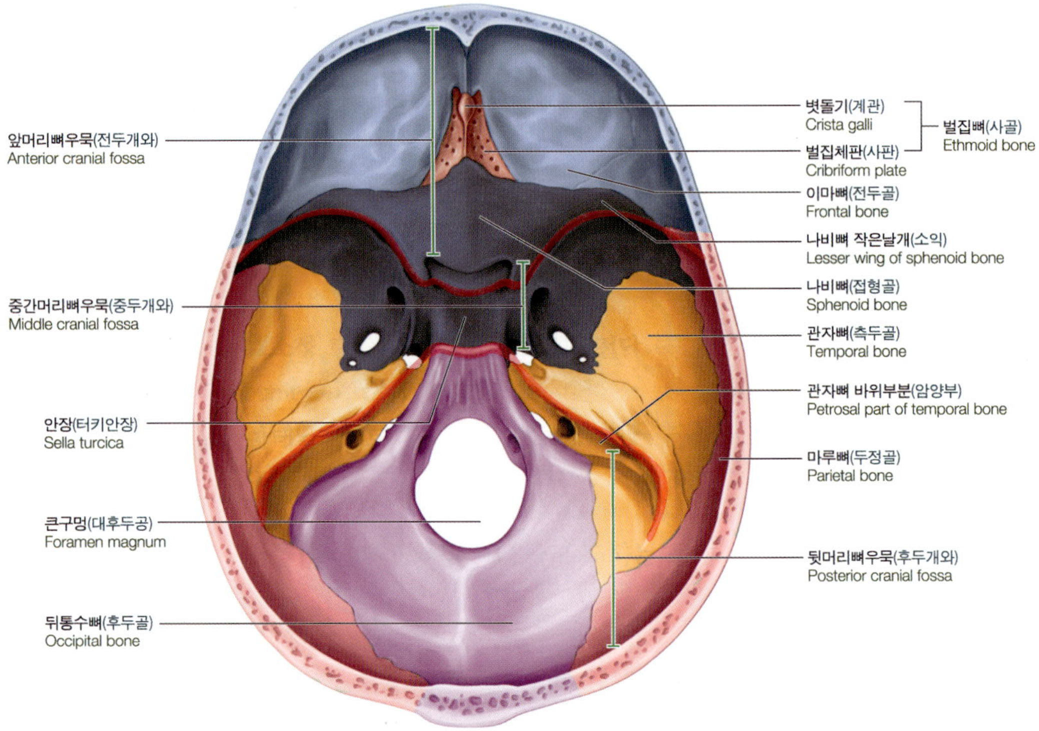

(8) **날개입천장오목**(Pterygopalatine fossa, 익구개와)

① 관자아래우묵의 일부가 안쪽으로 들어가 이룬 좁은 틈새

② 위턱신경과 위턱동맥의 마지막가지(종말부)가 갈라지는 곳

③ 자율신경절인 날개입천장신경절이 위치하는 장소

(9) **척주**(Vertebral column)

- 26개의 척추뼈(vertebra) (신생아 32～35개 : 엉치뼈 5개, 꼬리뼈 3～5개), 23개의 척추사이원반(intervertebral disc)
- 척주관(vertebral canal), 척수(spinal cord), 29쌍의 척추사이구멍(intervertebral foramen)

① 구분

- 목뼈(cervical vertebra) 7개
- 등뼈(thoracic vertebrae) 12개
- 허리뼈(lumbar vertebra) 5개
- 엉치뼈(sacrum) 1개
- 꼬리뼈(coccyx) 1개

→ 총 26개

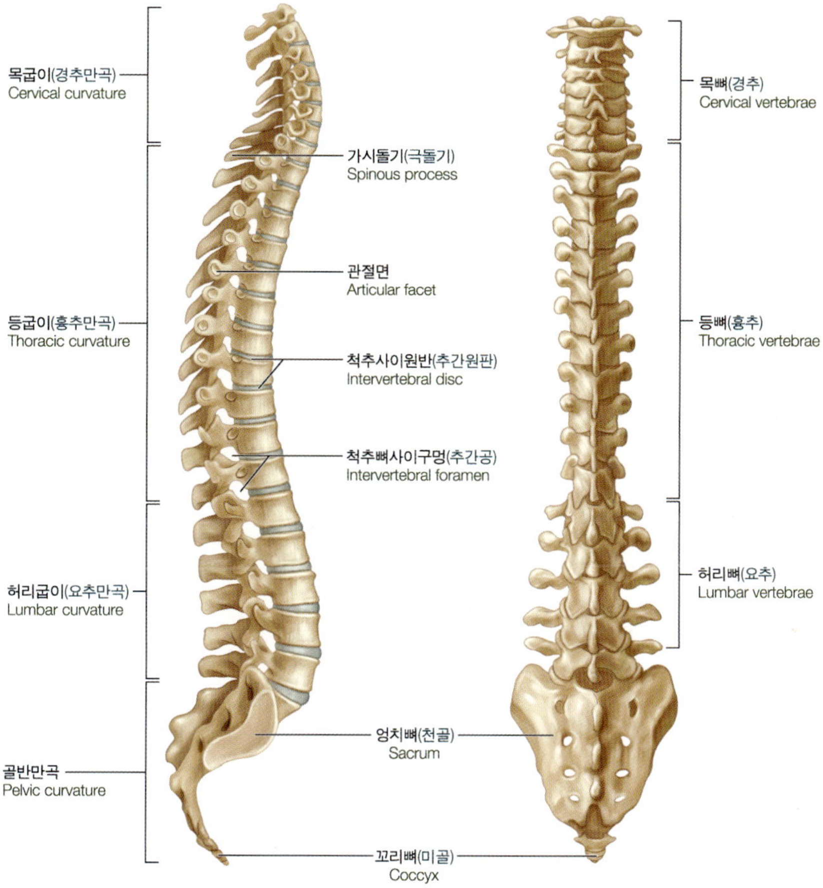

② 척추굽이(Vertebral curve)

- 등굽, 엉치굽이 : 1차 굽이(태어날 때 이미 형성)
- 목굽이(3개월경), 허리굽이(1년경) : 2차 굽이(생후 생성)＝보상성 굽이(compensatory curve)

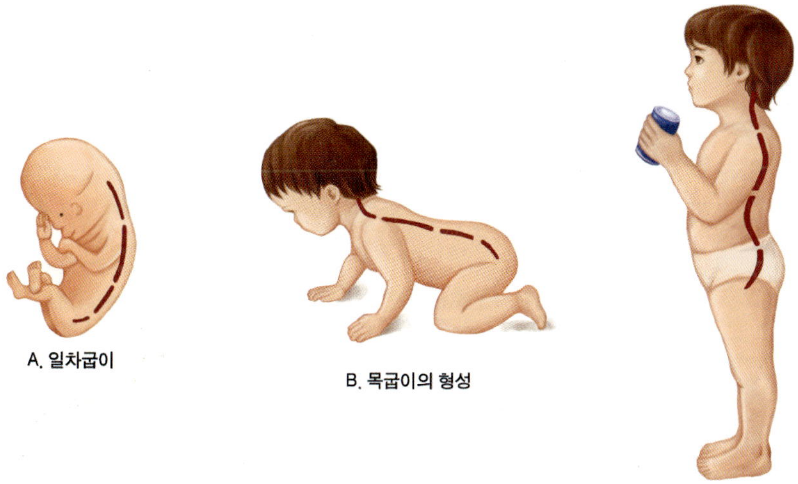

A. 일차굽이

B. 목굽이의 형성

C. 허리굽이의 형성

- 척주뒤굽음증(kyphosis) : 등굽이가 너무 많이 굽어 있는 경우
- 척주앞굽음증(lordosis) : 허리굽이가 심하게 굽어 있는 상태
- 척주옆굽음증(scoliosis) : 척주가 옆으로 굽어 있는 상태

③ 일반적 구조

- 척추뼈몸통(vertebral body), 척추뼈고리(vertebral arch, 고리뿌리(pedicle)+고리판(lamina)), 척추뼈구멍(vertebral foramen)
- 척주관(vertebral canal)
- 가시돌기(spinous process) 1개, 가로돌기(transverse process) 2개, 위·아래관절돌기(superior·inferior articular process) 4개

④ 부위별 특징

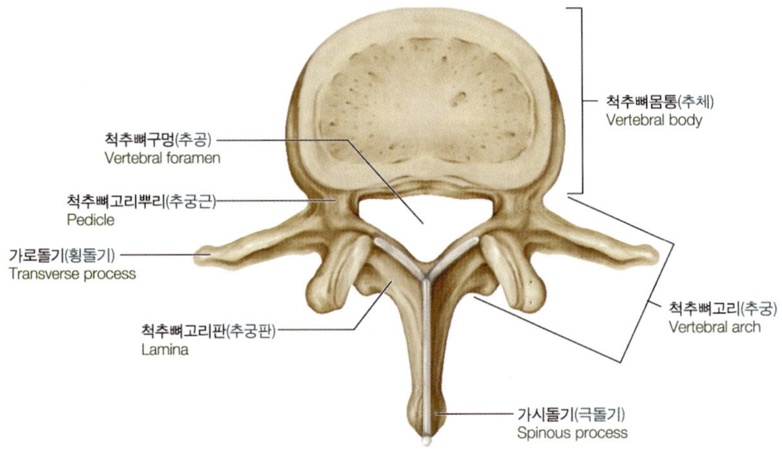

A. 허리뼈(요추)

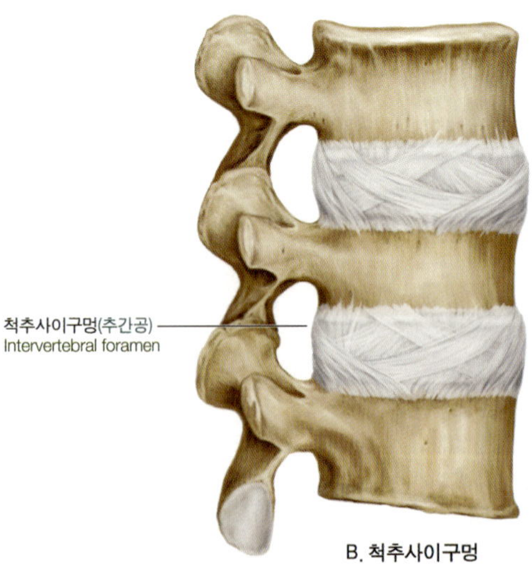

B. 척추사이구멍

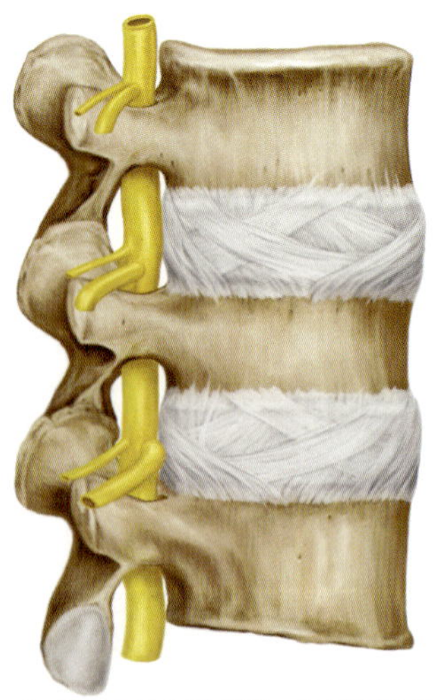

C. 척추사이구멍(추간공)으로 신경뿌리가 빠져가는 모습

⑤ 목뼈(Cervical vertebra)

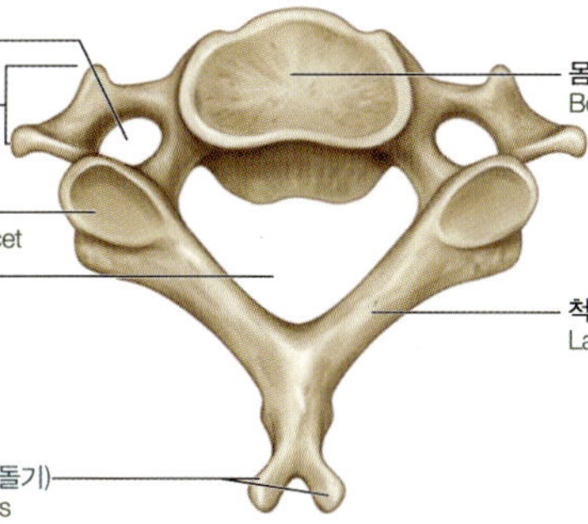

A. 목뼈(경추)

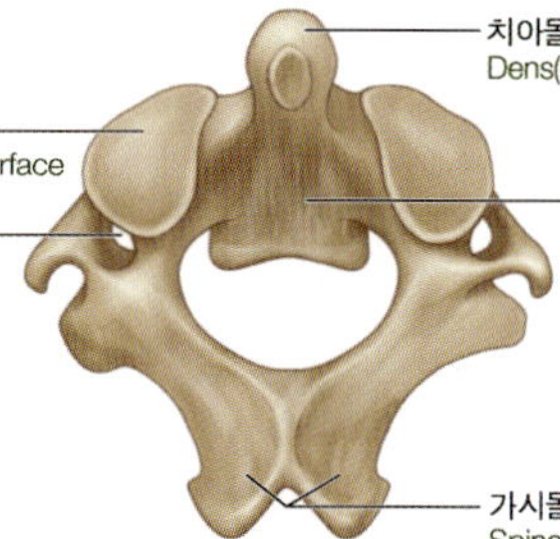

B. 중쇠뼈(축추, C2)

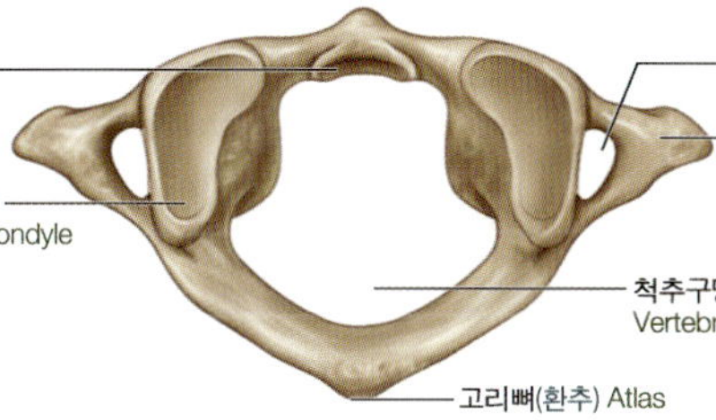

C. 고리뼈(환추, C1)

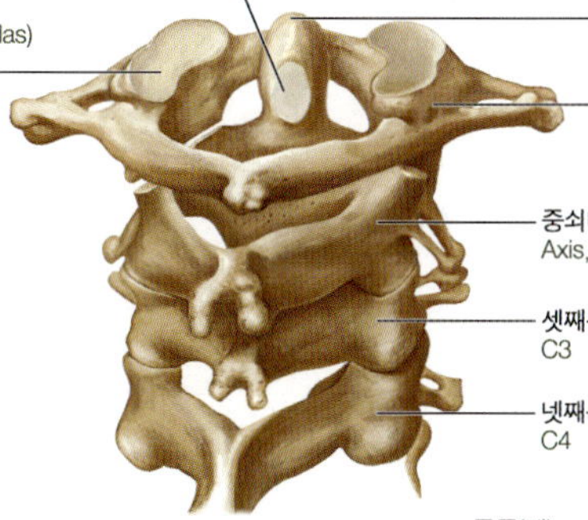

D. 중쇠관절(차축관절)

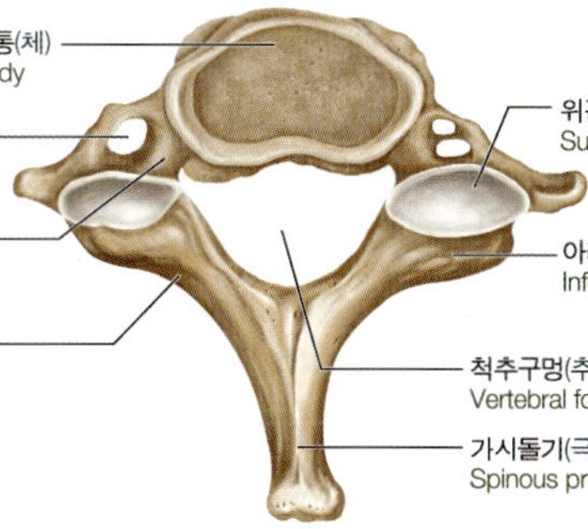

F. 일곱번째 목뼈(제7경추)

- 가로구멍(transeverse foramen)
- 2~6목뼈의 가시돌기(spinous process) : bifid
- 제1목뼈 : 고리뼈(atlas), 척추뼈몸통과 가시돌기가 없음, 오목한 위관절면(superior articular facet), 치돌기오목(facet of dens, 제2목뼈의 치아돌기와 관절하여 정중고리중쇠관절(median atlantoaxial joint)을 형성)

- 제2목뼈 : 중쇠뼈(axis), 치아돌기(odontoid process or dens)
- 제7목뼈 : 솟을뼈(prominens, 가시돌기가 목뼈 중에서 가장 길다)

⑥ 등뼈(Thoracic vertebra)

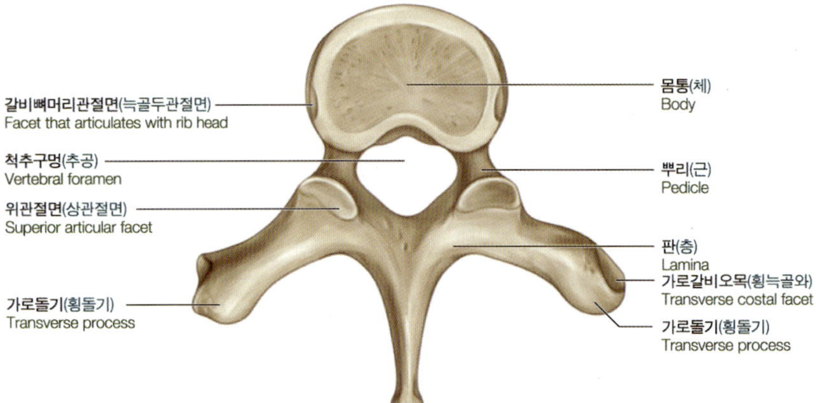

A. 등뼈(흉추)

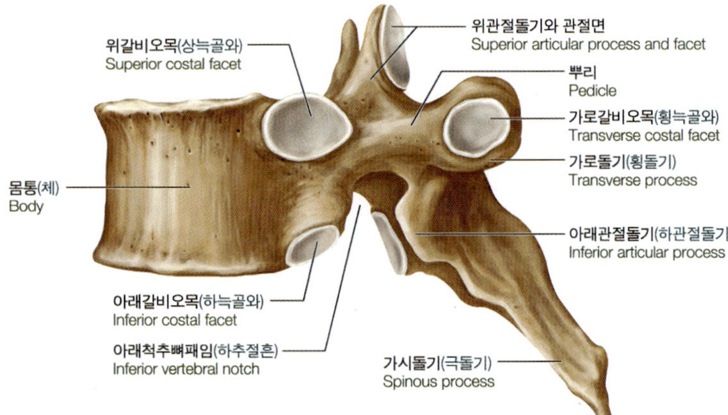

B. 등뼈의 옆면

- 갈비오목(costal facet) : 척추뼈몸통의 뒤가쪽에 갈비뼈머리와 관절
- 가로돌기갈비오목(transverse costal facet) : 가로돌기 앞면에 갈비뼈결절과 관절(11, 12등뼈에는 없음)
- 제1등뼈 : 윗면－완전한 갈비오목(costal facet), 아래면－반관절오목(demifacet)
- 제2～8등뼈 : 위·아래면－반관절오목
- 제9등뼈 : 윗면－반관절오목
- 제10～12등뼈 : 완전한 갈비오목 한 개씩

⑦ 허리뼈(Lumbar vertebra)

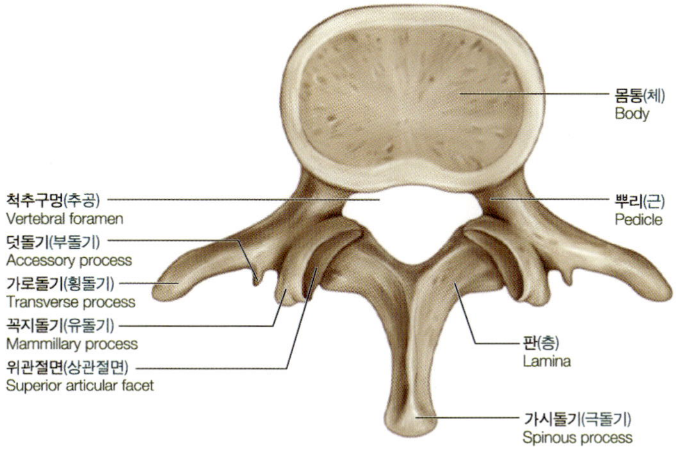

- 꼭지돌기(mammillary process), 덧돌기(accessory process)

⑧ 엉치뼈(Sacrum)

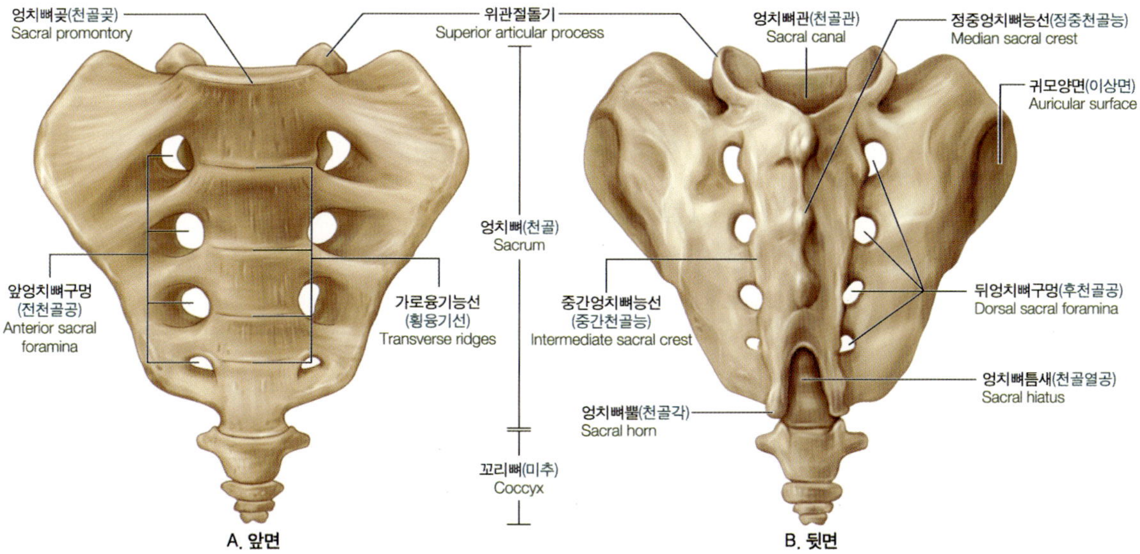

- 5개의 엉치척추뼈 → 생후 1개로 유합
- 가로선(transverse line), 앞엉치뼈구멍(anterior sacral foramen), 정중엉치뼈능선(median sacral crest), 중간엉치뼈능선(intermediate sacral crest), 가쪽엉치뼈능선(lateral sacral crest), 뒤엉치뼈구멍(posterior sacral foramen), 엉치뼈관(sacral canal), 엉치뼈틈새(sacral hiatus), 엉치뼈뿔(sacral cornua)
- 귓바퀴면(auricular surface, 이상면) : 엉덩뼈의 귓바퀴면과 관절

⑨ 꼬리뼈(Coccyx)

- 3~5개의 꼬리척추뼈(미추)가 유합
- 꼬리뼈뿔(coccygeal cornua)

(10) 가슴(Thorax)

- 등뼈, 갈비뼈(rib), 복장뼈(sternum)
- 가슴안(thoracic cavity) : 내부의 공간

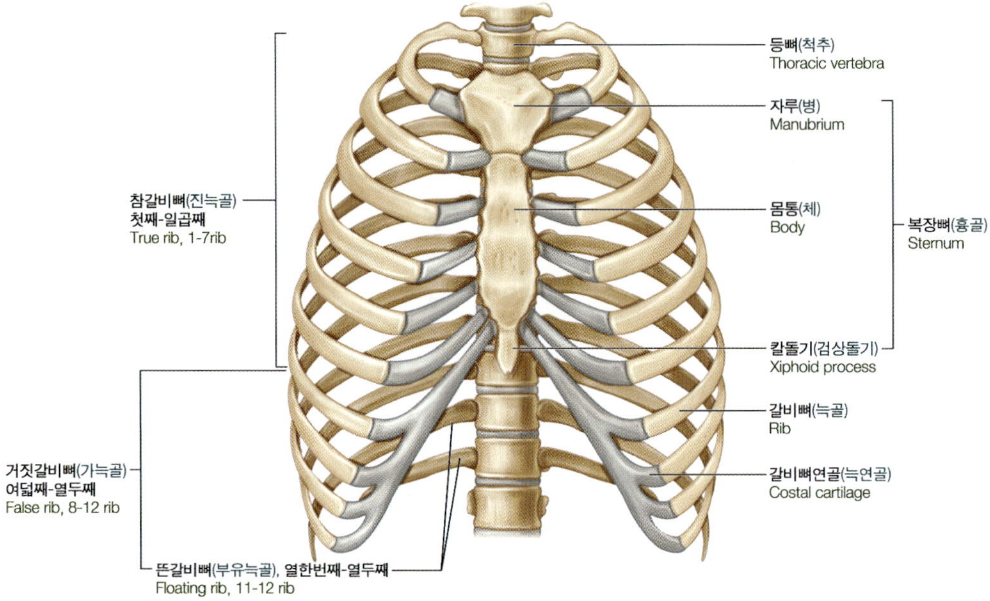

① 복장뼈(Sternum)

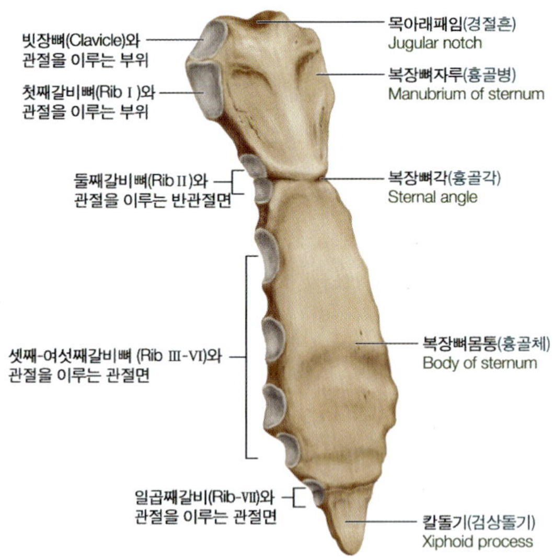

- 갈비패임(costal notch) : 1~7갈비연골의 부착부, 7쌍
- 복장뼈자루(manubrium) : 목아래패임(jugular notch), 빗장패임(clavicular notch), 제1갈비패임(costal notch)
- 복장뼈각(sternal(Louis) angle) : 제2갈비뼈부착

• 복장뼈몸통(body) : 3～7 갈비패임, 골수채취
• 칼돌기(xiphoid process)

② 갈비뼈

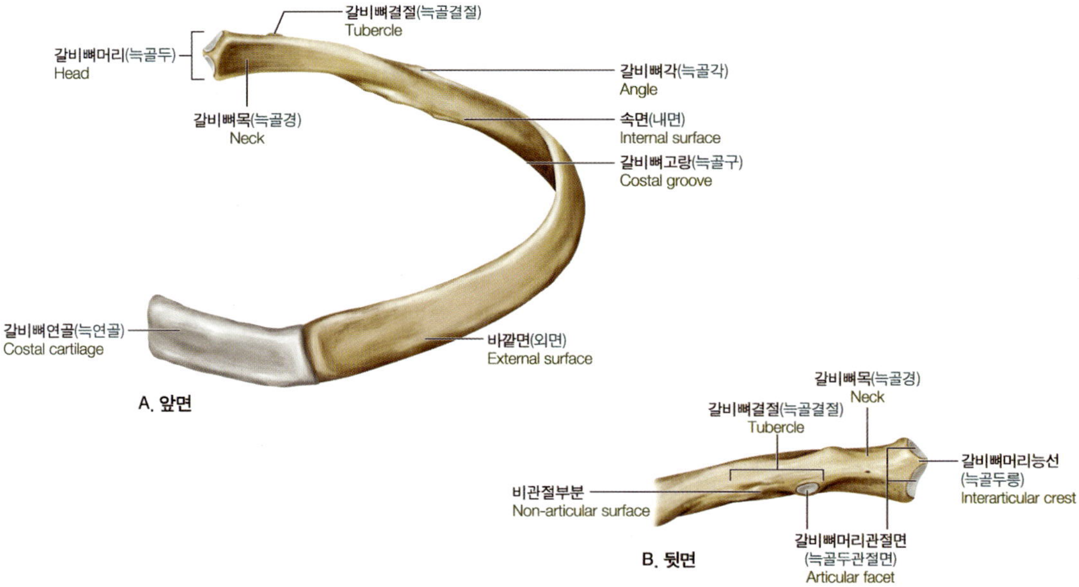

• 갈비뼈머리, 갈비뼈목, 갈비뼈몸통
• 참갈비(true ribs) : 1～7 갈비뼈
• 거짓갈비뼈(false ribs) : 8～12 갈비뼈
• 뜬갈비뼈(floating ribs) : 11～12 갈비뼈
• 갈비사이공간(intercostal space) : 갈비뼈와 갈비뼈 사이

2. 팔다리뼈대(Appendicular skeleton, 사지골격)

1) 팔뼈

• 팔이음뼈(shoulder (pectoral) girdle) : 빗장뼈와 어깨뼈(팔을 움직이는 많은 근육들의 부착부가 되어 팔을 몸통에 결합시키는 역할)
• 자유팔뼈(bones of free upper limb) : 위팔뼈, 자뼈, 노뼈, 손목뼈, 손허리뼈, 손가락뼈

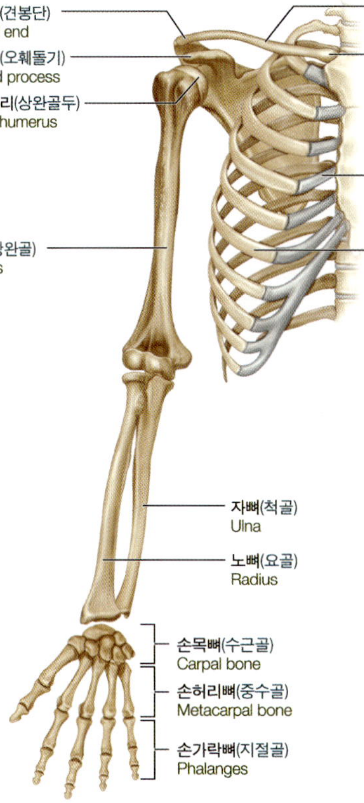

(1) 빗장뼈(Clavicle)

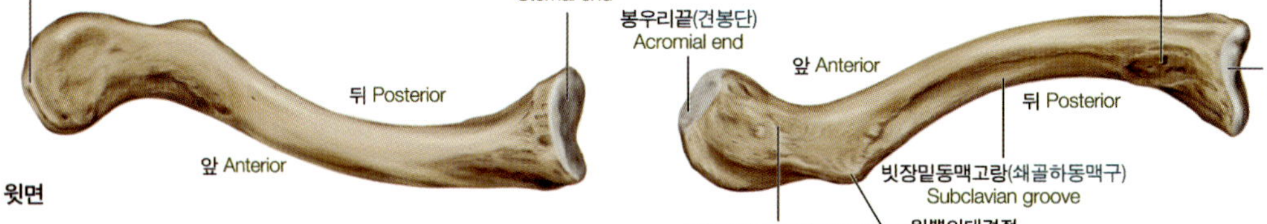

① 인체에서 가장 빨리 골화

② 복장끝(sternal(medial) end) : 복장뼈와 관절

③ 봉우리끝(acromial(lateral) end) : 어깨뼈와 관절

(2) 어깨뼈(Scapula)

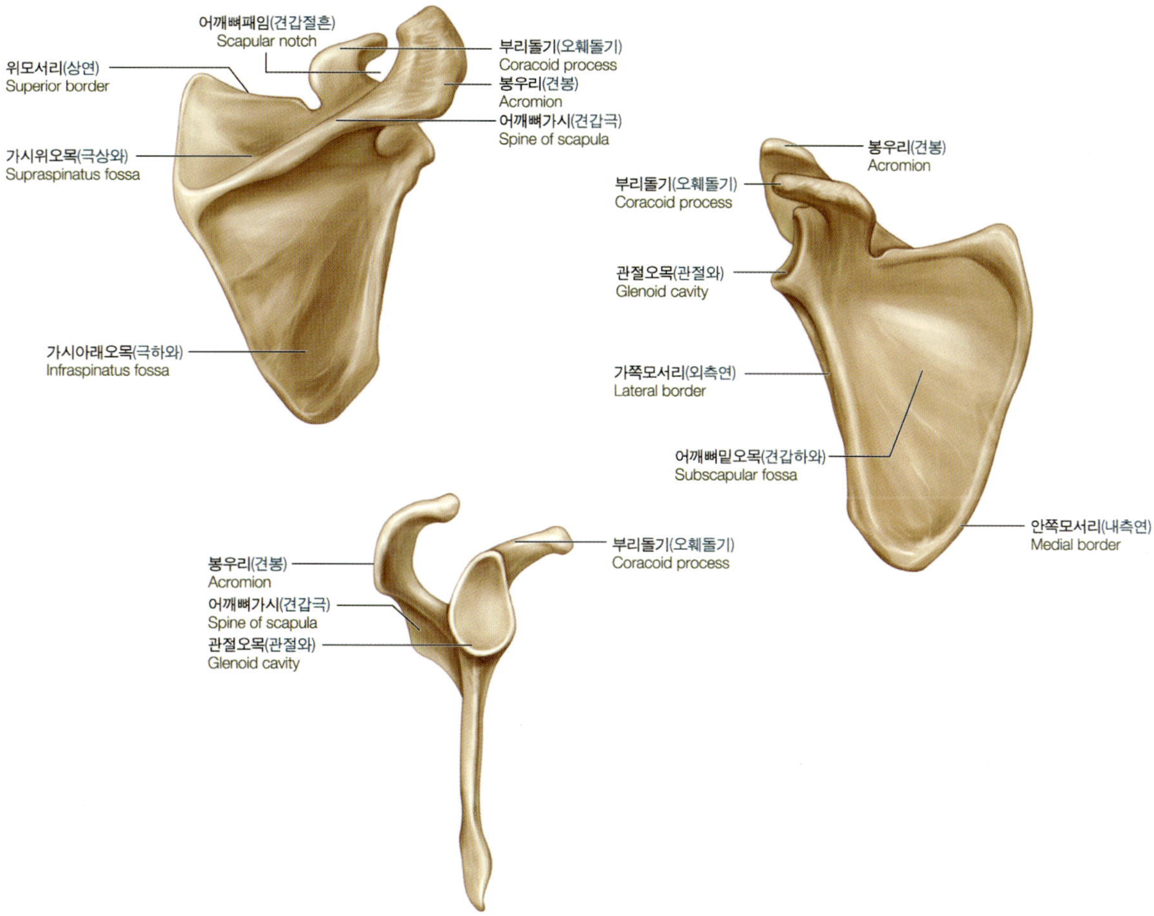

① 가슴우리(thoracic cage) 뒷면 2~7갈비뼈사이에 위치

② 봉우리(acromion), 부리돌기(coracoid process), 관절오목(glenoid cavity), 어깨뼈 가시(spine of scapula), 가시위오목(supraspinous fossa), 가시아래오목(infraspinous fossa), 위모서리(superior border), 가쪽모서리(lateral border), 안쪽모서리(medial border), 아래각(inferior angle), 위각(superior angle), 어깨뼈패임(scapular notch), 어깨뼈밑오목(subscapular fossa)

(3) **위팔뼈**(Humerus)

- 위팔뼈머리(head of jumerus), 큰결절(greater tubercle), 작은결절(lesser tubercle), 결절사이고랑(intertubercular groove), 세모근거친면(deltoid tuberosity), 가쪽관절융기위능선(lateral supracondylar ridge), 안쪽관절융기위능선(medial supracondylar ridge), 노오목(radial fossa), 갈고리오목(coronoid fossa), 가쪽위관절융기(lateral epicondyle), 안쪽위관절융기(medial epicondyle), 위팔뼈작은머리(capitulum), 도르래(trochlea)

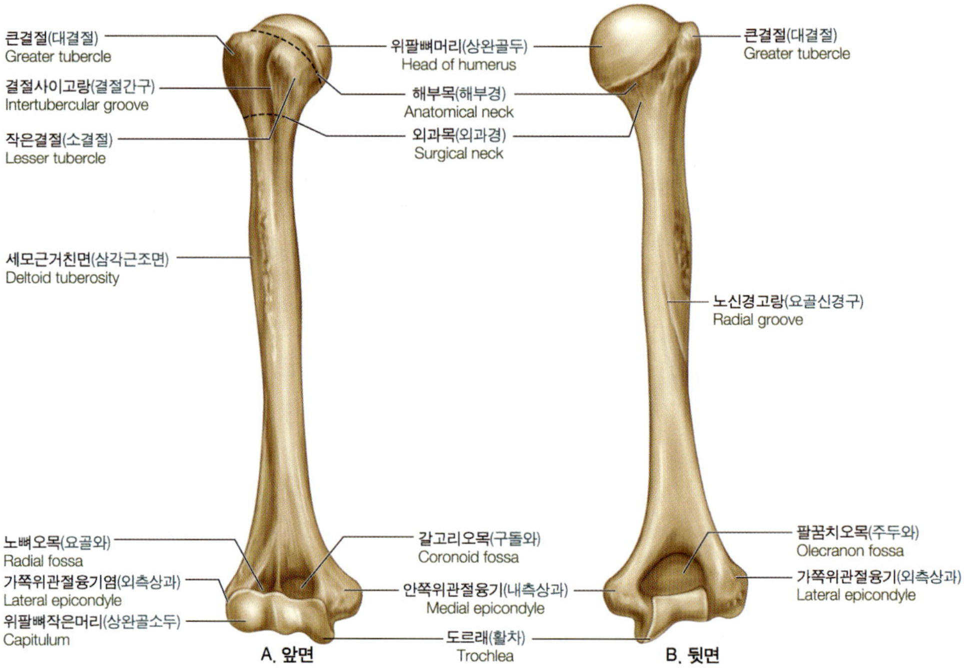

(4) **자뼈**(Ulna)

① 도르래패임(trochlear notch) : 위팔뼈 도르래와 관절

② 자뼈의 노뼈패임(radial notch of ulna) : 노뼈머리와 관절

③ 자뼈거친면(ulna tuberosity) : 위팔근 부착

④ 팔꿈치머리(olecranon), 갈고리돌기(coronoid process), 자뼈머리(head of ulna), 붓돌기(styloid process)

(5) **노뼈**(Radius)

① 노뼈거친면(radial tuberosity) : 위팔두갈래근 정지

② 노뼈머리(head of radius), 노뼈의 자패임(ulnar notch of radius), 붓돌기(styloid process), 손목관절면(carpal articular surface)

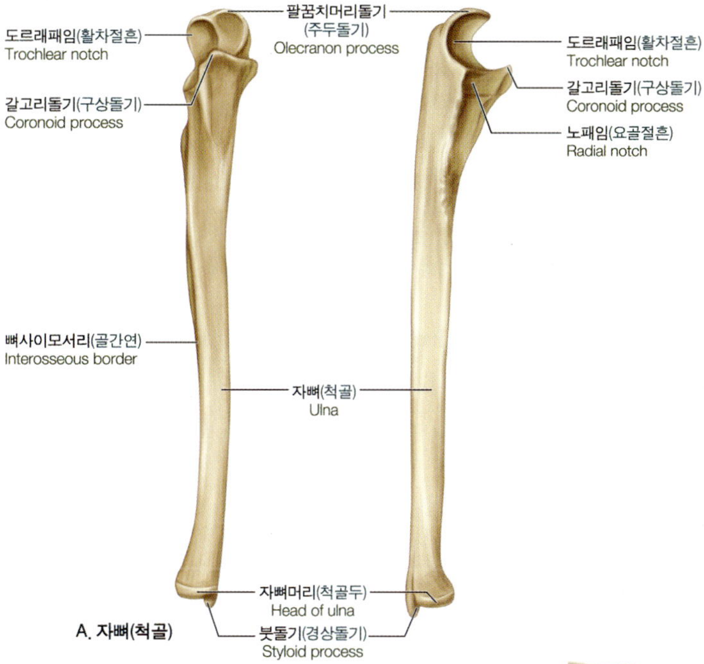

A. 자뼈(척골)

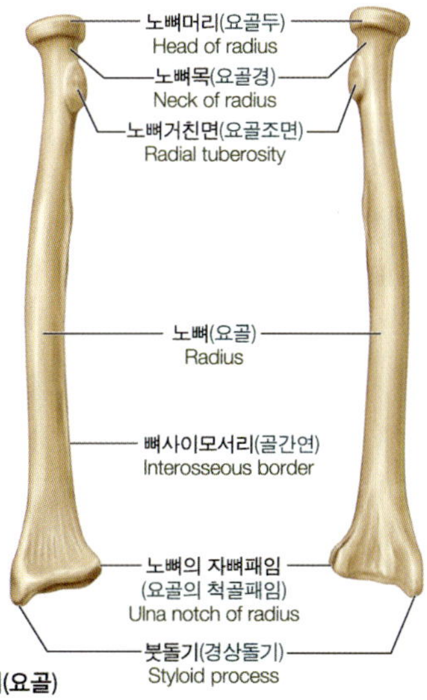

B. 노뼈(요골)

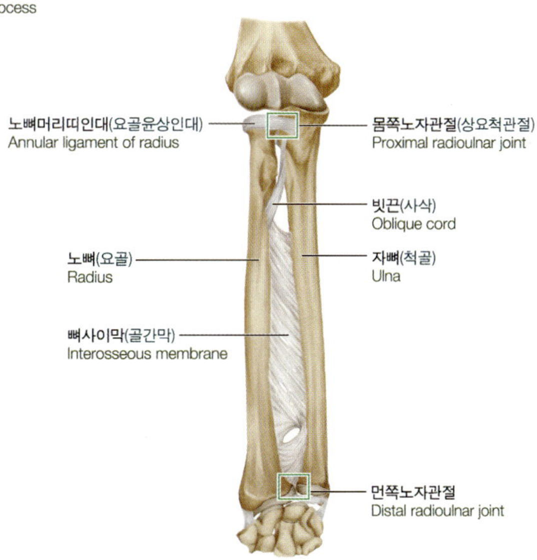

C. 자뼈(철골)와 노뼈(요골)의 관절 모습

(6) 손 목뼈(Carpal bone)

① 손목을 이루는 8개의 짧은 뼈

② 몸쪽손목뼈(proximal carpal bones) : 손배뼈(scaphoid(navicular)), 반달뼈(lunate), 세모뼈(triquetrum (triangular)), 콩알뼈(pisiform)

③ 먼쪽손목뼈(distal carpal bones) : 큰마름뼈(trapezium), 작은마름뼈(trapezoid), 알머리뼈(capitate), 갈고리뼈(hamate)

* **손목굴**(carpal tunnel, **수근관**) : 몸쪽부위에서 손배뼈의 결절(tubercle of the navicular)과 콩알뼈(pisiform), 먼쪽부위에서는 큰마름뼈 결절(tubercle of the trapezium)과 알머리뼈의 후크(hook of the hamate)에 의해 경계. 정중신경(median n.)과 손가락 굽힘힘줄(flexor tendon, 굴근건)이 들어 옴

(7) **손허리뼈**(Metacarpal bone)

- 손바닥을 이루는 5개의 뼈

(8) **손가락뼈**(Phalanx, 지골)

① 손가락뼈 : 첫마디뼈(proximal phalanx), 중간마디뼈(middle phalanx), 끝마디뼈(distal phalanx), 엄지손가락(thumb)은 중간마디뼈가 없이 2개

② 끝마디거친면(tuberosity of distal phalanx) : 손톱을 받치고 있는 편평한 반달모양의 융기

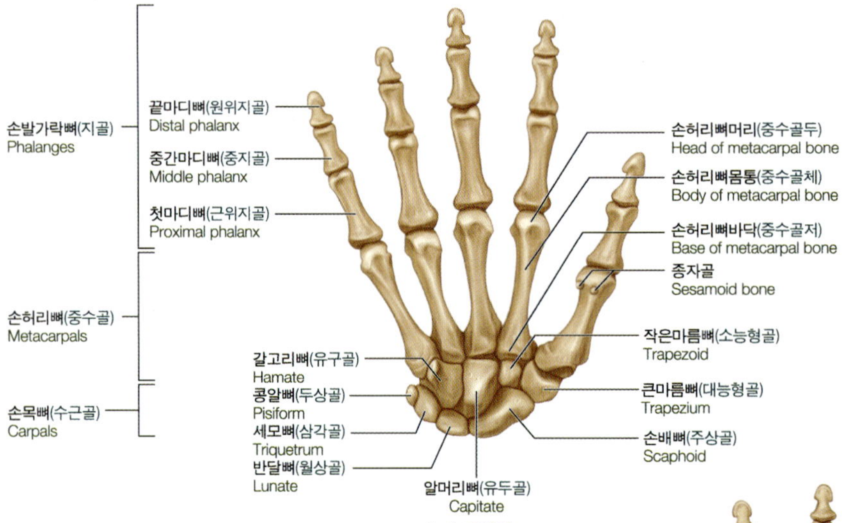

A. 손바닥면

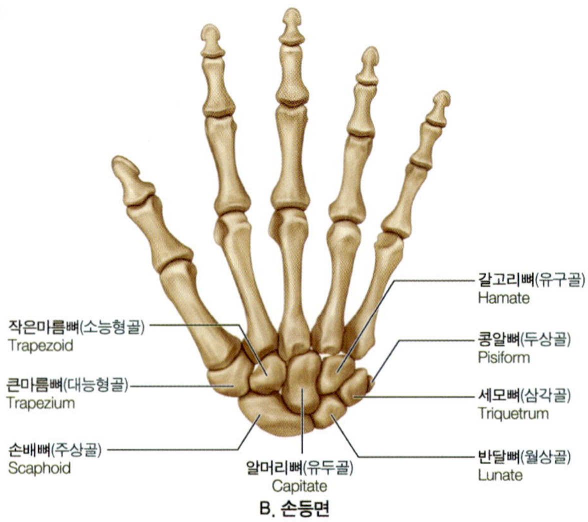

B. 손등면

2) 다리뼈

- 다리이음뼈(pelvic girdle) : 골반의 앞가쪽을 형성하며 다리를 몸통에 연결시키는 왼쪽·오른쪽 볼기뼈(hip bone)
- 자유다리뼈(bones of free lower limb) : 넙다리뼈, 무릎뼈, 정강뼈, 종아리뼈, 발목뼈, 발허리뼈, 발가락뼈

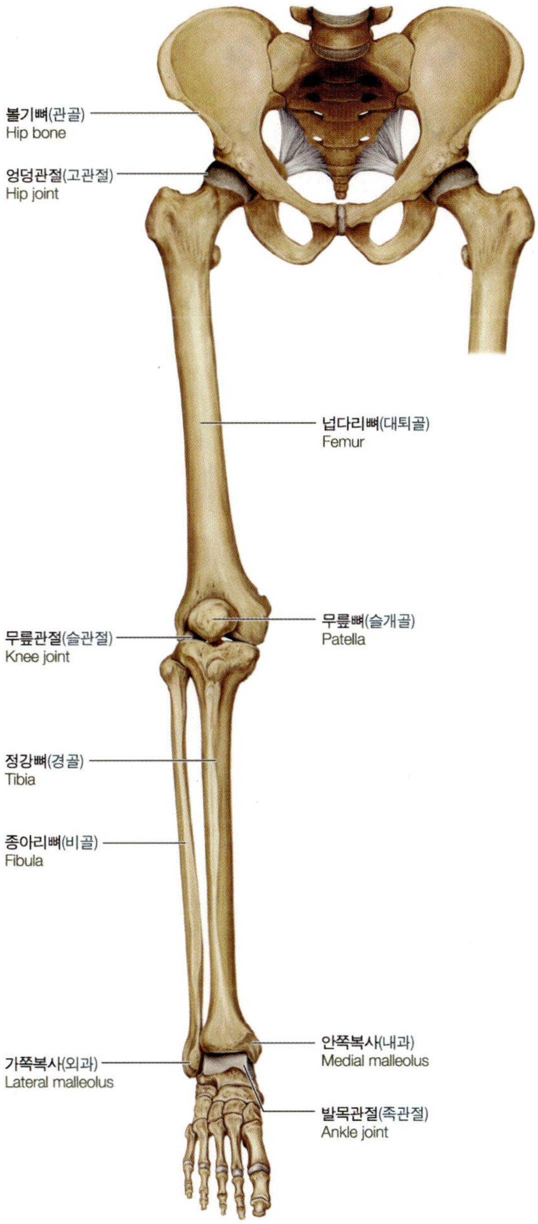

(1) 볼기뼈(Hip bone)

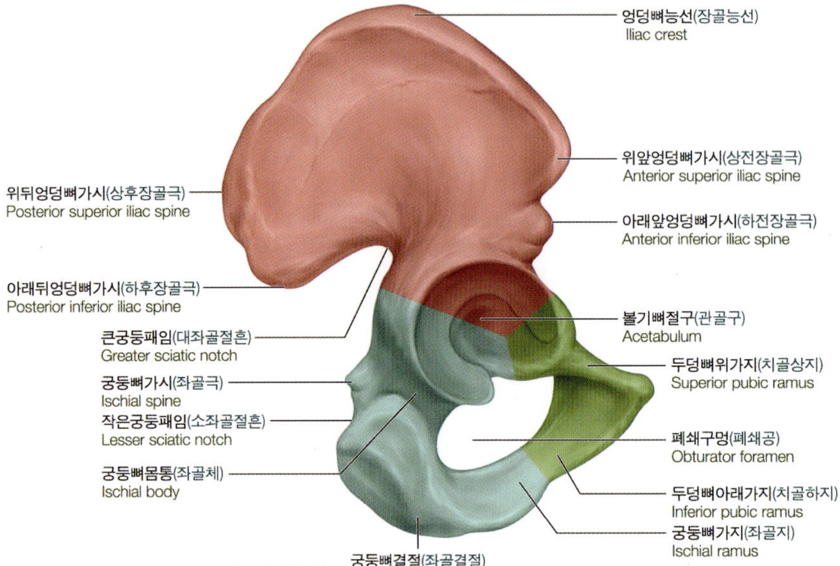

A. 가쪽면(외측면)

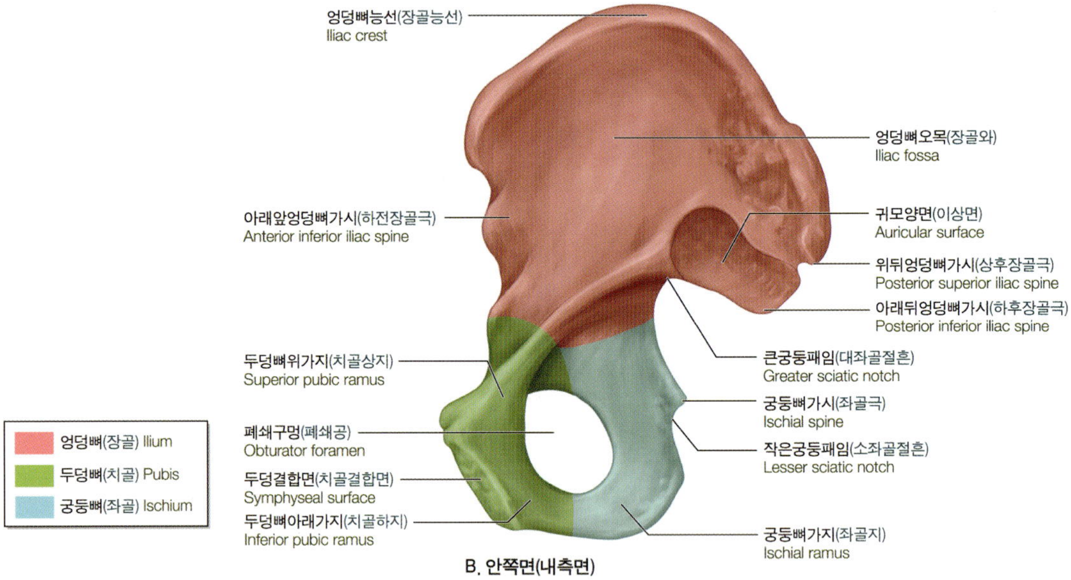

B. 안쪽면(내측면)

① 엉덩뼈(ilium), 궁둥뼈(ischium), 두덩뼈(pubis)

- 엉덩뼈(Ilium)

  귓바퀴면(auricular surface) : 엉치뼈와 관절, 엉덩뼈오목(iliac fossa), 볼기근면(gluteal surface), 엉덩뼈거친면(iliac tuberosity), 위앞엉덩뼈가시(anterior superior iliac spine), 위뒤엉덩뼈가시(posterior superior iliac spine), 아래앞엉덩뼈가시(anterior inferior iliac spine), 아래뒤엉덩뼈가시(posterior inferior iliac spine), 큰궁둥패임(greater sciatic notch)

- 궁둥뼈(Ischium)
  - 궁둥뼈가시(ischial spine), 작은궁둥패임(lesser sciatic notch), 궁둥뼈결절(ischial tuberosity)
- 두덩뼈(Pubis)

② 두덩뼈결절(pubic tubercle), 두덩결합면(symphyseal surface)

③ 절구(acetabulum) : 넙다리뼈 머리와 엉덩관절(hip joint)을 형성

④ 반달면(lunate surface) : 넙다리뼈의 머리와 관절하는 부분

⑤ 폐쇄구멍(obturator foramen)

(2) 골반(Pelvis)

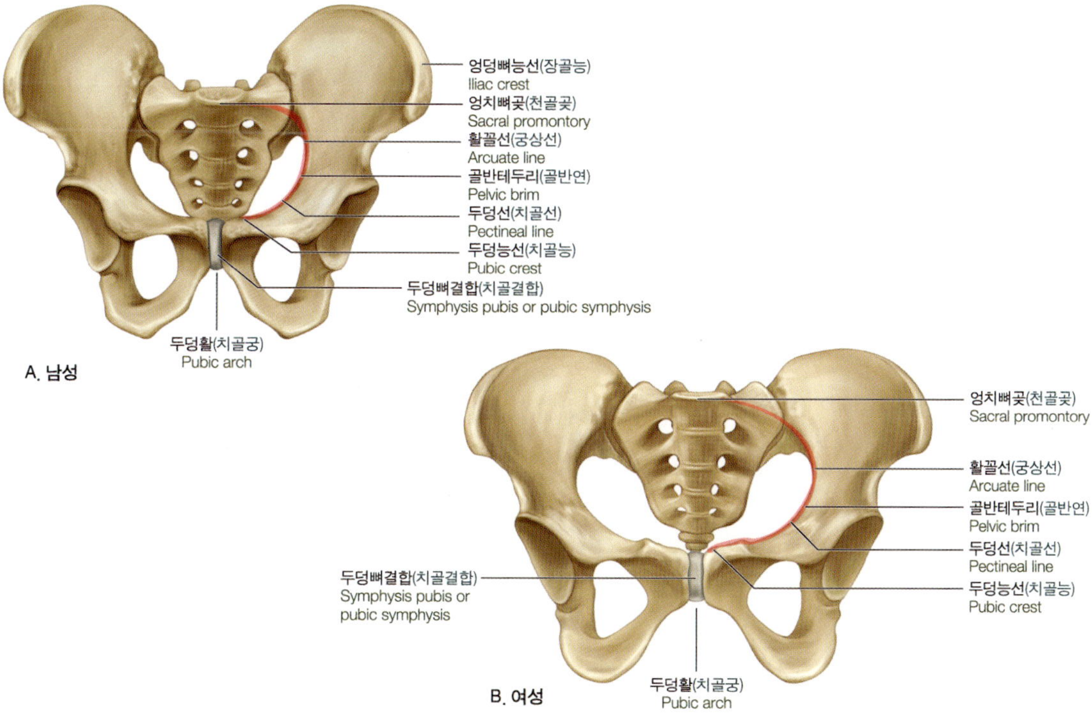

① 골반의 구분

- 큰골반(major pelvis) (false pelvis, 거짓골반) : 큰창자의 일부 수용
- 작은골반(minor pelvis) (true pelvis, 참골반) : 골반안(pelvic cavity)을 형성, 구불잘록창자와 곧창자, 방광, 자궁 수용
- 위골반문(pelvic inlet), 아래골반문(pelvic outlet)
- 골반축(axis of pelvis) : 위골반문의 중심부와 아래골반문의 중심부를 잇는 가상의 선

② 골반계측

- 앞뒤지름, 가로지름, 빗지름
- 골반기울기 : 위골반문의 앞뒤지름과 수평선이 이루는 각, 서 있을 때 약 60~65도

③ 남녀 골반의 비교

	여성	남성
골반 전체	가볍고 매끈하다	무겁고 거칠다
위골반문	타원형	심장형
큰골반	좁다	넓다
작은골반	넓고 얕다	깊고 좁다
작은골반용적	크다	작다
엉치뼈	넓고 비교적 완만하다	좁고 많이 굽었다
엉덩뼈	바로 서 있다	약간 누워있다
엉덩뼈오목	얕다	깊다
큰궁둥패임	얕고 넓다	깊고 좁다
궁둥뼈결절	밖으로 굽었다	안으로 굽었다
두덩결합	짧다	길다
두덩밑각	넓다(>90˚)	좁다(<90˚)
폐쇄구멍	삼각형	타원형

(3) 넙다리뼈(Femur)

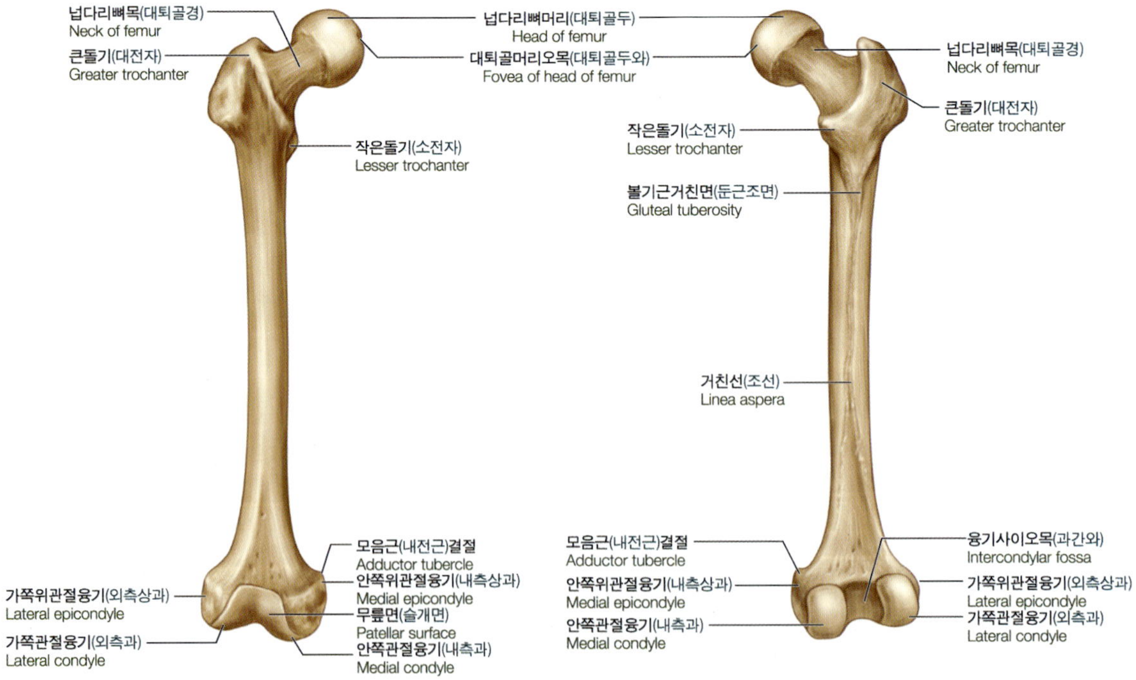

오른쪽 넙다리뼈 앞면과 뒷면

① 가장 긴 뼈

② 넙다리뼈머리오목(fovea of head of femur), 넙다리뼈목(neck of femur), 큰돌기(greater trochanter), 작은돌기(lesser trochanter), 볼기근거친면(gluteal tuberosity), 거친선(linea aspera), 가쪽위관절융기(lateral epicondyle), 안쪽위관절융기(medial epicondyle), 가쪽관절융기(lateral condyle), 안쪽관절융기(medial condyle), 무릎면(patellar surface), 융기사이오목(intercondylar fossa)

(4) 무릎뼈(Patella)

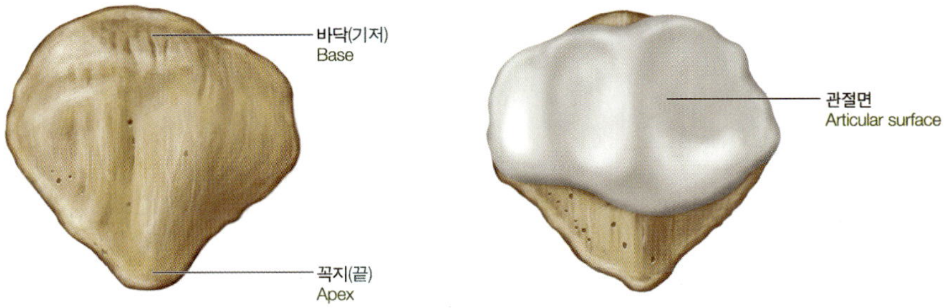

무릎뼈 앞면과 뒷면

- 가장 큰 종자뼈(sesamoid bone)

(5) 정강뼈(Tibia)

- 가쪽관절융기(lateral condyle), 안쪽관절융기(medial condyle), 정강뼈거친면(tibial tuberosity), 안쪽복사(medial malleolus), 안쪽관절융기 관절면(articular surface of lateral condyle), 가쪽관절융기관절면(articular surface of medial condyle), 융기사이융기(intercondylar eminence)

(6) 종아리뼈(Fibula)

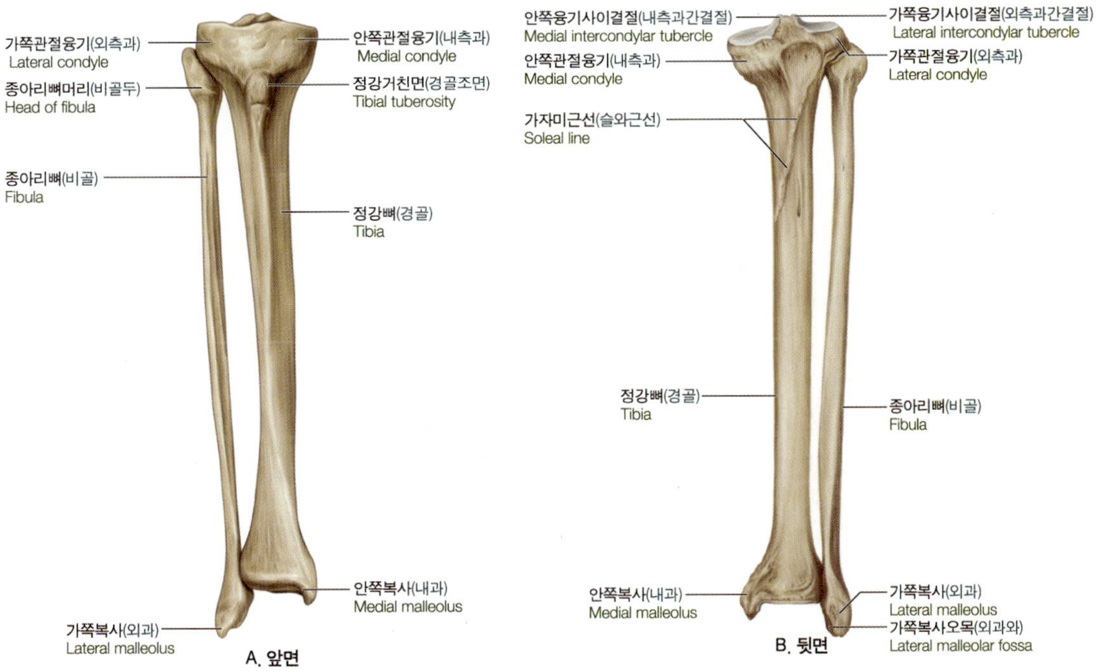

① 종아리뼈머리는 정강뼈와 관절하기 때문에 넙다리뼈에서 전달되는 체중을 유지하는데 관여하지 못하고 근육 부착부위 제공

② 종아리뼈머리(head of fibula), 가쪽복사(lateral malleolus)

(7) 발목뼈(Tarsal bone)

① 발목을 구성하는 7개의 뼈

② 몸쪽발목뼈(proximal tarsal bone) : 목말뼈(talus), 발꿈치뼈(calcaneus), 발배뼈(navicular)

③ 먼쪽발목뼈(distal tarsal bone) : 쐐기뼈(cuneiform(medial, intermediate, lateral)), 입방뼈(cuboid)

(8) 발허리뼈(Metatarsal bone)

• 발바닥 형성하는 5개의 뼈

(9) 발가락뼈(Phalange)

• 첫마디뼈(proximal phalanx), 중간마디뼈(middle phalanx), 끝마디뼈(distal phalanx)

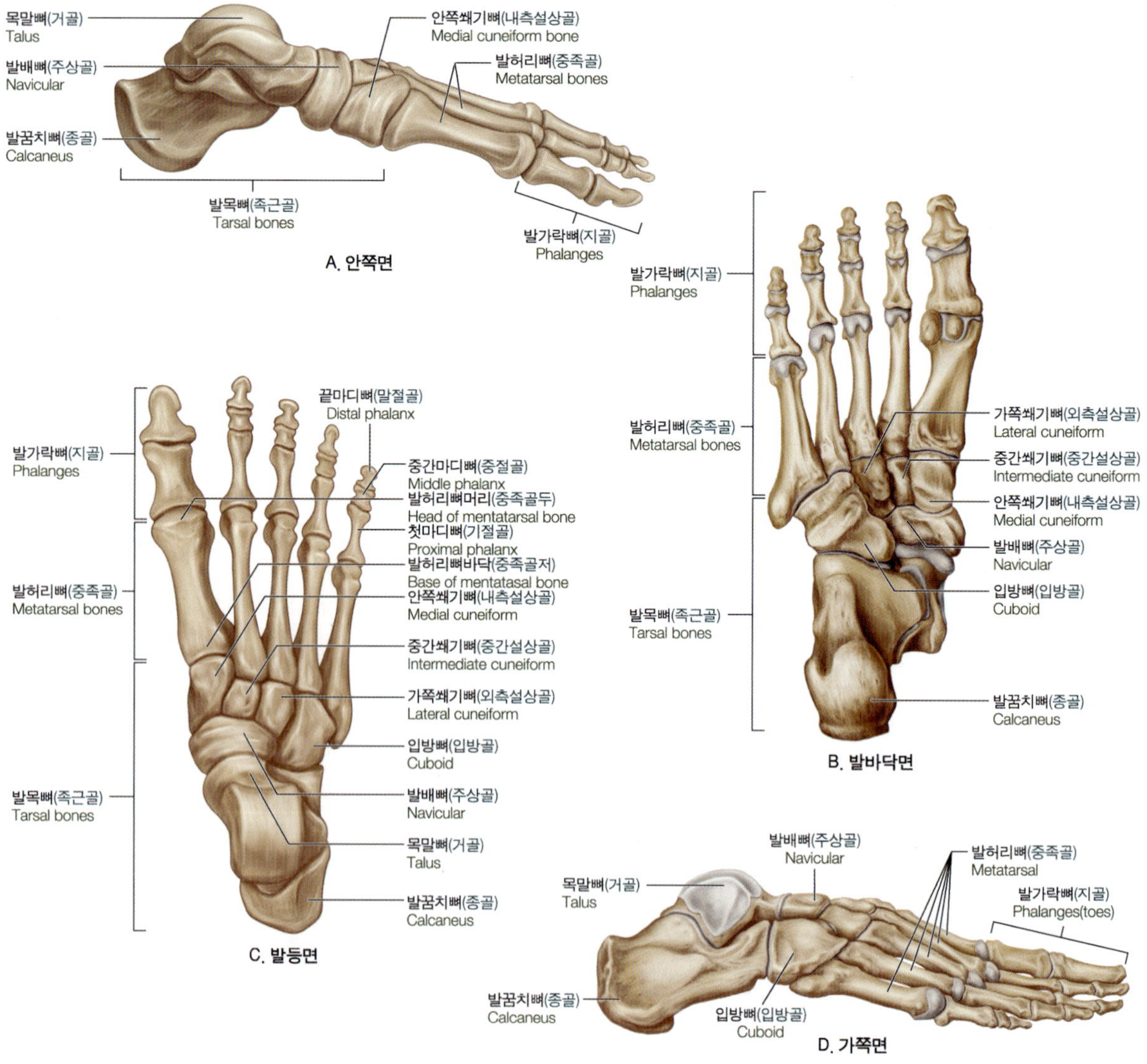

(10) 발바닥활(Foot arch)

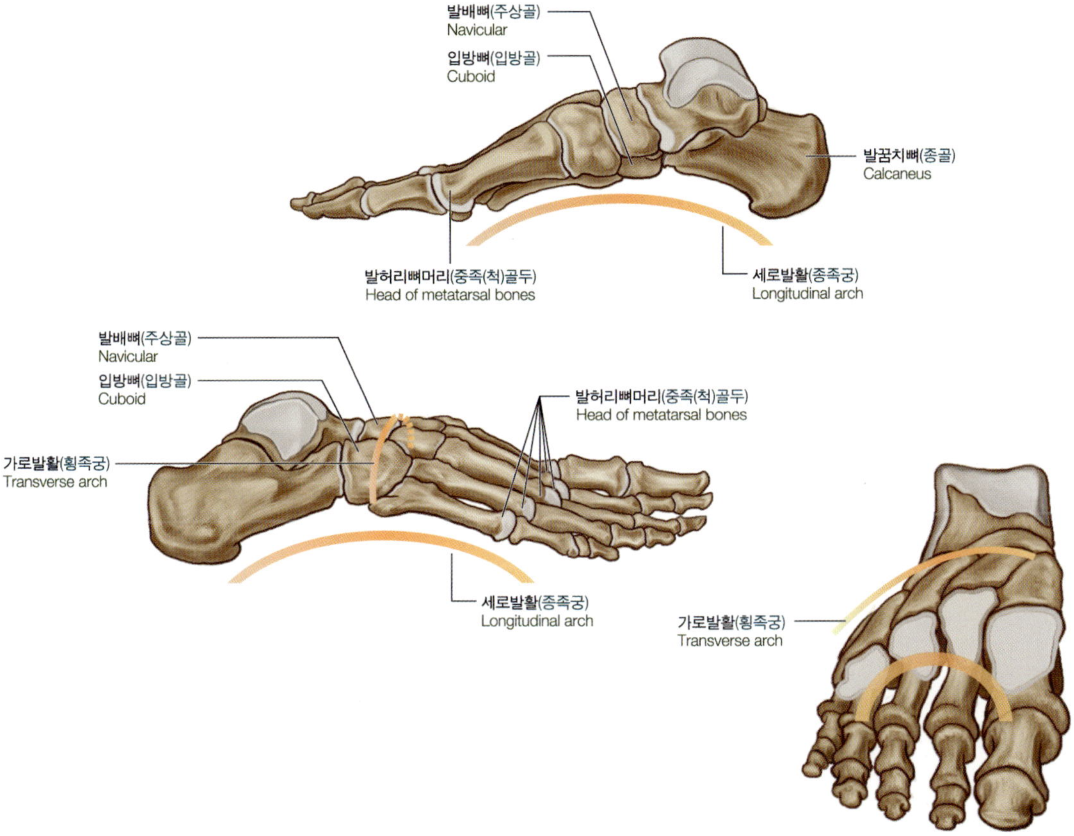

① 가로발바닥활(transverse arch) : 쐐기뼈(cuneiform(medial, intermediate, lateral))와 입방뼈

② 세로발바닥활(longitudinal arch)

- 안쪽세로발바닥활 : 발꿈치뼈, 목말뼈, 발배뼈, 쐐기뼈, 첫째와 둘째 및 셋째 발허리뼈
- 가쪽세로발바닥활 : 발꿈치뼈, 입방뼈, 넷째와 다섯째 발허리뼈

③ 편평족(flat foot) : 세로발바닥활이 없는 발

OCCUPATIONAL THERAPY

4

C·H·A·P·T·E·R

관절계통

꼭! 알고 넘어가기!!

- 윤활관절의 기본 구조
- 관절의 운동
- 각 부위의 관절
- 관절의 형태와 기능
- 보강 인대

4.1 분류

- 못움직관절(synarthrosis, 부동관절), 반관절(amphiarthrosis), 움직관절(diarthrosis, 가동관절)
- 섬유관절(fibrous joint), 연골관절(cartilaginous joint), 윤활관절(synovial joint, 활막성관절)

1. 섬유관절

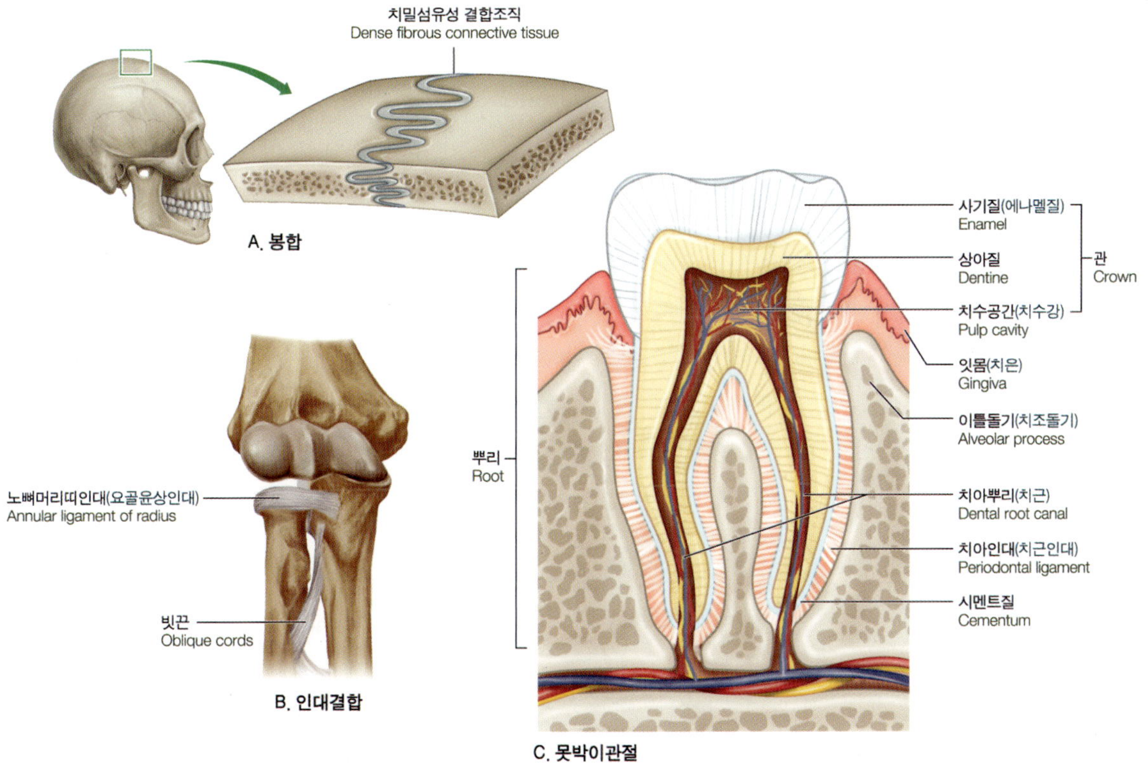

1) 섬유결합조직으로 연결
   (1) 봉합(suture) : 봉합인대(sutural ligament)에 의하여 연결
   (2) 인대결합(syndesmosis) : 아교섬유와 뼈사이막 등으로 연결
   (3) 못박이관절(gomphosis, 정식) : 치아의 결합방식

2. 연골관절

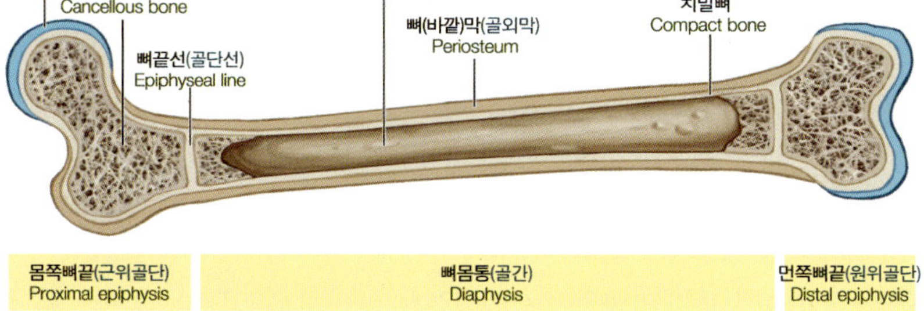

1) 유리연골결합(synchondrosis) : 신생아 머리뼈, 뼈끝판, 복장뼈와 갈비연골의 결합 등

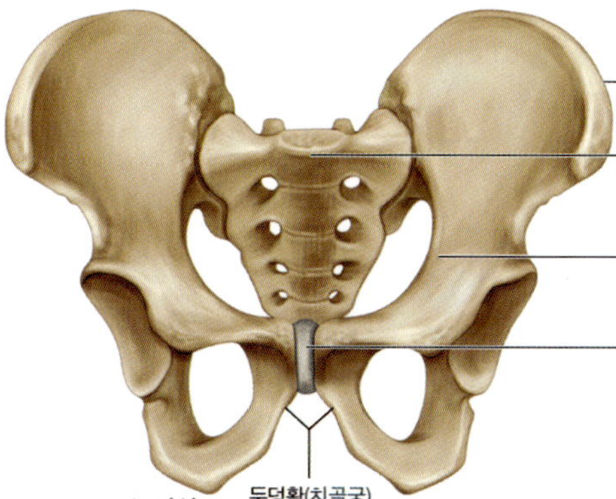

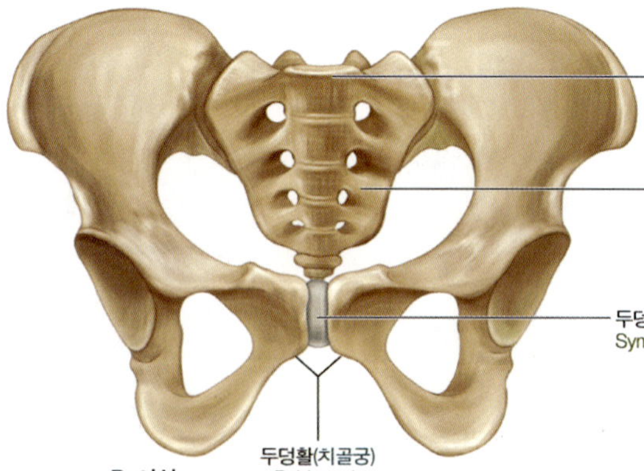

2) 섬유연골결합(symphysis) : 두덩결합, 척추뼈들의 연결

3. 윤활관절

1) 구조

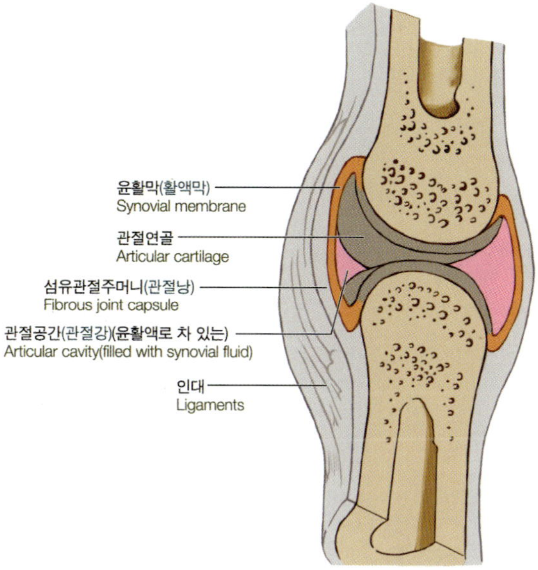

(1) 관절안(articular cavity)

(2) 관절연골(articular cartilage)

(3) 관절주머니(articular capsule) : 바깥층－섬유막, 속층－윤활막

(4) 윤활액(synovial fluid) : 알칼리성, 윤활작용과 관절연골에 영양공급

(5) 윤활주머니(synovial bursa) : 일부 관절에서 윤활막이 주머니처럼 확장

(6) 힘줄집(tendon sheath, 건초) : 윤활주머니가 힘줄까지 이행, 윤활액이 들어있어 힘줄과 힘줄, 힘줄과 뼈 사이의 마찰감소나 완충역할

(7) 인대(ligament)

2) 종류

(1) 단순관절(simple joint) : 2개의 뼈로 구성된 관절

(2) 복합관절(compound joint) : 3개 이상의 뼈로 구성

(3) 관절 축에 따른 분류

① 1축성관절(uniaxial joint)

② 2축성관절(biaxial joint)

③ 다축성관절(polyaxial joint)

④ 무축성관절(nonaxial joint)

(4) 관절면의 형태에 따른 분류

① 평면(미끄럼)관절(plane(gliding) joint) : 손목뼈사이관절, 발목뼈사이관절

② 경첩관절(hinge joint) : 팔꿉관절, 발목관절

③ 중쇠관절(pivot joint) : 고리중쇠관절, 몸쪽 및 먼쪽노자관절

④ 융기(타원)관절(condyloid(ellipsoid) joint) : 손목관절, 고리뒤통수관절

⑤ 안장관절(saddle joint) : 엄지손목손허리관절(carpometacarpal joint of thumb)

⑥ 절구관절(ball and socket joint) : 어깨관절, 엉덩관절

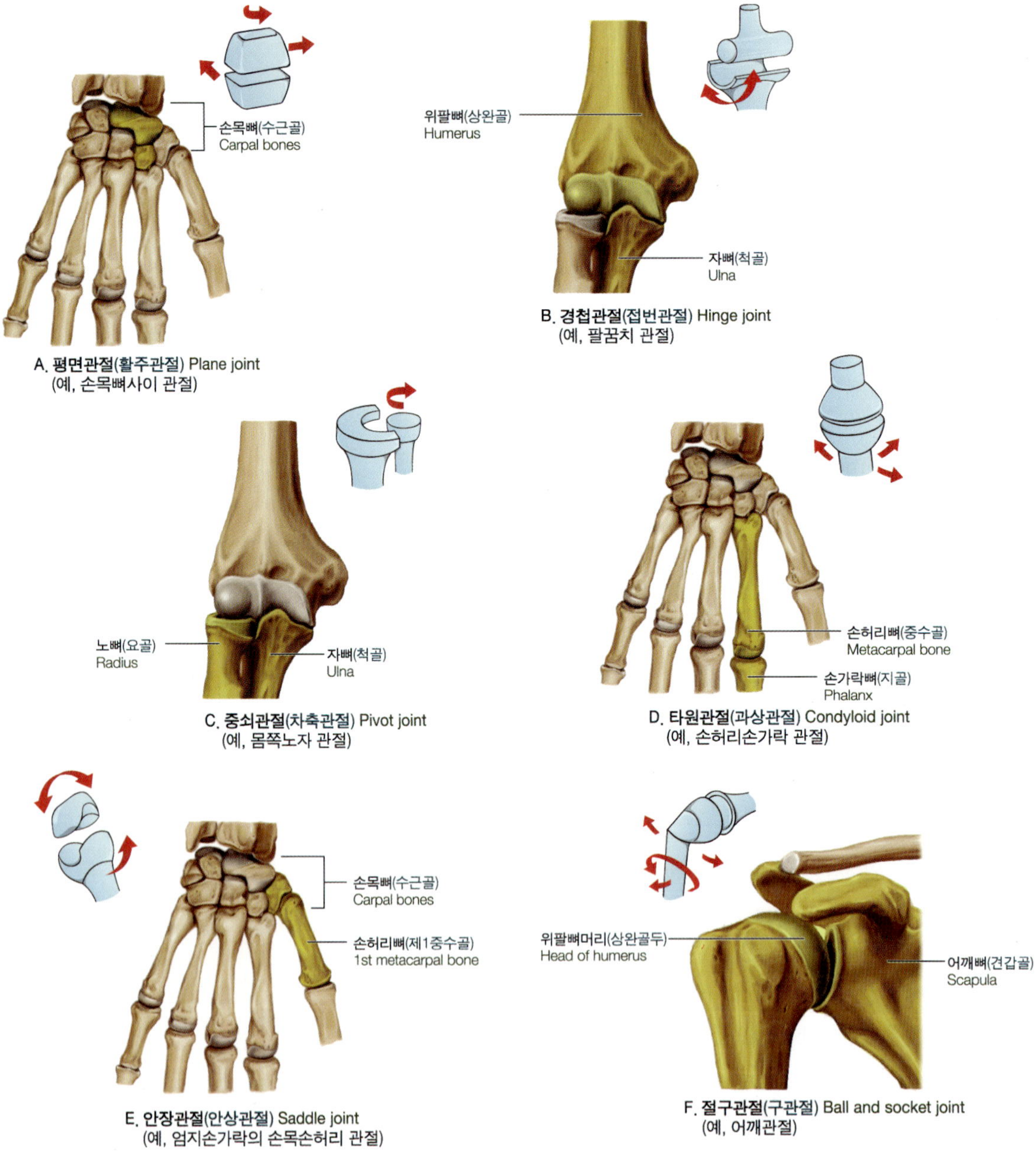

A. **평면관절(활주관절)** Plane joint (예, 손목뼈사이 관절)

B. **경첩관절(접번관절)** Hinge joint (예, 팔꿈치 관절)

C. **중쇠관절(차축관절)** Pivot joint (예, 몸쪽노자 관절)

D. **타원관절(과상관절)** Condyloid joint (예, 손허리손가락 관절)

E. **안장관절(안상관절)** Saddle joint (예, 엄지손가락의 손목손허리 관절)

F. **절구관절(구관절)** Ball and socket joint (예, 어깨관절)

4.2 관절의 운동

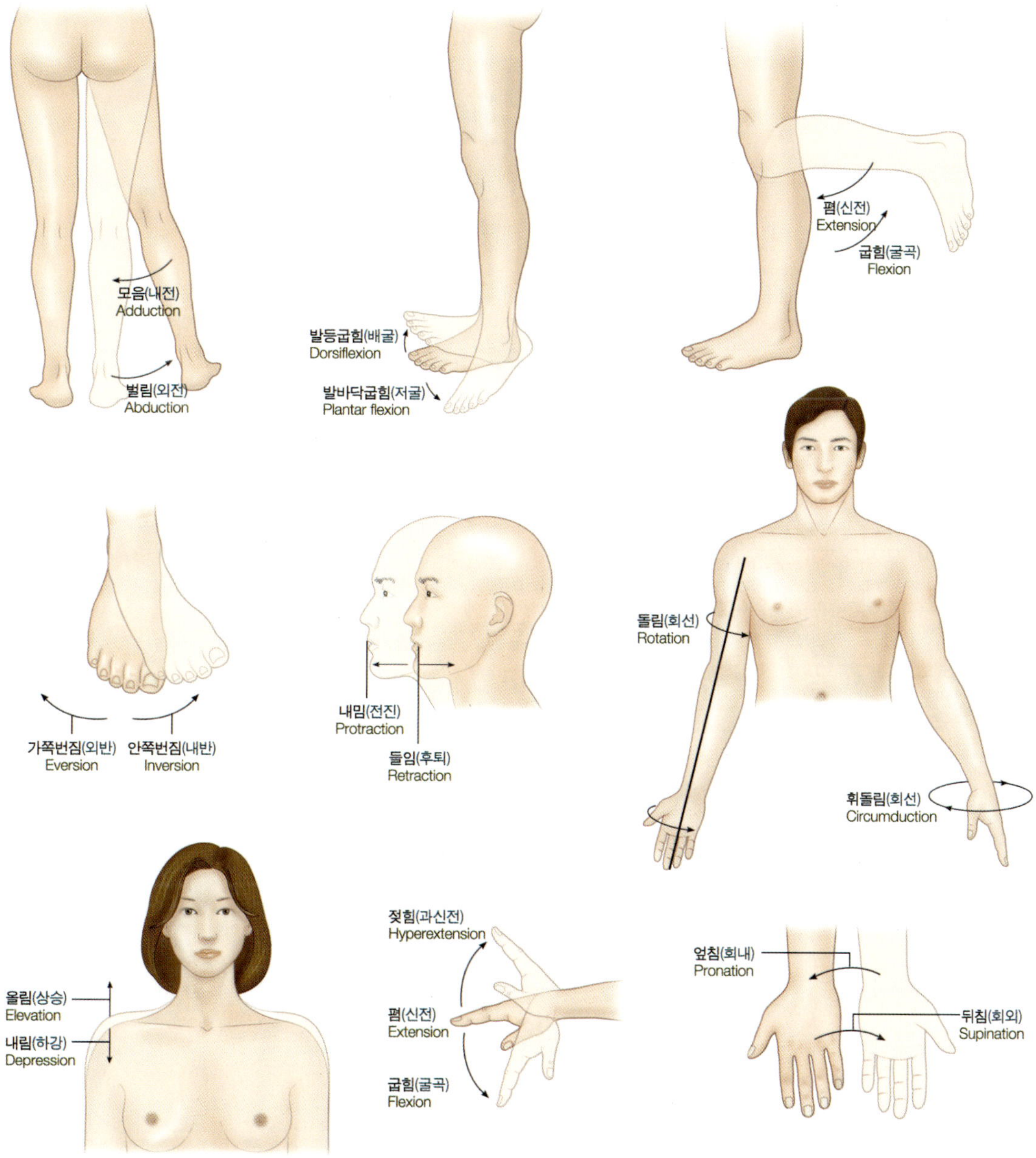

- 미끄러짐(gliding, 활주), 굽힘(flexion), 모음(adduction), 벌림(abduction), 돌림(rotation), 엎침(pronation), 뒤침(supination), 휘돌림(circumduction), 안쪽번짐(inversion), 가쪽번짐(eversion), 내밈(protraction), 들임(retraction), 올림(elevation), 내림(depression)

4.3 부위에 따른 관절

1. 머리뼈의 관절

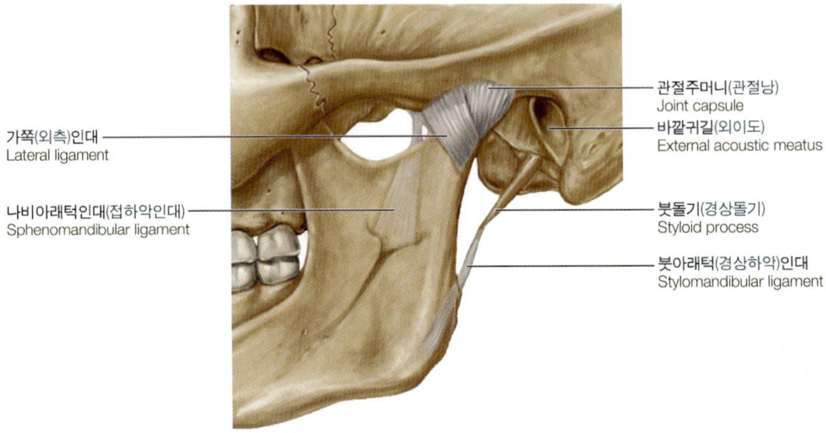

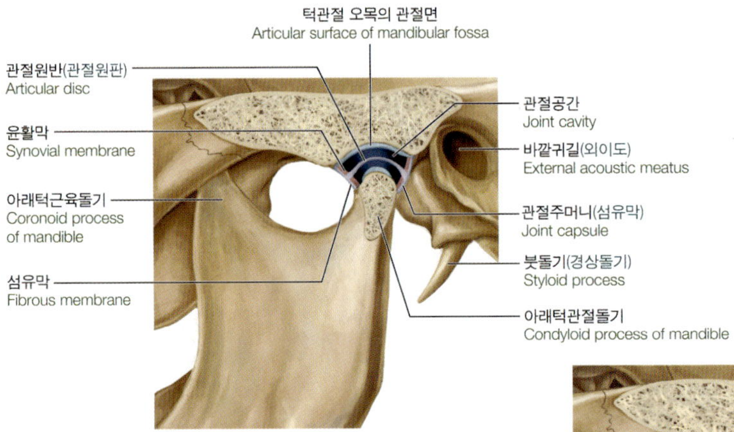

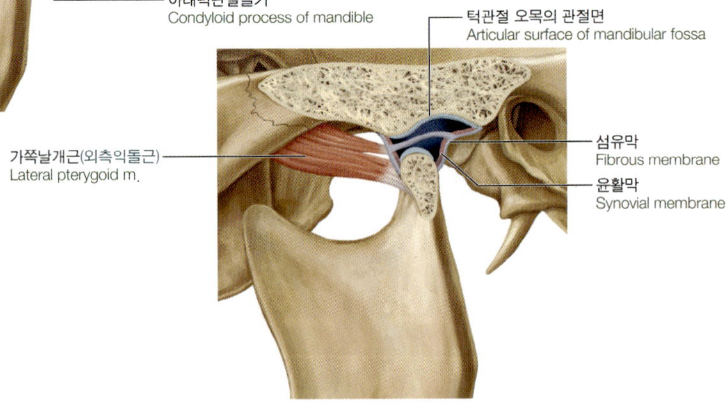

1) 턱관절(temporomandibular(TM) joint)

(1) 관절원반(articular disc)

(2) 위 : 평면관절, 아래 : 경첩관절

(3) 안쪽·가쪽인대, 나비아래턱인대(sphenomandibular ligament), 붓아래턱인대(stylomandibular ligament)

2. 척주의 관절

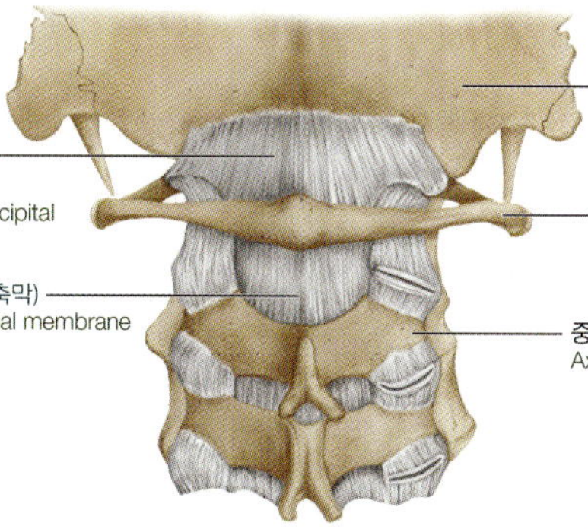

A. 고리뒤통수관절(환추후두관절)
Atlantooccipital joint

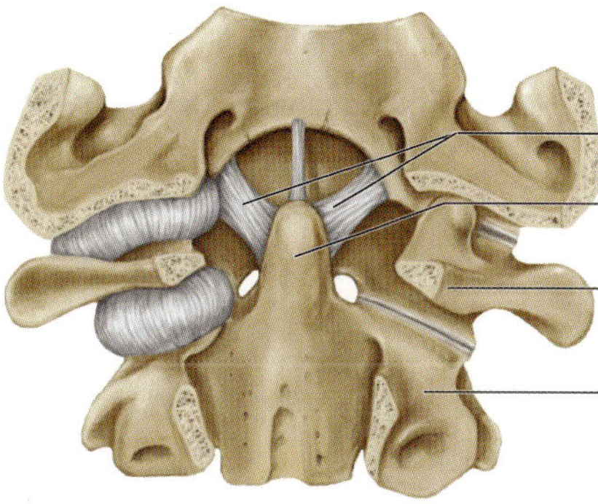

B. 고리중쇠관절(환축관절)
Atlantoaxial joint

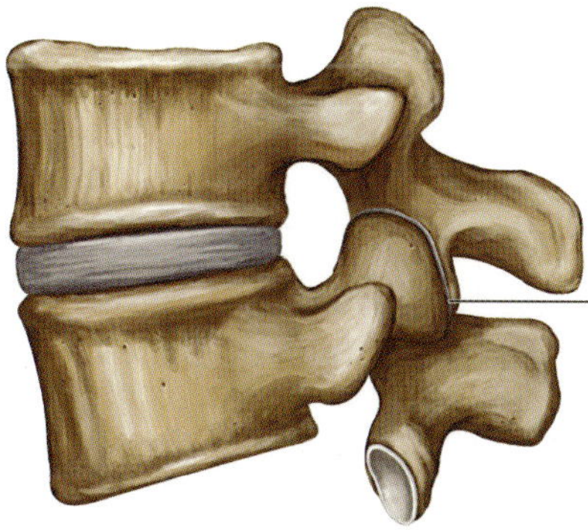

C. 허리뼈(요추)의 돌기사이관절

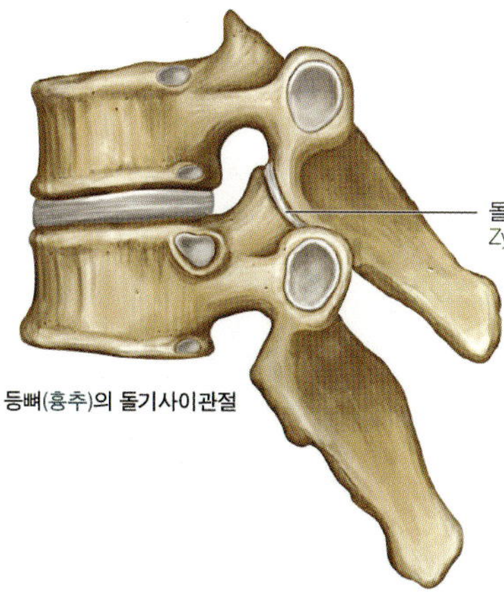

D. 등뼈(흉추)의 돌기사이관절

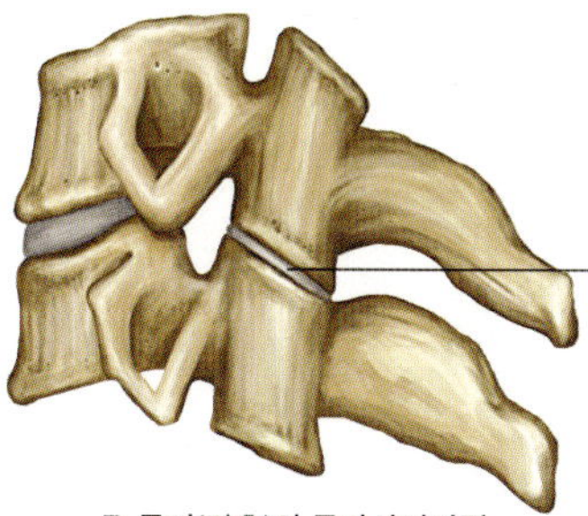

E. 목뼈(경추)의 돌기사이관절

1) 고리뒤통수관절(atlanto-occipital joint)

2) 고리중쇠관절(atlantoaxial joint)

(1) 1개의 정중고리중쇠관절(median atlantoaxial joint)

(2) 2개의 가쪽고리중쇠관절(lateral atlantoaxial joints)

(3) 고리십자인대(cruciate ligament of atlas) : 고리가로인대+위·아래 세로다발

(4) 날개인대(alar ligament)

(5) 치아끝인대(apical dental ligament)

3) 척추의 인대

(1) 목덜미인대(nuchal ligament)

(2) 앞세로인대(anterior longitudinal lligament)

(3) 뒤세로인대(posterior longitudinal ligament)

(4) 황색인대(yellow ligament)

(5) 가시사이인대(interspinal ligament)

(6) 가시끝인대(supraspinal ligament)

(7) 가로돌기사이인대(intertransverse ligament)

4) 척추사이 원반

(1) 섬유테(fibrous ring)

(2) 속질핵(pulp nucleus)

3. 가슴우리 관절

1) 갈비척추관절(costovertebral joint)

(1) 갈비뼈머리관절(articulation of head of rib) : 등뼈의 갈비오목－갈비뼈의 갈비뼈머리

(2) 갈비가로돌기관절(costotransverse joint) (10쌍) : 등뼈의 가로돌기갈비오목－갈비뼈의 갈비뼈결절

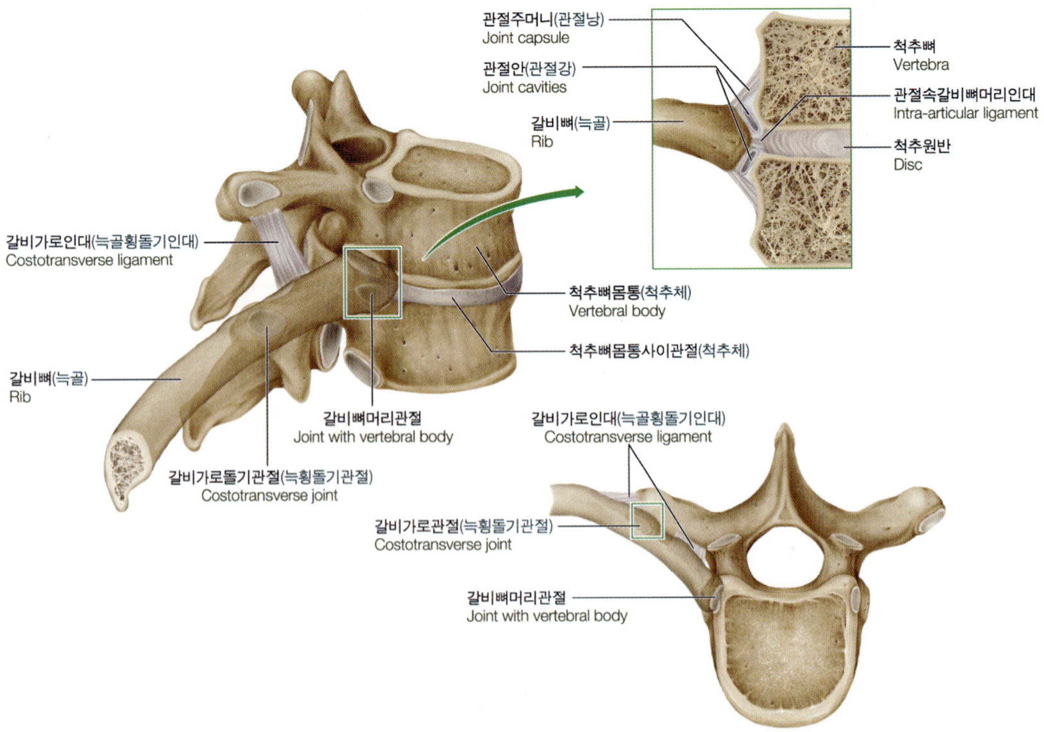

2) 복장갈비관절(sternocostal joint)

4. 팔의 관절

1) 복장빗장관절(sternoclavicular joint, 흉쇄관절)

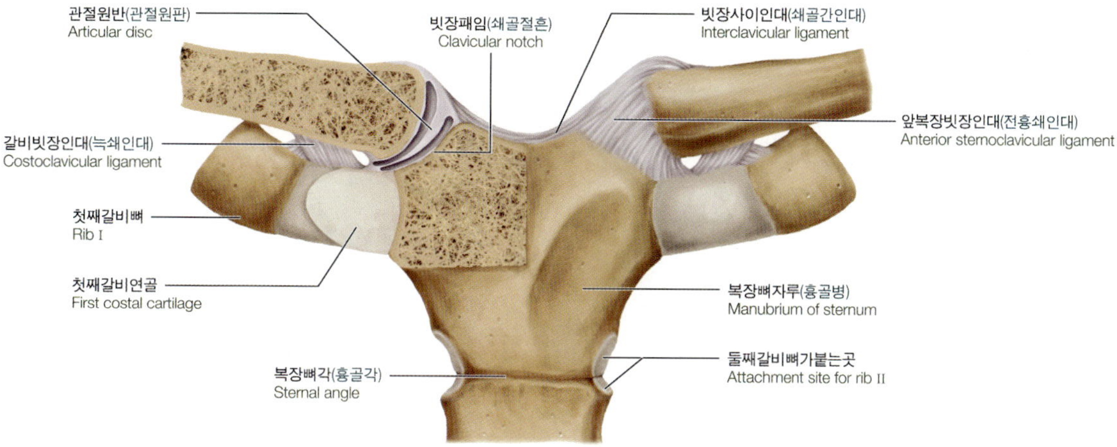

2) 봉우리빗장관절(acromioclavicular joint, 견쇄관절)

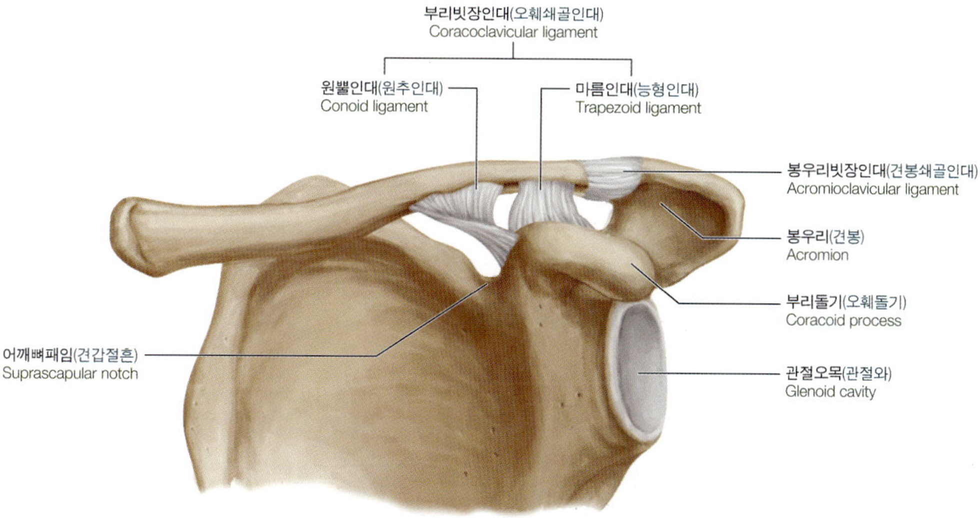

3) 어깨관절(glenohumeral joint)

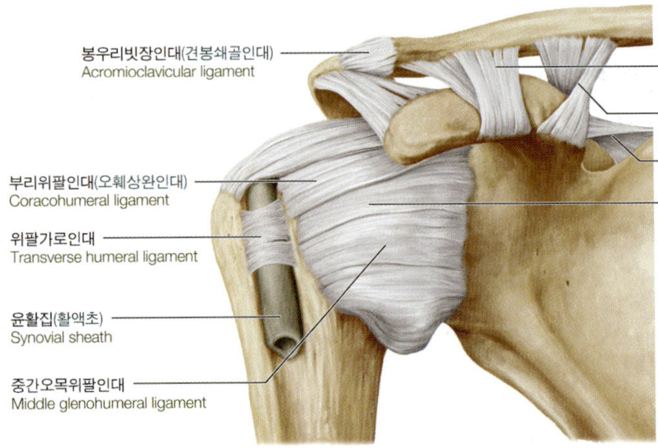

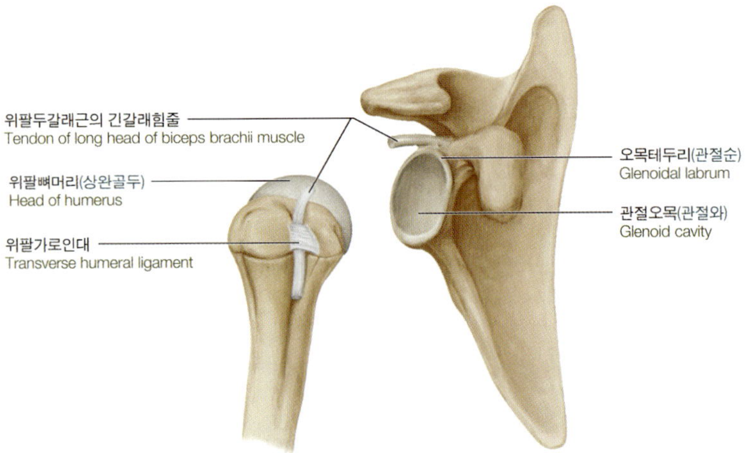

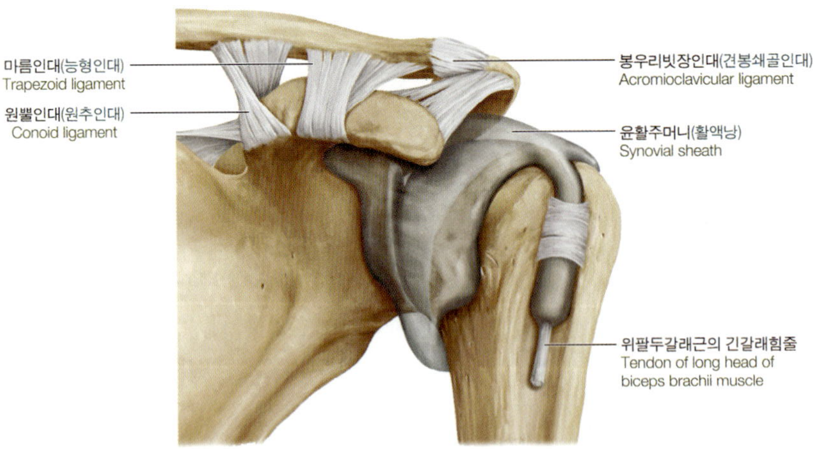

4) 팔꿉관절(elbow joint)

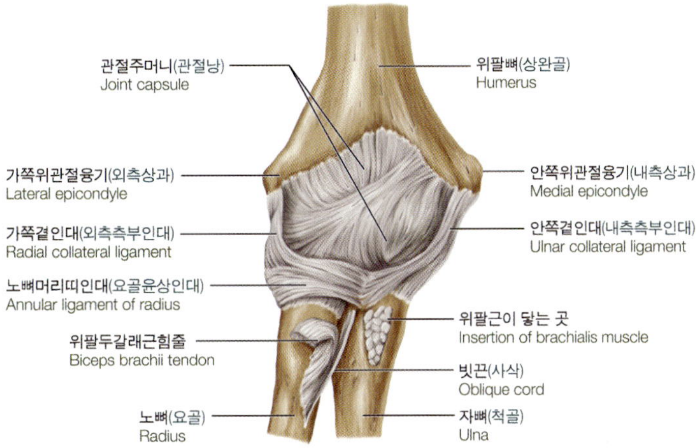

A. 앞면

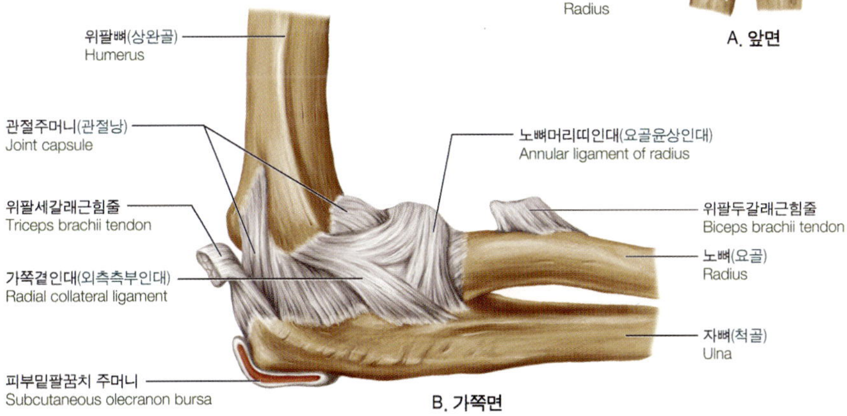

B. 가쪽면

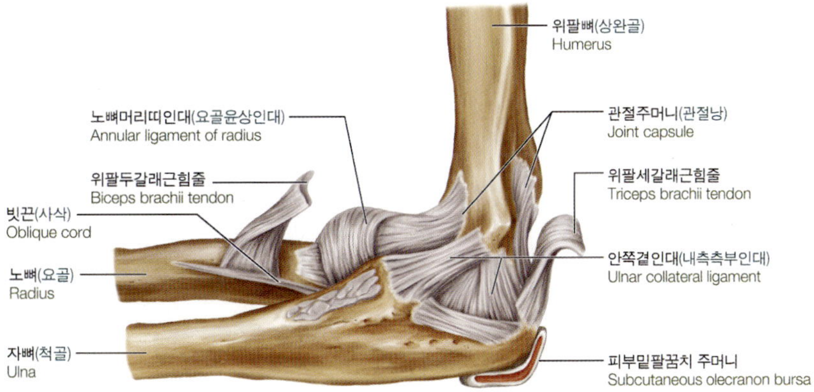

C. 안쪽면

(1) 위팔노관절(humeroradial joint)

(2) 위팔자관절(humeroulnar joint)

(3) 몸쪽노자관절(proximal radioulnar joint)

5) **노자관절**(radioulnar joint)

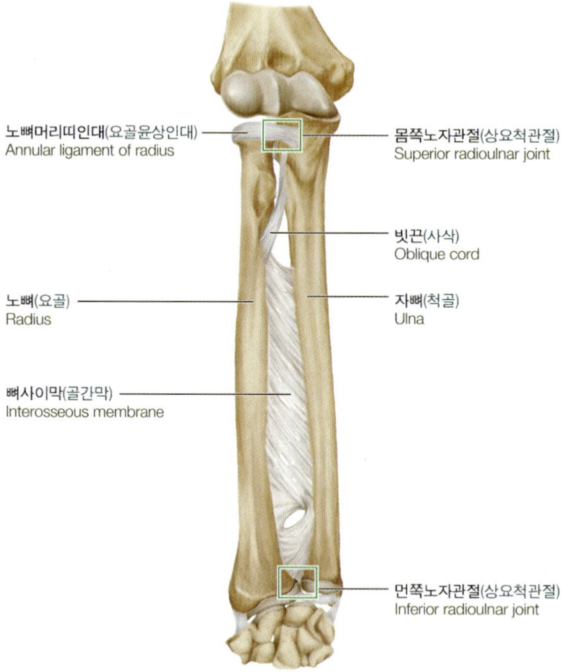

(1) 몸쪽노자관절(proximal radioulnar joint) : 노뼈머리와 자뼈의 노패임

(2) 먼쪽노자관절(distal radioulnar joint) : 노뼈의 자패임과 자뼈머리

6) **손목관절**(radiocarpal(wrist) joint) : 노뼈와 몸쪽손목뼈(손배뼈, 반달뼈, 세모뼈), 융기관절

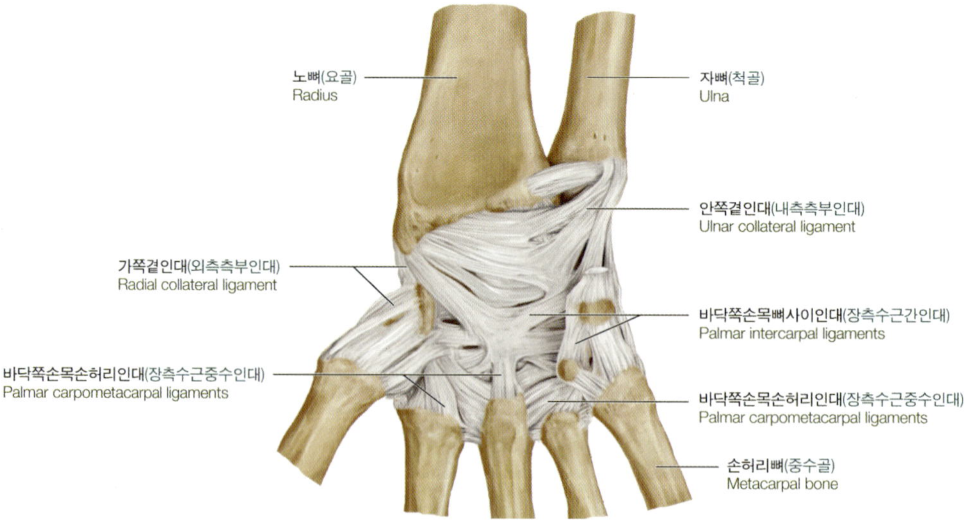

7) **손목뼈사이관절**(intercarpal joint) : 8개의 손목뼈들 사이에 이루어지는 평면관절

8) **손목손허리관절**(carpometacarpal joint)

9) **손허리손가락관절**(metacarpophalangeal joint)

10) **손가락뼈사이관절**(interphalangeal joint)

(1) 몸쪽손가락뼈사이관절(proximal interphalangeal joint)

(2) 먼쪽손가락뼈사이관절(distal interphalangeal joint)

5. 다리의 관절

1) 엉치엉덩관절(sacroiliac joint)

2) 두덩결합(symphysis pubis)

(1) 두덩사이원반(interpubic disc)

(2) 위두덩인대(superior pubic ligament)

(3) 두덩활꼴인대(arcuate pubic ligament)

3) 엉덩관절(hip joint) : 볼기뼈－넙다리뼈

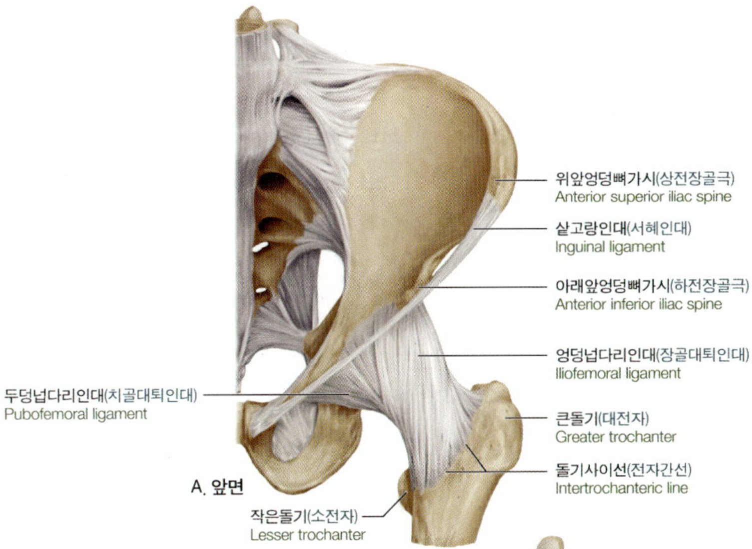

A. 앞면

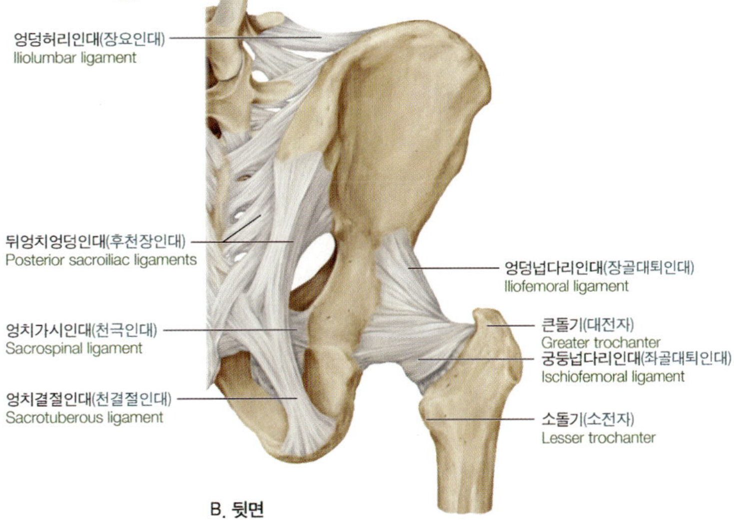

B. 뒷면

(1) 절구테두리(acetabular labrum) : 절구 가장자리의 섬유연골－관절의 보강
(2) 절구가로인대(transverse acetabular ligament) : 절구 아래면의 양측 절구패임을 가로로 연결
(3) 넙다리뼈머리인대(ligament of femoral head) : 절구패임~넙다리뼈머리오목
(4) 엉덩넙다리인대(iliofemoral ligament)
(5) 궁둥넙다리인대(ischiofemoral ligament)
(6) 두덩넙다리인대(pubofemoral lligament)

4) 무릎관절(knee joint) : 넙다리뼈－정강뼈－무릎뼈

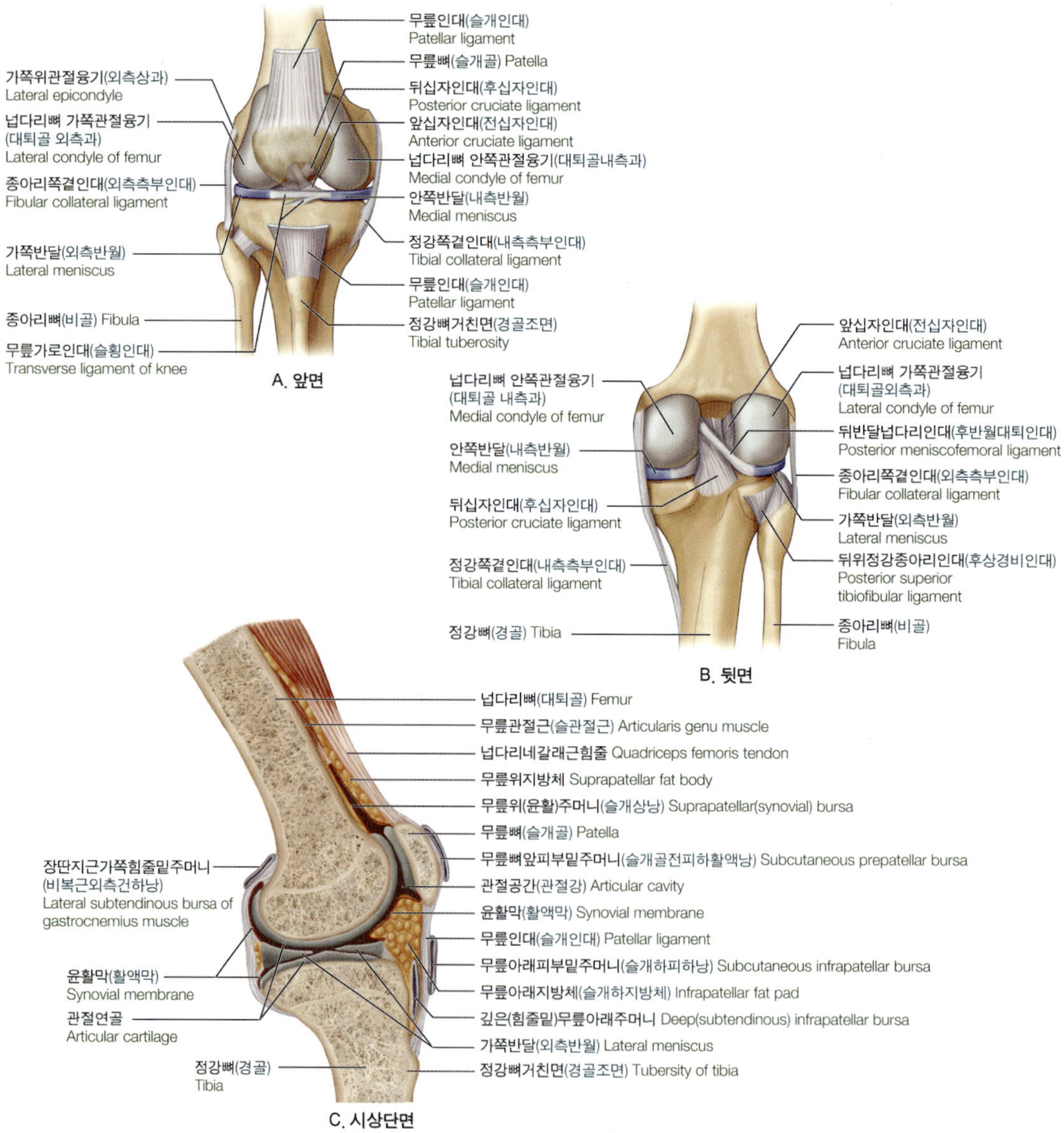

(1) 안쪽반달(medial meniscus)
(2) 가쪽반달(lateral meniscus)

(3) 앞십자인대(anterior cruciate ligament)

(4) 뒤십자인대(posterior cruciate ligament)

(5) 안쪽곁인대(medial collateral ligament)

(6) 가쪽곁인대(lateral collateral ligament)

5) 정강종아리관절(tibiofibular joint)

(1) 몸쪽정강종아리관절(superior tibiofibular joint)

(2) 중간정강종아리관절(intermediate tibiofibular joint) : 정강뼈몸통－종아리뼈몸통, 뼈사이막으로 연결

(3) 먼쪽정강종아리관절(inferior tibiofibular joint)

6) 발목관절(ankle(talocrural) joint) : 정강뼈－종아리뼈－목말뼈

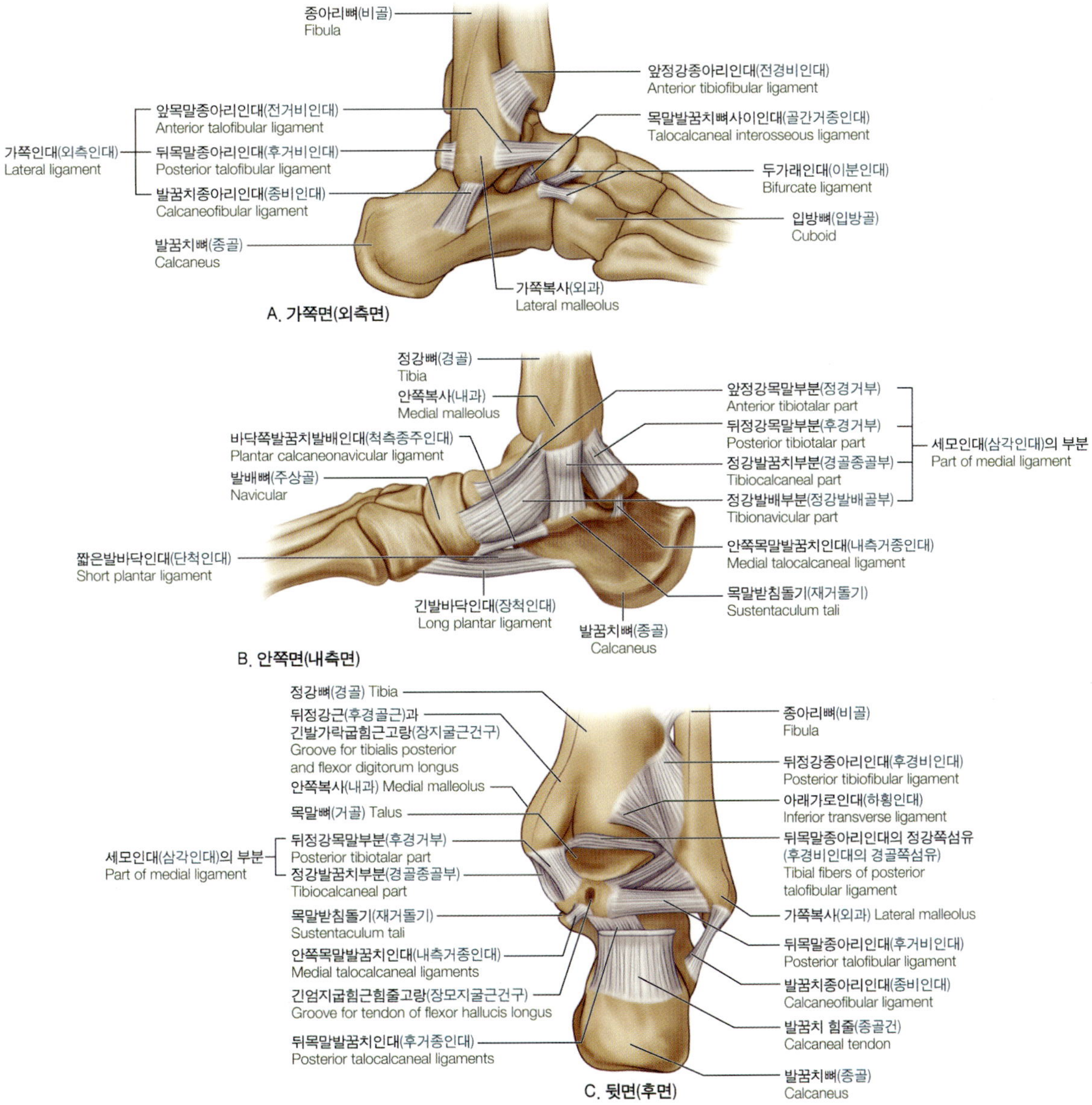

7) 발목뼈사이관절(intertarsal joint) : 7개의 발목뼈
8) 발목발허리관절(tarsometatarsal joint)
9) 발허리뼈사이관절(intermetatarsal joint)
10) 발허리발가락관절(metatarsophalangeal joint)
11) 발가락뼈사이관절(interphalangeal joint)

OCCUPATIONAL THERAPY

5

C·H·A·P·T·E·R

근육계통

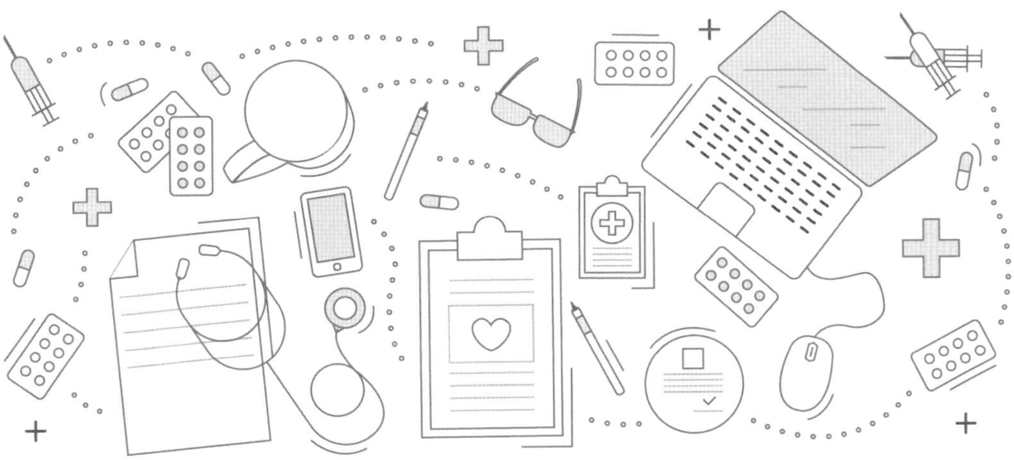

2024 OCCUPATIONAL THERAPY

OCCUPATIONAL THERAPY

꼭!
알고 넘어가기!!

- 근육조직의 특성
- 뼈대근육의 미세구조
- 각 부위의 근육
- 근육의 발생 및 분류
- 각 근육의 작용 및 신경분포

5.1 근육조직(Muscle Tissue)

1. 분류

- 현미경적 모양에 따라 : 민무늬근육(smooth muscle), 가로무늬근육(striated muscle)
- 구성위치에 따라 : 뼈대근육(skeletal muscle), 심장근육(cardiac muscle), 내장근육(visceral muscle)
- 신경지배에 따라 : 수의근육(voluntray muscle), 불수의근육(nvoluntray muscle)

1) 뼈대근육(Skeletal muscle)

(1) 수의근육, 가로무늬 근육

(2) 근육세포(muscle cell)=근육섬유(muscle fiber) : 원주형, 민무늬근육이나 심장근육보다 훨씬 큼, 핵이 횡문근형질막 부근에 여러 개 존재

(3) 세포막=횡문근형질막(sarcolemma) : 골격근세포의 세포막, 기능상 흥분성과 전도성을 가지고 있어 근수축에 중요한 기능을 담당

(4) 세포질=근형질(sarcoplasm)

(5) 세포질그물(endoplasmic retinaculum)=근육세포질그물(sarcoplasmic reticulum, SR) : 근섬유 수축 시 Ca^{2+}를 유리, 재분극 시 회수

(6) 세동이(triad) : 종말수조(terminal cisterna)+가로세관(T-세관)+종말수조

2) 민무늬근육(smooth muscle)

(1) 내장, 혈관 : 가로무늬 없음

(2) 부챗살(방사성) 배열을 한 근육원섬유 무늬가 나타남

(3) 방추형의 단핵세포

(4) 세포막(근초)에는 기능이 확실하지 않은 작은함몰(caveola)이라는 많은 함입부가 존재

(5) 세포질 내에는 어둡게 염색되는 치밀소체(dens body, 치밀체)가 존재

(6) 가로무늬근육에 비해 마이오신(myosin) 함량이 1/3, 액틴(actin)의 함량은 약 2배, 트로포닌(troponin) 없음

(7) 수축은 뼈대계통의 수축기전과 같이 일어나지만 트로포닌이 없기 때문에 Ca^{2+}이 칼로듈린(calmodulin)과 결합하여 수축과정을 진행

① 단일단위민무늬근육(unitary smooth muscle) : 일명 내장민무늬근육(visceral smooth muscle), 근육섬유들이 서로 틈새이음(gap junction, 교통반)으로 연결(전기 저항이 매우 낮기 때문에 하나의 세포 흥분이 다음 세포로 전기적으로 전도)

② 다단위민무늬근육(multiunit smooth muscle) : 큰 혈관의 벽이나 눈의 홍채를 구성하는 민무늬근육, 내장민무늬근육에서와 같이 근육다발(muscle bundle)이 하나의 덩어리로 수축하는 일이 없고, 수축하는 근육섬유에 따라서 하나의 근육다발일지라도 여러 가지의 수축을 나타낼 수 있음

3) 심장근육(cardiac muscle)

(1) 가로무늬불수의근육(striated involuntary muscle), 자동능

(2) 사이원반(intercalated disc) : 섬유의 끝이 연접되는 곳에 양쪽 근섬유막이 중첩되어 서로 평행, 골격근의 Z선에 해당

(3) 사이원반 끝에 틈새이음부(gap junction)이라는 통로 형성(이온들의 이동 및 전기적인 흥분 전달 부위) → 활동전압이 쉽게 전체로 퍼질 수 있어 심방이나 심실이 동시에 수축

(4) 심장근육 세포 : 뼈대근육세포보다 작고 가늚, 핵은 세포 중앙부에 1개씩, 세포질에 많은 사립체(미토콘드리아) 함유

(5) 두동이(diad) : T-세관(transverse tubule, 가로세관) 1개와 근육세포질그물의 종말수조 1개가 합쳐짐

2. 뼈대근육의 형태

- 일반적으로 힘줄(tendon)에 의하여 뼈막에 부착, 중간부는 근육조직이 많은 힘살(belly)
- 이는곳(origin), 닿은곳(insertion)
- 근육의 형태 : 방추근육(fusiform muscle), 깃근육(pennate muscle), 톱니근육(serratus muscle), 돌림근육(circular muscle)

1) 뼈대근육의 막

(1) 근육섬유막(endomysium) : 하나의 근육섬유를 싸고 있는 막

(2) 근육다발(fascicle) : 근육섬유의 집단

(3) 근육다발막(perimysium) : 근육다발을 덮고 있는 막

(4) 근육바깥막(epimysium) : 여러 개의 근육다발전체를 싸고 있는 막

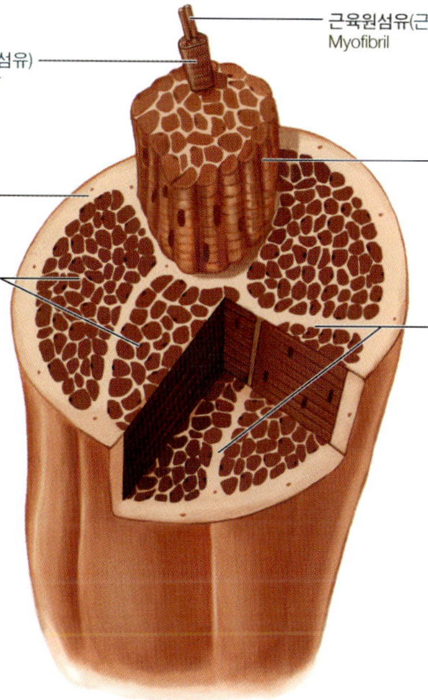

2) 뼈대근육의 미세구조

(1) 근육원섬유(myofibril)

① 근육잔섬유(myofilament)로 구성

- 굵은근육잔섬유(myosin filament, 마이오신근세사) : 2개의 heavy chain과 4개의 light chain, 이중나선 구조
- 가는근육잔섬유(actin filament, 액틴근세사) : 액틴(actin), 트로포마이오신(tropomyosin), 트로포닌(troponin)
- 트로포닌 소단위(subunit) : Tn-T(트로포마이오신과 결합), Tn-C(근수축과정에서 Ca^{2+}과 결합), Tn-I(액틴과 결합)

② 배열

- 밝은띠(isotropic band, I-band) : 가는근육잔섬유(actin filament)만 있어서 밝게 보이는 부위
- 어두운띠(anisotropic band, A-band) : 가는근육잔섬유(actin filament)와 굵은근육잔섬유(myosin filament)가 겹쳐 있어 어둡게 나타나는 부위
- Z선(Z-line) : 밝은띠(I-band) 중간에 어두운 점들이 선처럼 나타남
- 근육원섬유마디(sarcomere) : Z선과 Z선 사이, 뼈대근육의 기능상 기본단위
- H대(Hessen's zone) : 어두운띠(A-band) 가운데 굵은근육잔섬유(myosin filament)만 있어서 좀 더 밝게 보이는 부분
- M선(M-line) : H대 중앙에 굵은근육잔섬유(myosin filament)가 부풀어 생긴 점들

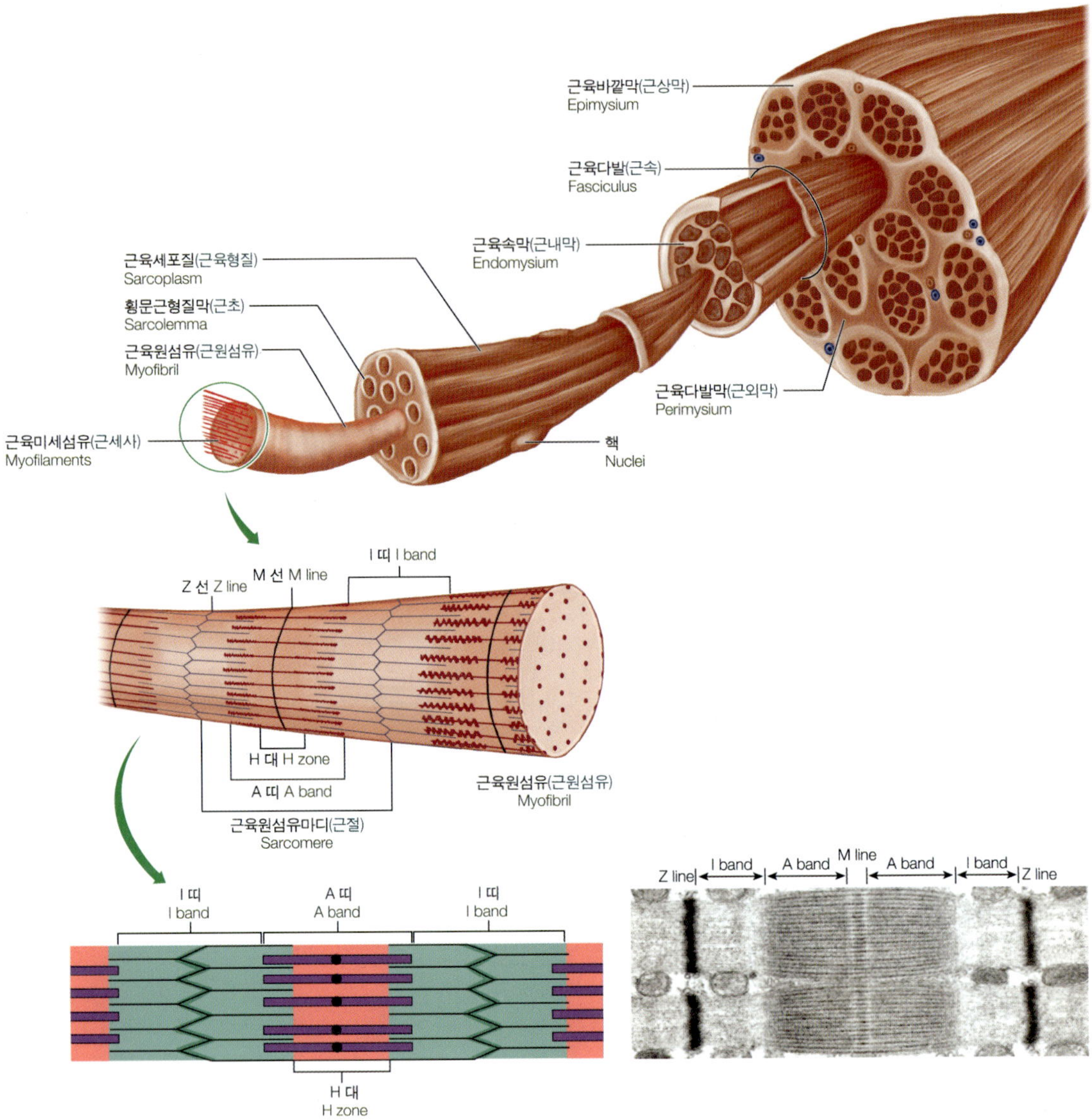

③ T-계통(T-system)

- 어두운띠(A-band)와 밝은띠(I-band)의 경계부위에 근육원섬유를 감고 있는 가로세관(transverse tubule, T세관)
- 세동이(triad) : 가로세관 1개와 양측에 근육세포질그물이 부풀어 형성된 2개의 종말수조(terminal cistern, 세포 내 Ca^{2+}의 저장고 역할)

④ 뼈대근육의 작용

- 주동근(agonist) : 어떤 운동에 직접 관여하는 근
- 협동근(synergist) : 주동근이 수축할 때 동시에 수축하여 주동근의 운동을 보조하는 근
- 대항근(antagonist) : 주동근과의 반대작용을 하는 근

3) 뼈대근육의 부속기관

(1) 근막(fascia) : 각각의 근육이나 근육무리(근군)의 전체를 싸는 결합조직성막

(2) 힘줄(tendon) : 뼈대근육의 양끝을 뼈막에 부착

(3) 힘줄집(tendon sheath) : 바깥층은 섬유집(fibrous sheath), 속층은 윤활액을 분비해서 마찰을 감소시켜 주는 윤활집(synovial sheath)

(4) 널힘줄(aponeurosis) : 머리뼈에서처럼 힘줄이 얇고 넓게 퍼져 뼈나 근육의 결합에 관여

(5) 지지띠(retinaculum) : 손목이나 발목에서처럼 많은 힘줄을 고정시켜 이탈을 방지해 주고 있는 얇고 강한 결합조직 띠

(6) 윤활주머니(synovial bursa) : 힘줄이나 근육이 뼈 위를 지날 때 그 사이에서 마찰을 감소시켜 주는 주머니

(7) 종자뼈(sesamoid bone) : 보통 힘줄 속에 있는 조그마한 뼈로 힘줄과 뼈의 마찰을 감소시키고 지렛대(fulcrum) 역할을 함

3. 뼈대근육의 신경지배

1) 신경근육이음부(neuromuscular junction)

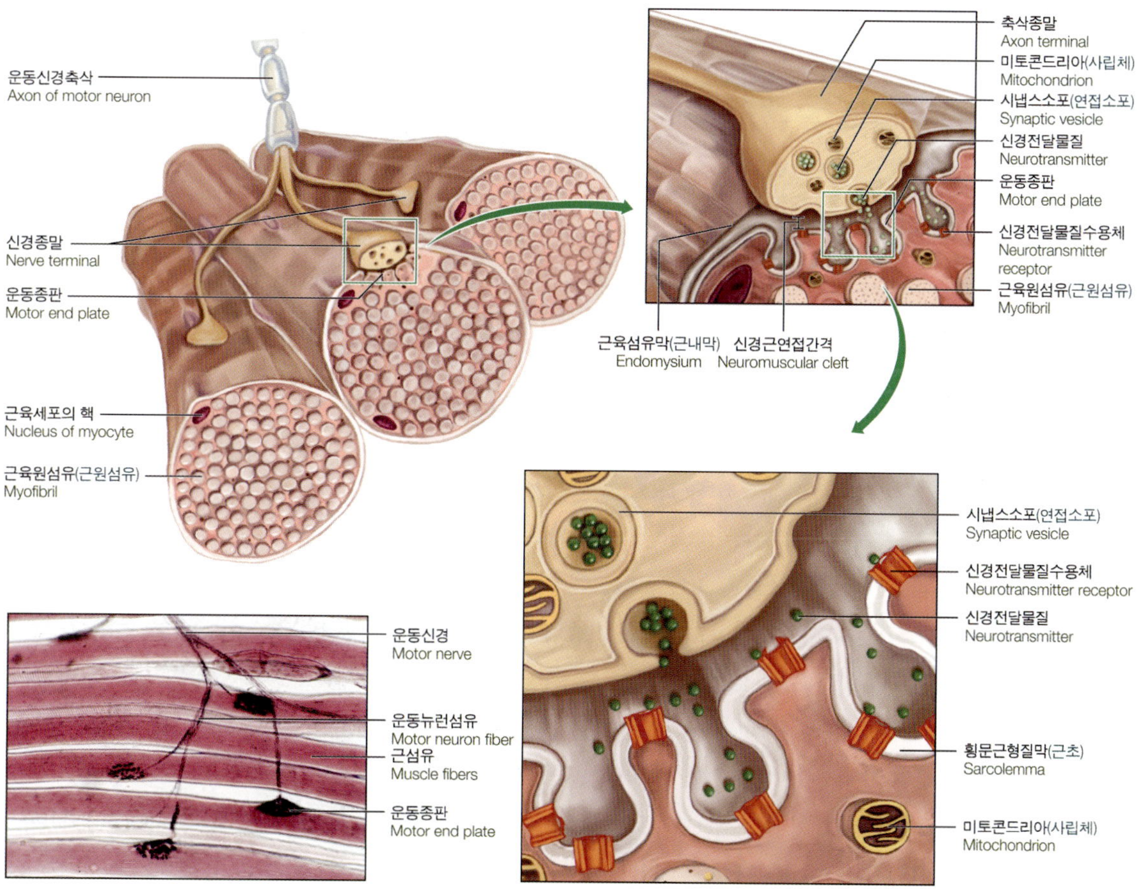

(1) 신경과 근육이 접하는 부분

(2) 운동신경이 50~100nm 정도의 간격을 두고 신경근육이음부(neuromuscular junction)를 형성

① 운동종말판(Motor end plate) : 신경종말과 이를 받아들이는 근막의 특수 구조

② 신경종말(nerve ending) : 말이집(myelin sheath)이 없어지고 축삭돌기의 끝이 약간 부풀어 올라 있다.

③ 알파운동신경세포(alpha motor neuron) : 방추밖근육섬유(extrafusal muscle fiber)와 연접

④ 감마운동신경세포(gamma motor neuron) : 방추속근육섬유(intrafusal muscle fiber)와 연접

⑤ 운동단위(motor unit) : 하나의 신경세포(뉴런)와 그것이 지배하는 근섬유무리를 한데 묶어 일컫는 개념

⑥ 지배비율(innervation ratio) : 운동신경이 수많은 가지를 내어 각각의 근육섬유에 분포하는 분포율; 손근육(낮음), 몸통근육(높음)

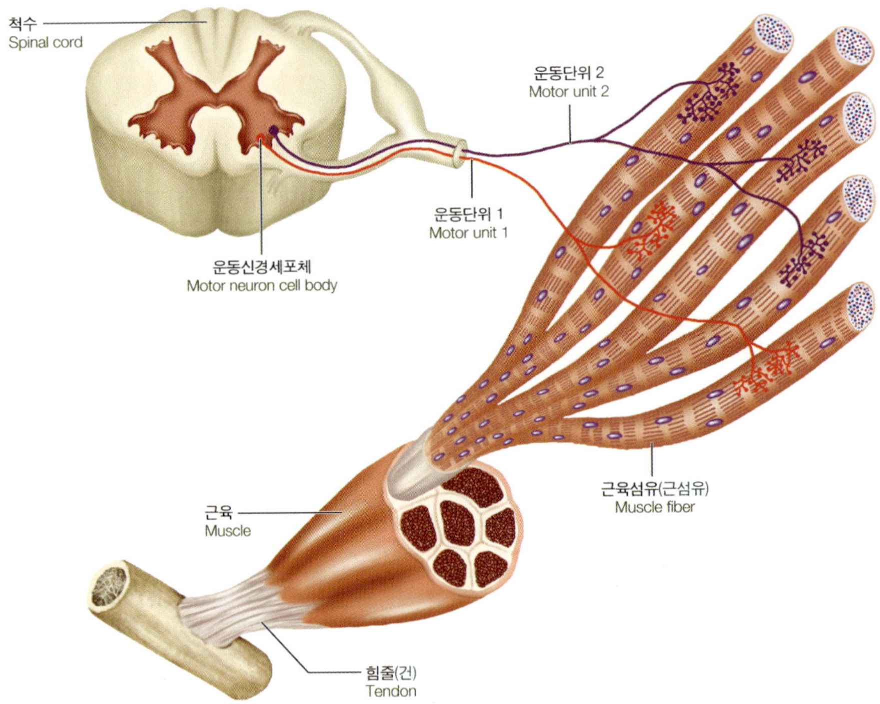

2) 신경근육방추와 골지힘줄기관

(1) 신경근육방추(Neuromuscular spindle) : 뼈대근육의 길이와 수축속도를 감지하는 주머니 모양의 신경구조(=근육방추(muscle spindle))

① 방추속근육섬유(intrfusal muscle fiber) : **핵주머니섬유**(nuclear bag fiber, 근육의 **길이**와 근육 **수축 속도**를 감지하여 중추신경으로 전달하는 Ia형 신경섬유가 분포), **핵사슬섬유**(nuclear chain fiber, 근육 **길이**의 변화를 감지하는 Ⅱ형 신경섬유가 분포), 운동신경(γ-motor neuron, 감마운동신경세포)

② 방추밖근육섬유(extrafusal muscle fiber) : 신경근육방추를 둘러싸고 있는 바깥의 일반적인 근육섬유들, 운동신경(α-motor neuron, 알파운동신경세포)

(2) 골지힘줄기관(Golgi tendon organ) : 근육과 힘줄 접합부의 방추밖근육섬유에 분포, 근육 수축 시 발생되는 **힘**과 **긴장도**를 중추신경계에 전달(Ib섬유)하는 기관

4. 근육의 수축

1) 수축의 4단계

(1) 1단계 – 머리떼기

- 마이오신 : ATP 결합으로 액틴과 분리

(2) 2단계 – 머리들기

① ATP가 ADP와 Pi(무기인)으로 분리

② 마이오신의 머리가 세워짐

③ 머리에 ADP와 Pi가 결합된 채로 존재

(3) 3단계 – 머리붙이기(십자다리형성)

- 액틴과 마이오신 결합

(4) 4단계 – 머리구부리기

① 마이오신의 머리가 구부러짐

② ADP와 Pi가 유리

③ 액틴이 마이오신 쪽으로 미끄러짐 → 근수축

2) 종류

(1) 장력과 길이의 변화에 따른 분류

① 등장력수축(isotonic contraction) : 장력의 변화 없이 근육 길이가 변하는 수축; 편심수축(eccentric contraction)과 동심수축(concentric contraction)

② 등척수축(isometric contraction) : 근육 길이 변화없이 장력이 변하는 수축

(2) 형태에 따른 분류

① 단일수축(연축)(twitch) : 역치 이상의 단일자극에 의한 한 번의 수축과 이완이 발생

- 잠복기 : 자극 후 근육 수축 전(0.01초)
- 수축기 : 근육의 수축(0.04초)
- 이완기 : 안정상태로 회복(0.05초)

② 강축(tetanus) : 2개 이상의 자극을 짧은 간격으로 반복 → 크고 지속적인 수축

③ 가중(summation) : 2개 이상의 자극에 의해 단독자극의 효과보다 큰 효과

④ 긴장(tonus) : 근육의 부분적인 수축 지속(예 자세유지)

⑤ 구축(contracure) : 활동전위를 수반하지 않으면서 장기간 가역적인 수축(막의 지속적 탈분극 또는 아세틸콜린이나 카페인 등의 약물에 의해 발생)

⑥ 간대(clonus) : 근육의 빠른 수축과 이완을 특징으로 하는 비정상적 움직임

⑦ 사후경직(rigor mortis) : 사후에 일어나는 근육의 경화, 근육 내 ATP의 분해－소실에 의해

⑧ 불응기(refractory period) : 활동전위 발생 직후 다음활동전위가 발생하지 않는 시기(약 0.005초 동안)

- 절대불응기 : 활동전압 발생 직후, 다른 큰 자극에도 반응하지 않음
- 상대불응기 : 절대불응기 이후 강력한 자극을 주면 활동전위가 발생

3) Ca^{2+}의 작용

(1) 가로무늬근육

- Ca^{2+}와 troponin C의 결합

(2) 민무늬근육

- Ca^{2+}와 calmodulin의 결합

4) 에너지원

(1) ATP

- $ATP + H_2 \xrightarrow{ATPase} ADP + Pi + energy$

(2) ADP

- ADP＋크레아틴인산(creatine phosphate) → ATP＋creatine

(3) 포도당(glucose)

① Glucose → 젖산(lactic acid)＋energy

- 수축 시 분해 : ATP, O_2, glucose, creatine phosphate
- 수축 후 생성 : ADP, CO_2, lactic acid, creatine
- 젖산(lactic acid) : 근육 피로물질, 간에서 글리코겐(glycogen)으로 재합성
- 사용 순서 : ATP → creatine phosphate → Glucose

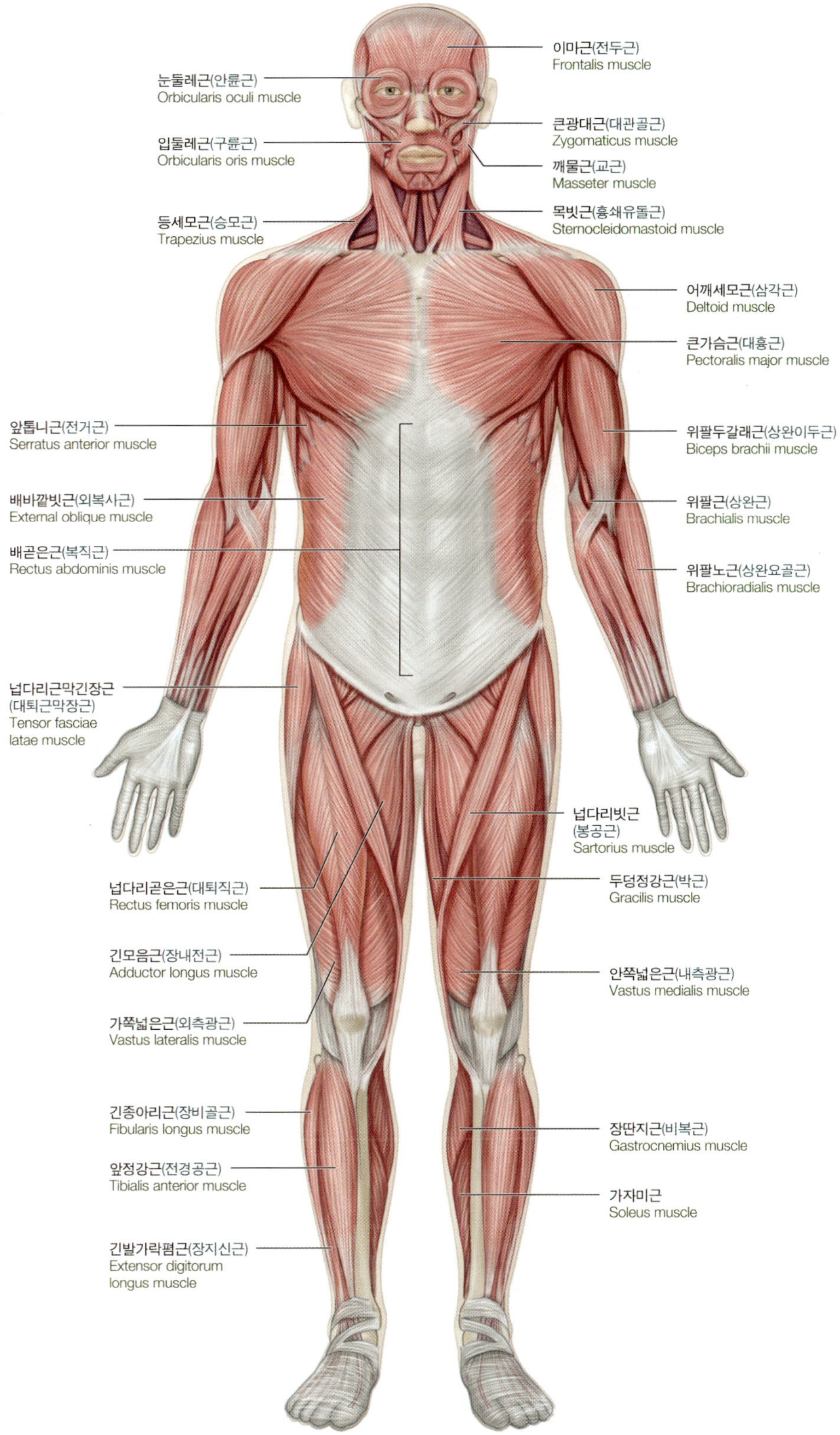
이마근(전두근)
Frontalis muscle
눈둘레근(안륜근)
Orbicularis oculi muscle
큰광대근(대관골근)
Zygomaticus muscle
입둘레근(구륜근)
Orbicularis oris muscle
깨물근(교근)
Masseter muscle
등세모근(승모근)
Trapezius muscle
목빗근(흉쇄유돌근)
Sternocleidomastoid muscle
어깨세모근(삼각근)
Deltoid muscle
큰가슴근(대흉근)
Pectoralis major muscle
앞톱니근(전거근)
Serratus anterior muscle
위팔두갈래근(상완이두근)
Biceps brachii muscle
배바깥빗근(외복사근)
External oblique muscle
위팔근(상완근)
Brachialis muscle
배곧은근(복직근)
Rectus abdominis muscle
위팔노근(상완요골근)
Brachioradialis muscle
넙다리근막긴장근
(대퇴근막장근)
Tensor fasciae
latae muscle
넙다리빗근
(봉공근)
Sartorius muscle
넙다리곧은근(대퇴직근)
Rectus femoris muscle
두덩정강근(박근)
Gracilis muscle
긴모음근(장내전근)
Adductor longus muscle
안쪽넓은근(내측광근)
Vastus medialis muscle
가쪽넓은근(외측광근)
Vastus lateralis muscle
긴종아리근(장비골근)
Fibularis longus muscle
장딴지근(비복근)
Gastrocnemius muscle
앞정강근(전경공근)
Tibialis anterior muscle
가자미근
Soleus muscle
긴발가락폄근(장지신근)
Extensor digitorum
longus muscle

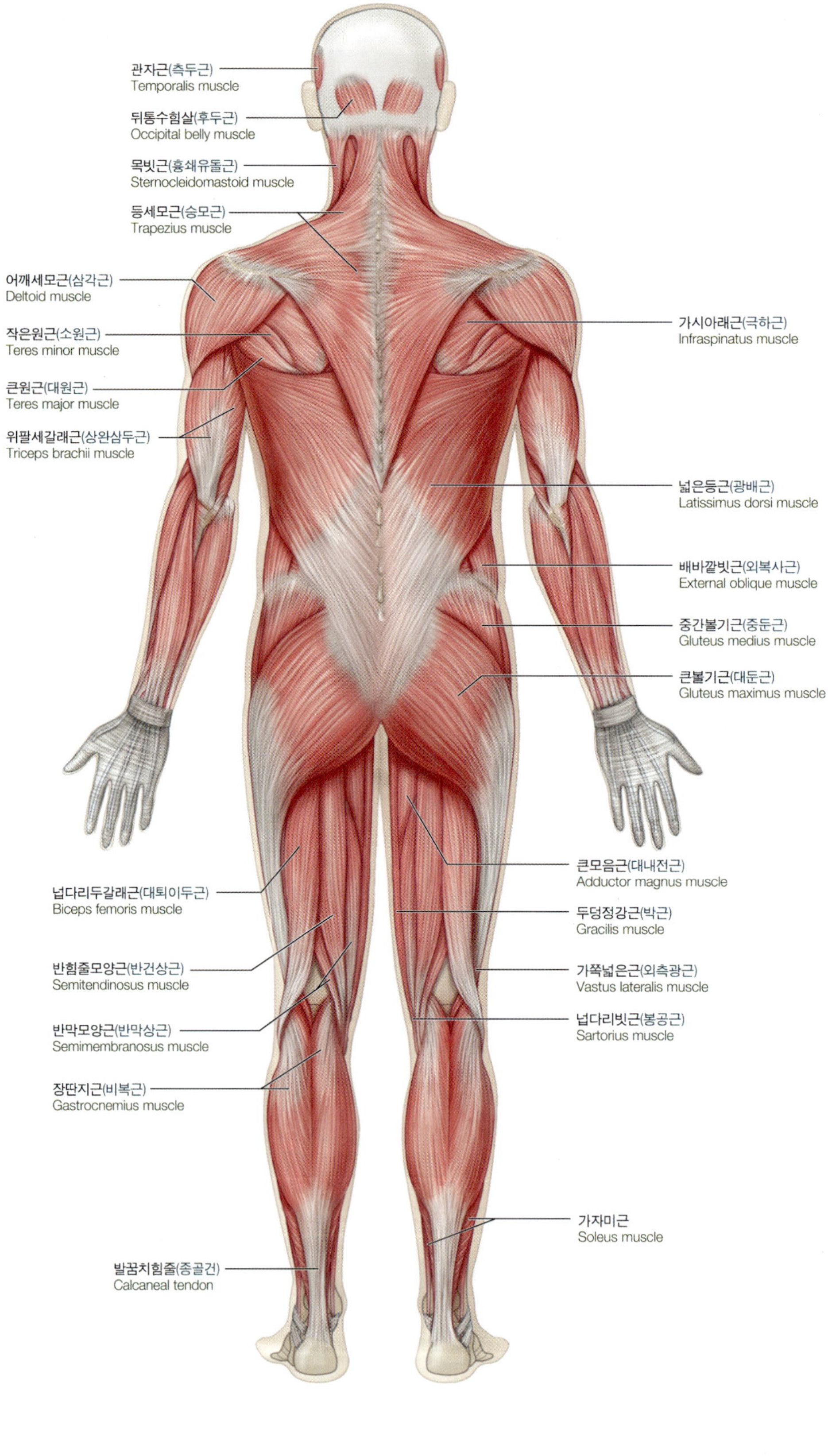
관자근(측두근)
Temporalis muscle
뒤통수힘살(후두근)
Occipital belly muscle
목빗근(흉쇄유돌근)
Sternocleidomastoid muscle
등세모근(승모근)
Trapezius muscle
어깨세모근(삼각근)
Deltoid muscle
작은원근(소원근)
Teres minor muscle
큰원근(대원근)
Teres major muscle
위팔세갈래근(상완삼두근)
Triceps brachii muscle
가시아래근(극하근)
Infraspinatus muscle
넓은등근(광배근)
Latissimus dorsi muscle
배바깥빗근(외복사근)
External oblique muscle
중간볼기근(중둔근)
Gluteus medius muscle
큰볼기근(대둔근)
Gluteus maximus muscle
넙다리두갈래근(대퇴이두근)
Biceps femoris muscle
반힘줄모양근(반건상근)
Semitendinosus muscle
반막모양근(반막상근)
Semimembranosus muscle
장딴지근(비복근)
Gastrocnemius muscle
발꿈치힘줄(종골건)
Calcaneal tendon
큰모음근(대내전근)
Adductor magnus muscle
두덩정강근(박근)
Gracilis muscle
가쪽넓은근(외측광근)
Vastus lateralis muscle
넙다리빗근(봉공근)
Sartorius muscle
가자미근
Soleus muscle

5.2 얼굴 근육

1. 머리덮개근육

근육명	작용	이는곳	닿는곳	지배신경
이마근 (Frontalis)	눈썹을 위로 당겨 놀란 표정을 짓고 이마에 주름 형성한다.	머리덮개널힘줄	눈썹과 코 뿌리의 피부	얼굴신경
뒤통수근 (Occipitalis)	머리덮개를 뒤로 잡아당긴다.	뒤통수뼈	머리덮개널힘줄	얼굴신경
관자마루근 (Temporoparietalis)	머리덮개널힘줄의 긴장을 유지하고 옆으로 당긴다.	머리덮개널힘줄	귀바퀴연골	얼굴신경

2. 눈주위 근육

근육명	작용	이는곳	닿는곳	지배신경
눈둘레근 (Orbicularis oculi)	눈을 감게 한다.	안쪽눈꺼풀인대, 이마뼈, 위턱뼈, 광대뼈	눈확의 피부	얼굴신경
눈썹주름근 (Corrugator supercilii)	눈썹을 아래로 잡아당기고 이마에 주름 만든다.	이마뼈	눈썹안쪽 피부	얼굴신경

3. 입주위근육

근육명	작용	이는곳	닿는곳	지배신경
입둘레근 (Orbicularis oris)	입을 닫고 입술을 오므린다.	코중격, 위·아래턱뼈	입주위의 피부	얼굴신경
큰광대근 (Zygomaricus major)	입꼬리를 뒤위쪽으로 당긴다.	광대뼈 가쪽	입꼬리	얼굴신경
작은광대근 (Zygomaticus minor)	윗입술을 뒤위로 당긴다.	광대뼈의 가쪽	윗입술의 가쪽	얼굴신경
위입술올림근 (Levator labii superioris)	윗입술 위로 당겨 싫은 표정을 만든다.	위턱뼈의 이마돌기	윗입술의 안쪽	얼굴신경
위입술콧방울올림근 (Levator albii superisris)	입꼬리를 위로 당기며 코에 주름을 형성한다.	위턱뼈의 이마돌기	윗입술, 콧방울	얼굴신경
입꼬리올림근 (Levator anguli oris)	입꼬리를 위로 올린다.	위턱뼈의 앞쪽	입꼬리	얼굴신경
입꼬리당김근 (Risorius)	입꼬리를 가쪽으로 당겨 볼에 보조개를 만든다.	깨물근과 넓은 목근의 근막	입꼬리	얼굴신경

근육명	작용	이는곳	닿는곳	지배신경
입꼬리내림근 (Depressor anguil ois)	입꼬리를 아래쪽으로 내린다.	아래턱뼈의 아래모서리	입꼬리	얼굴신경
아랫입술내림근 (Depressor labil inferioris)	아랫입술을 아래 안쪽으로 당겨 입을 삐죽 내밀게 한다.	아래턱뼈의 턱끝구멍 근처	아랫입술	얼굴신경
볼근 (Buccinator)	뺨을 압박하여 공기를 내뿜는다.	위·아래턱뼈의 이틀돌기	입둘레근	얼굴신경
턱끝근 (Mentalis)	턱 피부에 주름을 만든다.	아래턱뼈의 앞면	턱의 피부	얼굴신경

4. 씹기근육

근육명	작용	이는곳	닿는곳	지배신경
깨물근 (Masseter)	아래턱뼈를 위앞으로 당긴다.	광대활	아래턱뼈의 터뼈각과 턱뼈가지	삼차신경 (아래턱신경)
관자근 (Temporalis)	아래턱뼈를 위뒤로 당긴다.	관자우묵	아래턱뼈의 근육돌기와 턱뼈가지의 앞모서리	삼차신경 (아래턱신경)
안쪽날개근 (Medial pterygoid)	아래턱뼈를 위가쪽으로 당기고 씹을 때 돌림운동을 한다.	나비뼈의 날개돌기	아래턱뼈와 턱뼈각의 안쪽면	삼차신경 (아래턱신경)
가쪽날개근 (Lateral pterygoid)	아래턱뼈를 앞으로 당기고 턱을 연다.	나비뼈 큰날개와 날개돌기	아래턱뼈 관절돌기	삼차신경 (아래턱신경)

5.3 목 근육

1. 뒤통수밑근육

근육명	작용	이는곳	닿는곳	지배신경
큰뒤머리곧은근 (Rectus capitis posterior major)	머리를 펴고 같은 방향으로 돌린다.	중쇠뼈의 가시돌기	뒤통수뼈의 아래목덜미선	뒤동수밑신경
작은뒤머리곧은근 (Rectus capitis posterior minor)	머리를 편다.	고리뼈의 뒤고리	뒤통수뼈의 아래목덜미선	뒤통수밑신경
위머리빗근 (Obliquus capitis superior)	머리를 펴고 가쪽으로 굽힌다.	고리뼈의 가로돌기	뒤통수뼈의 아래목덜미선	뒤통수밑신경
아랫머리빗근 (Obliquus capitis inferior)	머리의 돌리고 가쪽으로 굽힌다.	중쇠뼈의 가시돌기	고리뼈의 가로돌기	뒤통수밑신경

해부생리학

2. 얕은목근육

근육명	작용	이는곳	닿는곳	지배신경
넓은목근 (Playsma)	목에 주름을 잡고 입꼬리를 아래로 당겨 슬픈 표정을 만든다.	목과 가슴의 근육막	아래턱뼈	얼굴신경
목빗근 (Sternocleidomastoid)	한쪽이 수축하면 머리를 반대쪽 위로 돌리고 양쪽이 작용하면 얼굴을 위로 올린다(머리 폄).	복장뼈자루의 앞면, 빗장뼈의 복장끝	꼭지돌기(관자뼈)	더부신경, 목신경

3. 목갈비근육

근육명	작용	이는곳	닿는곳	지배신경
앞목갈비근 (Anterior scalene)	갈비뼈를 위로 당겨 가슴안을 넓힌다.	제3~6목뼈의 가로돌기	제1갈비뼈	목신경
중간목갈비근 (Middle scalene)	목뼈를 앞으로 굽힌다.	모든 목뼈의 가로돌기	제1갈비뼈	목신경
뒤목갈비근 (Posterior scalene)	한쪽만 작용 시 목을 가쪽으로 굽힌다.	제4~6목뼈의 가로돌기	제2갈비뼈	목신경

4. 목뿔위근육

근육명	작용	이는곳	닿는곳	지배신경
두힘살근 (Digastric)	목뿔뼈와 혀위를 위로 당기고 아래턱뼈를 밑으로 당긴다.	• 앞힘살 – 아래턱뼈 • 뒤힘살 – 꼭지돌기	목뿔뼈	아래턱신경 얼굴신경
붓목뿔근 (styohyoid)	목뿔뼈를 뒤위쪽으로 당긴다.	관자뼈의 붓돌기	목뿔뼈	얼굴신경
턱목뿔근 (Mylohyoid)	목뿔뼈와 입안을 위로 당긴다.	아래턱뼈의 턱목뿔근선	목뿔뼈	아래턱신경
턱끝목뿔근 (Geniohyoid)	목뿔뼈를 위로 당기고 혀를 앞으로 당긴다.	아래턱뼈의 턱끝가시	목뿔뼈	목신경

5. 목뿔아래근육

근육명	작용	이는곳	닿는곳	지배신경
어깨목뿔근 (Omohyoid)	목뿔뼈를 뒤아래로 당긴다.	• 위힘살 – 중간힘줄 • 아래힘살 – 어깨뼈의 위모서리	목뿔뼈	목신경
복장목뿔근 (Sternohyoid)	목뿔뼈를 아래로 당긴다.	복장뼈자루의 뒷면	목뿔뼈	목신경
복장방패근 (Sternothyoid)	방패연골을 아래로 당김	복장뼈자루의 뒤면	방패연골	목신경
방패목뿔근 (Thyrohyoid)	목뿔뼈를 아래로 당기고 방패연골을 위로 당긴다.	방패연골	목뿔뼈	목신경

5.4 척추 및 등근육

1. 앞척주근육

근육명	작용	이는곳	닿는곳	지배신경
긴목근 (Longus colli)	머리와 목을 굽힌다.	제1목뼈~제3등뼈의 몸통과 가로돌기	제1~4목뼈의 몸통과 제5~6목뼈의 가로돌기	목신경
긴머리근 (Longus capitis)	머리와 목을 굽힌다.	제3~6목뼈의 가로돌기	뒤통수뼈의 바닥	목신경
앞머리곧은근 (Pectus acpitis anterior)	머리를 굽힌다.	고리뼈의 가쪽관절융기	큰구멍의 앞쪽	뒤통수밑신경
가쪽머리곧은근 (Rectus capitis lateralis)	머리를 가쪽으로 굽힌다.	고리뼈의 가로돌기	위통수뼈관절융기의 가쪽	뒤통수밑신경

2. 얕은등근

근육명		작용	이는곳	닿는곳	지배신경
등세모근 (Trapezius)	upper	어깨뼈를 위로 당기고 머리를 뒤로 펴고 반대로 돌린다.	뒤통수뼈의 위목덜미선과 바깥뒤통수뼈융기, 목덜미인대, 7목뼈의 가시돌기	빗장뼈가쪽 1/3, 어깨뼈 가시	더부신경
	middle	어깨뼈를 안쪽으로 당긴다.	1~5등뼈의 가시돌기	봉우리	목신경
	lower	어깨뼈를 아래쪽으로 당기고 위로 돌린다.	6~12등뼈의 가시돌기	어깨뼈가시	목신경
넓은등근 (Latissimus dorsi)		위팔 모음, 폄, 안쪽 돌린다.	6~12등뼈와 허리뼈의 가시돌기, 등허리근막, 엉덩뼈능선	위팔뼈의 결절사이고랑	가슴등신경
어깨올림근 (Levator scapulae)		어깨뼈를 올림, 모음, 아래로 돌린다.	1~4목뼈의 가로돌기	어깨뼈의 위각과 어깨뼈가시 사이 안쪽 모서리	어깨등신경
작은마름근 (Rhomboid minor)		어깨뼈를 모으고 돌린다.	7목뼈와 1등뼈의 가시돌기, 목덜미인대	어깨뼈 안쪽 어깨뼈가시 이는곳	어깨등신경
큰마름근 (Rhomboid major)		어깨뼈 모으고 돌린다.	2~5등뼈의 가시돌기	어깨뼈가시와 아래각 사이의 어깨뼈 안쪽 모서리	어깨등신경

해부생리학

3. 깊은등근육

근육명	작용	이는곳	닿는곳	지배신경
머리널판근 (Splenius capitis)	머리를 펴고 가쪽으로 굽힌다.	목덜미인대 아래쪽, 제7목뼈~4등뼈의 가시돌기	관자뼈의 꼭지돌기와 뒤통수뼈의 위목덜미선 가쪽	목신경
목널판근 (Splenius cervicis)	머리를 펴고 가쪽으로 굽힌다.	제3~6등뼈의 가시돌기	제1~3목뼈의 가로돌기	목신경
등반가시근 (Semispinalis thoracis)	등을 편다	제7~10등뼈의 가로돌기	제6목뼈~4등뼈의 가시돌기	척수신경 뒤가지
목반가시근 (Semispinalis cervicis)	목을 펴고 가쪽으로 굽힌다.	제1~5등뼈의 가로돌기	제2~5목뼈의 가시돌기	척수신경 뒤가지
머리반가시근 (Semispinalis capitis)	머리를 펴고 가쪽으로 굽힌다.	제4~6목뼈의 관절돌기, 제1~제6등뼈의 가시돌기	뒤통수뼈의 위목덜미선과 아랫목덜미선 사이	척수신경 뒤가지
뭇갈래근 (Multifidus)	척주를 펴고 가쪽으로 굽히고 돌린다.	제4~7목뼈의 관절돌기 등뼈, 허리뼈, 엉치뼈의 가로돌기	위 척추뼈의 가시돌기	척수신경 뒤가지
돌림근 (Rotatores)	척주의 돌림운동을 보조한다.	모든 척추뼈의 가로돌기	위 척추뼈의 고리	척수신경 뒤가지
위뒤톱니근 (Serratus posteior superior)	제2~5갈비뼈를 위로 올린다.	목덜미인대, 제7목뼈~3등뼈의 가시돌기	제2~5갈비뼈	갈비사이신경
아래톱니근 (Serratus posteior interior)	제9~12갈비뼈를 밑으로 잡아당긴다.	제11등뼈~2허리뼈의 가시돌기	제9~12갈비뼈	갈비사이신경

4. 척주세움근

근육명	작용	이는곳	닿는곳	지배신경
허리엉덩갈비근 (Iliocostalis lumboum)	척주를 펴고, 가쪽으로 굽히며 갈비뼈를 밑으로 잡아당긴다.	엉치뼈, 엉덩뼈능선	제6~12갈비뼈각	척수신경 뒤가지
등엉덩갈비근 (Iliocostalis thoracis)	척주를 펴고, 가쪽으로 굽히며 갈비뼈를 밑으로 잡아당긴다.	제7~12갈비뼈각	제1~6갈비뼈각	척수신경 뒤가지
목엉덩갈비근 (Iliocostalis cervics)	척주를 펴고, 가쪽으로 굽히며 갈비뼈를 밑으로 잡아당긴다.	제1~6갈비뼈각	제4~6목뼈의 가로돌기	척수신경 뒤가지
등가장긴근 (Longissimus thoracis)	척주를 펴고, 가쪽으로 굽히며 갈비뼈를 밑으로 잡아당긴다.	제1~5등뼈의 가로돌기	제1~12등뼈의 가로돌기 2~12갈비뼈 각	척수신경 뒤가지

근육명	작용	이는곳	닿는곳	지배신경
목가장긴근 (Longissimus cervicis)	목뼈를 펴고 가쪽굽힘을 한다.	제1~5등뼈의 가로돌기	제2~6목뼈의 가로돌기	척수신경 뒤가지
머리가장긴근 (Longissimus capitis)	머리를 펴고 가쪽굽힘과 돌림을 한다.	제4~7목뼈의 관절돌기 1~5등뼈의 가로돌기	관자뼈의 꼭지돌기	척수신경 뒤가지
등가시근 (Spinalis thoracis)	척주를 편다.	제11~2허리뼈의 가시돌기	제1~8등뼈의 가시돌기	척수신경 뒤가지
목가시근 (Spinalis cervicis)	목뼈를 편다.	제6목뼈~제2등뼈의 가시돌기	제2~4목뼈의 가시돌기	척수신경 뒤가지
머리가시근 (Spinalis capitis)	머리를 편다.	제5목뼈~3등뼈의 가시돌기	뒤통수뼈의 위목덜미선과 아랫목덜미선 사이	척수신경 뒤가지

5.5 팔의 근육

1. 어깨의 근육

근육명	작용	이는곳	닿는곳	지배신경
어깨세모근 (Deltoid)	위팔의 굽힘과 폄, 벌림, 안쪽·가쪽돌림 한다.	빗장뼈의 가쪽 1/3, 어깨뼈의 봉우리와 어깨뼈가시	위팔뼈의 어깨세모근 거친면	겨드랑신경
가시위근 (Supraspinatus)	위팔의 벌린다.	어깨뼈의 위오목	위팔뼈의 큰결절	어깨위신경
가시아래근 (Infraspinatus)	위팔의 가쪽돌린다.	어깨뼈의 가시아래오목	위팔뼈의 큰결절	어깨위신경
어깨밑근 (Subscapularis)	위팔의 모음과 안쪽돌림 한다.	어깨뼈밑오목	위팔뼈의 작은결절	어깨밑신경
큰원근 (Teres major)	위팔의 모음 및 안쪽돌림 한다.	어깨뼈의 아래각	위팔뼈의 작은결절 은선	어깨밑신경
작은원근 (Teres minor)	위팔의 모음 및 가쪽돌림 한다.	어깨뼈의 가쪽모서리	위팔뼈의 큰결절	겨드랑신경

해부생리학

2. 위팔의 근육

근육명	작용	이는곳	닿는곳	지배신경
부리위팔근 (Coracobrachialis)	위팔을 굽힘과 모음 한다.	어깨뼈의 부리돌기	위팔뼈의 안쪽모서리	근육피부신경
위팔두갈래근 (Biceps brachii)	아래팔의 굽힘 및 뒤침, 위팔의 굽힘 한다.	• 긴갈래 : 어깨뼈의 관절오목위결절 • 짧은갈래 : 어깨뼈의 부리돌기	노뼈거친면	근육피부신경
위팔근 (Brachialis)	아래팔을 굽힌다.	위팔뼈몸통의 앞면	자뼈거친면	근육피부신경
위팔세갈래근 (Troceps brachii)	위팔 및 아래팔을 편다.	• 긴갈래 : 어깨뼈의 관절오목아래결절 • 가쪽갈래 : 위팔뼈의 뒷면 가쪽 • 안쪽갈래 : 위팔뼈의 뒷면 안쪽	자뼈의 팔꿈치머리	노신경
팔꿈치근 (Anconeus)	아래팔을 편다.	위팔뼈의 가쪽위관절융기	자뼈의 팔꿈치머리	노신경

3. 아래팔앞근육

	근육명	작용	이는곳	닿는곳	지배신경
얕은층	원엎침근 (Pronator teres)	아래팔을 엎친다.	위팔뼈의 안쪽위관절융기, 자뼈의 갈고리돌기	노뼈몸통의 가쪽면	정중신경
	노쪽손목굽힘근 (Flexor carpi radialls)	아래팔의 굽힘과 손목의 벌림을 한다.	위팔뼈의 안쪽위관절융기	제2~3손허리뼈의 바닥	정중신경
	자쪽손목굽힘근 (Flexot carpi ulnaris)	손목의 굽힘과 모음을 한다.	위팔뼈의 안쪽위관절융기, 자뼈의 팔꿈치머리	콩알뼈, 갈고리뼈, 제5손허리뼈의 바닥	자신경
	긴손바닥근 (Palmaris longus)	손목을 굽힌다.	위팔뼈의 안쪽위관절융기	손바닥널힘줄	정중신경
중간층	얕은손가락굽힘근 (Flexor digitorum superficialis)	제2~5손가락을 굽힌다.	위팔뼈의 안쪽위관절융기, 자뼈의 갈고리돌기, 노뼈의 앞모서리	제2~5손가락의 중간마디뼈 바닥	정중신경
깊은층	깊은손가락굽힘근 (Flexor digitorum profundus)	제2~5손가락(PIP, DIP)을 굽힌다.	자뼈의 앞면, 아래팔뼈사이막	제2~5손가락의 끝마디뼈 바닥	정중신경 자신경
	긴엄지굽힘근 (Flexor policis longus)	엄지손가락을 굽힌다.	노뼈의 앞면(먼쪽1/4), 아래팔뼈사이막	엄지손가락의 끝마디뼈 바닥	정중신경
	네모엎침근 (Pronator quadratus)	아래팔을 엎친다.	자뼈 아래끝(먼쪽1/4)의 앞면	노뼈 아래끝의 앞면	정중신경

4. 아래팔뒤근육

	근육명	작용	이는곳	닿는곳	지배신경
얕은 근육	위팔노근 (Brachioradialis)	아래팔을 굽힌다.	위팔뼈의 가쪽관절융기 위	노뼈의 붓돌기	노신경
	긴노쪽손목폄근 (Extenxor carpi radialis longus)	손목의 폄과 벌림 한다.	위팔뼈의 가쪽관절융기 위	제2손허리뼈 바닥	노신경
	짧은노쪽손목폄근 (Extensor carpi radialis brevis)	손목 폄과 벌림 한다.	위팔뼈의 가쪽위관절융기	제3손허리뼈 바닥	노신경
	자쪽손목폄근 (Extensor carpi ulnaris)	손목의 폄과 모음 한다.	위팔뼈의 가쪽위관절융기	제5손허리뼈의 바닥	노신경
	손가락폄근 (Extensor digitoum)	손목과 제2~5손가락을 편다.	위팔뼈의 가쪽위관절융기	제2~5손가락의 중간마디뼈와 끝마디뼈	노신경
	새끼폄근 (Extensor digiti minimi)	새끼손가락을 편다.	위팔뼈의 가쪽위관절융기	새끼손가락의 손가락폄근	노신경
깊은 근육	손뒤침근 (Supinator)	아래팔을 뒤침한다.	위팔뼈 가쪽위관절융기, 자뼈의 뒷면	노뼈의 가쪽면	노신경
	긴엄지벌림근 (Abductor pollcis longus)	손목과 엄지손가락을 벌린다.	노뼈 뒷면, 자뼈 뒷면 중간 1/3, 뼈사이막	제1손허리뼈의 바닥	노신경
	긴엄지폄근 (Extensor pollicis longus)	엄지손가락을 편다.	자뼈의 가쪽뒷면, 뼈사이막	엄지손가락의 끝마디뼈 바닥	노신경
	짧은엄지폄근 (Extensor pollicis brevis)	엄지손가락을 벌린다.	노뼈의 뒷면, 뼈사이막	엄지손가락의 첫마디뼈 바닥	노신경
	집게폄근 (Extensor indicis)	집게손가락을 편다.	자뼈의 뒷면, 뼈사이막	제2손가락의 손가락폄근 힘줄	노신경

해부생리학

5.6 손 근육

1. 엄지두덩근육

근육명	작용	이는곳	닿는곳	지배신경
짧은엄지벌림근 (Abductor pollicis brevis)	엄지손가락을 벌린다.	굽힘근지지띠, 손배뼈, 큰마름뼈	엄지손가락의 첫마디뼈 바닥	정중신경
짧은엄지굽힘근 (Flexor pollicis brevis)	엄지손가락을 굽힌다.	굽힘근지지띠, 큰마름뼈	엄지손가락의 첫마디뼈 바닥	정중신경 자신경
엄지맞섬근 (Opponens pollicis)	엄지손가락을 새끼손가락 쪽으로 당긴다.	굽힘근지지띠, 큼마름뼈	제1손허리뼈의 가쪽면	정중신경
엄지모음근 (Adductor pollicis)	엄지손가락을 모은다.	• 빗갈래 : 알머리뼈, 제2~3 손허리뼈 • 가로갈래 : 제3손허리뼈	엄지손가락의 첫마디뼈 바닥	자신경

2. 중간근육

근육명	작용	이는곳	닿는곳	지배신경
벌레근 (Lumbicales)	제2~5손가락의 첫마디뼈 굽히고, 중간마디뼈와 끝마디뼈를 편다.	깊은손가락굽힘근의 힘줄	제2~5손가락 첫마디뼈 바닥, 손가락폄근의 힘줄	정중신경(첫째,둘째근육) 자신경(세째, 넷째근육)
바닥쪽뼈사이근 (Palmar interosseus)	손가락을 모은다.	제2손허리뼈 안쪽, 제4,5손허리뼈 가쪽	제2손가락 안쪽 제4,5손가락 가쪽	자신경
등쪽뼈사이근 (Dorsal interosseus)	손가락을 벌린다.	제1~5손허리뼈	제2,3손가락 가쪽 제3,4손가락 안쪽	자신경

3. 새끼두덩근육

근육명	작용	이는곳	닿는곳	지배신경
새끼벌림근 (Abductor digiti minimi)	새끼손가락을 벌린다.	콩알뼈	제5손가락의 첫마디뼈 바닥	자신경
짧은새끼굽힘근 (Flexor digiti minimi brevis)	새끼손가락의 손허리손가락관절을 굽힌다.	갈고리뼈의 갈고리	제5손가락의 첫마디뼈 바닥	자신경
새끼맞섬근 (Opponens digiti minimi)	새끼손가락을 엄지손가락 쪽으로 당긴다.	갈고리뼈의 갈고리	제5손허리뼈의 안쪽모서리	자신경

5.7 가슴 근육

1. 얇은가슴근육

근육명	작용	이는곳	닿는곳	지배신경
큰가슴근 (Pectotalis major)	위팔의 굽힘과 모음, 안쪽돌림, 복장뼈와 갈비뼈를 위로 당긴다.	빗장뼈의 안쪽 1/2, 복장뼈의 가쪽면과 제1~6갈비연골, 배바깥빗근의 근막	위팔뼈의 큰결과 결절사이고랑	안쪽·가쪽가슴신경
작은가슴근 (Pectoralis minor)	어깨뼈를 앞아래로 당기다.	제3~5갈비뼈	어깨의 부리돌기	안쪽가슴신경
앞톱니근 (Serratus anterior)	어깨뼈를 앞으로 당겨 가슴벽에 붙이고 벌린다.	제1~8갈비뼈의 가쪽면	어깨뼈의 안쪽모서리	긴가슴근
빗장밑근 (Subclavius)	빗장뼈를 밑으로 당긴다.	제1갈비뼈의 위면	빗장뼈의 아래모서리	빗장밑신경

2. 깊은가슴근육

근육명	작용	이는곳	닿는곳	지배신경
바깥갈비사이근 (External intercostal)	갈비뼈를 위로 올려 가슴안을 넓힌다.	제1~11갈비뼈의 아래모서리	바로 아래 갈비뼈의 윗모서리	갈비사이신경
속갈비사이근 (Internal intercostal)	갈비뼈를 아래로 당겨 가슴안을 좁힌다.	갈비뼈의 윗모서리	바로 위 갈비뼈의 아래모서리	갈비사이신경
갈비밑근 (Subcostalis)	갈비뼈를 아래로 당긴다.	각 갈비뼈의 갈비뼈각 속면	2~3개 아래 갈비뼈의 윗모서리	갈비사이신경
가슴가로근 (Transversus thoracis)	갈비연골을 밑으로 당겨 가슴안을 좁힌다.	복장뼈몸통의 아래 속면, 칼돌기	제2~6갈비연골	갈비사이신경
갈비올림근 (Levatores costarum)	갈비뼈를 위로 올려 가슴안을 넓히고 척추를 가쪽으로 굽힌다.	제7목뼈~제11등뼈의 가로돌기	바로 아래의 갈비뼈	갈비사이신경

5.8 배 근육

1. 배벽근육

근육명	작용	이는곳	닿는곳	지배신경
배바깥빗근 (External oblique abdominal)	척주를 돌림고 굽힌다. 배부분 내장을 압박한다.	제5~12갈비뼈의 가쪽면	백색선, 엉덩뼈능선	척수신경의 뒤가지
배속빗근 (Internal ablique abdominal)	척주를 돌림고 굽힌다. 배부분 내장을 압박한다.	등허리근막, 엉덩뼈능선, 샅고랑인대	제9~12갈비연골, 백색선	척수신경의 뒤가지
배가로근 (Transverse abdominis)	배속빗근과 배바깥빗근을 보조한다.	제7~12갈비연골, 등허리근막, 엉덩뼈능선, 샅고랑인대	백색선, 두덩뼈	척수신경의 뒤가지
배곧은근 (Rectus abdominis)	척주를 굽히고 배부분을 압박한다.	두덩뼈능선, 두덩결합	칼돌기, 제5~7갈비연골	척수신경의 뒤가지
배세모근 (Pyramidalis)	백색선을 긴장시킨다.	두덩뼈의 위가지	배꼽과 두덩뼈 사이의 백색선	갈비밑신경
허리네모근 (Quadratus lumborum)	엉덩뼈를 올리고 한쪽 작용시 척주 가쪽굽힘한다.	엉덩허리인대, 어덩뼈능선 뒤부분	제12 갈비뼈, 제1~4허리뼈의 가로돌기	척수신경의 뒤가지

2. 배골반바닥과 샅의 근육

근육명	작용	이는곳	닿는곳	지배신경
항문올림근 (Levator ani)	골반 속의 장기 지지와 아랫배의 압력을 유지한다.	궁둥뼈가시, 두덩뼈 속면	꼬리뼈의 속면	엉치신경
꼬리근 (Coccygeus)	골반 속의 장기를 지지한다.	궁둥뼈가시, 엉치가시인대	엉치뼈 끝, 꼬리뼈	음부신경
요도조임근 (Urethral sphincter)	비뇨생식가로막을 구성한다.	요도 주위	중앙솔기선	음부신경
깊은샅가로근 (Deep transverse perineus)	샅힘줄중심을 고정하고 골반 속의 장기를 지지한다.	궁둥뼈의 아래가지	샅힘줄중심	음부신경
얕은샅가로근 (Supergicial transverse perineus)	샅힘줄중심을 고정하고 골반 골반 속의 장기를 지지한다.	궁둥뼈결절	샅힘줄중심	음부신경
망울해면체근 (Bulbospongiosus)	• 음경의 발기를 돕는다. • 질 수축 및 음핵의 발기를 돕는다.	샅힘줄중심, 솔기핵	요도해면체, 음핵해면체	음부신경
궁둥해면체근 (Ischiocavernosus)	음경과 음핵의 발기 유지	궁둥뼈결절	음경, 음핵	음부신경

5.9 골반부위 근육

1. 골반안쪽 근육

근육명	작용	이는곳	닿는곳	지배신경
엉덩근 (Iliacus)	넙다리를 굽힌다.	엉덩뼈오목 위 2/3, 엉덩뼈능선	엉덩허리근 힘줄을 거쳐 넙다리뼈의 작은돌기	넙다리신경
큰허리근 (Psoas major)	넙다리의 굽히고 다리 고정 시 허리뼈를 굽힌다.	제12등뼈~제5허리뼈의 몸통과 가로돌기 및 척추원반	넙다리뼈의 작은돌기	넙다리신경
작은허리근 (Psoas minor)	척주를 굽힌다.	제12등뼈~제1허리뼈의 몸통과 척추원반 옆면	엉덩근막, 두덩근선, 엉덩두덩융기	허리신경

2. 골반가쪽 근육

근육명	작용	이는곳	닿는곳	지배신경
큰볼기근 (Gluteus maximus)	넙다리를 펴고 가쪽돌림 시킨다.	엉덩뼈의 뒷면, 엉치뼈와 꼬리뼈의 뒷면	넙다리뼈 볼기근거친면, 엉덩정강근막띠	아래볼기신경
중간볼기근 (Gluteus medius)	넙다리를 벌리고 안쪽 돌린다.	엉덩뼈능선과 뒤볼기근선 사이	넙다리뼈의 큰돌기	위볼기신경
작은볼기근 (Gluteus minimi)	넙다리를 벌림, 안쪽돌림한다.	앞쪽과 아래쪽 볼기근선 사이	넙다리뼈의 큰돌기	위볼기신경
넙다리근막긴장근 (Tensor fasciae latae)	넙다리의 굽힘과 안쪽돌림을 보조한다.	엉덩뼈능선의 앞부위	엉덩정강근막띠	위볼기신경
궁둥구멍근 (Piriformis)	넙다리의 가쪽돌림과 넙다리 굽힘 시 벌림한다.	엉치뼈의 앞면, 어치결절인대	넙다리의 큰돌기	엉치신경
속폐쇄근 (Obturator internus)	넙다리의 가쪽돌림, 넙다리 굽힘 시 벌림한다.	폐쇄구멍의 속면, 폐쇄막	넙다리뼈의 큰돌기	엉치신경
바깥폐쇄근 (Obturator externus)	넙다리를 가쪽으로 돌린다.	폐쇄구멍의 바깥면	넙다리뼈의 큰돌기	폐쇄신경
위쌍동이근 (Superior gemellus)	넙다리를 가쪽으로 돌린다.	궁둥뼈가시	넙다리뼈의 큰돌기	엉치신경
아래쌍동이근 (Inferior gemellus)	넙다리를 가쪽으로 돌린다.	궁둥뼈결절	넙다리뼈의 큰돌기	엉치신경
넙다리네모근 (Quadratus femoris)	넙다리를 가쪽으로 돌린다.	궁둥뼈결절	넙다리뼈의 큰돌기	엉치신경

5.10 넙다리 근육

1. 앞넙다리근육

근육명		작용	이는곳	닿는곳	지배신경
넙다리빗근 (Sartorius)	• 엉덩관절 가쪽돌림, 벌림, 굽힘한다. • 무릎 굽힘과 안쪽 돌림한다.		위앞엉덩뼈가시	정강뼈 몸쪽 안쪽면	넙다리신경
넙다리네갈래근 (Quadriceps Femoris)	넙다리곧은근 (Rectus femoris)	무릎을 펴고 넙다리를 굽힌다.	아래앞엉덩뼈가시	무릎뼈, 정강뼈 거친면	넙다리신경
	가쪽넓은근 (Vastus lateralis)	무릎을 편다.	넙다리뼈의 큰돌기와 거친선	무릎뼈, 정강뼈 거친면	넙다리신경
	중간넓은근 (Vastus intermedius)	무릎을 편다.	넙다리뼈의 앞가쪽면	무릎뼈, 정강뼈 거친면	넙다리신경
	안쪽넓은근 (Vasrus medialis)	무릎을 편다.	넙다리뼈의 거친선	무릎뼈, 정강뼈 거친면	넙다리신경

2. 넙다리안쪽근육

근육명	작용	이는곳	닿는곳	지배신경
두덩근 (Pectineus)	넙다리를 굽힘고 모은다.	엉덩두덩융기와 두덩뼈결절 사이	넙다리뼈의 작은돌기와 거친면	넙다리신경 폐쇄신경
두덩정강근 (Gracilis)	넙다리를 모으고 무릎을 굽힌다.	두덩결합, 두덩뼈아래가지	정강뼈 위끝의 안쪽면	폐쇄신경
큰모음근 (Adductor magnus)	넙다리의 모음, 굽힘(위섬유), 폄(아래섬유) 한다.	궁둥뼈결절, 두덩뼈의 아래가지	넙다리뼈 거친선, 모음근 결절	폐쇄신경
긴모음근 (Adductor longus)	넙다리를 모으고 굽힌다.	두덩결합의 앞면	넙다리뼈 거친선	폐쇄신경
짧은모음근 (Adductor brevis)	넙다리를 모으고 굽힌다.	두덩뼈의 아래가지	넙다리뼈 거친선	폐쇄신경

3. 뒤넙다리근육

근육명	작용	이는곳	닿는곳	지배신경
넙다리두갈래근 (Biceps femoris)	엉덩관절의 폄, 무릎관절의 굽힘, 종아리의 가쪽돌림한다.	• 긴갈래 : 궁둥뼈거친면 • 짧은갈래 : 넙다리뼈 거친선	종아리뼈머리, 정강뼈의 가쪽관절융기	• 긴갈래 : 정강신경 • 짧은갈래 : 온종아리신경
반힘줄근 (Semitendinosus)	엉덩관절의 폄, 무릎관절의 굽힘, 종아리의 안쪽돌림 한다.	궁둥뼈거친면	정강뼈 위쪽의 안쪽면	정강신경
반막근 (Semimembranosus)	엉덩관절의 폄, 무릎관절의 굽힘, 종아리의 안쪽돌림 한다.	궁둥뼈거친면	정강뼈의 안쪽관절융기	정강신경

해부생리학

5.11 종아리 근육

1. 앞종아리근육

근육명	작용	이는곳	닿는곳	지배신경
앞정강근 (Tibialis anterior)	발의 발등굽힘과 안쪽번짐한다.	정강뼈의 몸통 2/3, 가쪽관절융기	제1쐐기뼈, 제1발허리뼈 바닥	깊은종아리신경
긴발가락폄근 (Extensor digitorum longus)	제2~5발가락을 펴고 발의 발등굽힘과 가쪽번짐한다.	정강뼈의 가쪽관절융기, 종아리뼈 위 3/4 안쪽면	제2~5발가락의 중간마디뼈와 끝마디뼈	깊은종아리신경
긴엄지폄근 (Extensor hallucis longus)	엄지발가락을 펴고 발등굽힘과 안쪽번짐한다.	종아리뼈의 안쪽면, 종아리뼈사이막	엄지발가락 끝마디 바닥	깊은종아리신경
셋째종아리근 (Peroneus tertius)	발의 발등굽힘과 가쪽번짐한다.	종아리뼈 먼쪽 1/3 안쪽	제5발허리뼈 바닥 등쪽	깊은종아리신경

2. 가쪽종아리가근육

근육명	작용	이는곳	닿는곳	지배신경
긴종아리근 (Peroneus longus)	발의 가쪽번짐과 발바닥 굽힘한다.	종아리뼈머리와 위가쪽 2/3 몸통	제1~2발허리뼈, 제1쐐기뼈	얕은종아리신경
짧은종아리근 (Peroneus brevis)	발의 가쪽번짐과 발바닥 굽힘한다.	종아리뼈 가쪽 끝 2/3	제5발허리뼈 바닥 가쪽면	얕은종아리신경

3. 뒤종아리근육

근육명		작용	이는곳	닿는곳	지배신경
종아리세갈래근 (Triceps surae)	장딴지근 (Gastrocnemius)	발의 발바닥굽힘과 무릎관절의 굽힘을 한다.	• 안쪽갈래 : 넙다리뼈 안쪽관절융기 • 가쪽갈래 : 넙다리뼈 가쪽관절융기	발꿈치뼈	정강신경
	가자미근 (Soleus)	발을 발바닥굽힘 한다.	정강뼈의 안쪽 위 1/3, 종아리뼈 뒷면 위 1/3	발꿈치뼈	정강신경
장딴지빗근 (Plantaris)		발을 발바닥굽힘 한다.	넙다리뼈의 가쪽위관절융기	발꿈치뼈, 발바닥널힘줄	정강신경
뒤정강근 (Tibialis posterior)		발의 안쪽번짐, 발바닥 굽힘	정강뼈와 종아리뼈의 뒷면, 종아리뼈사이막	발배뼈, 입방뼈, 안쪽 및 중간쐐기뼈, 제2~3발허리뼈 바닥	정강신경
오금근 (Popliteus)		무릎관절의 굽힘, 종아리의 안쪽돌림한다.	넙다리뼈의 가쪽관절융기	정강뼈의 뒷면	정강신경
긴발가락굽힘근 (Flexor digitorum longus)		제2~5발가락을 굽힌다.	정강뼈의 뒷면	제2~5발가락의 끝마디뼈바닥	정강신경
긴엄지굽힘근 (Flexor hallucis longus)		엄지발가락의 굽힘	종아리뼈몸통의 아랫부분, 종아리뼈사이막	엄지발가락의 끝마디뼈바닥	정강신경

5.12 발 근육

1. 발등의 근육

근육명	작용	이는곳	닿는곳	지배신경
짧은발가락폄근 (Extensor digitorm brevis)	제2~4발가락을 펴고 엄지발가락 발허리발가락관절을 편다.	발꿈치뼈의 윗면	• 제2~4발가락 : 긴발가락폄근 힘줄 • 엄지발가락 첫마디뼈	깊은종아리신경

2. 중간발바닥근육

근육명	작용	이는곳	닿는곳	지배신경
짧은발가락굽힘근 (Flexor digitorum brevis)	제2~5발가락을 굽힌다.	발꿈치뼈	제2~5발가락의 중간마디뼈	안쪽발바닥신경
발바닥네모근 (Quadratus plantae)	긴발가락굽힘근 돕는다(2~5 끝마디뼈굽힘).	발꿈치뼈의 안쪽과 가쪽	긴발가락굽힘근의 힘줄	가쪽발바닥신경
벌레근 (Lumbricales)	제2~5발가락의 첫마디를 굽히고, 중간마디 및 끝마디를 편다.	긴발가락굽힘근의 힘줄	긴발가락폄근의 힘줄	안쪽발바닥신경 (제1벌레근) 가쪽발바닥신경 (제2~4벌레근)
등쪽뼈사이근 (Dorsal interossei)	제2~4발가락을 벌리고 첫마디뼈를 굽힌다.	발허리뼈의 인접한 옆면	제2 첫마디뼈 안쪽, 제2~5첫마디뼈가쪽	가쪽발바닥신경
바닥쪽뼈사이근 (Plantar inrerossei)	제3~5발가락을 모으고 첫마디뼈를 굽힌다.	제3~5발허리뼈바닥의 안쪽면	제2~5발가락의 첫마디뼈 바닥의 안쪽면	가쪽발바닥신경

3. 안쪽발바닥근육

근육명	작용	이는곳	닿는곳	지배신경
엄지벌림근 (Abductor hallucis)	엄지발가락을 벌린다.	발꿈치뼈 안쪽돌기, 발바닥널힘줄	엄지발가락의 첫마디뼈 바닥 안쪽	안쪽발바닥신경
엄지모음근 (Adductor hallucis)	엄지발가락의 모음	• 빗갈래 : 제2~4발허리뼈 • 가로갈래 : 제3~5발가락의 바닥쪽발허리발가락인대	엄지발가락의 첫마디뼈	가쪽발바닥신경
짧은엄지굽힘근 (Flexor hallucis brevis)	엄지발가락을 벌리고 발허리발가가락관절을 굽힌다.	입방뼈의 바닥면, 가쪽쐐기뼈	엄지발가락의 첫마디뼈	안쪽발바닥신경

4. 가쪽발바닥근육

근육명	작용	이는곳	닿는곳	지배신경
새끼벌림근 (Abductor digiti minimi)	새끼발가락을 벌리고 발허리발가락 관절을 굽힌다.	발꿈치뼈 안쪽과 가쪽돌기	제5발가락의 첫마디뼈의 가쪽바닥	가쪽발바닥신경
짧은새끼굽힘근 (Flexor digiti minimi brevis)	새끼발가락의 발허리발가락 관절을 굽힌다.	제5발허리뼈의 바닥	새끼발가락의 첫마디뼈의 바닥 가쪽	가쪽발바닥신경

5.13 가로막(Diaphragm)

- 가슴안과 배안의 경계
- 이는 곳 : 첫째~넷째허리뼈, 일곱째~열두째갈비뼈, 복장뼈 칼돌기
- 닿는 곳 : 중심널힘줄(central tendon)
- 신경지배 : 목신경의 분지인 가로막신경(phrenic nerve)
- 구멍
  - 식도구멍 : 식도, 미주신경
  - 대동맥구멍 : 내림대동맥, 홀정맥, 가슴림프관, 교감신경얼기
  - 대정맥구멍 : 아래대정맥, 오른가로막신경

1. 어깨관절의 작용근육

굽힘근	폄근	벌림근	모음근	가쪽돌림근	안쪽돌림
어깨세모근 큰가슴근 위팔두갈래근 부리위팔근	어깨세모근 큰원근 위팔세갈래근 넓은등근	어깨세모근 가시위근	큰가슴근 넓은등근 큰원근 작은원근 부리위팔근	가시아래근 작은원근 어깨세모근	넓은등근 큰원근 어깨밑근 큰가슴근

2. 팔꿉관절의 작용근육

굽힘	폄근
위팔근 위팔두갈래근 위팔노근 원엎침근	위팔세갈래근 팔꿈치근

3. 엉덩관절의 작용근육

굽힘근	폄근	벌림근	모음근
큰허리근 엉덩근 넙다리곧은근 넙다리빗근 두덩근 두덩정강근 넙다리근막긴장근	큰볼기근 넙다리두갈래근 반막근 반힘줄근	중간볼기근 작은볼기근 넙다리근막긴장근 넙다리빗근 궁둥구멍근	큰모음근 긴모음근 짧은모음근 두덩근 두덩정강근

4. 무릎관절의 작용근육

굽힘근	폄근
반힘줄근 반막근 넙다리두갈래근 두덩정강근 넙다리빗근 오금근 장딴지근	넙다리네갈래근

2024 OCCUPATIONAL THERAPY

OCCUPATIONAL THERAPY

6

C·H·A·P·T·E·R

신경계통

꼭! 알고 넘어가기!!

- 신경세포의 구조와 기능
- 신경아교세포의 특징
- 뇌의 구조와 기능
- 뇌신경
- 척수신경의 구성
- 자율신경계통
- 신경아교세포의 종류 및 기능

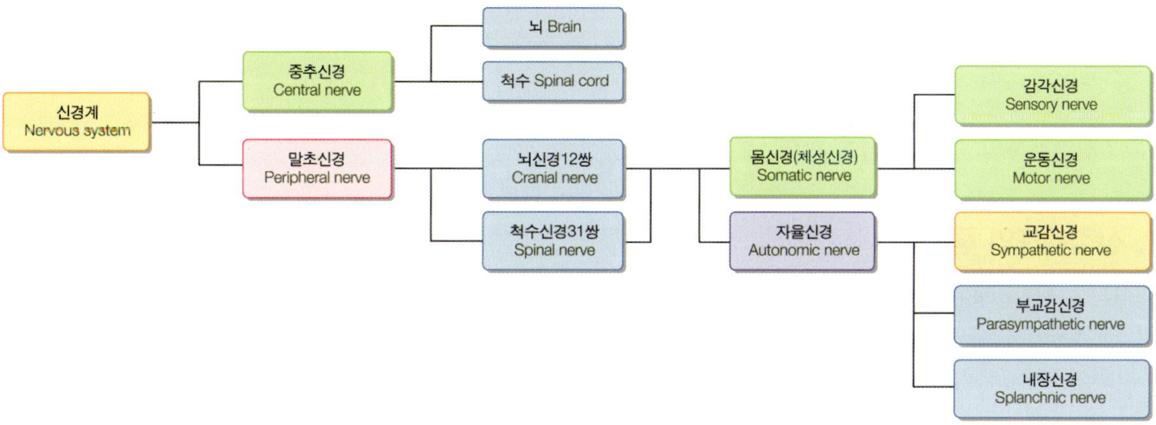

6.1 중추신경계통

1. 뇌(Brain)

1) 대뇌(cerebrum)
2) 사이뇌(diencephalon)
3) 중간뇌(midrain)
4) 다리뇌(pons)
5) 소뇌(cerebellum)
6) 숨뇌(medulla oblongata)

2. 척수(Spinal cord)

6.2 말초신경계

1. 뇌신경(cranial nerve)
2. 척수신경(spinal nerve)

6.3 신경세포(Neuron, 신경원)

- 신경계통의 구조적 최소 단위, 흥분성과 전도성을 지닌 기능적 단위의 세포

1. 신경세포의 종류

1) 뭇극신경세포(multipolar neuron) : 다수의 가지돌기와 1개의 긴 축삭, 뼈대근육 지배
2) 두극신경세포(bipolar neuron) : 양극에 각각 1개씩의 가지돌기와 축삭, 눈의 망막이나 귀의 안뜰신경절, 달팽이긴경절 등의 특수 감각기
3) 거짓홑극신경세포(pseudounipolar neuron) : 세포체에서 1개의 돌기가 나온 후 다시 1개의 축삭과 또 하나의 가지돌기성 축삭으로 나누어지는 형태, 척수신경 후근신경절
4) 홑극신경세포(unipolar neuron) : 세포체에서 1개의 돌기, 신경조직이 처음 분화될 때를 제외하고는 거의 관찰할 수 없음
5) 무극신경세포(anaxonic neuron) : 여러 개의 가지돌기, 축삭이 없음, 중추신경계와 특수감각기

2. 기능에 따른 분류

1) 감각신경세포(sensory neuron) : 들신경세포(afferent neuron), 말초 감각수용기에서 중추신경계로 자극을 전달
2) 운동신경세포(motor neuron) : 날신경신경세포(efferent neuron), 중추신경계에서 효과기로 명령을 전달하는 신경세포
3) 사이신경세포(interneuron) : 연합신경세포(association neuron), 뇌와 척수에서 감각신경세포와 운동신경세포 사이를 연결하는 신경세포

3. 신경세포의 구조

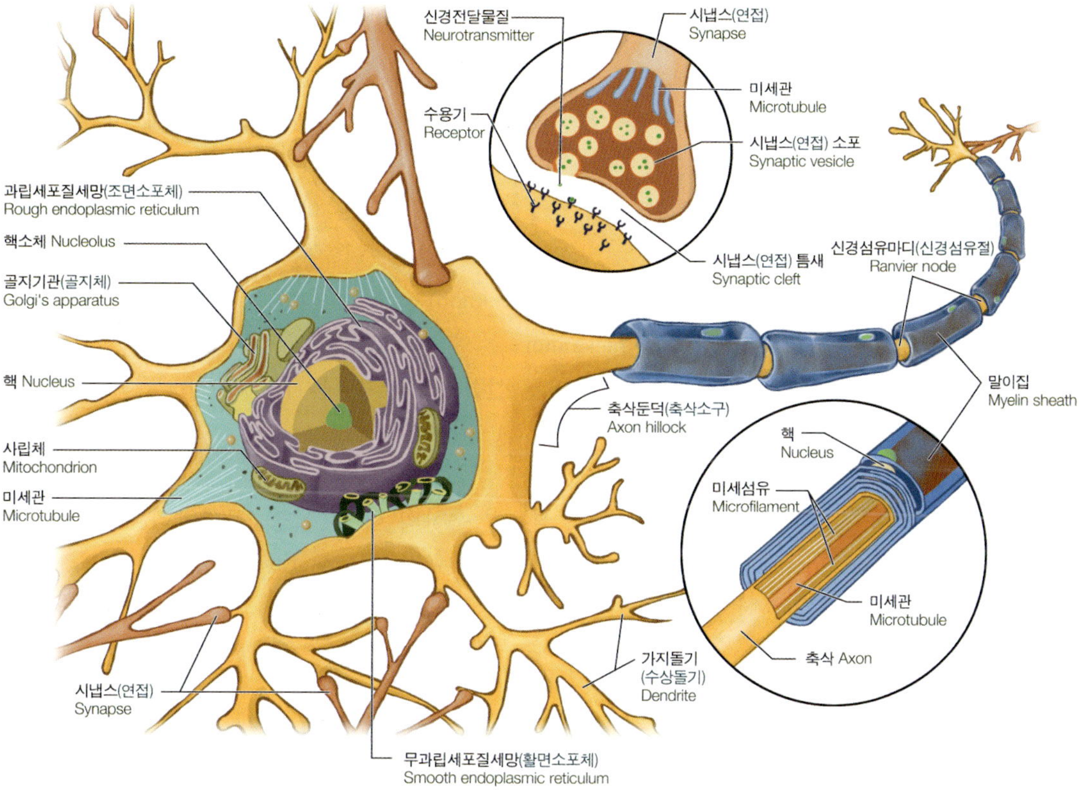

1) 세포체(cell body)

(1) 여성의 신경세포 : 바르소체(Barr's body)라는 성염색질(sex chromatin) 함유

(2) 세포질 : 소기관과 각종 포함물, 신경미세섬유와 신경미세관 존재

(3) 니슬소체(Nissl's body, 호반소체(trigroid body)) : 단백질 합성 → 신경세포의 영양과 재생에 관여

2) 가지돌기(dendrites)

• 다른 신경세포에서 뻗어 나온 축삭종말과 연접(synapse)되어 들어오는 자극을 받아들여 세포체에 전달

3) 축삭(axon)

(1) 세포체에서 받은 자극을 다음 신경세포에 전달

(2) 1mm～1m

(3) 축삭둔덕(axon hillock) : 세포체로부터 축삭이 시작되는 부위

• 시작분절(initial segment) : 축삭둔덕에서 말이집형성이 시작되는 분절, 활동전압을 일으키는 역치가 낮고 Na^+ 통로가 밀집 → 세포체에서 종말단추 쪽으로 흥분성과 억제성의 활동전압이 결정

(4) 니슬소체 무－단백질 합성 X → 세포체에 의존
  ① 말이집(myelin sheath) : 축삭을 둘러싸고 있는 여러 겹의 융합된 신경집세포(Schwann's cell)의 세포막 구조
  ② 가장 바깥쪽 : 신경집(neurilemma, 슈반초, 신경초)(sheath of Schwann, Schwann's sheath, neurolemma) : 중추신경계에서는 희소돌기아교세포(oligodendrocyte)에 의해 형성
  ③ 말이집신경섬유, 민말이집신경섬유

(5) 랑비에절(nod of Ranvier; 신경섬유마디) : 1.5mm의 간격, Na^+와 K^+통로 집중, 곁가지(collateral branch) 나오는 곳

(6) 종말단추(terminal button) or 연접꼭지(synaptic knob)

(7) 소포(vesicle) : 신경전달물질(neurotransmitter) 존재

(8) 신경연접(synapse, 시냅스) : 종말단추와 다른 신경세포의 가지돌기, 세포체 or 축삭과의 접속, 20～30nm의 연접틈새(synaptic cleft, 시냅스간격) 형성

(9) 신경섬유(nerve fiber) : 피막에 싸여 있는 축삭

(10) 신경(nerve) : 결합조직에 싸여 있는 신경섬유인 축삭의 다발; 신경섬유다발의 묶음

(11) 신경속막(endoneurium, 각각의 신경섬유막)－신경다발막(perineurium, 다발의 막)－신경바깥막(epineurium, 다발들의 막)

4. 신경아교세포(Neuroglial cell)

1) 말초신경계의 버팀세포(supporting cell)

(1) 신경집세포(Schwann's cell, 슈반세포) : 축삭돌기에서 말이집을 형성, 신경재생 관여

(2) 위성세포(satellite cell) : 신경절이나 신경세포의 세포체 주위를 둘러싸서 보호

2) 중추신경계의 버팀세포(supporting cell)

(1) 뇌실막세포(ependymal cell) : 뇌실과 척수관 속면, 뇌척수액 분비 및 순환에 관여

(2) 별아교세포(astrocyte) : 모세혈관벽과 접촉, 신경세포와 혈관 사이의 물질운반에 관여, 혈액－뇌장벽을 이루어 혈액으로부터 유입되는 물질을 선택적으로 투과, 대사산물이나 분비된 신경전달물질 및 손상된 조직의 찌꺼기 처리

(3) 희돌기아교세포(oligodendrocyte) : 중추신경계 내의 축삭을 동심원상으로 둘러 감아 말이집을 형성, 말초신경의 슈반세포와 기능적 유사

(4) 미세아교세포(microglia) : 뇌나 척수의 혈관 근처에서 관찰, 뇌조직 내를 유주, 식작용과 물질 운반, 이물질 파괴와 제거

5. 신경종말(Nerve ending)

1) 운동신경종말

- 운동종말판(motor end plate) : 운동신경섬유의 끝과 근섬유가 접하는 부분의 특수구조(근막이 약간 함몰되어 신경종말을 감싸면서 핵과 사립체가 집결하고 있는 특수형태)

2) 감각신경종말

(1) 각종 자극 수용, 신경세포의 가지돌기

(2) 자유종말(free ending) : 가지돌기가 피막이 없는 상태로 상피조직, 결합조직, 근조직 및 점막조직 내 위치, 1차 통각 수용기, 일부 촉각, 온각, 냉각 등의 수용기

(3) 촉각소체(Meissner's corpuscle, 마이스너소체) : 진피의 젖꼭지 내 위치, 촉각수용기, 털이 없는 곳(손, 발, 입술, 혀의 점막 등)에 많이 분포

(4) 촉각원반(Merkel's disc, 메르켈원판) : 표피 바닥층에 위치

① 분별성촉각 : 피부의 자극 부위, 자극의 강약 및 질감을 명확히 구분

② 위치감지기 : 피부의 어떤 부위가 정상에 비해 얼마나 변형되었는지 감지

(5) 털주머니수용기(hair follicle receptor) : 털의 움직임인 촉각감수기

(6) 층판소체(acinian corpuscle, 파치니소체) : 압각수용기(heavier pressure receptor), 진피와 창자간막, 뼈막과 같이 몸 깊은 곳에 위치

(7) 크라우제끝망울(Endbulb of Krause) : 냉각 수용기, 촉각 수용기

(8) 루피니소체(Ruffini's corpuscle) : 촉각·압각 수용기, 진피에 분포

(9) 근방추(muscle spindle) : 뼈대근육 길이와 수축속도 감지, 방추속근육섬유와 근방추밖근육섬유

(10) 골지힘줄기관(Golgi tendon organ) : 근 신장수용기, 근과 힘줄의 접합부 근방추밖근육섬유에 분포, 근 수축 시 발생되는 힘과 긴장도를 중추에 전달

6. 연접(Synapse, 시냅스)

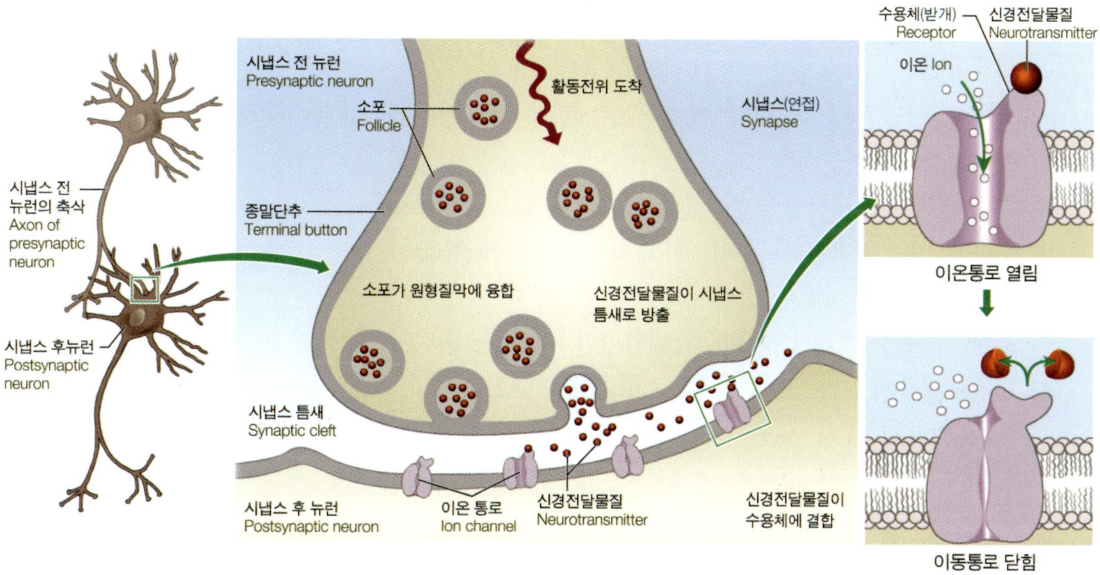

• 한 신경세포가 또 다른 신경세포와 만나 형성하는 특수한 부위; 신경세포와 근세포, 신경세포와 선세포 사이에서도 형성

- 연접전막 – 연접틈새 – 연접후막(신경세포 막, 가지돌기 막, 축삭 막, 근육세포 막, 선세포 막)
- 신경근연접(neuromuscular junction) : 신경과 근육 사이의 시냅스
- 화학연접(chemical synapse) : 아세틸콜린과 같은 여러 화학적 전령(chemical messenger)을 통하여 흥분 전도, 간격 넓고 시냅스 지연 발생, 여러 화학물질로 인한 다양성과 자극의 크기를 증폭
- 전기적시냅스(electrical synapse) : 틈새이음(gap junction, 간격 좁고 저항 낮음)을 통해 이온들이 직접 이동하여 흥분 전달, 심장근육 세포, 일부 민무늬근육 세포

1) 안정막전위(Membrane potential)

(1) 안정 시 세포막의 전기적 대립상태(세포막 안팎의 전압차)

(2) 약 −70mV

(3) 세포외액(Na^+, Cl^- : 높은 농도), 세포내액(K^+, PO_4^{3-} : 높은 농도)

(4) K^+의 세포막 투과성이 높음

2) 문턱값(Threshold)

(1) 활동전위를 일으키는 최소의 자극 강도

(2) 막전위를 −55mV까지 낮출 수 있는 자극 강도

3) 활동전위(Action potential)

- Na^+의 세포내 이동으로 발생

4) 신경전달물질

(1) 아세틸콜린

(2) 생체아민

- 카테콜아민(도파민, 노르에피네프린, 에피네프린), 세로토닌, 히스타민

(3) 아미노산

① 흥분성 : 글루탐산염(glutamate), 아스파라진산염(aspartate)

② 억제성 : 감마아미노부티르산(GABA), 글리신(glycine)

(4) 신경펩티드

- substance P, opioid peptide류(엔케팔린, 다이노르핀 등)

(5) 신경조절물질

① 용해가스 : CO, NO

② 호르몬 : 항이뇨호르몬, 옥시토신, 글루카곤, 세크레틴, 프로스타글란딘, 콜레시스토키닌

5) 실무율법칙(All or none law)

(1) 자극에 대하여 최고의 흥분을 하거나 하지 않는 현상

(2) 문턱값 이하의 자극에는 반응하지 않고 문턱값 이상의 자극에 반응하며 그 크기가 일정

6.4 중추신경계통

1. 발생

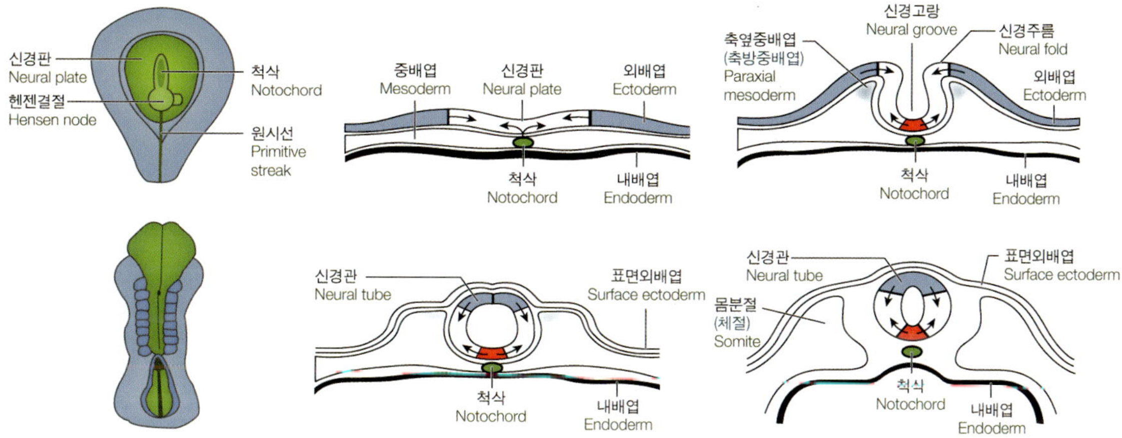

1) 외배엽(ectoderm) → 신경판(neural plate) → 신경주름(neural fold), 신경고랑(neural groove) → 신경능선(neural crest, 말초신경계와 부신 속질 등이 유래), 신경관(neural tube, 뇌, 척수, 뇌실, 척수 중심관으로 형성)

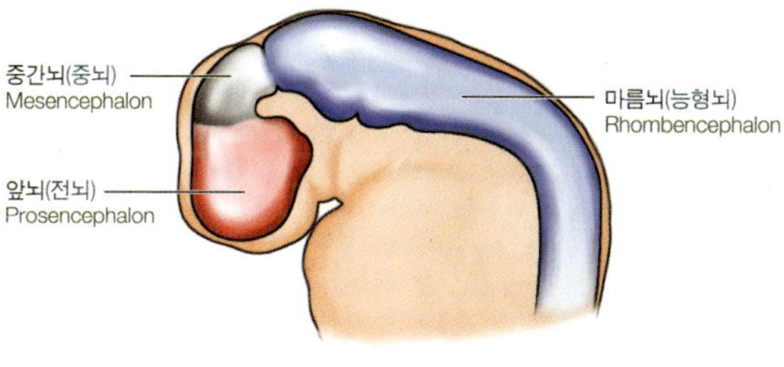

1개월 된 태아

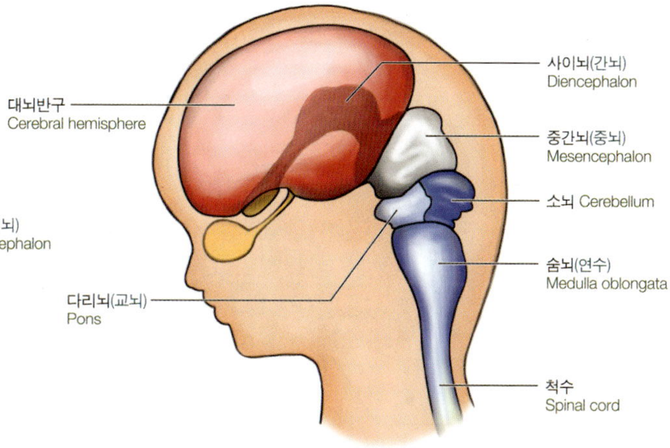

3개월 된 태아

2) 1차 뇌포(primary brain vesicle) : 발생 4주경, 신경관 앞부분 3곳의 팽대부; 앞뇌(prosencephalon), 중간뇌(mesencephalon), 마름뇌(rhombencephalon)

3) 2차 뇌포 : 발생 5주경, 5곳의 팽대부; 앞뇌 → (끝뇌(telencephalon), 사이뇌(diencephalon)), 마름뇌 → (뒤뇌(metencephalon), 숨뇌(myelencephalon)), 중간뇌 → 중간뇌

2. 대뇌(Cerebrum)

1) 운동, 감각, 정서감정 주관, 고등한 정신활동
2) 대뇌반구(cerebral hemisphere), 뇌들보(corpus callosum)
3) 고랑(cerebral sulcus), 이랑(cerebral gyrus)
4) 대뇌겉질(cortex) – 회색질; 신경세포 밀집
5) 대뇌속질(medulla) – 백색질; 신경섬유
6) 뇌실 – 뇌척수액

3. 대뇌엽

1) 이마엽(frontal lobe), 마루엽(parietal lobe), 뒤통수엽(occipital lobe), 관자엽(temporal lobe)
   (1) 중심고랑(central sulcus) : 이마엽과 마루엽의 경계
   (2) 마루뒤통수고랑 : 마루엽과 뒤통수엽의 경계
   (3) 가쪽고랑 : 이마엽과 관자엽의 경계

4. 대뇌겉질(Cerebral cortex)

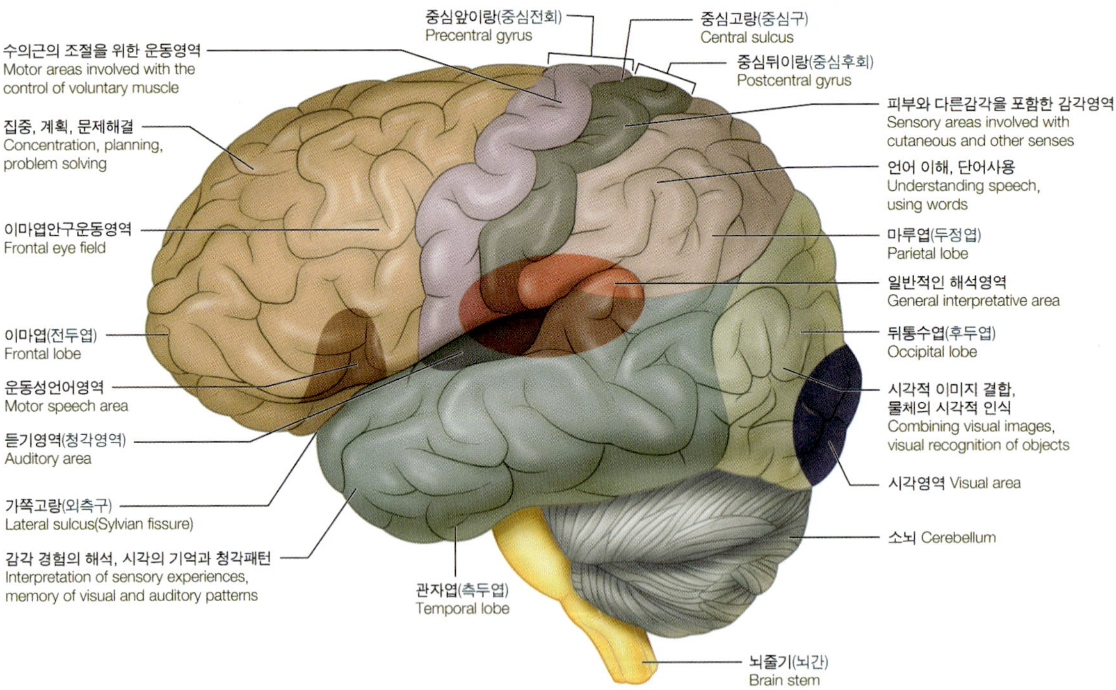

1) 대뇌겉질의 구조

• 분자층 – 바깥과립층 – 바깥피라미드층 – 속과립층 – 속피라미드층 – 뭇모양층

2) 대뇌겉질의 기능영역

- 각 부분마다 특징적 기능을 수행 → 기능적 국재(functional localization)
- 중추(center, 기능영역(functional area)) : 특정한 기능이 이루어지는 특정 부위의 피질 부위
- 운동영역(motor area)
- 감각영역(sensory area)
- 연합영역(association area) : 여러 영역들을 서로 연결하여 각종 상황을 종합, 언어, 기억, 상상, 감각, 학습, 이성 및 인격 등의 기능을 주관, 감각의 인식과 수의운동의 계획 및 수행의 통제 등 조절
- 일차영역(primary area) : 몸의 말초부위와 관련된 신경로가 직접 투사되는 대뇌겉질
- Brodmann 영역 : 대뇌의 기능적 차이와 세포의 구조적 차이 등을 고려하여 대뇌겉질 47개, 대뇌속질 5개 영역으로 구분; 총 52개

(1) 운동영역

① 1차 운동영역(primary motor area)(4) : 뼈대근육의 수의운동, 피라밋로의 중추

② 앞운동영역(premotor area)(6) : 과거의 운동경험이나 훈련 결과로 형성된 동작을 기본으로하여 일차운동영역의 작용을 설계하는 부위

③ 보조운동영역(supplementary motor area)(6) : 위이마이랑의 안쪽면에 위치, 복잡한 운동의 계획과 운동 조화, 운동의 유형과 순서를 결정

④ 이마눈운동영역(frontal eye field)(8) : 물체의 움직임을 추적할 때 발생하는 안구의 연동운동(conjugate movement)(두눈이 동시에 움직임)을 조절

(2) 감각영역

① 1차 몸감각영역(primary somesthetic area)(3,1,2) : 반대편 피부의 일반감각, 고유감각, 내장감각과 심부감각을 받아들이는 곳

② 몸감각연합영역(somesthetic association area)(5,7) : 1차 몸감각영역에서 느낀 감각의 종류를 종합·분석하여 양감, 질감, 크기 등을 판단

③ 1차 청각영역(primary auditory area)(41,42) : 속귀의 달팽이관에서 일어난 흥분이 투사되는 곳, 음의 고저와 음조 등 판별

④ 청각연합영역(auditory association area)(22) : 음의 소재나 의미 등을 판별

⑤ 1차 시각영역(primary visual area)(17) : 망막에서 일어난 흥분이 사이뇌의 가쪽무릎체를 거쳐 입사되는 부위로 물체의 색과 크기, 모양 및 움직임 등을 인지

⑥ 시각연합영역(visual association area)(18,19) : 안구의 운동, 시각인식의 심리적 해석, 시각인상과 그 외의 정보들을 통합하고 연결

⑦ 미각영역(primary taste area)(43)

⑧ 후각영역(olfactory area)(34) : 관자엽의 안쪽면에 위치

⑨ 안뜰영역(vestibular area)(2) : 평형감각

(3) **고위기능영역**

① 운동성언어영역(motor speech area)(44) : 일명 Broca영역, 언어에 필요한 종합적인 운동을 지배, 운동언어상실증(motor aphasia, 운동성실어증, 언어 이해하지만 발음이 불가능)

② 감각각성언어영역(sensory speech area) : Wernicke 영역, 관자엽 후방(22)에서 두정엽의 일부(39,40), 수용언어상실증(sensory aphasia, 감각성실어증, 언어의 발음은 가능하나 뜻을 이해할 수 없음)

③ 이마앞영역(prefrontal area)(9,10,11,12) : 판단 및 예견과 같은 고위정신기능들에 기초하여 행동과 운동을 조절하는 곳

(4) **손상**

① 일차운동영역 손상 : 분리운동 상실, 마비, 섬세한 운동조절 장애, 강직조음장애(spastic dysarthria)

② 운동앞영역 손상 : 반대쪽 강직바비(spastic paralysis), 행위상실증(apraxia)

③ 보조운동영역 손상 : 행위상실증(apraxia), 고집증(보속증, perseveration)

④ 일차몸감각영역 손상 : 반대편 영역의 촉각자극과 고유감각의 소실

⑤ 몸감각연합영역 손상 : 인식불능증(agnosia)

5. 대뇌속질

1) 신경섬유(Neurofiber)

(1) 연합섬유(association fiber) : 같은 쪽 대뇌반구 내의 겉질을 연락하는 섬유

① 갈고리섬유다발(unicate fasciculus) : 관자엽 전방 ↔ 뇌섬엽(insula) 하면 ↔ 이마엽 하면

② 띠다발(cingulum(cingulate fasciculus)) : 띠이랑 ↔ 뇌들보 ↔ 이마엽 ↔ 갈고리(uncus) ↔ 해마곁이랑

③ 위세로다발(superior longitudinal fasciculus) : 이마엽 ↔ 마루엽 ↔ 뒤통수엽

④ 아래세로다발(inferior lingitudinal fasciculus) : 관자엽 ↔ 뒤통수

⑤ 활꼴섬유(arcuate fiber) : 이랑(gyrus) ↔ 이랑(gyrus)

(2) 맞교차섬유(commissural fiber) : 좌·우 대뇌반구의 겉질을 연락

① 뇌들보(corpus callosum) : 부리, 무릎, 몸통, 팽대로 구분

② 앞맞교차(anterior commissure) : 앞쪽; 양쪽 후각망울(olfactory bulb) 연결, 뒤쪽; 중간관자이랑과 아래관자이랑을 연결

③ 뇌활맞교차

④ 뒤맞교차

(3) 투사섬유(projection fiber) : 대뇌겉질과 아래중추인 뇌줄기 및 척수를 연결하는 오름·내림섬유, 대뇌겉질 쪽 부채꼴모양(corona radiata, 방사관(대뇌부챗살)), 대뇌속질 쪽 단단한 띠(band) 형성 → 속섬유막(internal capsule)

2) 바닥핵(Basal nucleus)

- 근육의 운동과 긴장성을 억제 조절하는 고리모양의 회로를 통해서 대뇌겉질로 들어온 정보를 분석하고, 구성된 수의운동계획을 통합 조정 및 재구성한 후 대뇌겉질로 되먹임하여 대뇌겉질의 운동을 조절

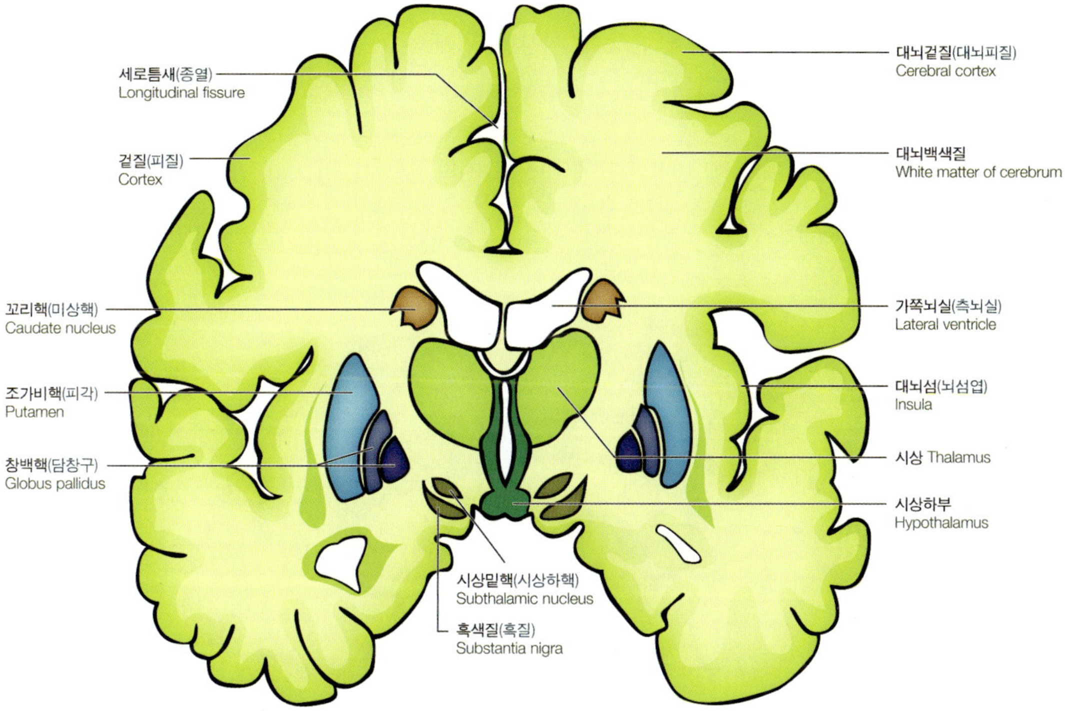

A. 대뇌단면에서 바닥핵의 위치

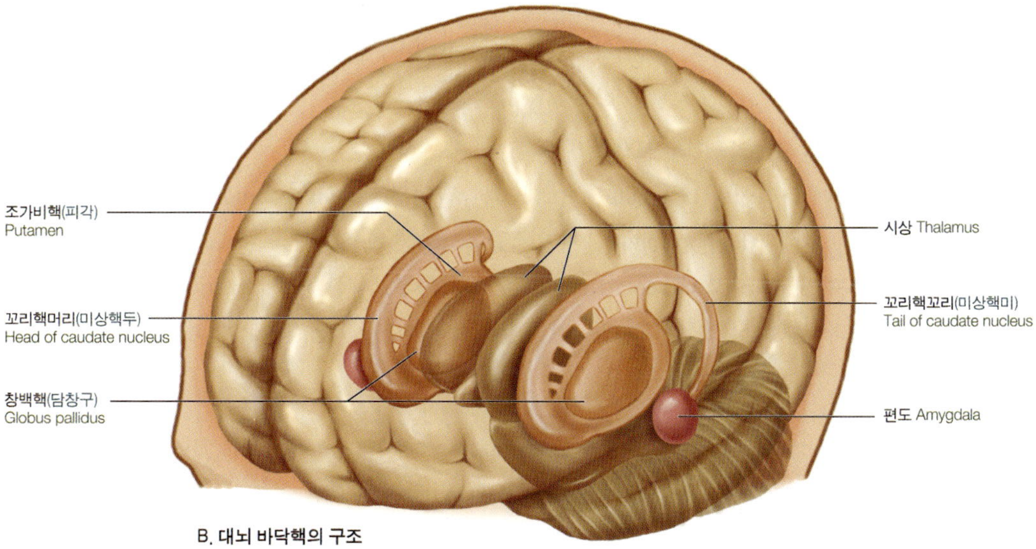

B. 대뇌 바닥핵의 구조

(1) 꼬리핵(caudate nucleus), 렌즈핵(lentiform nucleus(조가비핵(putamen)+창백핵(globus pallidus))), 담장(claustrum), 편도체(amygdaloid body)

(2) 줄무늬체(curpus striatum) : 꼬리핵+조가비핵+창백핵

① 새줄무늬체(neostiatum) : 꼬리핵+조가비핵

② 옛줄무늬체(paleostriatum) : 창백핵

(3) 병변 : 근육의 긴장도 및 신체 운동에 이상을 초래

① 중간뇌의 흑색질과 연결된 바닥핵의 변성 : 근육 경직, 안정시 떨림, 운동 마비 → 파킨슨병 유발

② 조가비핵과 꼬리핵 등에 변성 : 근육 긴장도 저하, 무도병(chorea), 곰지락운동(athetosis) 등 발현

3) 둘레계통(limbic system)

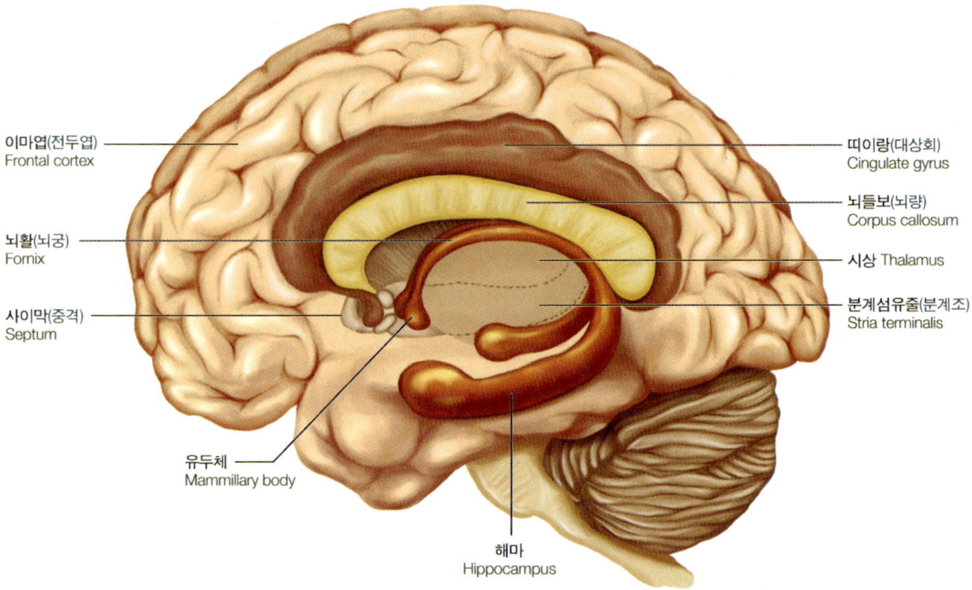

(1) 바깥쪽과 안쪽에 2개의 고리 모양

① 바깥쪽 고리 : 띠이랑(cingulate gyrus), 해마곁이랑(parahippocampal gyrus)의 큰 고리

② 안쪽 고리 : 해마(hippocampus), 치아이랑(dentate gyrus)의 작은 고리

(2) 그 외 편도복합체, 사이막핵(septal nucleus), 시상하부, 사상 앞핵(anterior nucleus) 등

(3) 본능적 행동과 정서반응을 주재하는 기구, 행동의 의욕, 학습 및 기억과정에 관여

4) 파페즈 회로(papez circuit)

(1) 해마체(hippocampal formation) → 뇌활(fornix) → 유두체(mammillary bodies) → 유두시상다발(mammillothalamic tract) → 시상앞핵(anterior thalamic nucleus) → 띠다발(cingulum) → 속후각겉질(entorhinal cortex) → 해마체(hippocampal formation)

(2) 감정처리 및 기억과 관련

6. 사이뇌(Diencephalon)

- 대뇌반구와 중뇌 사이 제3뇌실을 둘러싸고 있는 부분
- 여러 감각의 중계와 이들 감각에 대한 무의식적 반사, 체온과 혈당의 조절중추 등과 같은 자율신경계통의 통합중추 등이 존재
- 시상, 시상하부, 시상상부, 시상밑부

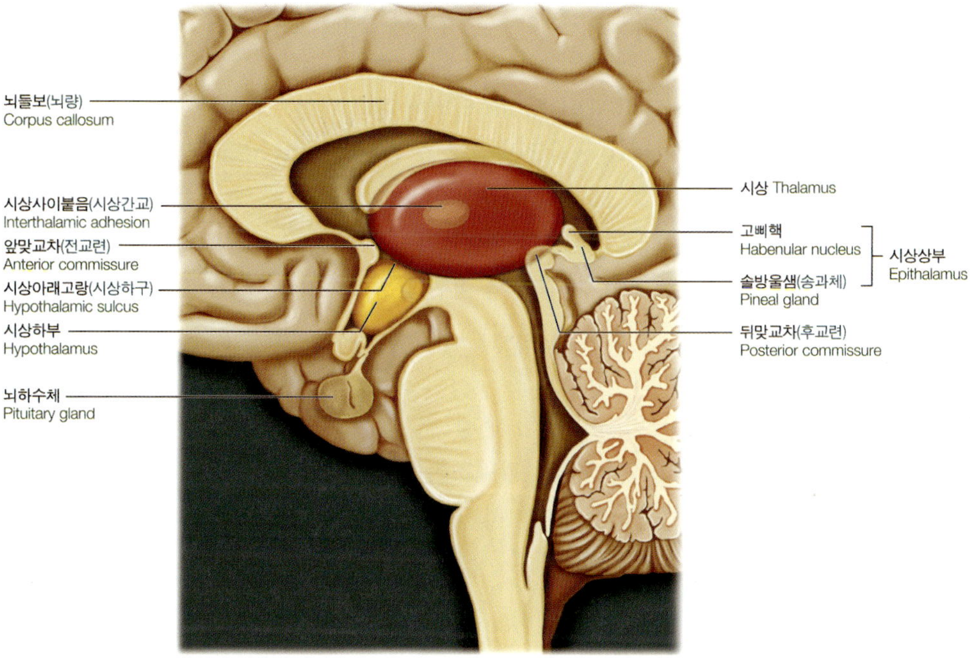

1) 시상(thalamus)

(1) 제3뇌실의 양측 벽에 있는 큰 타원형의 회색질

(2) 후각 이외의 모든 감각을 종합하여 대뇌겉질로 전도하는 중계소

(3) 속섬유판(internal medullary lamina) : 구분의 기준, Y자 모양

핵무리 : 앞핵, 안쪽핵, 배쪽핵, 등쪽핵

(4) 시상후부(Metathalamus)

① 안쪽무릎체(medial geniculate body) : 중뇌 아래둔덕을 통해서 들어오는 청각을 대뇌 관자엽의 청각영역(41,42)으로 투사하는 중계소

② 가쪽무릎체(lateral geniculate body) : 시각로를 통하여 전도된 시각을 뒤통수엽의 시각영역(17)으로 투사하는 중계소

2) 시상하부(Hypothalamus)

(1) 주요기능 : 자율신경계의 조절중추, 정서반응, 행동 조절, 체온 조절, 수분의 균형과 갈증 조절, 수면과 각성 주기의 조절, 내분비계의 기능 조절 등
(2) 제3뇌실의 바닥을 이루는 회백질
(3) 유두체(mammillary body) : 뒤쪽으로 중간뇌와 경계
(4) 깔대기(infundibulum) : 회색융기와 시각교차 사이 깔때기 모양의 오목한 곳
(5) 뇌하수체(hypophysis)
(6) 시각앞핵(preoptic nucleus) : 자율신경기능 조절
(7) 시각위핵(supraoptic nucleus) : ADH 생산(→ 뇌하수체 뒤엽으로 이동하여 분비)
(8) 뇌실곁핵(paraventricular nucleus) : 자궁근 수축을 촉진하는 oxytocin 생산(→ 뇌하수체 뒤엽으로 이동하여 분비)
(9) 배쪽안쪽핵(ventromedial nucleus) : 포만중추
(10) 등쪽안쪽핵(dorsomedial nucleus) : 자극 시 야만적 행동 표출
(11) 가쪽핵(lateral nucleus) : 섭식(음식을 섭취함) 중추－파괴시 식욕부진, 기아유발
(12) 교차위핵(suprachiasmatic nucleus) : 낮밤 주기의 조절
(13) 활꼴핵(arcuate nucleus) : 뇌하수체 앞엽 조절
(14) 유두핵(nucleus of mammillary body) : 파페츠회로 구성
(15) 앞핵(anterior nucleus) : 체온조절－파괴 시 고열 발생
(16) 뒤핵(posterior nucleus) : 체온조절－파괴 시 저체온 발생

3) 시상상부(Epithalamus)

- 시상의 등쪽 고삐핵(habenular nucleus), 고삐교련(habenular commissure), 시상섬유줄(stria medullaris thalamus), 솔방울샘(pineal gland, 생체 리듬에 관여하는 melatonin을 분비)으로 구성

4) 시상밑부(Subthalamus)

(1) 시상과 중간뇌 뒤판 사이의 부위
(2) 기능 : 바깥피라밋로 계통의 일부(뼈대근육의 불수의 운동에 관여)
(3) 구분 : 시상밑핵, 불확정구역(zona incerta), H구역

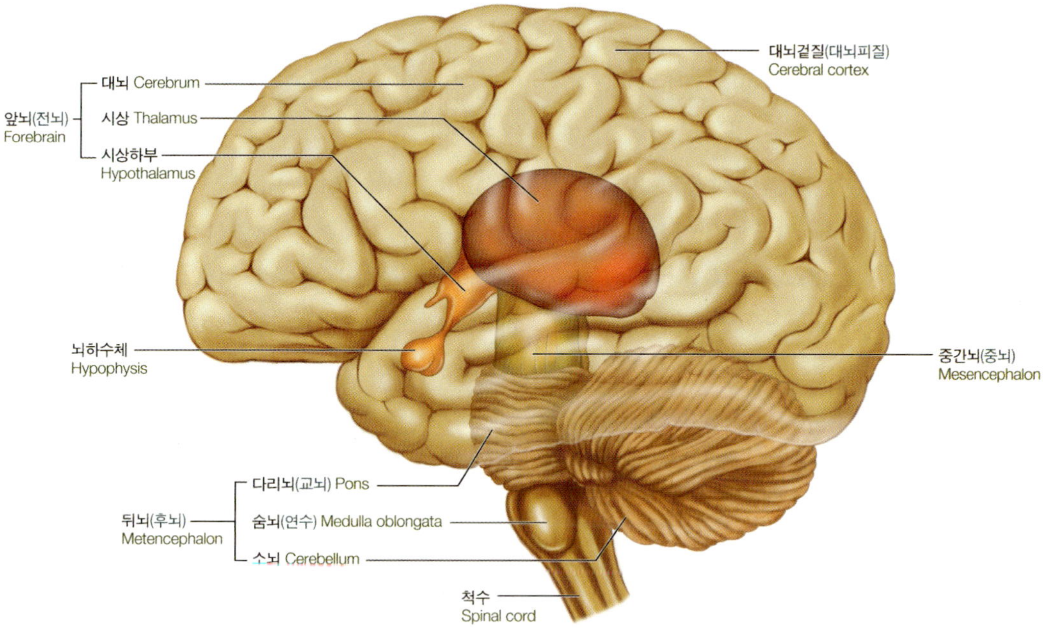

7. 중간뇌(Midbrain)

1) 전도로의 통로와 중계소, 시각 및 청각의 반사중추, 안구운동과 동공수축의 조절중추
2) 내부의 중간뇌수도관(cerebral aqueduct) : 제3뇌실과 제4뇌실을 연결
3) 대뇌다리(cerbral peduncle)
4) 뒤판(tegmentum)
   (1) 적색핵(red nucleus) : 소뇌와 협조하여 직립보행 등의 운동조절
   (2) 흑질(substantia nigra) : 바닥핵과 연결되어 근육의 긴장 조절
   (3) 에딩거베스트팔핵(Edinger-Westphal nucleus) : 동공 크기조절 반사, 수정체 두께조절하여 가까운 물체에 초점을 맞추는 반사
   (4) 눈돌림신경Ⅲ
   (5) 도르래신경Ⅳ
5) 덮개(tectum) : 위둔덕(superior colliculus, 시각 자극에 따른 눈과 목의 위치를 반사적으로 조정, 한쪽 눈에 빛을 비추면 다른 쪽 동공도 같이 수축, 시각 원근조절 동안 일어나는 모양체근의 수축), 아래둔덕(ingerior colliculus, 청각전도로의 중계핵)

8. 다리뇌(Pons)

1) 중간뇌와 숨뇌 사이
2) 삼차신경(Ⅴ), 갓돌림신경(Ⅵ), 얼굴신경(Ⅶ), 속귀신경(Ⅷ)의 관련 핵
3) 중간소뇌다리(cerebebllar peduncle)
4) 호흡조정중추(pneumotaxic center)

9. 숨뇌(Medulla oblongata)

• 그믈체 발달, 생명유지에 필수적인 심장·호흡 및 소화 등에 관한 중요한 반사중추

1) 숨뇌의 외형

(1) 혀인두신경(Ⅸ), 미주신경(Ⅹ), 더부(부)신경(Ⅺ), 혀밑(설하)신경(Ⅻ)

(2) 피라밋(pyramid) : 피라미드모양, 피라밋로(뼈대근육을 지배하는 내림신경섬유)

(3) 피라밋교차(decussation of pyramid) : 아래 끝에서 좌·우의 섬유가 서로 교차

(4) 널판다발(fasciculus gracilis), 쐐기다발(fasciculus cuneatus) → 널판핵과 쐐기핵(척수에서 올라오는 신경섬유들이 정지 : 숨뇌) → 섬유띠교차(decussation of lemniscus) → 안쪽섬유띠(medial lemniscus, 사이뇌로 가는 섬유)

(5) 아래소뇌다리(inferior cerebellar peduncle)

2) 숨뇌의 횡단면

• 아래올리브핵, 혀밑신경핵, 미주신경등쪽운동핵, 안뜰핵(vestibular neucleus), 의문핵(nucleus ambiguus), 고립로핵(solitary nucleus) 등

10. 그물체(Reticular formation)

1) 짧은 신경섬유와 신경세포가 서로 뒤엉켜 그물 모양을 이룬 조직으로 숨뇌의 피라밋교차에서부터 중간뇌 및 사이뇌의 시상 일부까지 걸쳐 퍼짐

2) 뼈대근육의 긴장 및 평형유지, 수면-각성주기, 의식 등 대뇌겉질의 기능 조절, 통증 인지, 생명에 필요한 호흡과 심장박동 및 혈압 조절중추 등이 관련

3) 오름그믈활성계(ascending reticular activating system, ARAS) : 그믈체가 오름신경을 통해 대뇌겉질을 활성화

11. 소뇌(Cerebellum)

• 섬세한 운동 조정, 근육의 긴장도 유지, 몸의 자세와 균형 유지

• 대뇌의 자문 기관 : 근육의 긴장 등에 관여하여 신체 운동의 권고와 조정에 관여

1) 소뇌엽

• 타래결절엽(flocculonodular lobe)-뒤가쪽틈새-소뇌몸통[앞엽-첫째틈새(제1열)-뒤엽]

(1) 계통발생학적 분류 : 원시소뇌(archicerebellum)-옛소뇌(paleocerebellum, 앞엽(벌레 끝 부분))-새소뇌(neocerebellum, 뒤엽)

(2) 기능적 분류

① 안뜰소뇌 : 원시소뇌, 평형유지에 관한 정보 수용

② 척수소뇌 : 옛소뇌, 몸의 고유감각 정보가 들어오는 곳(근육의 긴장도 조절)

③ 다리소뇌 : 새소뇌, 대뇌의 정보가 다리뇌를 거쳐 유입되는 곳(미세운동의 협동)

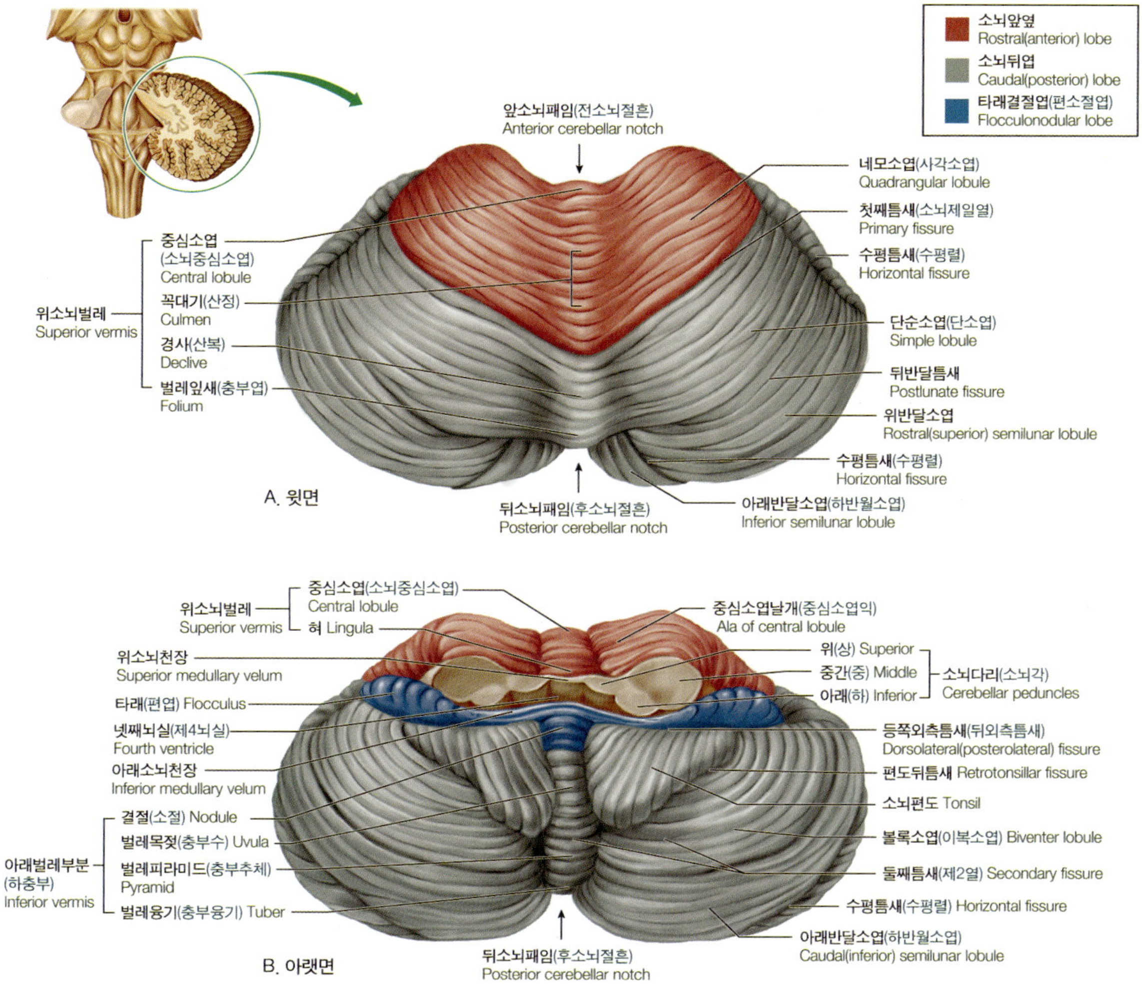

2) 소뇌겉질

(1) 분자층(별세포와 바구니세포) – 조롱(Purkinje)세포층 – 과립층(과립세포와 Golgi세포)

(2) 구심성섬유 : 오름섬유, 이끼섬유

(3) 원심성섬유 : 조롱박(Purkinje)세포

(4) 연결 중간신경세포 : 바구니세포, 성상세포, 골지세포

3) 소뇌핵

(1) 치아핵(dental nucleus) : 대뇌 의지운동 억제와 섬세한 손 운동

(2) 마개핵(emboliform nucleus) : 서있는 자세에서 중력을 지탱

(3) 둥근핵(globuse nucleus) : 뼈대근육의 고유감각

(4) 꼭지핵(fastigial nucleus) : 공간에서 평형감각 조절

4) 소뇌다리(각)

(1) 위소뇌다리 : 소뇌핵에서 시작된 섬유를 중간뇌 적색핵이나 사이뇌의 시상으로 연결
(2) 중간소뇌다리 : 대뇌겉질에서 발생한 흥분을 다리뇌핵을 통해 전도
(3) 아래소뇌다리 : 말초부터 오는 고유감각을 척수와 숨뇌를 거쳐 전도

12. 뇌파

1) 알파파

(1) 뒤통수엽에서 쉽게 감지
(2) 주파수 3～13Hz
(3) 명상, 쉬고 있을 때

2) 베타파

(1) 대뇌겉질의 모든 부위
(2) 주파수 14～30Hz
(3) 깨어있는 상태, 긴장상태

3) 쎄타파

(1) 주로 어린아이에서
(2) 마루엽과 관자엽
(3) 4～7Hz
(4) 어른의 수면 초기

4) 델타파

(1) 숙면 중
(2) 수면 이외의 상태에서 나타타는 경우 : 병적상태 의미(종양, 중독, 정신박약, 간질)
(3) 0.5～3Hz

13. 수면

1) 서파수면(slow wave sleep)

(1) 비급속안구운동수면(non-rapid eye movement sleep, non REM sleep)
(2) 뇌파와 심박동 느려짐
(3) 동공축소, 혈압 내려감
(4) 4단계로 진행
(5) 2단계에서 수면방추(sleep spindle, 작고 빠른 파)가 발생

2) 급속안구운동수면(rapid eye movement sleep, REM sleep)

(1) 대뇌 겉질의 활동이 활발
(2) 깊은 수면 상태
(3) 큰 자극에 각성
(4) 꿈수면(dreaming sleep)
(5) 심박동수와 호흡수 증가
(6) 90분마다 반복, 20분 지속

14. 반사

1) 반사활(reflex arch)

• 수용체(receptor) → 들(감각)신경(sensory neuron) → 반사중추(reflexs center) → 날(운동)신경 (motor neuron) → 효과기(effector)

2) 척수반사(spinal reflex)

(1) 뻗침반사(stretch reflex) : 무릎반사, 아킬레스힘줄반사
(2) 절칼반사
(3) 도피반사 : 굽힘반사
(4) 교차폄반사 : 예 계단오르기
(5) 고환올림근반사

3) 뇌반사(brain reflex)

(1) 각막반사
(2) 깨물근반사
(3) 구토반사
(4) 삼킴반사
(5) 흡인저작반사
(6) 자세 및 평형반사
(7) 조건반사

15. 척수(Spinal cord)

1) 발생

(1) 바닥판(basal plate) → 앞뿔(anterior horn), 가쪽뿔(lateral horn)
(2) 날개판(ala plate) → 뒤뿔(posterior horn)
(3) 신경능선(neural crest) → 척수신경절(spinal ganglion)

2) 척수분절

(1) 31쌍의 척수신경 분지

(2) 말총(cauda equina)

(3) 목분절 : 6 목뼈

(4) 가슴분절 : 7 목뼈～9 등뼈(흉추)

(5) 허리분절 : 10～12 등뼈(흉추)

(6) 엉치분절 : 1～2 허리뼈(요추)

(7) 목팽대 : C_5～T_1

(8) 허리팽대 : L_1～S_2

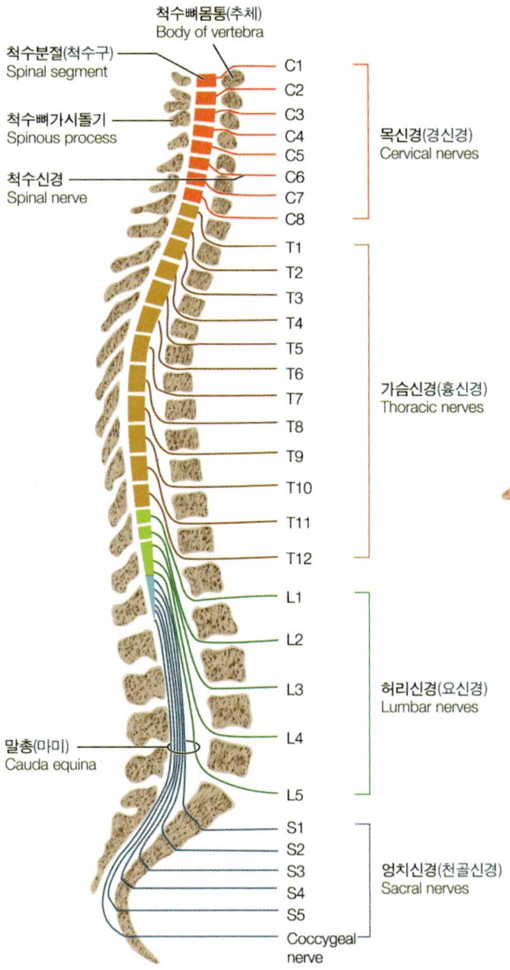

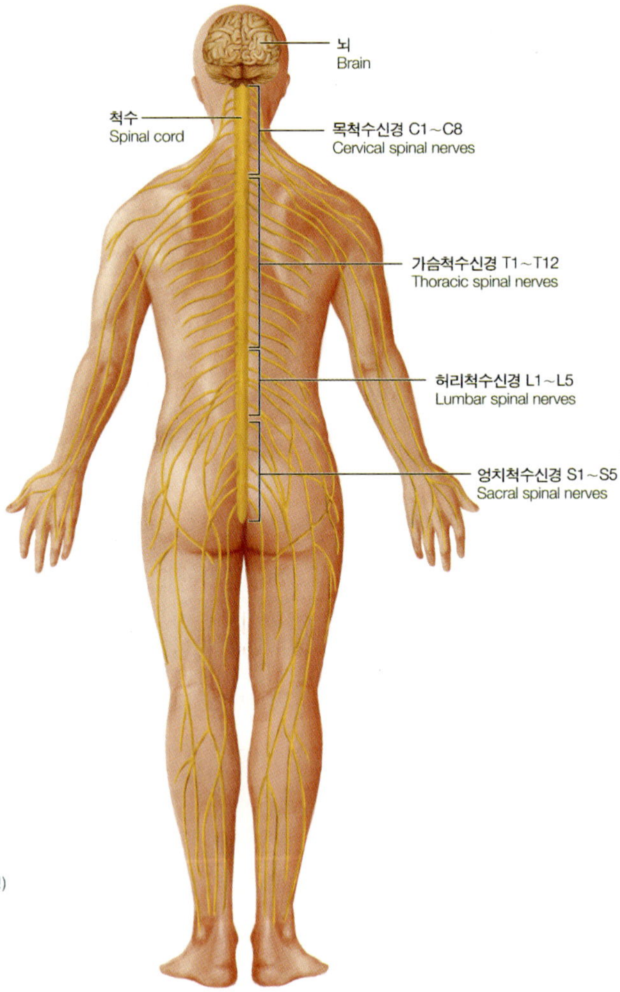

해부생리학

3) 횡단면

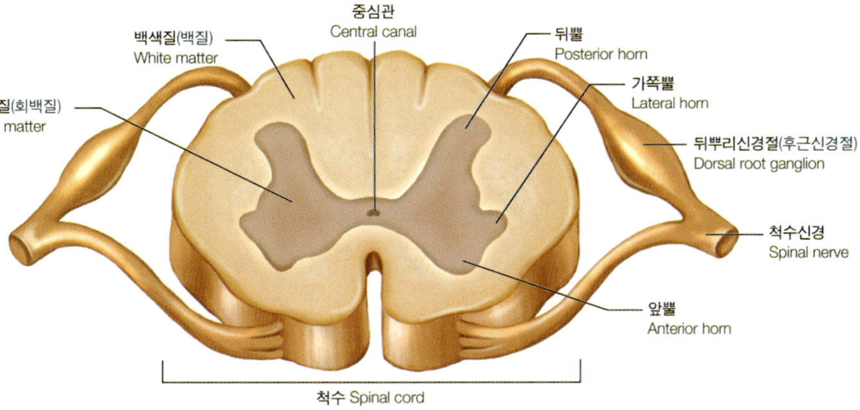

(1) 앞정중틈새(anterior median fissure)

(2) 뒤정중고랑(posterior median sulcus)

(3) 앞가쪽고랑 → 앞뿌리; 운동섬유, 뒤가쪽고랑 → 뒤뿌리; 감각섬유

(4) 뒤중간고랑(posterior intermediate sulcus) : T_6 이상

(5) 중심관(central canal)

(6) 회색질 : 앞뿔(anterior horn, 운동세포), 뒤뿔(posterior horn, 감각세포), 회색질맞교차(gray commissure), 가쪽뿔(lateral horn(가슴분절과 허리분절(T_1～L_3); 자율신경 기시부))

(7) 백색질 : 앞섬유단(anterior funiculus), 가쪽섬유단(lateral funiculus), 뒤섬유단(posterior funiculus), 백색질맞교차섬유(white commissure fiber, 척수 좌·우를 교차하여 연결), 오름(감각)성 전도로, 내림(운동)성 전도로

✽ Bell-Magendie law(벨마젠디법칙) : 척수의 앞뿌리는 (날신경신경섬유인) 운동성이고 뒤뿌리는 (들신경섬유인) 감각성이다.

16. 뇌실(Ventricle of the brain)

- 중추신경계를 보호하고 뇌척수액의 생성과 순환을 담당하는 뇌조직의 속공간
- 가쪽뇌실(lateral ventricles)(2개), 제3뇌실(third ventricle), 제4뇌실(fourth ventricle)
- 맥락얼기(choroid plexus) : 뇌척수액을 형성하는 혈관성 구조

1) 가쪽뇌실

(1) 좁은 뇌실사이구멍(interventricular foramen(Monro's foramen))을 통하여 제3뇌실에 개구

(2) 앞뿔 : 이마엽 속의 부분

(3) 중심부 : 마루엽 속

(4) 뒤뿔 : 뒤통수엽 속

(5) 아래뿔 : 측두엽 속

(6) 투명사이막(septum pellucidum) : 좌·우 분리
(7) 속면 : 뇌실막세포, 맥락얼기 형성

2) 제3뇌실

(1) 뇌실사이구멍으로 가쪽뇌실과 교통
(2) 중간뇌수도관으로 제4뇌실과 연결
(3) 윗벽(뇌실막세포, 맥락얼기), 아래벽(시상하부), 좌·우 양벽(시상의 안쪽면)
(4) 중간뇌수도관(cerebral aqueduct(Sylvius' duct)) : 중간뇌 속 제3뇌실과 제4뇌실을 연결

3) 제4뇌실

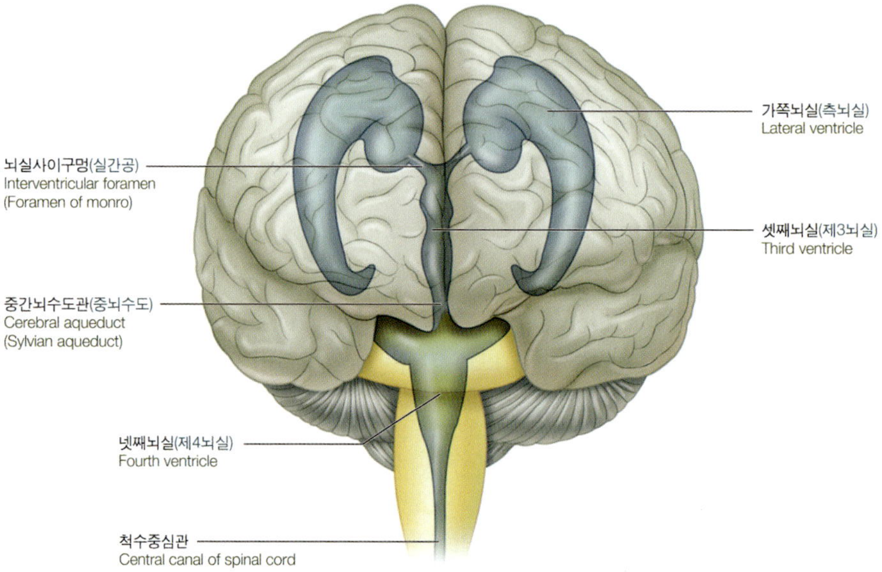

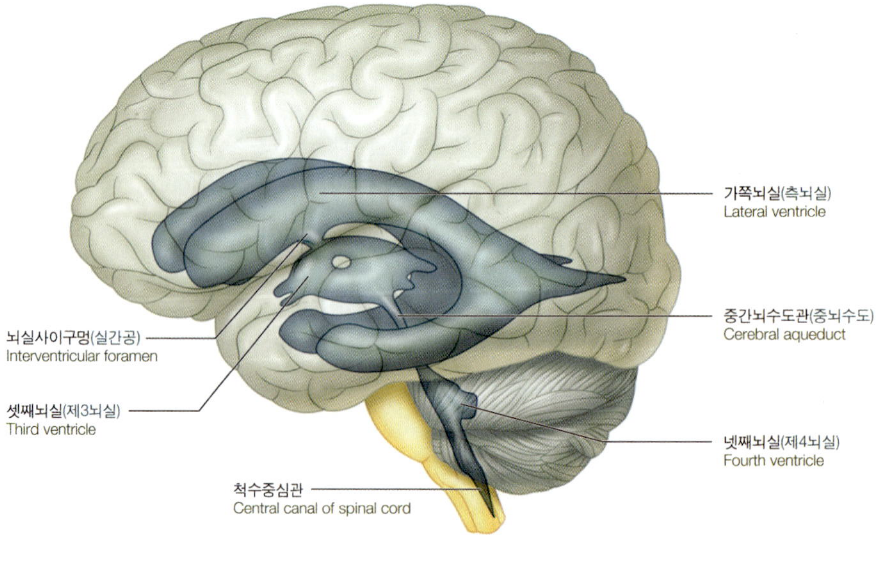

(1) 중간뇌수도관 → 4뇌실 → 척수 중심관

(2) 정중구멍(median aperture, 마젠디구멍(foramen of Margendie)), 좌·우 가쪽구멍(lateral aperture, 루쉬카구멍(formen of Luschka)) : 거미막밑공간과 교통; 뇌척수액의 순환경로

4) 뇌척수액

(1) 혈액－뇌척수액 장벽을 통하여 혈장성분의 일부가 확산 및 능동적 운반으로 이동된 물질

(2) 가쪽뇌실, 제3 및 4뇌실의 맥락얼기에서 1일 약 500ml 정도 분비, 뇌실 내 유지 양은 140ml

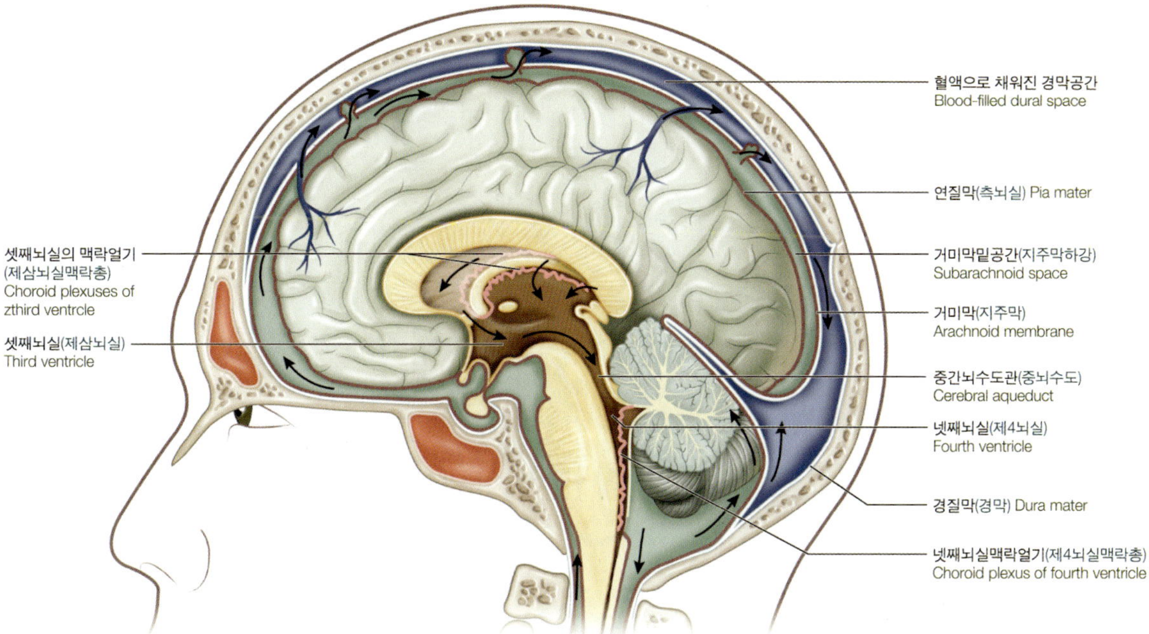

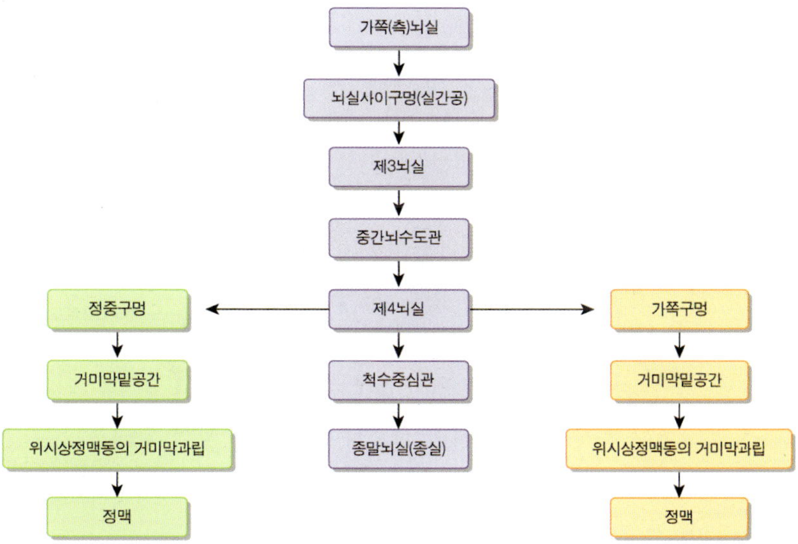

17. 뇌척수막(Meninges)

1) 경질막(Dura mater)

(1) 뇌 경질막

(2) 내·외층의 2층 구조 : 경질막정맥동굴(sinus of dura mater, 사이의 일정한 간격)

(3) 3종의 주름

① 대뇌낫(falx cerebri) : 좌측과 우측의 대뇌반구 사이의 대뇌세로틈새로 들어가 대뇌반구를 좌·우로 구분하는 낫모양의 주름

② 소뇌천막(tentorium cerebelli) : 대뇌 뒤통수엽과 소뇌 사이의 주름

③ 소뇌낫(falx cerebelli) : 대뇌낫 밑에서 소뇌의 좌·우반구를 경계하는 주름

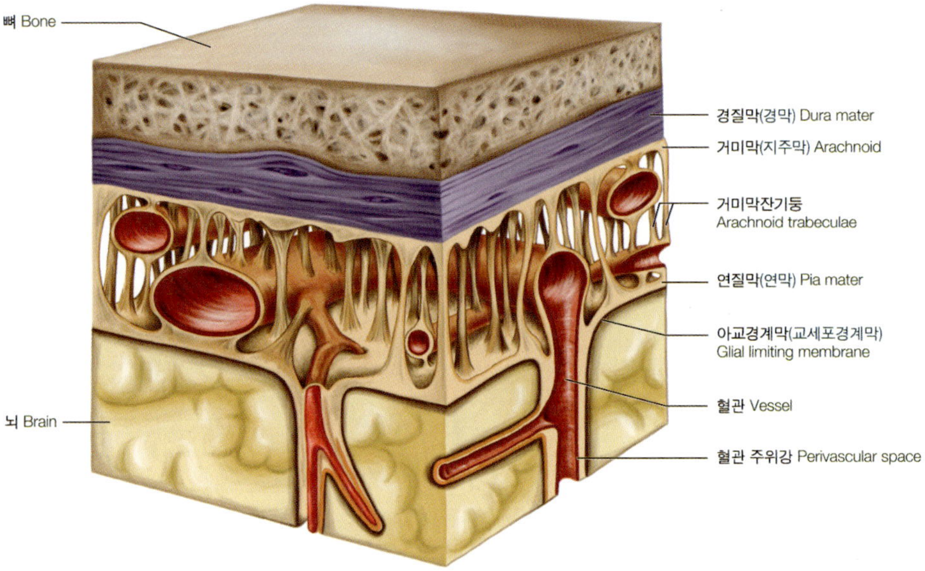

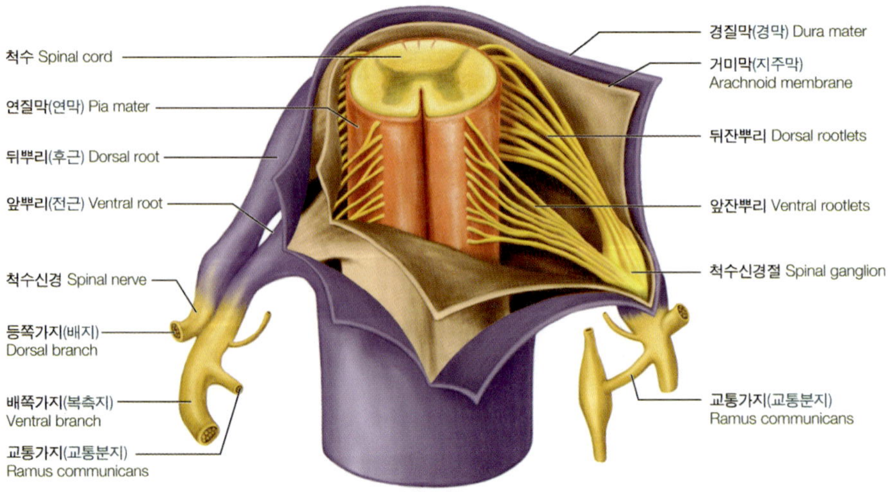

(4) 척수 경질막

① 단층의 막

② 경질막바깥공간(epidural space) : 척수의 뼈막과 경질막 사이의 성긴결합조직과 정맥얼기가 있는 좁은 공간

2) 거미막(Arachnoid membrane)

(1) 뇌 거미막

① 경질막 바로 내측의 얇은 막

② 신경분포 미약, 고유혈관 없음

③ 경질막밑공간(subdural space) : 경질막과의 사이 공간

④ 거미막밑공간(subarachnoid space) : 연질막과의 사이 공간, 뇌척수액 수용, 일정부위에서 넓어져 거미막밑수조(subarachnoid cistern) 형성

(2) 척수 거미막

① 거미막밑공간(subarachnoid space)

② 척수천자 부위(L_3~L_4, 거미막밑공간)

3) 연질막(Pia mater)

(1) 뇌 연질막

① 뇌 실질 표면에 밀착

② 주름 : 제3뇌실, 제4뇌실의 천장 및 가쪽뇌실의 벽으로 들어가 맥락조직을 이루고 맥락얼기(choroid plexus)를 형성 → 뇌척수액 분비

(2) 척수 연질막

① 척수 실질 표면에 부착

② 20여 쌍의 치상인대(denticulate lig.) : 경질막에 부착하여 척수 고정

18. 중추신경계의 혈관

1) 뇌 : 속목동맥, 척추동맥 분지 → 대뇌동맥고리 형성

(1) 속목동맥 → 앞대뇌동맥, 앞교통동맥, 뒤교통동맥, 중간대뇌동맥 분지

(2) 척추동맥 → 뇌바닥동맥 → 뒤대뇌동맥

(3) 뇌의 정맥 : 경질막정맥굴 형성 → 속목정맥

2) 척수 : 척추동맥에서 분지 → 앞·뒤척수동맥, 앞·뒤뿌리동맥

3) 정맥 : 앞·뒤 척수정맥 → 안척주정맥얼기 → 척추사이정맥 → 바깥척주정맥얼기

19. 신경로(Pathway)

- 중추신경계의 여러 기능 중추 사이를 연락하거나 중추신경계와 각 말초기관을 연락하는 모든 신경섬유다발

- 투사섬유(projection fiber) : 대뇌겉질과 아래의 뇌·척수 및 전신의 말초기관을 연결하는 섬유
  - 오름신경로(감각성 신경로)
  - 내림신경로(운동성 신경로)
- 일차신경세포 – 이차신경세포 – 삼차신경세포

1) 오름신경로(Ascending pathway)

- 신체의 감각수용기
  - 바깥수용기(exteroceptor) : 일반감각과 특수감각 수용
  - 고유감각수용기(proprioceptor) : 근육, 건, 관절, 골막 등의 자극 수용
  - 내부수용기(interoceptor, 내장감각수용기) : 내장의 자극 감지
    자극 → 척수 뒤뿌리 → 뒤뿔의 신경세포 → 2차 신경세포
- 전도방식 2가지 : 척수반사활(spinal reflex arch)로 즉각 대응, 척수 백색질을 통하여 상위 뇌로 전도
  - 척수반사활 : 자극에 대항하는 가장 빠른 전도로, 수용기 → 감각신경세포 : 일차신경세포 → 척수 뒤뿌리 → 뒤뿔의 연합 or 사이신경세포 : 이차신경세포 → 척수 앞뿔 운동신경세포 : 삼차신경세포 → 앞뿌리 → 효과기인 뼈대근육의 운동 지배

(1) 뒤기둥 – 안쪽섬유띠로(Posterior column-medial lemniscal tract) : 의식적 고유감각

- 분별성촉각(부위와 강약 및 형태, 크기, 질감을 명확히 구분), 진동감각 및 고유감각

① **널판다발**(fasciculus gracilis)
- 몸의 아랫부분에서 오는 섬세한 촉각과 압각, 진동감각 및 고유감각을 대뇌겉질에 전달
- 같은 쪽 널판다발 상행 → 숨뇌의 널판핵에 있는 이차신경세포와 연접 → 반대쪽으로 건너가 안쪽섬유띠(medial lemniscus) 형성 → 시상에서 삼차신경세포(뒤가쪽배쪽핵 VPL)와 연접 → 속섬유막(internal capsule) → 대뇌겉질 몸감각영역(중심뒤이랑 : 3, 1, 2)

② **쐐기다발**(fasciculus cuneate)
- 몸의 윗부분에서 오는 섬세한 촉각과 압각, 진동감각 및 고유감각을 대뇌겉질에 전달
- 쐐기다발 → 숨뇌의 쐐기핵에 있는 이차신경세포와 연접 → 반대쪽으로 건너가 안쪽섬유띠(medial lemniscus) 형성 → 시상에서 삼차신경세포(뒤가쪽배쪽핵 VPL)와 연접 → 속섬유막(internal capsule) → 대뇌겉질 몸감각영역(중심뒤이랑 : 3, 1, 2)

(2) 척수시상로(Spinothalamic tract)

- 통각, 온도감각, 비분별성 촉각(명확히 구분하지 못하지만 느낄 수 있음)

① 앞척수시상로(anterior spinothalamic tract) : 비분별성 촉각
- 척수 뒤뿔의 이차신경세포 → 반대쪽 앞쪽섬유단으로 상행 → 시상의 삼차신경세포 → 대뇌겉질 : 중심뒤이랑 : 3, 1, 2

② 가쪽척수시상로(lateral spinothalamic tract) : 통각과 온도감각을 전도
- 척수 뒤뿔의 이차신경세포 → 반대쪽 가쪽섬유단으로 상행 → 시상의 삼차신경세포 → 대뇌겉질 : 중심뒤이랑 : 3, 1, 2

(3) **척수소뇌로**(Spinocerebellar tract) : **무의식적 고유감각**

① 뒤척수소뇌로(posterior spinocerebellar tract) : 몸통과 다리의 근육 및 관절들의 정보를 소뇌에 보내어 팔다리의 운동과 자세유지 조절 고유감각을 전도하는 비교차성신경로

- 척수 뒤뿔의 이차신경세포 → 같은 쪽 가쪽섬유단으로 상행 → 아래소뇌다리 → 같은 쪽 소뇌겉질에 정지

② 앞척수소뇌로(anterior spinocerebellar tract) : 주로 다리의 근육·관절의 고유감각을 전도하는 교차성신경로

- 척수 뒤뿔의 이차신경세포 → 반대쪽 가쪽섬유단으로 교차 상행 → 숨뇌 및 다리뇌 → 위 소뇌다리 → 소뇌겉질 : 소뇌에서 다시 교차

③ 쐐기소뇌로(cuneocerebellar tract) : 목과 팔의 신경근육방추, 골지힘줄기관, 관절수용기들의 감각정보를 전달

- 숨뇌의 덧쐐기핵(accessory cuneate nucleus) → 아래소뇌다리 → 같은 쪽 소뇌겉질

2) 내림신경로

- 피라밋로(pyramidal tract, 뼈대근육의 수의 운동을 지배), 피라밋외로(extrapyramidal tract, 뼈대근육의 반사적 또는 무의식적 운동과 긴장에 관여)

(1) 피라밋로

- 대뇌겉질의 운동영역 → 중간뇌의 대뇌다리 → 다리뇌 → 숨뇌의 피라밋 → …

① 겉질핵섬유(corticonuclear fiber) : 중간뇌<눈돌림신경핵, 도르래신경>, 다리뇌<삼차신경핵, 갓돌림신경핵, 얼굴신경핵, 속귀신경핵>, 숨뇌<혀인두신경핵, 미주신경핵, 더부신경핵, 혀밑신경핵>의 핵에 짧은 섬유를 내보내어 머리·목의 수의근 운동을 지배

② 겉질척수로(corticospinal tract) : 숨뇌에서 피라밋교차 → 척수앞뿔; 머리·목 이외의 모든 뼈대근육의 운동을 지배

- 가쪽겉질척수로(lateral corticospinal tract) : 교차하여 척수 가쪽섬유단을 하행
- 앞겉질척수로(anterior corticospinal tract) : 교차 없이 앞쪽섬유단을 하행, 해당 척수 교차

(2) 피라밋외로(extrapyramidal tract)

- 뼈대근육의 운동이나 긴장, 근육들의 협동운동 등을 반사적 혹은 불수의적으로 지배하는 신경로의 총칭

① 적색척수로(rubrospinal tract) : 중간뇌의 적색핵 → 척수앞뿔; 소뇌와 협력하여 굽힘근의 작용 촉진, 항중력근의 작용 억재, 긴장성 유지, 직립보행 원활

② 안뜰척수로(vestibulospinal tract) : 넷째뇌실 바닥의 가쪽안뜰핵에서 시작; 소뇌와 속귀의 조정을 받아 굽힘근은 억제하고 폄근은 촉진, 공간에서의 평형과 균형을 조절하여 자세 유지

③ 그물척수로(reticulospinal tract) : 뇌줄기의 그물체에서 시작; 신체의 평형, 사지운동의 조절에 관여

④ 덮개척수로(tectospinal tract) : 중간뇌 위둔덕에서 시작; 시각에 따른 반사적 자세운동에 관여

⑤ 올리브척수로(olivospinal tract) : 숨뇌의 아래올리브핵(inferior olivary nucleus)에서 시작; 말초 뼈대근육의 운동 활성을 조절

6.5 말초신경계통

1. 뇌신경(Cranial nerve)

- 뇌에서 직접 출입하는 12쌍의 신경
- 주 작용에 따른 분류
  - 감각신경 : 제 Ⅰ, Ⅱ, Ⅷ 뇌신경
  - 운동신경 : Ⅲ, Ⅳ, Ⅵ, Ⅺ, Ⅻ 뇌신경
  - 혼합신경 : Ⅴ, Ⅶ, Ⅸ, Ⅹ 뇌신경
- 제 Ⅲ, Ⅶ, Ⅸ, Ⅹ 뇌신경은 부교감신경섬유인 자율신경 날신경섬유를 포함

1) 후각신경(Olfactory nerve)

- 냄새 전달, 후각세포에서 시작 → 벌집뼈의 체판 → 후각망울(olfactory bulb) → 후각로(olfactory tract) → 대뇌 관자엽의 후각중추에 정지; 편도주위영역(periamygdaloid area), 조롱박영역(pyriform area(lateral olfactory gyrus＋parahippocampal gyrus))

2) 시각신경(Optic nerve)

- 시각 전달, 망막의 시세포 → 시각신경구멍 → 머리뼈안 → 시각교차(optic chiasma), 비교차 → 시각로(optic trac) 형성 → 중간뇌 위둔덕(superior colliculus(눈 반사 조절)), 대부분 시상의 가쪽무릎체(lateral genicular body) → 제 17영역

3) 눈돌림신경(Oculomotor nerve) : 안구의 운동과 동공 조절

(1) 중간뇌 주요운동핵(눈돌림신경핵); 운동신경섬유, 에딩거베스트팔핵(덧눈돌림신경핵); 부교감성신경섬유 → 위눈확틈새 → 눈확

① 운동신경섬유 : 위곧은근, 아래곧은근, 안쪽곧은근 및 아래빗근, 눈꺼풀올림근에 분포

② 부교감신경 : 동공조임근과 섬모체근에 분포

4) 도르래신경(Trochlear nerve) : 안구 가쪽아래 돌림

- 중간뇌 → 위숨뇌천장(superior medullary velum)에서 교차 → 위눈확틈새 → 위빗근에 분포

5) 삼차신경(Trigeminal nerve)

(1) 다리뇌의 앞면에서 뇌 밖으로 시작 → 삼차신경절 → 눈신경, 위턱신경, 아래턱신경

① 눈신경(ophthalmic n.) : 안구, 결막, 앞이마 및 코점막 분포 감각신경

② 위턱신경(maxillary n.) : 아래눈꺼풀과 윗니, 뺨, 입천장, 윗입술 및 위턱뼈동굴, 감각신경

③ 아래턱신경(mandibular n.) : 운동과 감각섬유가 혼합, 운동섬유－씹기근육), 턱목뿔근, 두힘살근, 고막긴장근 및 입천장긴장근 분포, 감각신경－관자부의와 바깥귀, 뺨, 아랫입술, 턱, 입안점막, 아랫니 및 혀(얼굴신경 분지와 결합하여 혀 2/3 앞쪽 감각과 턱밑샘, 혀밑샘의 분비작용) 분포

6) 갓돌림신경(Abducent nerve)

• 갓돌림신경핵 → 다리뇌의 아래면 → 위눈확틈새 → 눈확 → 가쪽곧은근 지배

7) 얼굴신경(Facial nerve)

(1) 얼굴 표정근 지배, 미각 관여(혀 앞 2/3; 아래턱신경의 혀신경과 문합) : 혼합신경
(2) 턱밑샘, 혀밑샘, 눈물샘 : 부교감신경섬유 포함
(3) 다리뇌 → 속귀길 통과 → 관자뼈 얼굴신경관 → 붓꼭지구멍(stylomastoidal foramen) → 얼굴 표정근 지배
(4) 혀에서 들어오는 감각섬유와 침샘이나 눈물샘에 분포하는 분비섬유를 혼합 : 중간신경(intermedial n.)이라 한다.
(5) 부교감신경섬유 : 눈물샘, 코안 및 입안의 분비샘, 턱밑샘과 혀밑샘에 분포

8) 속귀신경(Acoustic nerve)

(1) 청각과 평형각을 전도
(2) 다리뇌와 숨뇌의 경계부근(얼굴신경 외측) → 얼굴신경관 → 속귀길 → 달팽이신경 : 청각전도, 안뜰신경 : 평형각 전도
(3) 속귀의 코르티기관 → 달팽이신경 → 숨뇌의 달팽이핵 → 교차 → 다리뇌와 중간뇌의 뒷부분 → 가쪽섬유띠 → 중간뇌의 아래둔덕 or 시상의 안쪽 무릎체
  • 시상의 안쪽무릎체 → 속섬유막 → 대뇌의 일차청각영역(41,42)
(4) 속귀의 팽대능선, 평형반의 털세포 → 안뜰신경 → 숨뇌와 다리뇌의 경계부에 위치한 안뜰핵 → 안뜰소뇌로 or 안뜰척수로
  ① 안뜰소뇌로 → 소뇌의 타래결절엽과 꼭지핵 → 몸의 균형과 평형 조절
  ② 안뜰척수로 → 안쪽세로다발 → 시각 및 청각과 연관된 몸통과 팔다리의 균형 및 평형 조절

9) 혀인두신경(Glossopharyngeal nerve)

(1) 혼합신경
(2) 혀의 맛봉오리, 입안의 침샘등에 분포
(3) 귀밑샘 자극하여 침 분비에 관여하는 부교감신경섬유 포함
(4) 운동섬유 : 의문핵(nucleus ambiguus) → 붓인두근 지배
(5) 감각섬유
  ① 미각(혀 뒤쪽 1/3)을 전도 → 아래신경절 → 고립로핵(solitary nucleus) → 반대편으로 교차 → 시상과 시상하부 → 속섬유막 → 대뇌겉질 미각영역
  ② 목과 머리의 일반감각 → 위신경절 → 삼차신경척수핵 → 삼차신경로에 합류
  ③ 목동맥팽대가지(branch of carotid sinus) : 목동맥팽대에 분포하여 미주신경과 함께 혈압을 조절; 목동맥팽대반사

10) 미주신경(Vagus nerve)

(1) 목부위와 가슴부위 및 배부위의 내장에 분포; 감각과 운동 및 분비를 조절하는 혼합신경
(2) 운동핵 : 의문핵, 혀인두신경 및 더부신경 운동핵과 연접, 인두 수축근들과 후두의 발성근 지배
(3) 감각핵 : 숨뇌의 고립로핵
  ① 입천장, 인두 및 후두 등에 있는 맛봉오리 → 아래신경절 → 숨뇌의 고립로핵 → 반대편 교차 → 시상, 시상하부 → 속섬유막 → 대뇌겉질 미각영역
  ② 목과 머리의 일반감각 → 위신경절 → 삼차신경척수핵 → 삼차신경로에 합류
(4) 부교감신경핵 : 시상이나 혀인두신경의 목동맥팽대반사로부터의 정보 수용, 목과 가슴안, 배안, 골반안의 여러 장기 지배

11) 더부신경(Accessory nerve)

(1) 뇌뿌리(cranial root, 숨뇌)와 척수뿌리(척수)가 한줄기로 되어 목정맥구멍을 지나가는 운동신경
(2) 뇌뿌리 : 숨뇌의 의문핵 → 목정맥구멍 → 미주신경과 혼합 → 입천장근과 인두근에 분포
(3) 척수뿌리 : C_1～C_6의 목분절 → 머리뼈안 → 뇌뿌리와 합류 → 목정맥구멍 → 목빗근, 등세모근

12) 혀밑신경(Hypoglossal nerve)

- 숨뇌의 혀밑신경핵에서 시작 → 뒤통수뼈의 혀밑신경관 → 속목동·정맥 사이 → 혀의 아래면에서 분지 → 혀근육 : 혀의 운동을 지배

13) 뇌신경절(Cranial ganglion)

(1) 감각성 신경절 : 삼차신경절(trigeminal ganglion), 무릎신경절(geniculate ganglion), 달팽이신경절(spiral ganglion), 안뜰신경절(vestibular ganglion), 위·아래신경절(superior·inferior ganglia)
(2) 자율성 신경절 : 섬모체신경절(ciliary ganglion), 날개입천장신경절(pterygopalatine ganglion), 귀신경절(otic ganglion), 턱밑신경절(submandibular ganglion)

2. 척수신경

- 척수 양측을 출입하는 31쌍의 말초신경
- 목신경 8쌍, 가슴신경 12쌍, 허리신경 5쌍, 엉치신경 5쌍, 꼬리신경 1쌍
- 앞뿌리(anterior(ventral) root) : 운동성
- 뒤뿌리(posterior(dorsal) root) : 감각성, 척수신경절 형성
- 교통가지(communicating ramus)
  - 백색교통가지 : 척수신경 → 교감신경절; 말이집신경섬유, 신경절이전섬유
  - 회색교통가지 : 교감신경절 → 척수신경; 민말이집신경섬유, 신경절이후섬유
- 뒤가지(posterior ramus)
- 앞가지(anterior ramus) : 척수신경얼기(spinal plexus) 형성

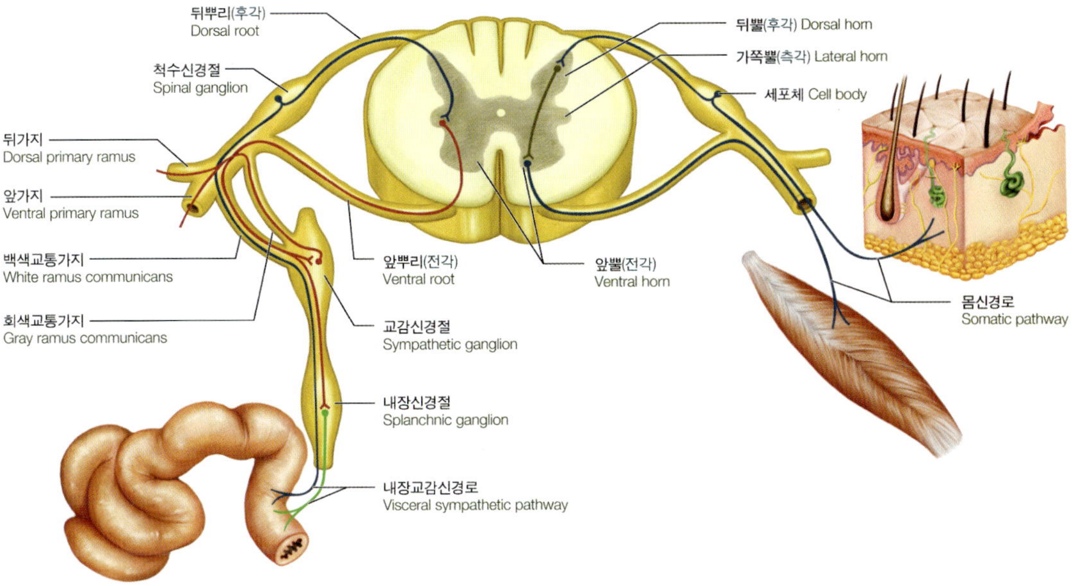
뒤뿌리(후각)
Dorsal root
척수신경절
Spinal ganglion
뒤가지
Dorsal primary ramus
앞가지
Ventral primary ramus
백색교통가지
White ramus communicans
회색교통가지
Gray ramus communicans
앞뿌리(전각)
Ventral root
교감신경절
Sympathetic ganglion
내장신경절
Splanchnic ganglion
내장교감신경로
Visceral sympathetic pathway
뒤뿔(후각) Dorsal horn
가쪽뿔(측각) Lateral horn
세포체 Cell body
앞뿔(전각)
Ventral horn
몸신경로
Somatic pathway

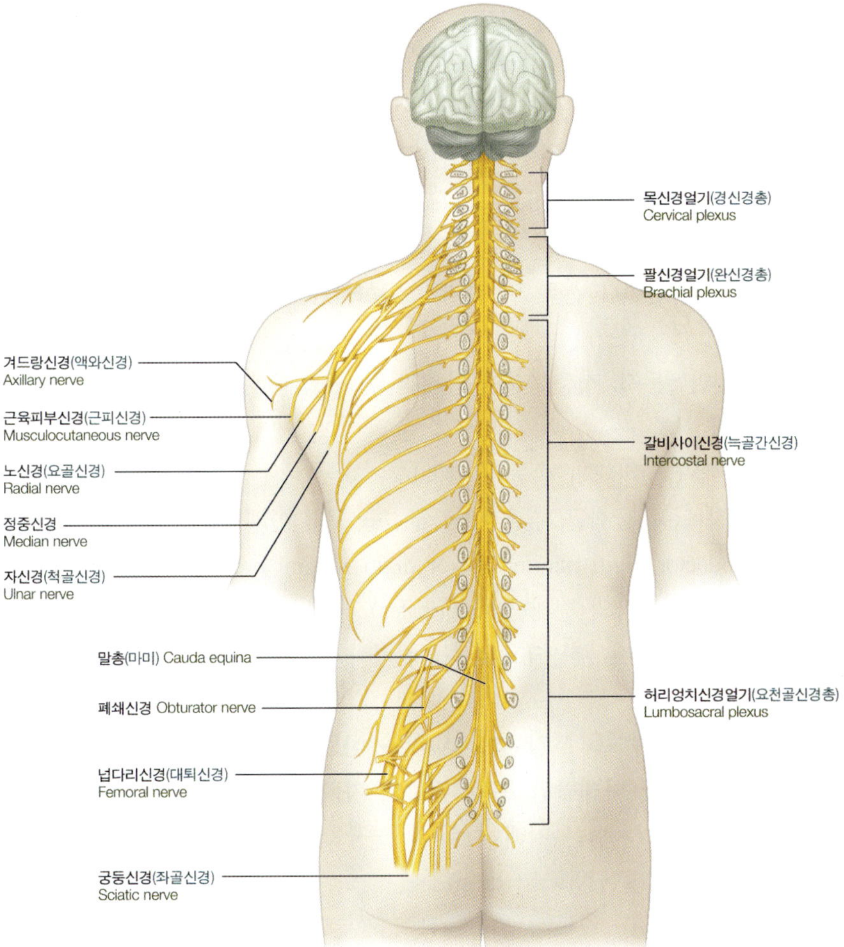
목신경얼기(경신경총)
Cervical plexus
팔신경얼기(완신경총)
Brachial plexus
갈비사이신경(늑골간신경)
Intercostal nerve
허리엉치신경얼기(요천골신경총)
Lumbosacral plexus
겨드랑신경(액와신경)
Axillary nerve
근육피부신경(근피신경)
Musculocutaneous nerve
노신경(요골신경)
Radial nerve
정중신경
Median nerve
자신경(척골신경)
Ulnar nerve
말총(마미) Cauda equina
폐쇄신경 Obturator nerve
넙다리신경(대퇴신경)
Femoral nerve
궁둥신경(좌골신경)
Sciatic nerve

해부생리학

1) 목신경얼기(Cervical plexus(C_1~C_4))

- 피부가지(Cutaneous branch, 감각섬유), 근육가지(Muscular branch, 운동섬유) : 목의 근육과 피부, 가로막 등에 분포

2) 팔신경얼기(Brachial plexus(C_5~T_1))

- 팔 전체를 지배

3) 주요 종말지

(1) 겨드랑신경(axillary n.) : 어깨세모근, 작은원근 지배, 위팔 가쪽부분의 피부에 분포
(2) 근육피부신경(musculocutaneous n.) : 위팔두갈래근, 위팔근, 부리위팔근 등의 위팔쪽의 굽힘근을 지배
(3) 아래팔의 가쪽의 피부에 분포
(4) 장애 시 팔굽관절의 굽힘이 불가능
(5) 정중신경(median n.)
① 위팔안쪽 : 위팔동맥과 함께 하행 → 팔오금 → 얕은손가락굽힘근(flexor digitorum superficialis) 밑 → 손
② 피부가지 : 대략 손바닥, 손등 가쪽면 1/2을 지배
③ 근육가지 : 아래팔굽힘근 엎침근육, 엄지두덩{thenar eminence[abductor pollicis bervis, flexor pollicis bervis, opponens pollicis; adductor pollicis는 제외(자신경)]}과 2, 3번째 손가락의 벌레근(lumbricales)
④ 마비 시 손의 엎침이나 손목 및 손가락 굽힘불능, 원숭이손(ape hand)
(6) 자신경(ulnar n.)
① 위팔 안쪽 : 위팔동맥, 정중신경과 함께 하행 → 안쪽위팔관절융기 뒤쪽의 자신경고랑 → 아래팔 앞면)의 안쪽 → 손
② 피부가지 : 대략 손바닥과 손등의 안쪽1/2
③ 근육가지 : 자쪽손목굽힘근, 깊은손가락굽힘근 등의 아래팔굽힘근, 손바닥 새끼두덩[hypothenar eminence(abductor digiti minimi, flexor digiti minimi brevis, opponens digiti minimi)]의 근육들과 4, 5번째 손가락의 벌레근(lumbricales), 뼈사이근(interosseus)
④ 마비 시 뼈사이관절이 굴곡되고 손허리손가락관절이 젖힘된 독수리 손(claw hand)
(7) 노신경(radial n.)
① 위팔뼈의 노신경고랑 → 위팔 깊은부분 → 아래팔 가쪽 → 손등
② 피부가지 : 위팔 및 아래팔의 등쪽, 손등의 가쪽 1/2
③ 근육가지 : 팔의 모든 폄근 지배, 마비 시 팔꿈치가 펴지지 않고 손목과 손가락이 구부러지며 축 늘어지는 손목 떨어짐(wrist drop)

4) 가슴신경(Thoracic nerve)

(1) 뒤가지 : 척주세움근지배

(2) 앞가지 : 갈비사이신경이 되어 갈비사이근, 위·아래뒤톱니근 및 앞배벽근과 가슴의 피부에 분포

(3) 신경얼기 형성 없음, 11쌍의 갈비사이신경과 1쌍의 갈비밑신경 → 갈비사이근과 배근육에 분포

5) 허리신경얼기(Lumbar plexus(T_{12}~L_4))

(1) 엉덩아래배신경(iliohypogastric n.(T_{12}~L_1)) : 배의 근육과 피부, 볼기 등에 분포

(2) 엉덩샅굴신경(ilioinguinal n.(L_1)) : 아래배의 근육, 피부, 남자의 음낭과 여자의 대음순 등에 분포

(3) 음부넙다리신경(genitofemoral n.(L_1~L_2)) : 고환올림근반사(cremaster reflex)

(4) 가쪽넙다리피부신경(lateral femoral cutaneous n.(L_2~L_3)) : 가쪽넙다리 피부에 분포

(5) 넙다리신경(femoral n.(L_1~L_4)) : 넙다리부근의 피부, 넙다리네갈래근과 넙다리빗근 지배

(6) 폐쇄신경(obturator n.(L_2~L_4)) : 넙다리의 안쪽과 엉덩관절 부위의 피부, 넙다리의 모음근

6) 엉치신경얼기(Sacral plexus(L_5~S_5))

• 넙다리 앞면을 제외한 다리 전체에 분지

(1) 궁둥신경(sciatic n.(L_4~S_3))

① 몸에서 가장 큰 말초신경, 약 1m

② 오금 위쪽에서 정강신경(tibial n.(L_4~S_3))과 온종아리신경(common peroneal n.(L_4~S_2))으로 갈라짐

(2) 정강신경(tibial n.(L_4~S_3))

① 오금 중앙 → 종아리 → 가자미근 아래쪽 → 정강뼈 안쪽관절융기 뒤쪽 → 발바닥

② 피부가지 : 종아리의 뒷면과 발의 가쪽, 장딴지신경(sural n.) 형성

③ 근육가지 : 다리의 모든 굽힘근과 발바닥의 근들을 지배

④ 마비 : 발가락의 발바닥쪽굽힘이 불가능

(3) 온종아리신경(common fibular n.(L_4~S_2))

(4) 종아리의 위가쪽부 → 종아리뼈머리(비골두)를 돌아 앞쪽으로 → 얕은종아리신경 : 종아리 가쪽 종아리근과 종아리 아래쪽 피부, 깊은종아리신경 : 깊은부분을 내려가서 종아리와 발의 깊은 부분을 지배

① 정강신경의 분지인 안쪽장딴지피부신경(medial sural cutaneous n.)+온종아리신경의 분지인 가쪽장딴지피부신경 → 장딴지신경(sural n.) → 가쪽 복사뼈의 뒤쪽 → 발등 → 가쪽발등-피부신경(lateral dorsal cutaneous n.)

② 종아리신경 마비 : 앞정간근, 긴발가락폄근, 종아리근 등의 마비로 발의 발등굽힘이 불가능

(5) 위볼기신경(superior gluteal n.(L_4~S_1)) : 중간볼기근과 작은볼기근, 넙다리근막긴장근 등에 분포

(6) 아래볼기신경(inferior gluteal n.(L_5~S_2)) : 큰볼기근

(7) 뒤넙다리피부신경(posterior femoral cutaneous n.(S_1~S_3)) : 큰볼기근 주변, 샅(회음), 음낭의 바깥부분, 넙다리, 무릎관절 뒤쪽의 피부에 분포

(8) 음부신경(pudendal n.(S_2~S_4))
① 항문부와 샅 및 바깥음부에 신경가지를 분지
② 마비 : 항문조임근의 폐쇄부전으로 대변의 실금 발생 or 요실금(요도조임근) 발생

7) 꼬리신경얼기(Coccygeal plexus(S_4~C_0))

- 사람에서는 흔적만으로 되어 있고, 가느다란 섬유로 된 항문꼬리신경(anococcygeal n.)을 분지하여 꼬리근과 그 피부를 지배

3. 자율신경계(Autonomic nervous system)

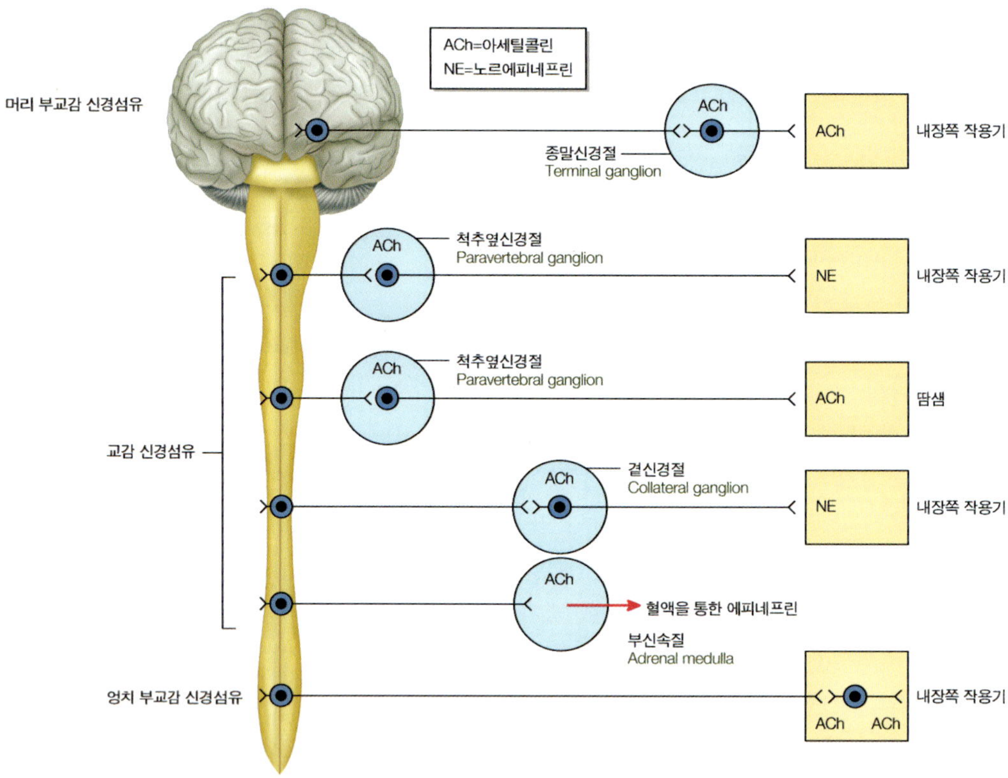

- 내장, 혈관 및 샘 등에 분포하며 이들 기관들의 기능을 무의식 혹은 반사적으로 조절
- 교감신경(sympathetic n.) : 가슴허리부신경－첫째가슴분절~둘째허리분절 사이의 가쪽뿔
- 부교감신경(parasympathetic n.) : 뇌엉치부신경－눈돌림신경Ⅲ, 얼굴신경Ⅶ, 혀인두신경Ⅸ, 미주신경Ⅹ, 둘째~넷째엉치신경과 혼합
- 신경절이전섬유(preganglionic fiber) : 신경절에 이르기 전의 신경섬유
- 신경절이후섬유(postganglionic fiber) : 신경절에서 해당 장기 사이의 이차신경세포의 축삭
- 교감신경줄기신경절(ganglia of sympathetic trunk, 척추옆신경절) : 척주 양측을 따라 위아래로 형성된 20여 개의 신경절

- 중간신경절(intermediate ganglion) : 복강신경절(celiac ganglion), 위창자간막신경절(superior mesenteric ganglion), 아래창자간막신경절(inferior mesenteric ganglion)
- 종말신경절(terminal ganglion) : 부교감신경절에는 지배 장기의 속벽 또는 부근에 형성

1) 교감신경

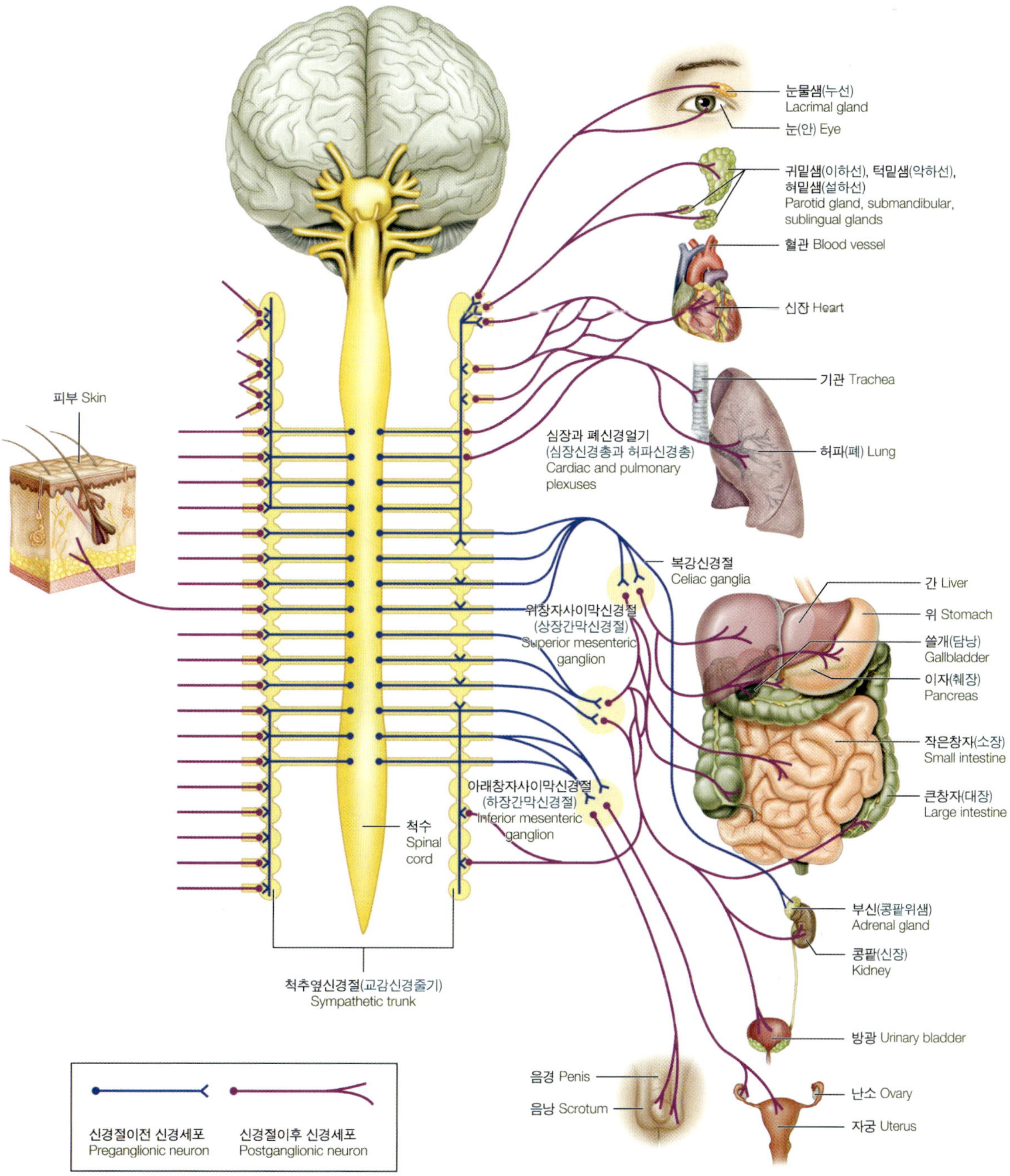

(1) 척수 가쪽뿔 → 앞뿌리 → *교감신경줄기신경절 or **중간신경절 : 이차신경세포와 연접 → 신경절이후섬유 *척수신경과 다시 만나 피부의 혈관, 털주머니 및 땀샘을 지배, **부교감신경가지와 합쳐져 자율신경얼기(autonomic plexus)를 형성하여 지배 장기로

(2) 백색교통가지(white communicating ramus) : 교감신경줄기와 연결되는 신경절이전섬유, 말이집신경섬유, 백색

(3) 회색교통가지(gray communicating ramus) : 교감신경줄기신경절에서 시작하여 척수신경과 다시 교통하는 신경절이후섬유, 민말이집신경섬유, 회색

2) 부교감신경

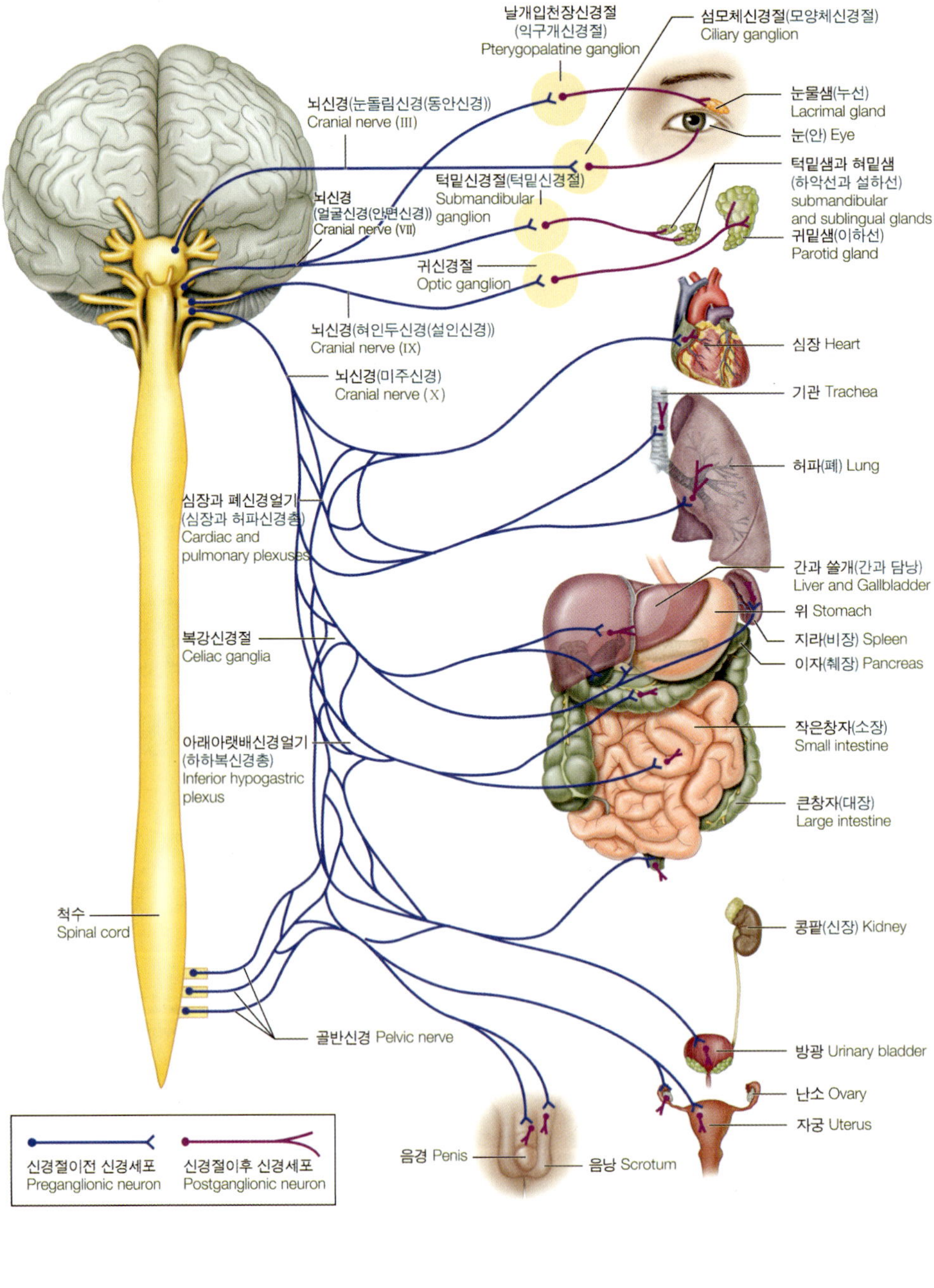

- 지배 장기 앞에서 소속 신경절인 종말신경절을 만든 다음 비교적 짧은 신경절이후신경섬유를 분지하여 지배 장기에 분포

(1) 자율신경 흥분에 대한 각 기관의 반응

기관		교감신경	부교감신경
눈	동공 섬모체근 눈물샘	동공산대 원점을 위한 이완 약간 분비증가	동공축소 근점을 위한 수축 분비 크게 증가
외피	땀샘 털세움근	국소 분비 수축	전신분비 영향없음
소화기	침샘 민무늬근육 소화샘 조임근 쓸개	분비감소 연동운동 억제 분비 억제 수축 이완	분비크게 증가 연동운동 촉진 분비 촉진 이완 수축
호흡기	기관지근 기관지샘	이완 억제	수축 촉진
심장	동굴심방결절 심방 방실결절 심실 심장혈관	심박동 증가 수축력 증가 전도속도 증가 수축력 증가 수축과 이완	심박동 감소 수축력 감소 전도속도 감소 수축력 감소 이완
혈관	피부 뼈대근육 내장	수축 수축과 이완 수축과 이완	
췌장	외분비부위 내분비부위	분비 억제 분비 억제	분비 촉진 분비 촉진
비뇨기	콩팥 방광조임근 방광벽	레닌 renin 분비 수축 이완	 이완 수축
생식기	남자생식기 자궁	사정 수축과 이완	발기 다양함

(2) 교감신경과 부교감신경의 특성 비교

구분		교감신경	부교감신경
이는곳		가슴분절(T_1~T_{12}), 허리분절(L_1~L_3)	뇌(Ⅲ, Ⅶ, Ⅸ, Ⅹ 뇌신경), 엉치분절(S_2~S_4)
신경절		교감신경줄기신경절, 중간신경절	종말신경절
신경절이전섬유	길이	짧다	길다
	전달물질	Acetylcholine	Acetylcholine
신경절수용체		Nicotinic	Nicotinic
신경절이후섬유	길이	길다	짧다
	전달물질	Norepinephrine(땀샘 제외)	Acetylcholine
효과기		민무늬근육, 심장근육, 샘	민무늬근육, 심장근육, 샘
효과기 수용체		α, β	Muscarinic

OCCUPATIONAL THERAPY

7

C·H·A·P·T·E·R

감각계통

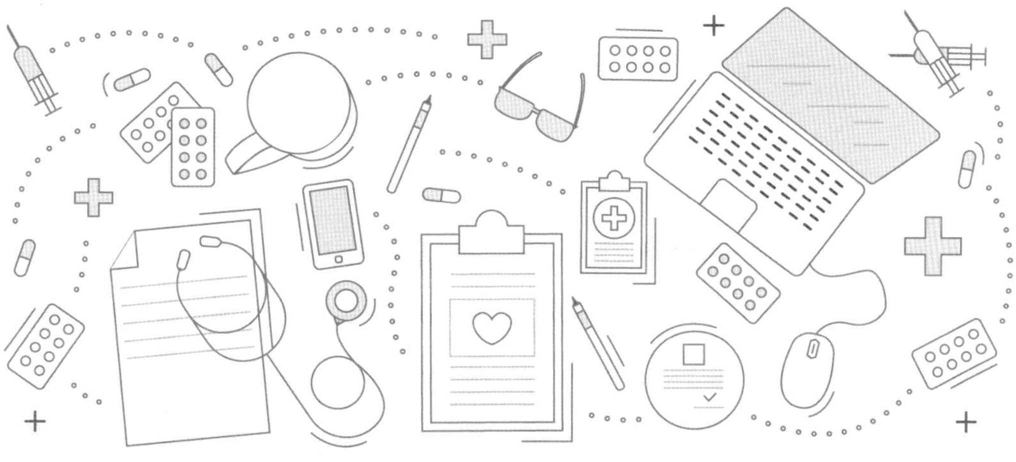

OCCUPATIONAL THERAPY

꼭! 알고 넘어가기!!

- 감각의 종류와 기능
- 미각과 후각기관의 구조와 기능
- 눈의 구조와 기능
- 시각의 전도로
- 귀의 구조와 기능
- 청각과 평형감각의 전도로
- 피부의 구조와 특징

- 외부로부터 오는 물리·화학적 자극을 수용하는 기관
- 외피, 시각기관, 평형·청각기관, 후각기관, 미각기관
- 특수감각 : 시각, 청각, 평형각, 미각, 후각
- 피부감각 : 촉각, 압각, 온각, 냉각, 통각
- 고유감각(심부감각) : 근육과 힘줄 및 관절 등
- 내장감각 : 오심, 공복감 등

7.1 외피

- 피부, 털, 손, 발톱, 피부샘을 총칭
- 기능 : 내면 장기 보호, 외부 자극 감수, 각종 물질의 흡수와 분비, 체온조절, 비타민 D 저장 등

1. 피부

- 표피(epidermis) – 진피(dermis) – 피부밑조직(subcutaneous tissue)

1) 표피

(1) 각질층(horny layer) : 생명을 잃은 편평상피세포들의 각질화 되어 있는 두꺼운 층

(2) 투명층(clear layer) : 광택이 나는 층으로 손바닥과 발바닥에만 볼 수 있음, 세포질 안에 엘레이딘(eleidin) (반유동성 물질)

(3) 과립층 : 3～5층의 납작한 세포, 세포질 안에 각질유리질(keratohyalin)의 불규칙한 과립 함유, 핵 위축

(4) 종자층(germinative layer) : 가시층 – 바닥층으로 구성, 멜라닌색소 과립 함유

2) 진피

(1) 신경과 혈관 풍부

(2) 유두층(papillary layer) : 작은 유두 돌출, 지문, 손금, 족문(foot print)

(3) 그물층(reticular layer) : 분할선(line of cleavage, 랑거선(Langer's line))

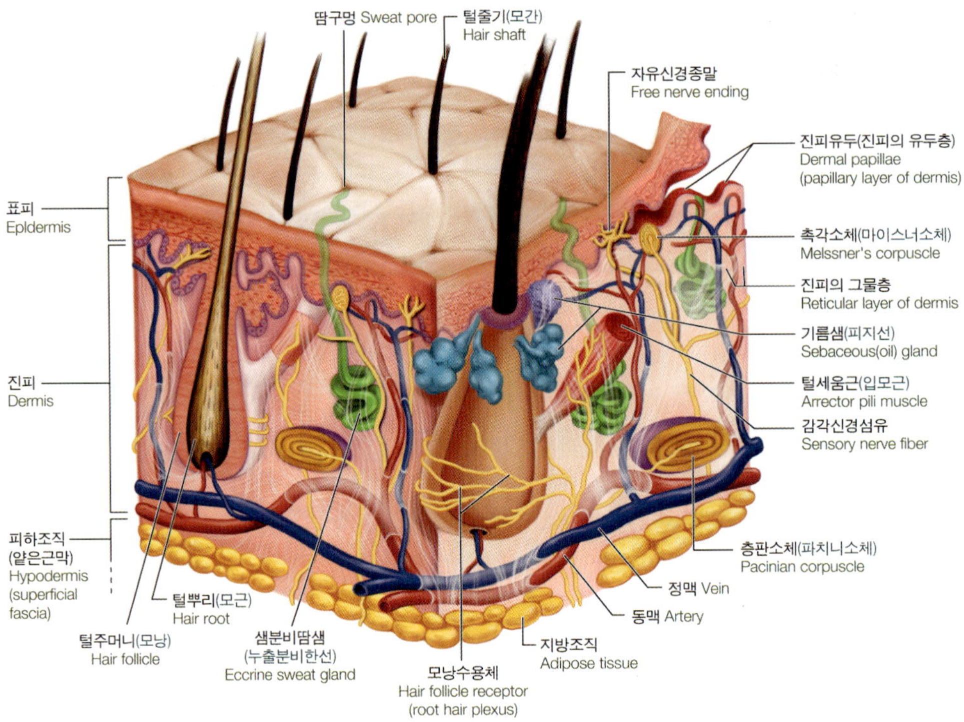

3) **피부밑조직** : 풍부한 지방조직

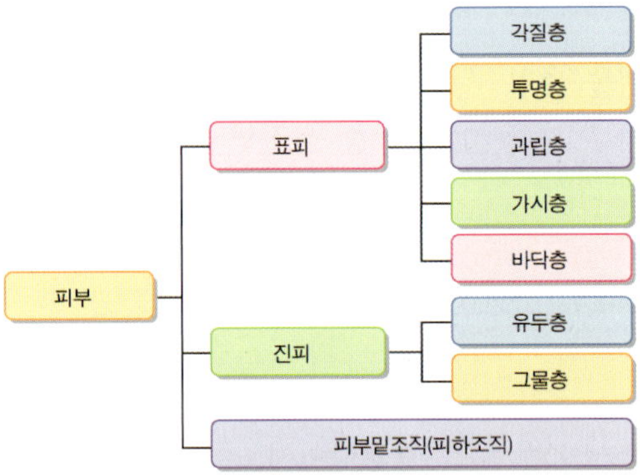

A. 피부의 구분

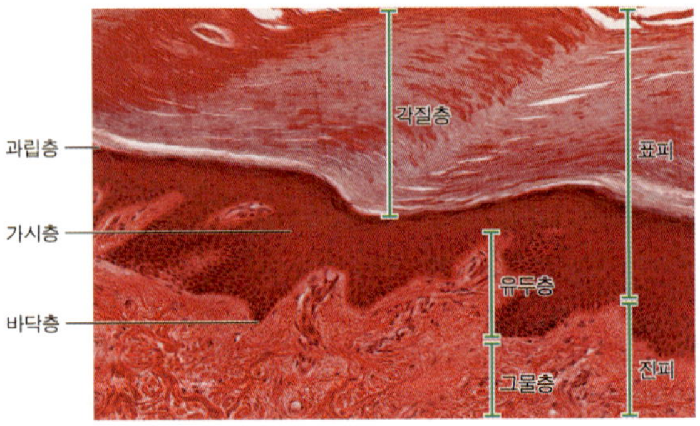

B. 피부의 현미경 소견

2. 피부의 부속기관

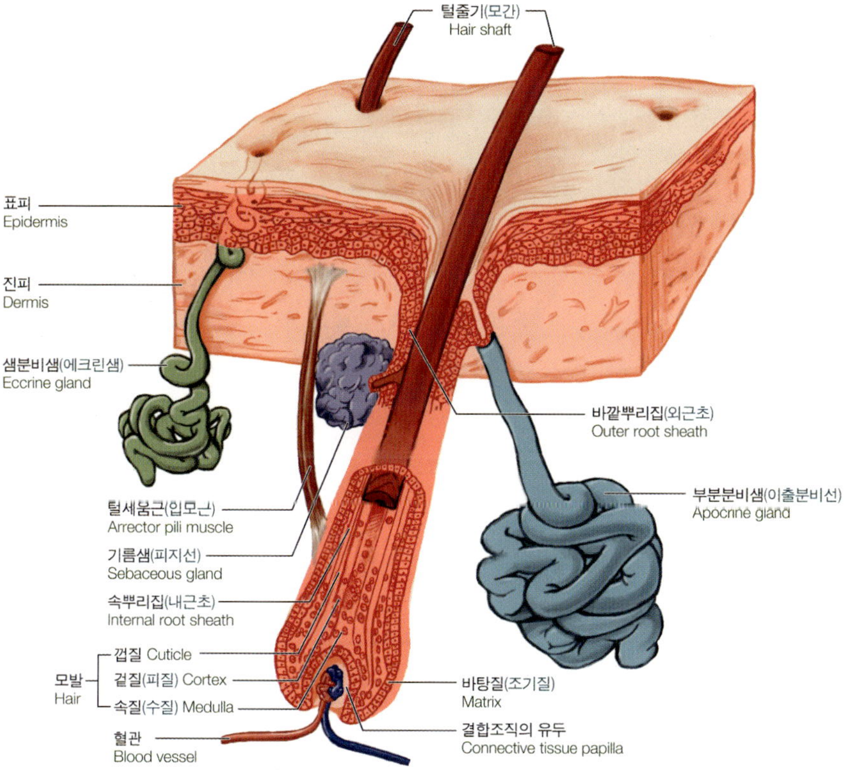

1) 털

(1) 몸의 표면 보호, 체온보존, 촉각 감지

(2) 털껍질－겉질－속질

(3) 털줄기, 털뿌리, 털망울, 털유두, 털주머니, 털세움근

2) 기름샘

(1) 손과 발바닥을 제외한 전신에 분포

(2) 주로 털주머니 속에 분포

3) 땀샘

(1) 샘분비땀샘(eccrine sweat gland, 에크린샘)

(2) 큰땀샘(apocrine sweat gland, 아포크린땀샘) : 겨드랑, 젖꽃판, 바깥귀길, 음부, 항문주위 등; 걸쭉하고 특유의 냄새

4) 손톱, 발톱

(1) 몸통, 뿌리, 바닥, 반달

(2) 바탕질 : 손·발톱의 성장 및 재생을 주관

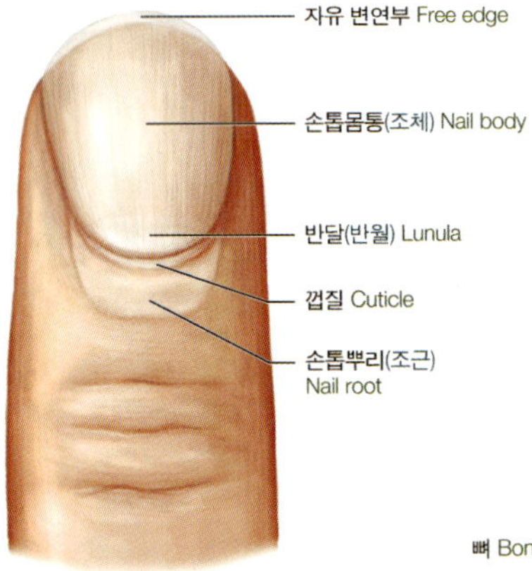

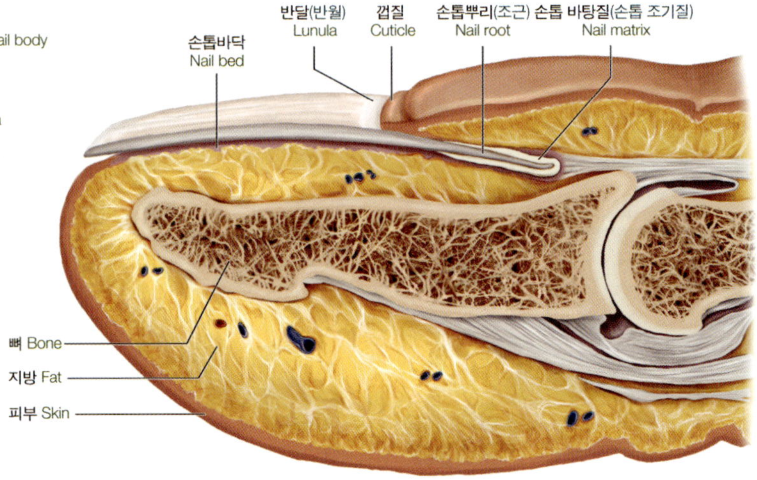

7.2 안구

1. 안구벽

- 섬유막(각막, 공막) – 혈관막(맥락막, 섬모체, 홍채) – 신경막(망막)

1) 섬유막

(1) **각막**(cornea)

① 안구 앞부분 1/6

② 투명막

③ 눈신경 분포

④ 빛 굴절기구

⑤ 난시(astigmatism) : 각막 표면이 고르지 못함

(2) **공막**(sclera)

① 안구 뒤부분 5/6

② 흰색막

③ 형태 유지, 내용물 보호

④ **공막정맥굴** : 방수가 흡수되어 섬모체정맥에 연결

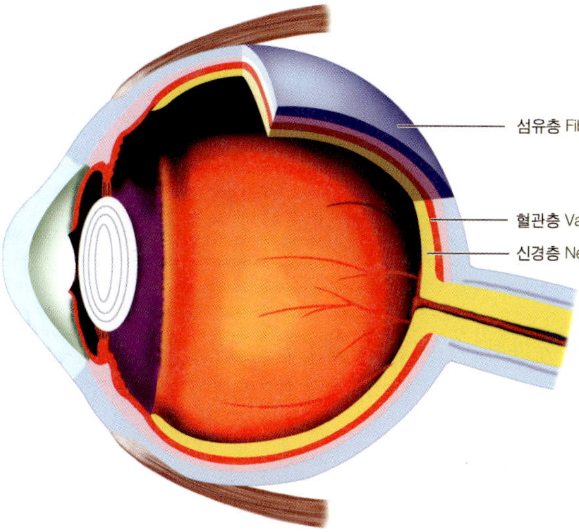

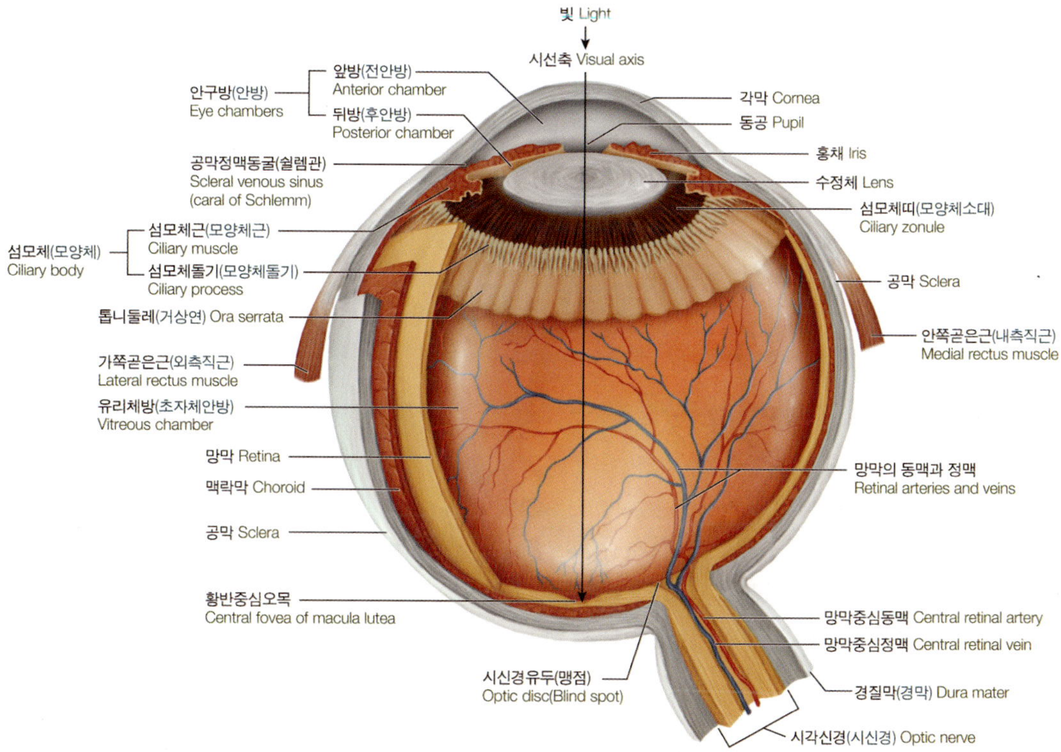

2) 혈관막

(1) 맥락막(choroid)

① 공막의 속면

② 혈액, 멜라닌색소

③ 암실 역할

(2) **섬모체**(ciliary body)

① 섬모체돌기

② 섬모체띠 : 수정체와 연결

③ 섬모체근 : 수정체 두께 조절

(3) **홍채**(iris)

① 앞방

② 뒤방

③ 동공 : 빛이 통과하는 구멍, 동공조임근, 동공확대근

3) 신경막; 망막(retina)

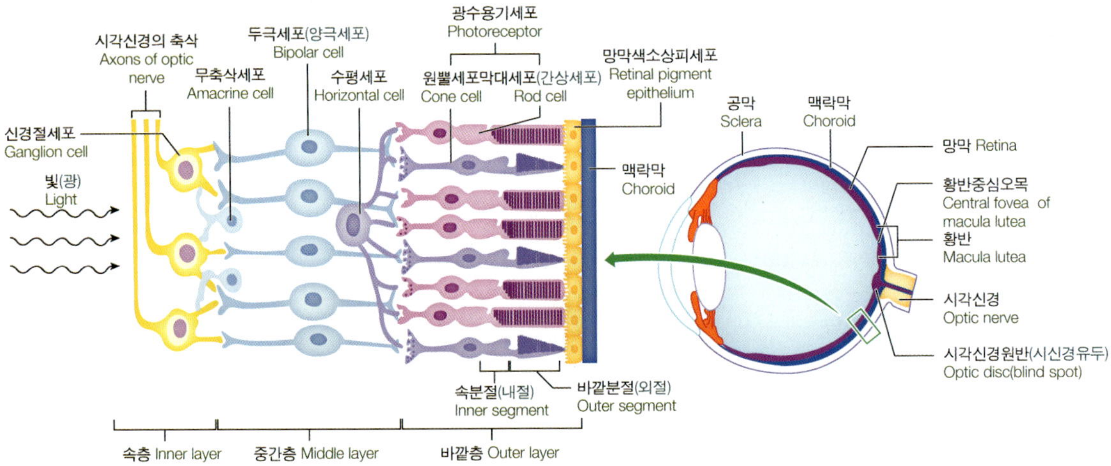

(1) 색소상피층－신경상피층－바깥경계층－바깥핵층－바깥얼기층－속핵층－속얼기층－신경절세포층－신경섬유층－속경계층

(2) 막대세포 : 밤눈보기

(3) 원뿔세포 : 낮눈보기, 색조 인식

(4) 시각신경원반 : 맹점(blind spot)

(5) 황반의 중심오목 : 물체의 상이 선명하게 맺히는 곳, 원뿔세포 집결

2. 방수

1) 앞방, 뒤방

2) 섬모체돌기 → 뒤방 → 앞방 → 홍채각막구석공간 → 공막정맥굴(scleral venous sinus, Schlemm's canal) → 정맥

3) 순환장애 → 방수 증가 → 안압 상승 → 녹내장(glaucoma)

3. 수정체

1) 섬모체띠(Zonular fibers of suspensory ligament, ciliary zonule, zonule of Zinn) : 두께 조절
2) 백내장 : 혼탁이 심하여 시력장애 유발

4. 유리체

• 투명한 젤리상의 조직

5. 안구근육(Muscle of eye)

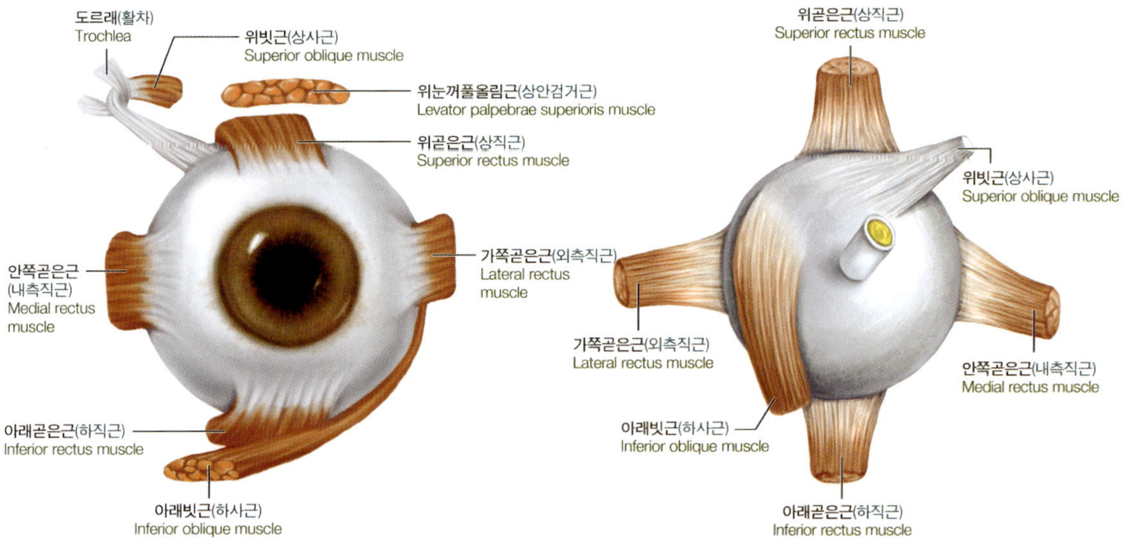

A. 왼쪽눈 앞면　　B. 왼쪽눈 뒷면

1) 눈돌림신경(Ⅲ) : 위곧은근(superior rectus), 아래곧은근, 안쪽곧은근, 아래빗근
2) 도르래신경(Ⅳ) : 위빗근(superior oblique)
3) 갓돌림신경(Ⅵ) : 가쪽곧은근

6. 눈꺼풀

1) 눈꺼풀틈새(palpebral fissure)
2) 속눈썹(eyelashes)
3) 눈썹(eyebrow)
4) 눈물유두(lacrimal papillae) : 눈물점(lacrimal point, punctum)
5) 눈꺼풀판샘(tarsal(Meibomian) gland) : 큰 기름샘, 다래끼(맥립종)stye 발생

7. 결막(Conjunctiva)

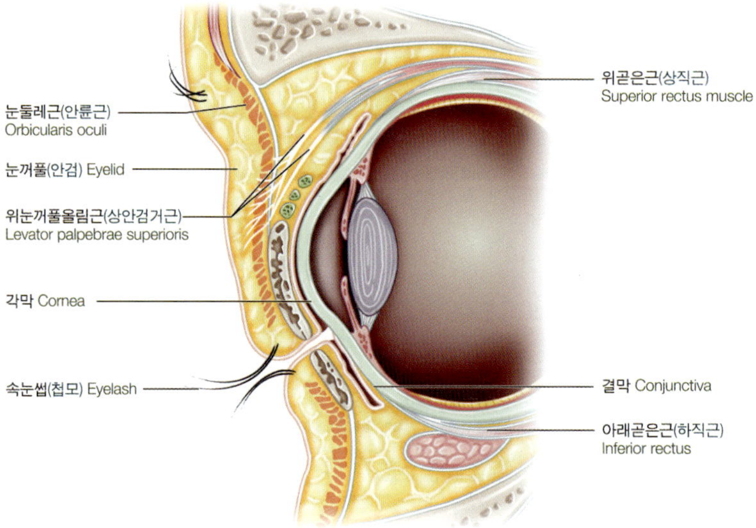

1) 혈관분포 풍부
2) 눈꺼풀결막, 안구결막, 위·아래결막구석(먼지나 이물질이 머무는 곳)

8. 눈물기관(Lacrimal apparatus)

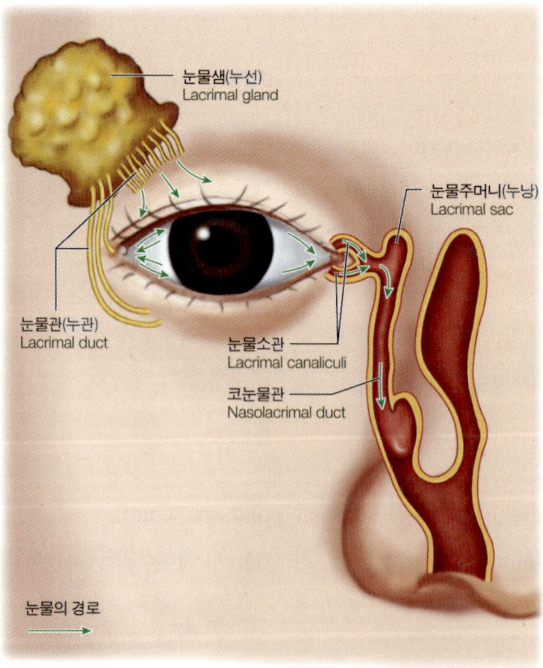

1) 눈물 : 약알칼리성, 각막 탈수 방지, 자극성 입자와 화학물질 제거, 표면 매끈, 살균작용
2) 눈물샘 : 장액샘
3) 눈물길 : 눈물샘 → 눈물점 → 위·아래눈물소관 → 눈물주머니 → 코안의 아래콧길

9. 시각로

• 시각신경 → 시각교차(일부는 비교차) → 시각로 → 가쪽무릎체, 일부는 중간뇌위둔덕 → 뒤통수엽

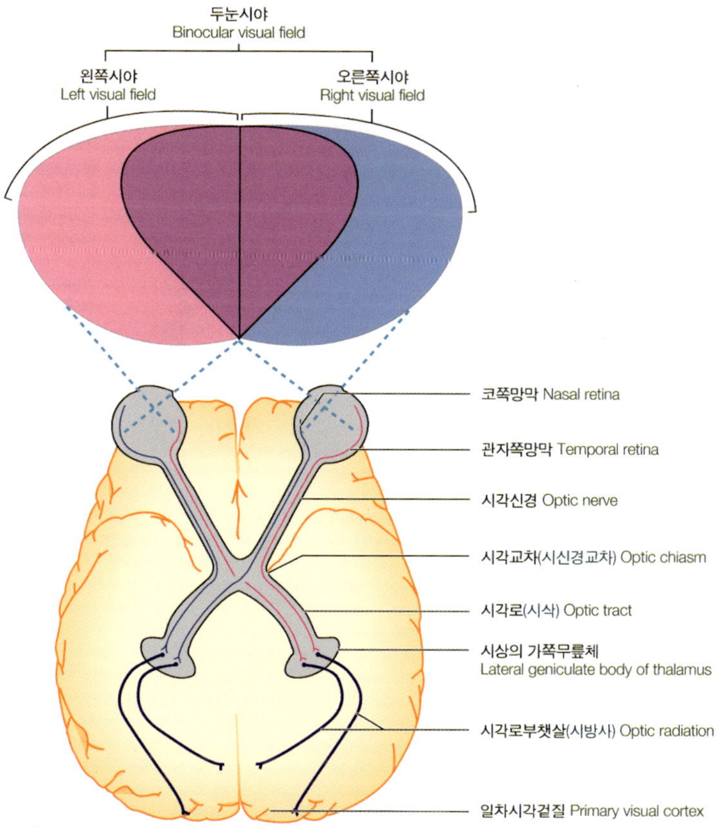

10. 순응

1) 암순응(dard adaptation) : 밝은 곳 → 어두운 곳(약 20분)
2) 명순응(light adaptation) : 어두운 곳 → 밝은 곳(약 3분)

11. 굴절이상

1) 근시(myopia) : 망막의 앞에 상이 맺힘(→ 오목렌즈 필요)
2) 원시(hyperopia) : 망막 뒤에 상이 맺힘(→ 볼록렌즈 필요)
3) 난시(astigmatism) : 각막의 표면이 고르지 못함(→ 원주렌즈 필요)

7.3 평형과 청각

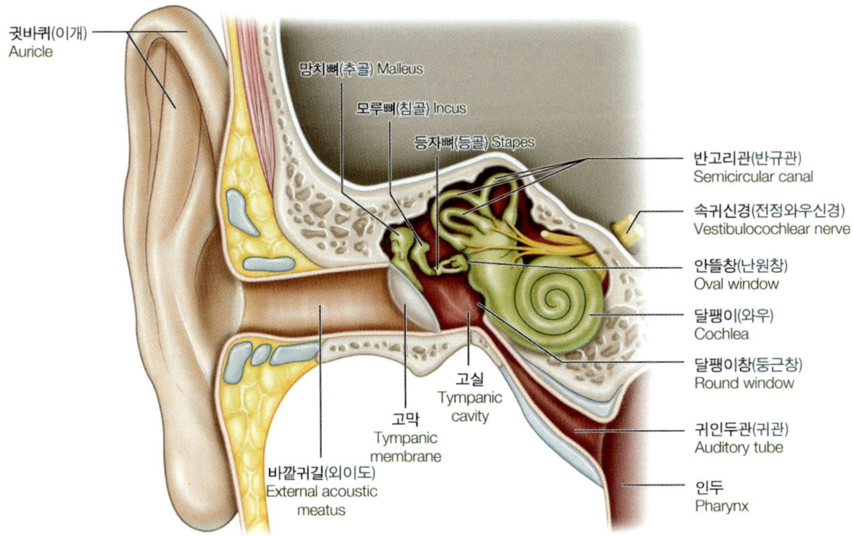

1. 바깥귀(External ear)

1) 귓바퀴(auricle)

2) 바깥귀길(external acoustic meatus)

(1) 바깥귓구멍～고막(tympanic membrane)

(2) 가쪽 1/3은 연골

(3) 안쪽 2/3은 관자뼈

2. 가운데귀

- 음파의 진동을 적당한 강도로 바꾸어 속귀에 전달

1) 고막(Tympanic membrane)

(1) 바깥귀와 가운데귀의 경계막

(2) 3층 구조 : 피부층－섬유층－점막층

(3) 고막배꼽(tympanic umbo), 망치줄(malleolar stria), 빛반사부위(cone of light)

(4) 고막 내면에 망치뼈자루 부착 : 고막의 진동 전달, 진동수 조절

2) 고실(Tympanic cavity)

(1) 귀(인두)관(auditory tube)을 통해 인두와 연결

(2) 귓속뼈 수용

(3) 안뜰창(vestibular)=타원창(oval window) : 증폭된 진동을 바깥림프에 전달

(4) 달팽이창(cochlear)=둥근창(round window)

3) 귓속뼈(auditory ossicle)

(1) 고막 진동을 약 22배로 증폭

(2) 망치뼈(malleus)－모루뼈(incus)－등자뼈(stapes)

(3) 고막의 속면－망치뼈자루(mallear manubrium)

(4) 등자뼈바닥－안뜰창

(5) 고막긴장근(tensor tympani) : 고막의 긴장에 관여

(6) 등자근(stapedius) : 등자뼈의 과도한 진동 제한

4) 귀인두관(Auditory(Eustachian) tube)

(1) 인두와 고실을 연결

(2) 인두쪽 2/3는 연골, 고실쪽 1/3은 관자뼈(측두골)

(3) 음식물 또는 침 삼킬 때 잠깐 열려 고실 내의 기압이 외기압과 평형

3. 속귀

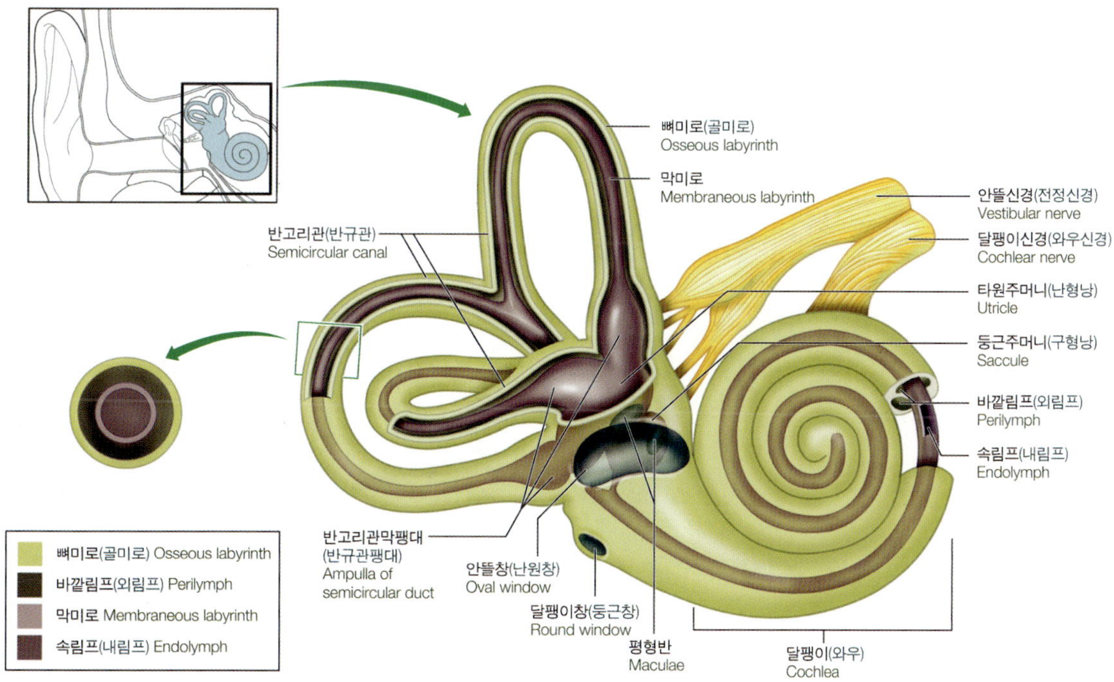

1) 평형각, 청각 감수

(1) 뼈미로(bony labyrinth)

① 안뜰(vestibule)

- 안뜰창과 달팽이창 → 고실과 연락
- 둥근주머니와 타원주머니 수용

② 반고리뼈관(bony semicircular canal)

- 3개의 반원상 고리 : 앞, 뒤, 가쪽

③ 달팽이(cochlea) : 달팽이나선관(spiral canal) 형성

(2) 막미로(Membranous labyrinth)

① 뼈미로속 막

② 둥근주머니(saccule), 타원주머니(utricle)

③ 속림프

④ 둥근주머니평형반(saccular macula)+타원주머니평형반(utricular macula)=평형반(macula) : 평형각 감수 신경상피

⑤ 평형모래막(otolithic membrane)

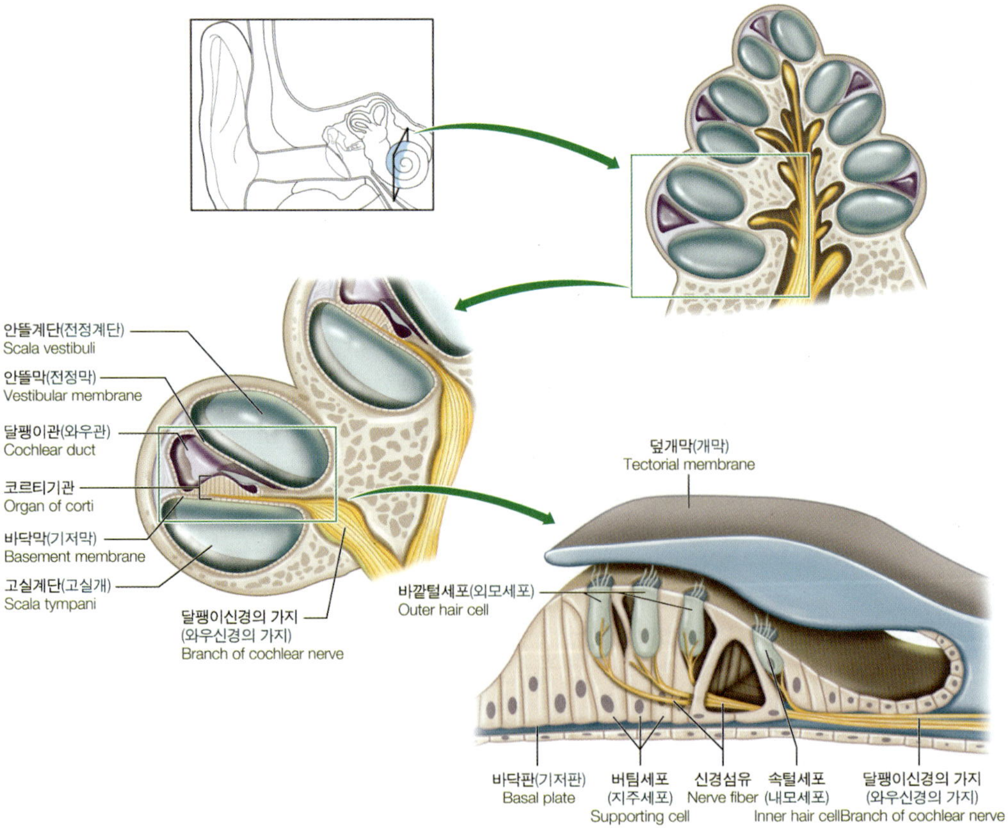

⑥ 평형모래(otolith) : 머리 기울어짐 → 압력 변화 → 털세포 자극·흥분 → 안뜰신경 : 몸의 위치나 머리운동에 관한 평형감각 감지

⑦ 반고리관 : 3개의 막성관, 속림프 수용

⑧ 팽대능선 : 안뜰신경이 연결되어 급격한 몸이나 머리의 회전 시 자세 변화를 감지하는 평형감각의 수용기

⑨ 안뜰계단[바깥림프] – 중간계단(=달팽이관)[속림프] – 고실계단[바깥림프]

⑩ 나선기관(spiral organ) or 코르티기관(organ of Corti) : 청각에 관여하는 감각상피부
털세포 : 속림프를 거쳐 오는 음파 외에 바깥림프를 거쳐오는 음파의 진동도 간접적으로 같이 감수

2) 평형·청각 전달

(1) 평형각 : 둥근주머니, 타원주머니, 반고리관

(2) 감각세포의 털이 속림프의 흐름에 자극 → 안뜰신경 → 중추신경

(3) 머리와 몸통의 위치 및 자세의 평형 : 둥근주머니, 타원주머니

(4) 머리의 운동방향과 가속도의 크기(회전운동시의 평형) : 반고리관 속 팽대능선

(5) 청각 : 음파 → 고막 진동 → 귓속뼈 → 타원창 → 안뜰계단의 바깥림프 진동 → 달팽이관 속림프 진동, 고실계단 바깥림프 진동 → 덮개막, 바닥막 → 털세포 자극 → 달팽이신경 → 청각중추

4. 후각기관

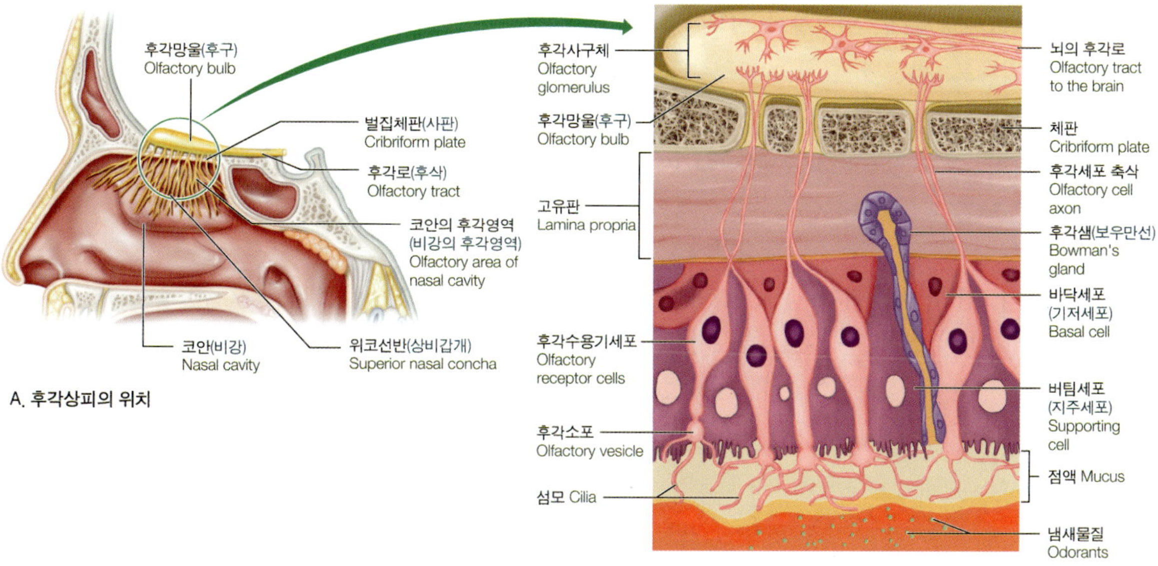

A. 후각상피의 위치

B. 후각상피의 조직학적 구조

1) 후각부위(olfactory region)
2) 후각세포 : 버팀세포 및 바닥세포와 더불어 후각상피형성
3) 후각망울(olfactory bulb)
4) 후각샘(olfactory gland)

5. 미각기관

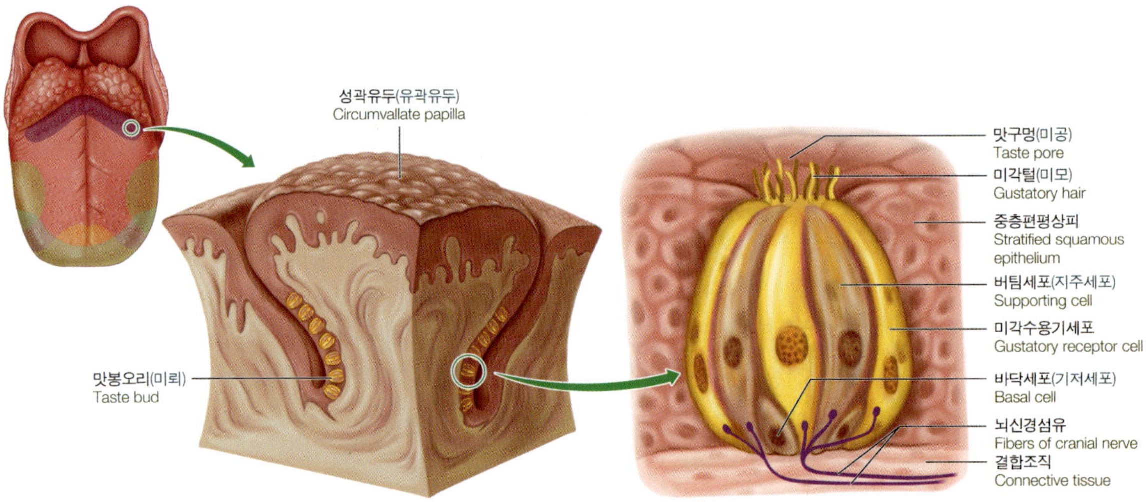

1) 맛봉오리(taste buds, 입천장과 인두 및 후두덮개에도 소수 존재)
   (1) 미각세포, 버팀세포, 바닥세포로 구성
   (2) 맛털(taste hair)
   (3) 혀 앞 2/3 : 얼굴신경(Ⅶ)(chorda tympani n., 고실끈신경)
   (4) 1/3 뒤쪽 : 혀인두신경(Ⅸ)
   (5) 입천장, 인두, 후두 : 미주신경(Ⅹ)
   (6) 촉각, 압각, 온도감각 등 : 삼차신경(Ⅴ)
2) 고립로(solitary tract) → 고립로핵 → 교차 → 안쪽섬유띠 → 시상의 배쪽핵 → 대뇌 관자엽 미각중추

OCCUPATIONAL THERAPY

8

C·H·A·P·T·E·R

순환계통

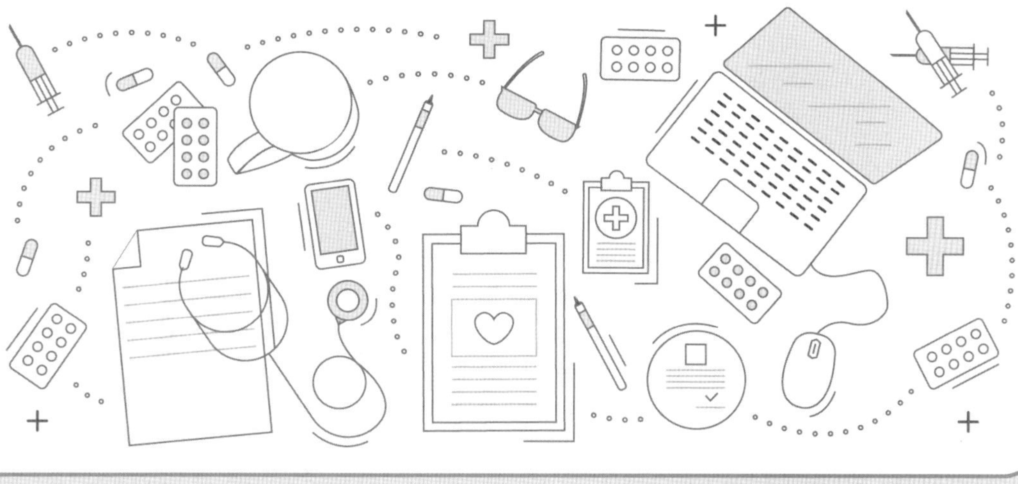

꼭! 알고 넘어가기!!

- 혈액의 기능과 조성
- 심장의 혈관분포와 자극전도계
- 동맥과 정맥의 분포
- 태아순환
- 면역
- 심장의 위치와 구조
- 허파순환과 온몸순환
- 간문맥
- 림프관 및 림프절
- 산소해리 곡선

8.1 혈액(Blood)

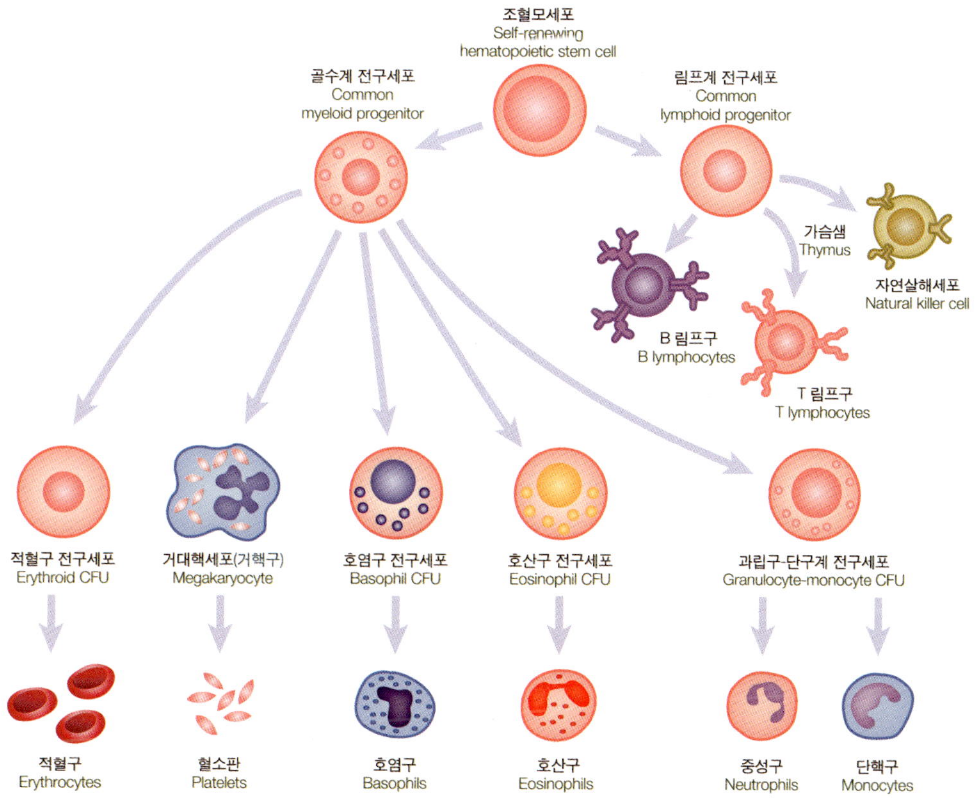

1. 생산

1) 태아기 : 난황, 간, 지라, 적색골수

2) 출생후~성년 : 위팔뼈(humerus), 넙다리뼈(femur); 긴 뼈

3) 성년이후 : 골반뼈(pelvic bone), 복장뼈(sternum), 척추(vertebrae); 납작뼈들의 적색골수(red bone marrow)

2. 기능

1) 호흡작용 : 산소와 이산화탄소의 운반
2) 액성조절작용 : 호르몬을 표적기관에 운반하여 각 기관을 조절
3) 조절작용 : 체액과 체온 등
4) 운반작용 : 소화관에서 흡수한 영양분을 몸의 각종 세포에 운반
5) 배설작용 : 세포들의 대사과정에서 생성된 노폐물을 허파, 콩팥 및 피부를 통하여 배설
6) 보호작용 : 백혈구의 식균작용이나 혈액응고에 의한 몸의 보호

3. 혈액의 성분

1) 비중 : 1.055～1.065
2) 점도 : 물의 4배
3) pH : 7.4±0.2
4) 혈액량 : 체중의 8～9%
   예 체중 60kg → 약 5L
5) 구성
   (1) 혈구(blood cell, 42～45%) : 적혈구(RBC), 백혈구(WBC), 혈소판(platelet)
   (2) 혈장(plasma, 55～58%) : 물(90%), 단백질(7% : 알부민(albumin), 글로불린(globulin), 섬유소원(fibrinogen))
6) 크기 : 백혈구(WBC)＞적혈구(RBC)＞혈소판(platelet)
7) 헤마토크리트(hematocrit) : 전혈(whole blood) 중 적혈구가 차지하는 용적비율; 40～45%
8) 혈당량 : 80～120mg/dl
9) 단백질량 : 혈구단백 12～16g/dl, 혈장단백 7g/dl
10) 피덩이(blood clot, 혈병) : 섬유소원(fibrinogen) → 섬유소(fibrin) → 혈소판 및 다른 혈구들과 응고
11) 혈청(serum) : 응고되지 않고 남아 있는 노란 액체(혈장에서 섬유소원을 제거한 나머지)

4. 적혈구(Red Blood Cell(erythrocyte))

1) 수명 : 약 120일(대부분 지라(spleen)에서 파괴 → 빌리루빈(bilirubin) 형성)
2) 핵 없음, 오목한 원판형
3) 남자 500만개/1mm^3, 여성 450만개/1mm^3, 유아 650만개/1mm^3
4) 성분
   (1) 혈색소(hemoglobin) : 1분자의 글로빈(globin)과 4분자의 헴(heme)의 결합체, 철(Fe)함유
   (2) 1g의 혈색소와 1.34ml의 산소결합
   (3) 정상성인 혈색소량(12～16g/dl), 빈혈발생 anemia(10g/dl 이하)

5. 백혈구(White Blood Cell(leucocyte))

- 핵 존재, 둥근형, 7,000～10,000개/1mm^3
- 조직 내 유주 → 식작용(신체 방어기능)

1) 분류

(1) 과립백혈구(granular leucocyte)

① 호중(성)구(neutrophil) : 강한 포식작용, 급성염증 시 증가

② 호산(성)구(eosinophil) : 알레르기, 자가면역질환, 기생충 감염 시 증가

③ 호염기(성)구(basophil) : 헤파린, 세로토닌, 히스타민 함유

(2) 무과립백혈구(agranular leucocyte)

① 림프구(lymphocyte) : 감마글로불린 생산(면역반응)

② 단핵구(monocyte) : 강한 포식작용, 만성염증 시 증가

6. 혈소판(Platelet(thrombocyte))

1) 거대핵세포(megakaryocyte)의 파편
2) 직경 2～4μm, 무핵, 20～30만개/1mm^3
3) 함유 : 세로토닌(serotonin), ADP, Ca^{2+}, K^+, 트롬보플라스틴(thromboplastin) 등
4) 주작용 : 지혈, 혈액응고 관여

7. 혈장(Blood plasma)

1) 물(90%), 단백질(7%), 그 외(무기염류, 효소, 면역체, 영양분, 노폐물, 호르몬 등)
2) 혈장단백질 : 알부민(albumin) 60%(삼투질 농도에 관여), 글로블린(globulin) 36%(면역과 Fe, Cu같은 특수물질 운반), 섬유소원(fibrinogen) 4%(혈액응고)

8.2 면역

- 항원(antigen) : 면역계를 자극하여 생체에 특이적 면역반응을 유도하는 물질
- 항체(antibody) : 항원의 자극에 의해 생체에서 만들어지고 항원과 특이적으로 결합하는 단백질

1. 세포

1) B-림프구

(1) 골수에서 생성

(2) 형질세포(plasma cell, 항체형성세포)로 분화

(3) 면역글로불린(Immunoglobulin, 항체를 포함한 구조적, 기능적 관련이 있는 단백질) 생산
(4) 체액성면역 주관 : 항체생산을 통한 면역

2) T-림프구

(1) 골수에서 생성
(2) 가슴샘에서 분화
(3) 세포성면역 주관 : 바이러스, 곰팡이, 암세포 등의 항원을 직접 파괴

3) 면역글로불린(Ig)

(1) IgG : 혈액 내의 주요 항체, 예방접종 후 증가, 태반을 통과할 수 있는 유일한 항체
(2) IgA : 타액과 모유 내의 주요 항체, 국소적 면역 반응
(3) IgM : 가장 큰 항체, 주로 염증 부위에 최초로 출현하는 항체
(4) IgD : 항원 수용체로 작용, 우유에 대한 알레르기로 나타나며 성인 혈청속에는 없음
(5) IgE : 혈액이나 조직 속에 존재, 알레르기 증상을 유발

2. 기전

1) 선천성 면역(natural immunity)

2) 후천성 면역(acquired immunity)

(1) 능동면역
① 자연능동면역 : 질환 감염 후
② 인공능동면역 : 예방접종

(2) 수동면역
① 자연수동면역 : 태반을 통한 모체로부터 받은 면역, 출생 후 모유로 받은 면역
② 인공수동면역 : 회복기 환자의 혈청을 받아서 얻어진 면역

8.3 혈액응고

• 혈소판 응집 → 혈관 수축 → 피떡(blood clot) 형성

1. 단계

1) 1단계 : $\xrightarrow{\text{혈소판, } Ca^{2+}}$ thromboplastin

2) 2단계 : prothrombin $\xrightarrow{\textit{thromboplastin}\text{, } Ca^{2+}}$ thrombin

3) 3단계 : fibrinogen $\xrightarrow{\textit{thrombin, } Ca^{2+}}$ fibrin → 응고

2. 응고인자 : Ⅰ~ⅩⅢ(Ⅵ은 결번)까지 있음

1) fibrinogen : Ⅰ 인자
2) prothrombin : Ⅱ 인자, 간에서 비타민 K의 작용으로 생성
3) calcium : Ⅳ 인자
4) 혈우병(hemophilia) : antihemophilic factor(항혈우병인자, Ⅷ인자) 결핍 시 발생

3. 항응고

1) fibrin 분해 : 플라스민(plasmin)
2) Ca^{2+} 제거 : 옥살산염(oxalate), 구연산염(citrate), 불화나트륨(sodium fluoride), EDTA 등
3) 트롬빈 작용 억제 : 헤파린(heparin), 히루딘(hirudin)
4) 비타민 K 작용 억제 : 쿠마린(cumarin)

8.4 심장(Heart)

1. 위치

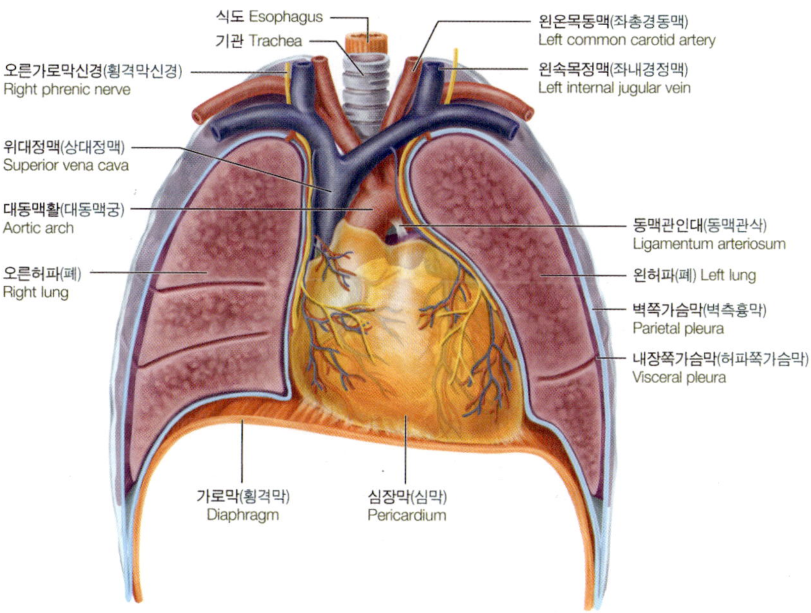

1) 가슴세로칸(mediastinum, 종격)
2) 위·아래 제 3~6갈비연골(늑연골) 사이
3) 가로막(횡격막) 위
4) 가운데선 왼쪽으로 2/3

2. 심장막(Pericardium)

1) 2겹의 막
2) 바깥막(**섬유심장막**) : 심장이 과도하게 확장되는 것을 방지, 가로막등에 심장을 부착
3) 속막(**장막심장막**) : 벽쪽심장막(parietal pericardium)과 내장쪽심장막(visceral pericardium=심장바깥막(epicardium))으로 구분[두 막 사이 공간 : 심장막안(pericardial cavity)(소량의 심장막액(pericardial fluid)존재, 수축 이완 시 충격완화)]

3. 심장의 벽

• 3층 구조 : 심장바깥막(epicardium), 심장근육층(myocardium), 심장속막(endocardium)

4. 심장의 모양

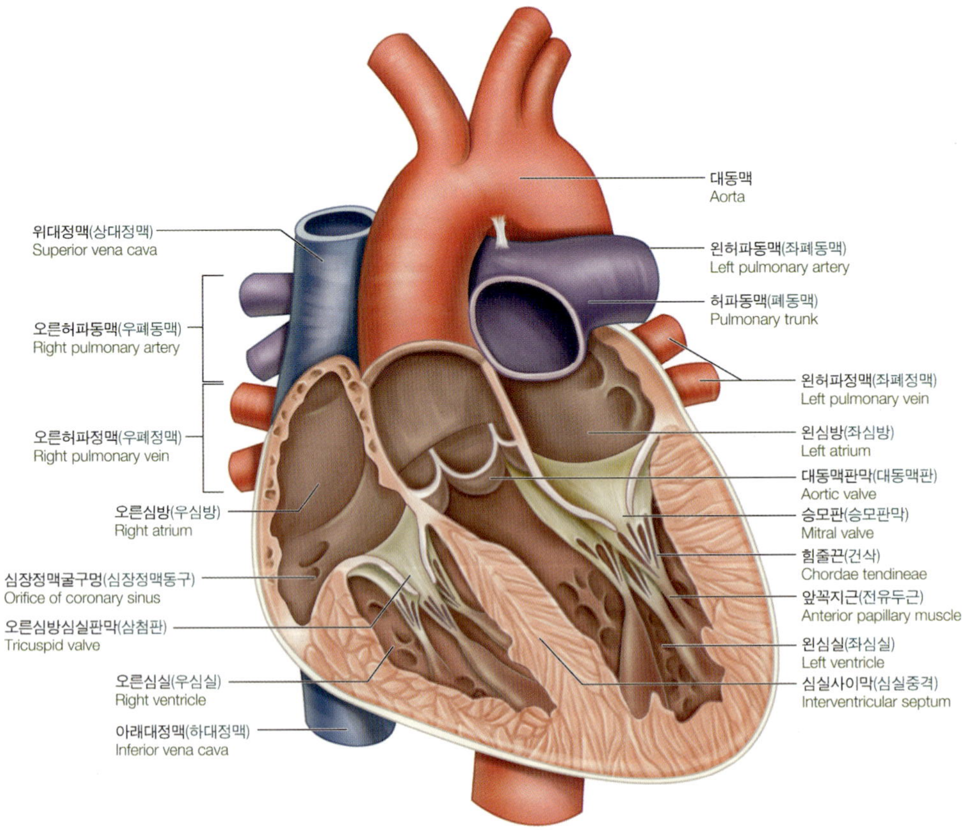

1) 겉

(1) 심장바닥(base of heart), 심장꼭대기(apex of heart)

(2) 오른심방귀(right auricle), 왼심방귀(left auricle) : 심장 박동을 원활하게 해주는 귓바퀴 모양의 돌출물

(3) 방실사이고랑(coronary groove) – 앞심실사이고랑(anterior interventricular groove) – 뒤심실사이고랑(posterior interventricular groove)

2) 속

(1) 심방사이막(internal septum, 심방중격) : 오른심방과 왼심방 구분

(2) 심실사이막(interventricular septum, 심실중격) : 오른심실과 왼심실 구분

3) 오른심방(Right atrium)

(1) 위대정맥(superior vena cava), 아래대정맥(inferior vena cava), 심장정맥굴(coronary sinus)과 연결

(2) 타원오목(oval fossa) : 심방사이막 태아순환 흔적

(3) 오른방실구멍(right atrioventricular orifice) : 삼첨판(tricuspid valve, 오른방실판막(right atrioventricular valve)) – 혈액 역류 방지

4) 오른심실(Right ventricle)

(1) 가스교환을 위해 허파로 혈액을 보내는 곳

(2) 속면 : 근육기둥(trabeculae carneae)라는 돌기 형성

(3) 힘줄끈(tendinous cord) : 삼첨판막을 고정

(4) 허파동맥구멍(pulmonary orifice) : 허파동맥판막(pulmonary valve)부착 – 혈액의 역류 방지

5) 왼심방(Left atrium)

(1) 허파정맥이 개구 : 허파에서 가스교환 된 동맥혈 운반

(2) 왼방실구멍(left atrioventricular orifice) : 이첨판막(bicuspid valve)(left atrioventricular valve, 왼방실판막)

6) 왼심실(left ventricle)

(1) 왼심방에서 들어온 혈액을 전신으로 보내는 역할

(2) 벽 : 오른심실의 3배

(3) 근육기둥, 힘줄끈(tendinous cord) → 이첨판막 고정

(4) 대동맥구멍(aortic orifice) : 대동맥판막(aortic valve)부착 – 혈액의 역류 방지

7) 판막

(1) 2개의 방실판막(atrioventricular valves), 2개의 반월판막(seminular valve)

(2) 오른방실판막(right atrioventricular valve) : 3개의 판막(삼첨판막)

(3) 왼방실판막(left atrioventricular valve) : 2개의 판막(이첨판막 = 승모판(mitral valve))

(4) 허파동맥판막(pulmonary valve), 대동맥판막(aortic valve) : 3개의 판막(semilunar cusp, 반달모양의 첨판)

(5) 대동맥판막(aortic valve) : 대동맥구멍에 있는 크고 두꺼운 판막, 3개의 반달모양의 첨판

5. 전도

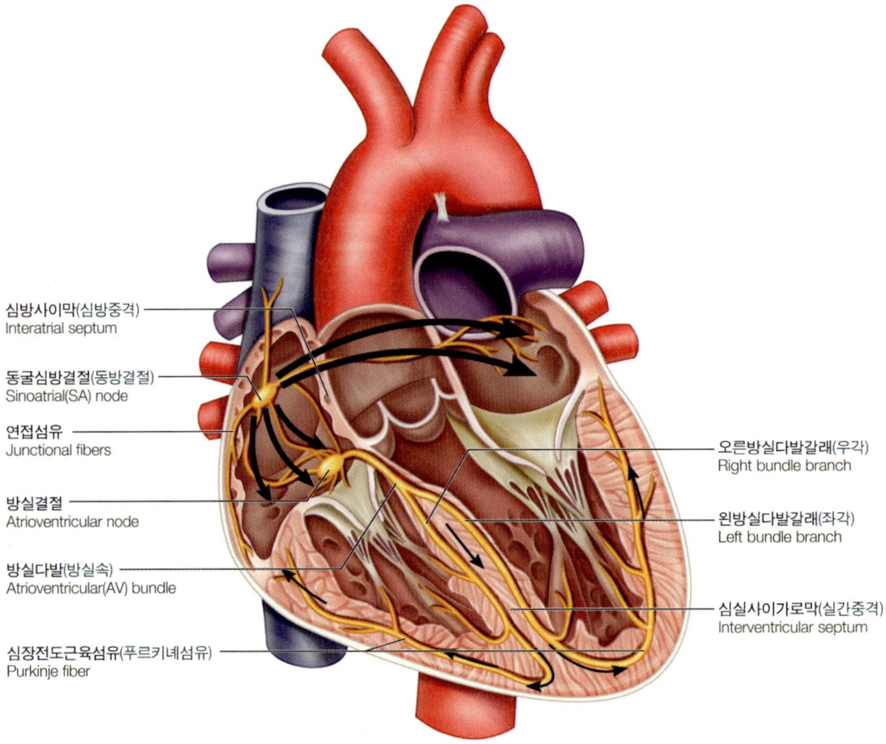

1) 외부 신경의 지배 없이도 활동전압을 일으켜 규칙적인 수축과 이완을 반복
2) 안정막 전위 : −90mV
3) 심장의 활동전압 기간 200～300ms > 뼈대근육 1ms
4) 굴심방결절(sinoatrial node, S-A node) = 박동조율기(pace-maker) : 심장근육섬유의 수축을 시작, 수축률 조정
   (1) 심방 수축
   (2) 방실결절(atrioventricular node, A-V node)자극
   (3) 방실다발(atrioventricular bundle, 방실속)
   (4) 오른갈래(left right crus, 좌우각)
   (5) 왼심실, 오른심실(좌심실, 우심실)
5) 심장전도근육섬유(Purkinje fiber, 퍼킨지섬유) : 방실다발 이하의 자극전도 섬유를 총칭

6. 심장주기

• 0.8초 : 심방수축기(0.11초) → 심실수축기(0.27초) → 심실확장기(0.42초)

7. 박동수(Heart beat)

• 60～80회/분

8. 1회 박동량(Stroke volume)

• 70ml

9. 심박출량(Cardiac output)

• 심박동수(70) × 1회 박동량(70) = 약 5L/분

10. 심전도

1) 유도법 : 표준사지(쌍극) 유도법, 심장앞단극 유도법, 증폭단극 유도법
2) P파 : 심방의 탈분극, 굴심방결절 흥분 직후, 0.1초
3) PQ(PR)간격 : P파～Q파, 굴심방결절 → 방실결절, 0.12～0.2초, 방실결절 차단의 지표(0.2초 이상)
4) ORS복합 : 심실의 탈분극, 방실결절 → 방실다발 → 심장전도근육섬유, 0.05～0.1초
5) T파 : 심실의 재분극, 0.27초

11. 심장음

1) 제 1심음

(1) 심실수축 시작 순간
(2) 방실판막의 열림과 닫힘

2) 제 2심음

(1) 심실수축 끝(심실확장기)
(2) 대동맥판막 및 허파동맥판막 닫힘

3) 제 3심음

(1) 심실확장기 심음
(2) 젊은이에게서만 청취 가능

4) 제 4심음

• 심방음 : 심방수축 전 심실로 혈액의 소량이 유입

12. 심장반사

1) 압력수용기(pressoreceptor) : 대동맥활, 목동맥팽대
2) 화학수용기(chemoreceptor) : 목동맥토리(carotid body), 대동맥토리(aortic body); O_2, CO_2 농도 감지, 호흡조절을 주관하는 기구이나 혈압의 변동에도 많은 영향
3) 골츠반사(Goltz reflex) : 내장에 분포한 내장신경 흥분 시 심박동수 감소
4) 아쉬너반사(Ashiner reflex) : 안구를 양 손으로 눌러서 안구내압을 높이면 심박동 억제
5) 베인브리지반사(Bainbridge reflex) : 심장, 대정맥의 내압 상승 → 심박동수 증가
6) 스탈링설(Staring's law) : 신경흥분이나 호르몬의 영향에 관계없이 심장에 유입되는 혈액은 모두 밀어 낸다.

13. 신경

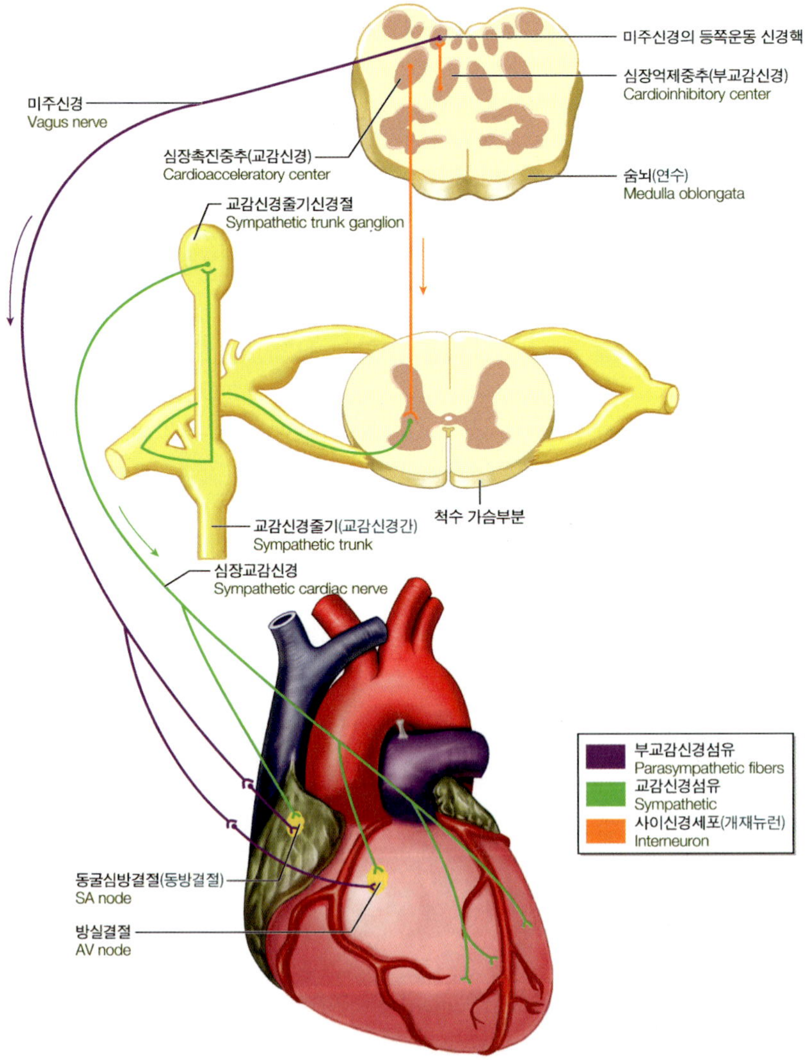

1) 자율신경의 지배
   (1) 교감신경, 부교감성 미주신경
   → 심장신경얼기(cardiac plexus, 심장신경총) 형성 → 왼·오른심장동맥을 따라 심장에 유입 → 굴심방결절(동방결절)정지, 일부 방실결절과 방실다발속에 분포
2) 숨뇌(연수)의 심장촉진중추 → 교감신경 → 심장 작용 촉진
3) 숨뇌의 심장억제중추 → 부교감신경 → 심장활동 억제

14. 혈관

1) 동맥(artery) : 왼심장동맥(left coronaty artery), 오른심장동맥(right coronary artery)

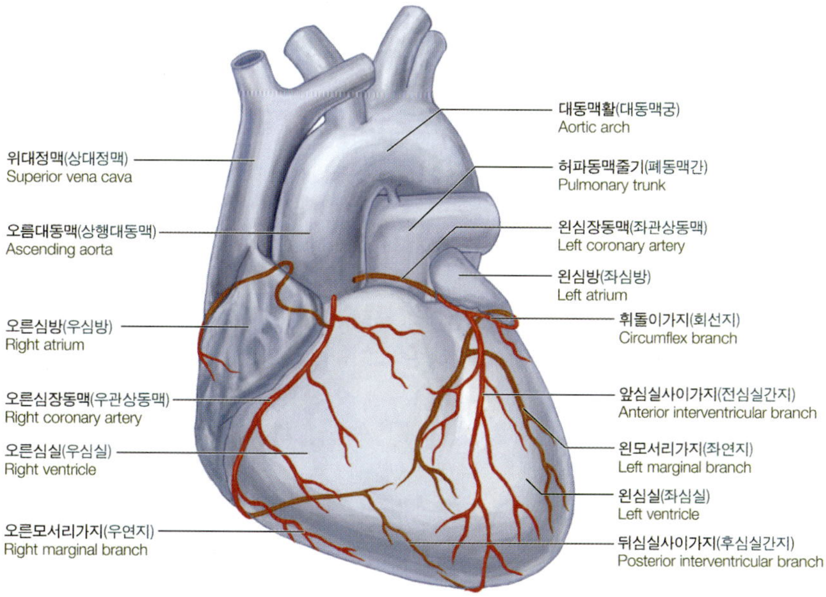

2) 정맥(vein) : 큰심장정맥(great cardiac vein), 중간심장정맥(middle cardiac vein), 작은심장정맥(small cardiac vein) 등 → 심장정맥굴(coronary sinus)으로 유입(75%), 앞심장정맥(anterior cardiac vein)(20%), 최소심장정맥(테베시우스정맥(thebesian vein))(smallest cardiac vein)(5%) → 오른심방

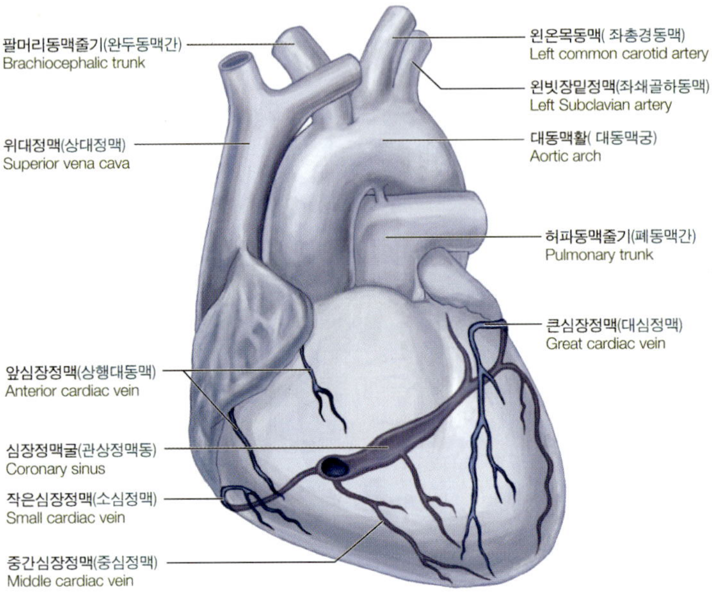

A. 전면부

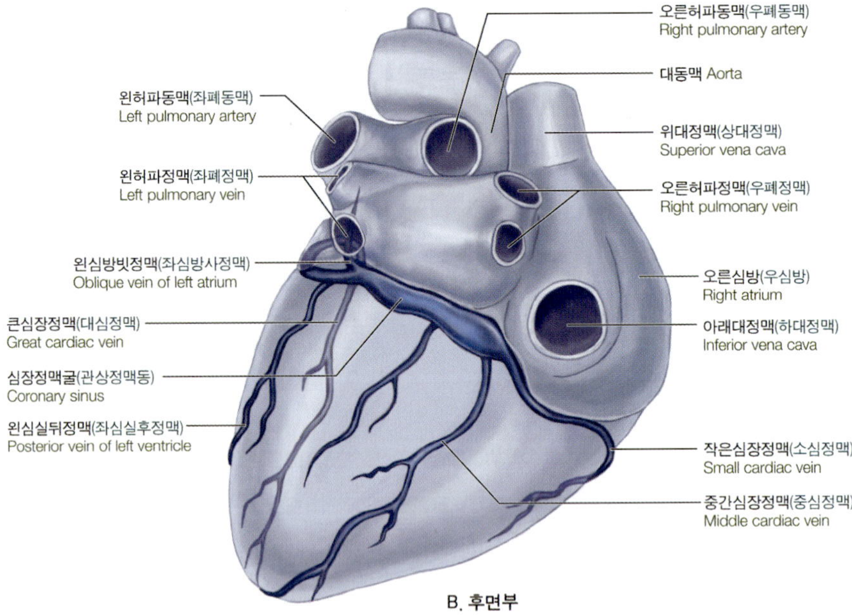

B. 후면부

3) 심장순환 : 심박출량의 5%

4) 심근경색증(myocardial infarction) : 심장동맥 협착 or 동맥경화나 혈전 등으로 폐색되어 심근조직에 괴사가 일어난 경우

5) 협심증(angina pectoris) : 심장동맥경화증 등으로 인하여 심장동맥이 좁아져 순간적인 혈류량 증가 요구에 대응하지 못하고 산소부족이 일어나 흉통을 수반하는 질환

8.5 혈관(Blood vessel)

1. 구분

1) 동맥(artery) : 대동맥(aorta), 동맥(artery), 세동맥(arteriole)
2) 모세혈관(capillary)
3) 정맥(vein) : 세정맥(venule), 정맥(vein, 저장혈관), 대정맥(vena cava)
4) 혈액량 : 혈관(84%), 허파순환계통(9%), 심장 속(7%)
5) 혈관별 혈액량 : 정맥(70%), 모세혈관(5%), 동맥(25%)

2. 연결

1) 연결(anastomosis, 문합) : 직경이 거의 같은 작은혈관들의 연결
2) 곁순환로(collateral circulation) : 순환장애가 발생하면 돌아가는 통로가 되는 비교적 굵은 혈관들의 연결
3) 세동정맥연결(arteriovenous anastomosis) : 세동맥과 세정맥이 직접 연결
4) 끝동맥(end(terminal) artery, 종동맥) : 혈관 끝이 연결을 이루지 않고 장기와 조직에 분포하는 동맥, 지라, 간, 콩팥 등에 형성
5) 기능적 끝동맥 : 심장에 분포, 서로 연결을 이루지만 너무 가늘어서 정상적인 혈액을 공급하기에는 도움이 되지 못하는 동맥
6) 세동정맥그물(rete mirabile) : 콩팥의 토리, 모세혈관이 되기 이전에 여러 개의 세동맥으로 갈라져 혈관그물을 이루고 있는 구조

3. 벽의 구조

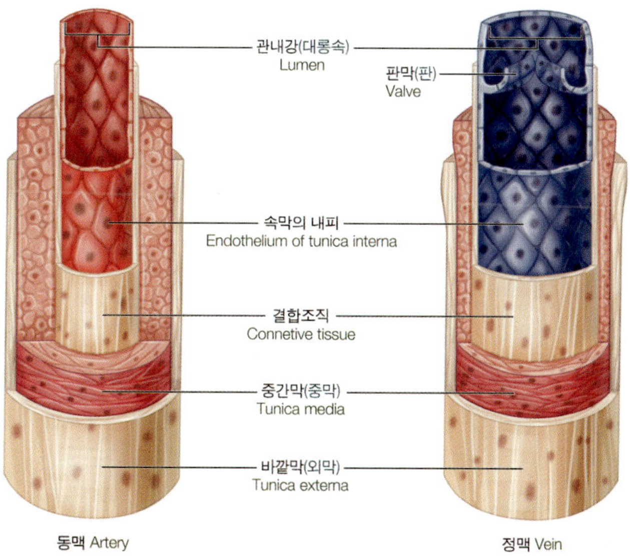

1) 속막(tunica intima) : 내피세포(endothelial cell)와 바닥판(basal lamina)
2) 중간막(tunica media) : 민무늬근육과 탄력섬유
3) 바깥막(tunica externa) : 아교섬유, 탄력섬유

4. 동맥(Artery)

1) 두꺼운 혈관벽, 좋은 탄력성
2) 직경의 크기와 기능에 따른 구분
   (1) 탄력성동맥(elastic artery, 전도성동맥(conducting artery)) : 심장에서 가까운 거리 위치하고 있는 혈관(대동맥, 대동맥에서 갈라지는 혈관), 직경이 크고 탄력섬유가 발달(여러 겹의 탄력층판)
   (2) 근육성동맥(muscular artery, 분배동맥(distrbuting artery)) : 탄력동맥에서 갈라진 중간크기의 혈관, 가장 많은 비율
   (3) 세동맥(arteriole, 저항혈관(resistance vessel)) : 직경 0.3mm 이하의 혈관, 이행소동맥(metarteiole, 모세혈관으로 이행하기 바로 전 부분 : 모세혈관그물(capillary bed)로 흐르는 혈액량 조절)

5. 정맥(Vein)

1) 세정맥(venule) : 모세혈관에서 이행되는 정맥의 첫 부분
2) 동맥에 비하여 얇고 연하지만 대롱속(lumen, 관내강)은 넓은 편
3) 정맥판막(venous valve) : 주로 팔다리에 분포하는 정맥에서 심장으로 올라오는 혈액이 중력에 의하여 역류되는 것을 방지

6. 모세혈관(Capillary)

1) 가스와 영양분 및 노폐물 교환
2) 모세혈관그물(capillary bed) 형성
3) 벽 : 단층의 내피세포(endothelial cell)
4) 바닥판(basal lamina)
5) 모세혈관앞조임근(precapillary sphincter) : 이행소동맥(metarteiole)의 모세혈관이 시작되는 곳, 혈액의 흐름을 조절
6) 물질이동방식
   (1) 직접확산
   (2) 세포사이틈새를 통한 확산
   (3) 공포(vesicles)
   (4) 창을 통한 확산
7) 구분
   (1) 민창모세혈관(continuous capillary) : 벽에 창문(fenestrae)이 없이 연속적인 내피세포(근육조직, 신경조직, 결합조직, 외분비샘)

(2) 창모세혈관(fenestrated capillary) : 혈액과 조직사이의 물질교환이 활발한 장기(콩팥, 내분비샘, 장관 등)

(3) 굴모세혈관(sinusoidal capillary) : 많은 창문과 넓은 관내강(lumen), 물질교환이 매우 용이한 혈관(간, 지라, 골수 등)

7. 혈액순환(Blood circulation)

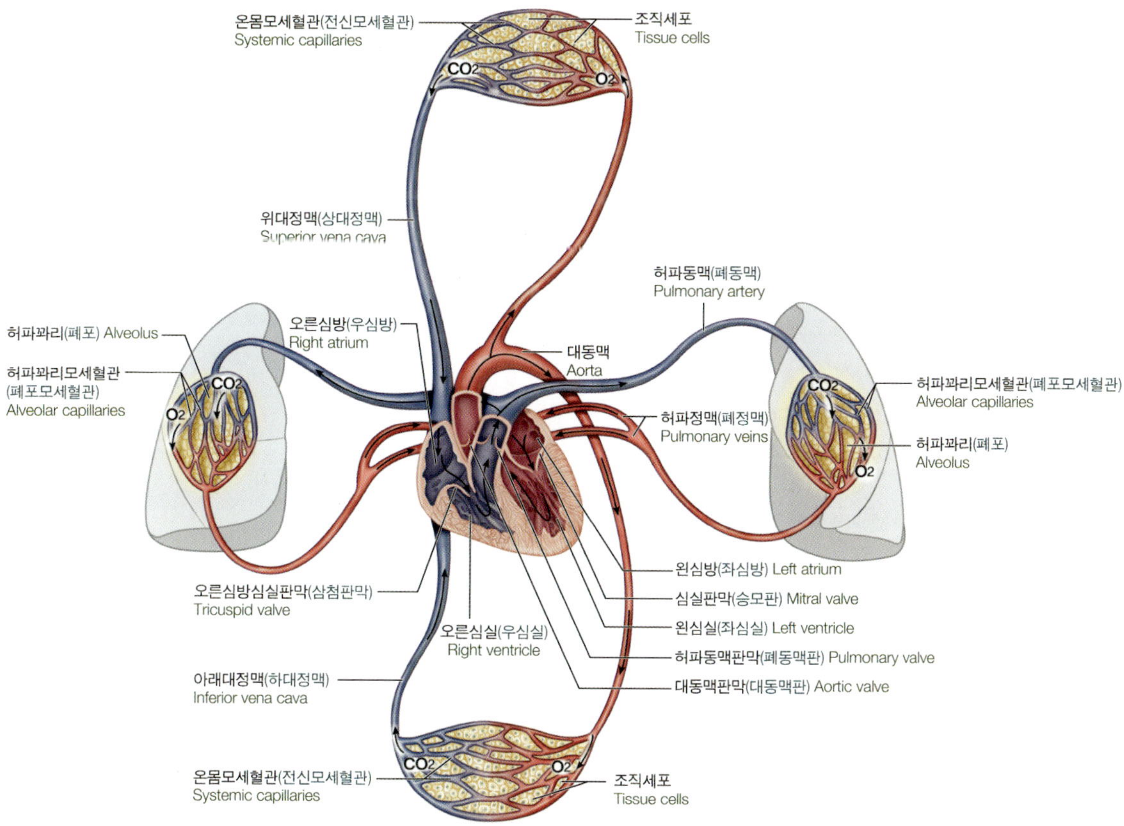

1) 허파순환(Pulmonary circulation, 소순환(lesser circulation))

(1) 오른심실 → 허파동맥 → 허파 → 허파정맥 → 왼심방

(2) 오른심실 → 허파동맥 → 왼·오른허파동맥 → 엽사이동맥 → 모세혈관 → 가스교환 → 허파정맥(왼·오른쪽 2씩) → 왼심방

2) 온몸순환(Systemic circulation, 대순환)

- 왼심실 → 동맥 → 신체의 말초조직 모세혈관(영양분과 산소공급, 이산화탄소와 노폐물) → 정맥 → 오른심방

8. 동맥

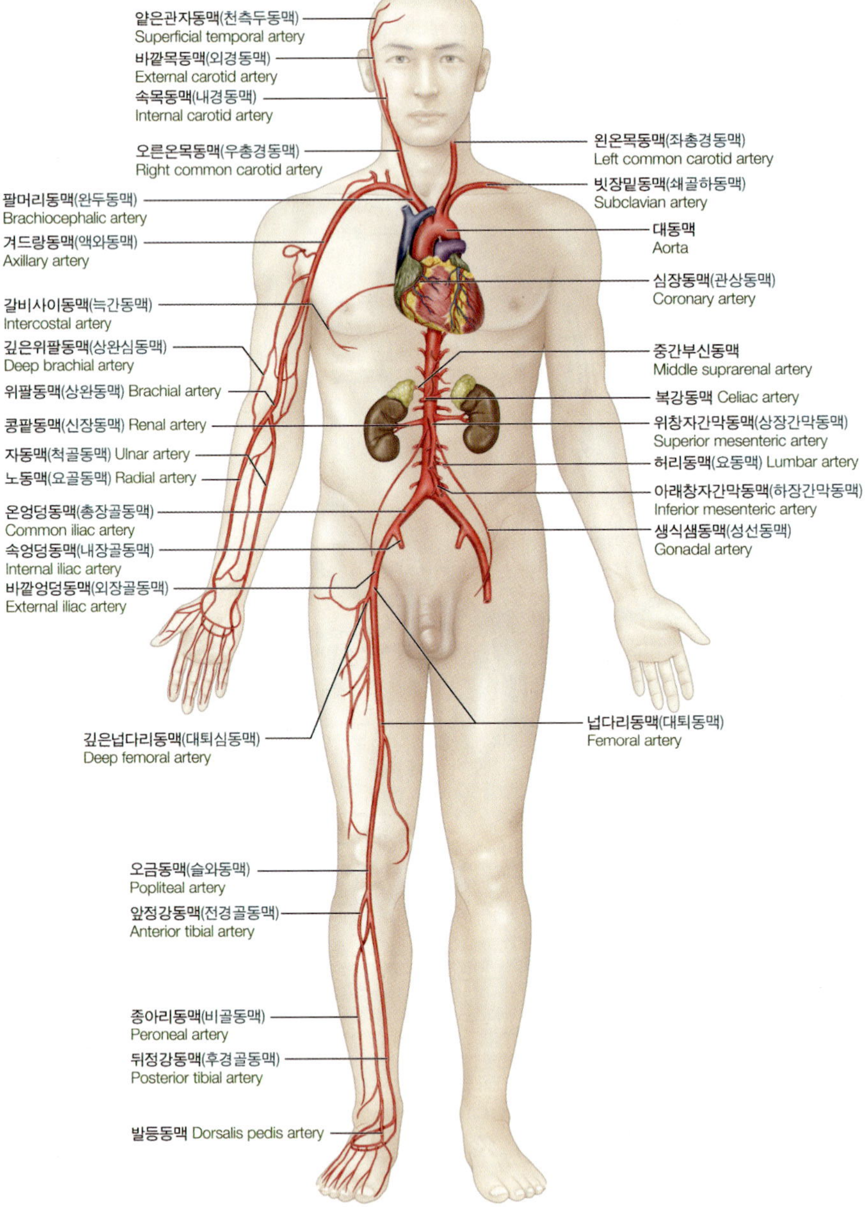

9. 대동맥(Aorta)

- 왼심실 → 오름대동맥 → 대동맥활 → 내림대동맥

1) 오름대동맥

- 심장에 분포하는 왼·오른심장동맥 분지

2) 대동맥활

(1) 팔머리동맥, 왼온목동맥, 왼빗장밑동맥 분지
(2) 가슴대동맥에 연결

3) 내림대동맥

(1) 척주의 왼쪽을 따라 하행
(2) 가슴대동맥과 배대동맥으로 구분

10. 머리, 목의 동맥(Artery of the skull · neck)

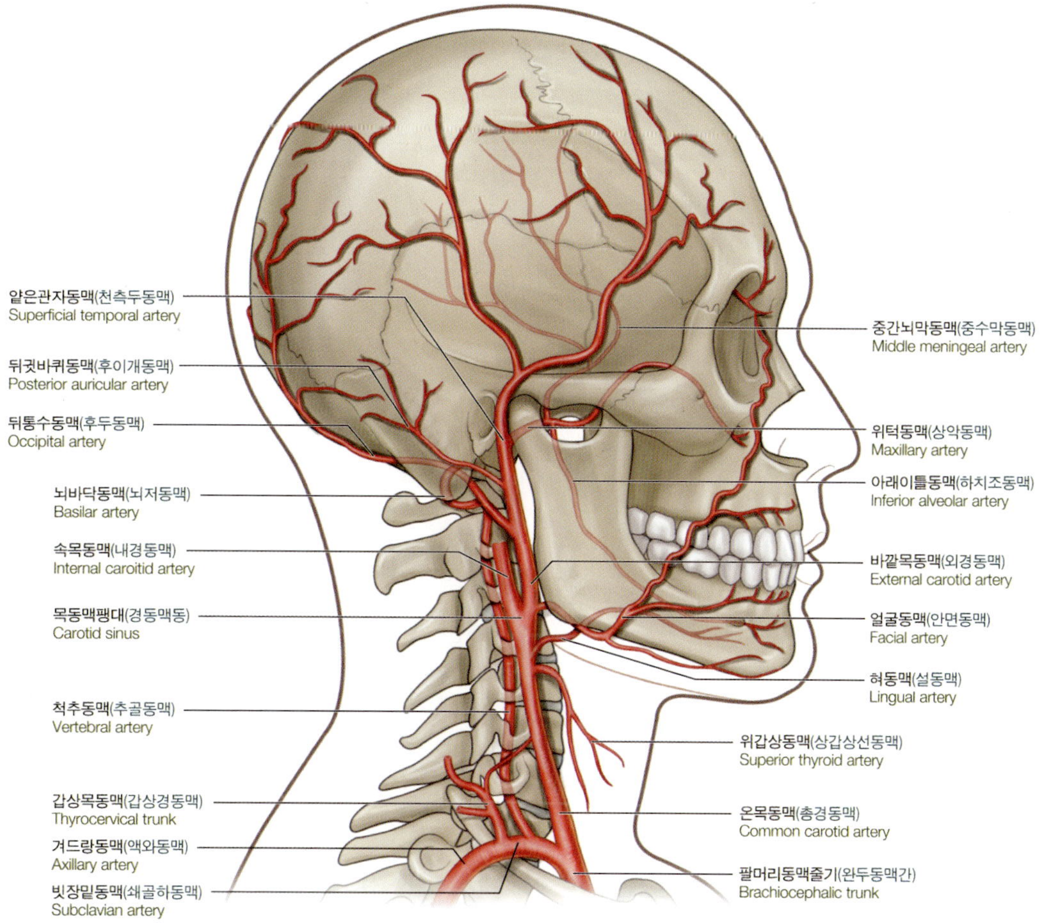

1) 온목동맥(common carotid artery)

• 바깥목동맥(external carotid artery), 속목동맥(internal carotid artery)으로 분지

2) 바깥목동맥(external carotid artery)

- 위갑상동맥(superior thyroid artery), 혀동맥(lingual artery), 얼굴동맥(facial artery), 뒤통수동맥(occipital artery), 뒤귓바퀴동맥(posterior auricular artery), 오름인두동맥(ascending pharyngeal artery), 얕은관자동맥(superficial temporal artery), 윗턱동맥(maxillary artery)

3) 속목동맥(internal carotid artery)

- 머리뼈안으로 유입
- 눈동맥(ophthalmic artery), 앞대뇌동맥(anterior cerebral artery), 중간대뇌동맥(middle cerebral artery), 뒤교통동맥(posterior commnicating artery)

(1) 압력수용기와 화학수용기

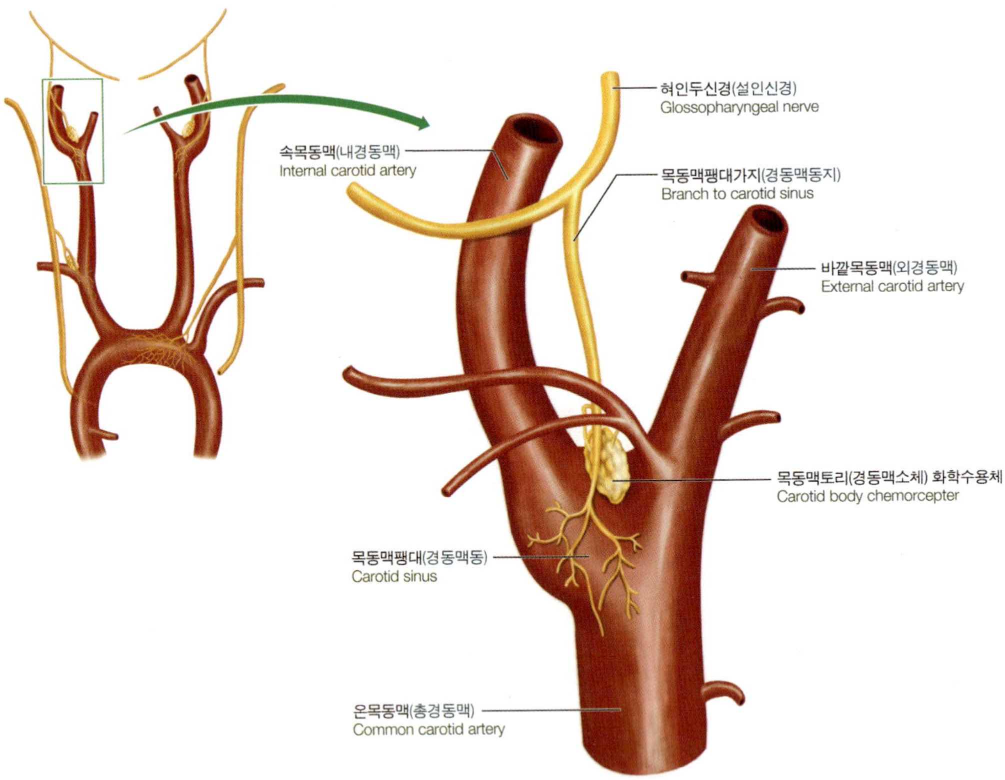

① 압력수용기(prossoreceptor)

- 속목동맥의 분기부 신전 : 목동맥팽대carotid sicus 흥분 → 목동맥팽대신경(혀인두신경의 분지) → 연수의 심장억제중추 → 심장과 혈관 억제 → 혈압 ⇓
- 대동맥활 신전 : 흥분 → 감압신경(미주신경의 분지) → 연수의 심장억제중추 → 심장과 혈관 억제 → 혈압 ⇓

② 화학수용기(chemoreceptor)

- 목동맥토리(carotid body), 대동맥토리－혈중 산소와 이산화탄소 농도 감지

(2) 대뇌동맥고리(Willis circle)의 구성

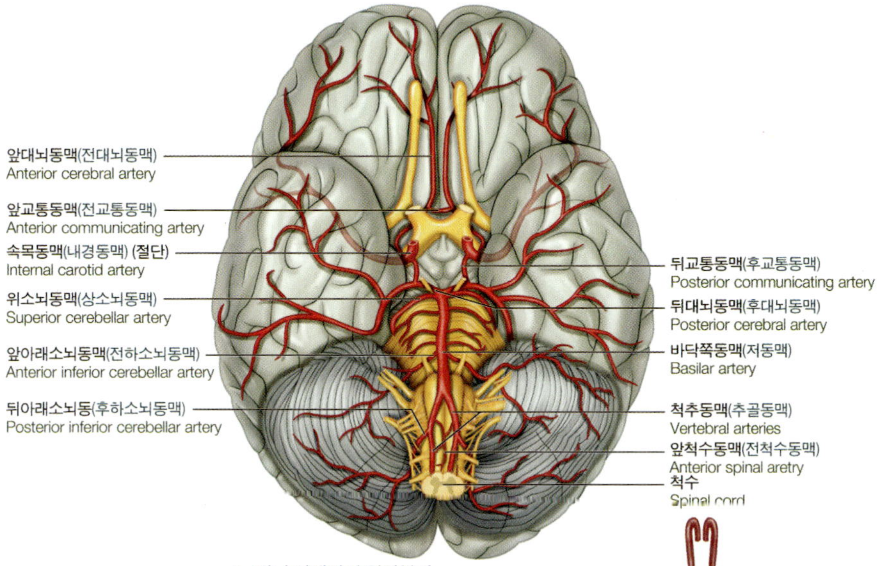

A. 대뇌 아래면의 혈관분지

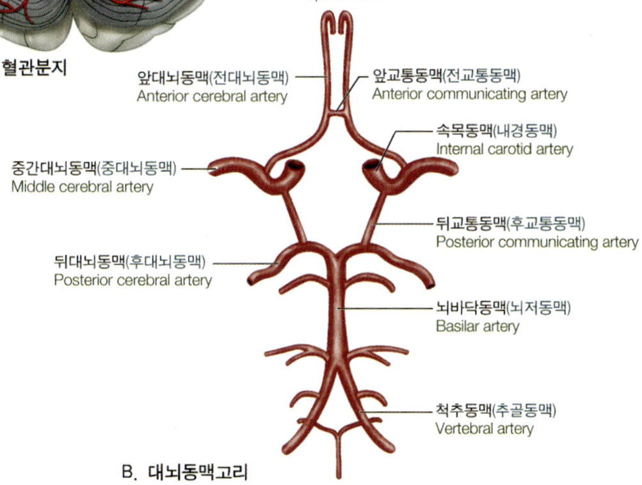

B. 대뇌동맥고리

11. 팔의 동맥(Artery of the upper limb, 상지의 동맥)

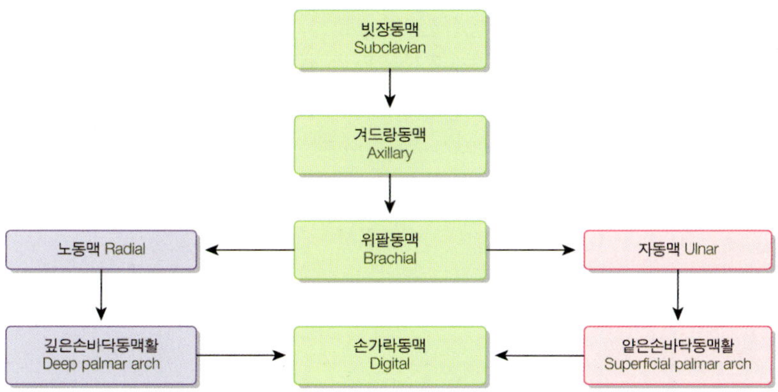

12. 몸통의 동맥(Artery of the trunk)

1) 가슴대동맥(thoracic aorta)

- 내림대동맥의 윗부분으로 넷째등뼈 높이에서 척주의 왼쪽을 따라 내려가 열두째등뼈 위치에 있는 가로막의 대동맥구멍에 이르는 큰 혈관

2) 배대동맥(abdominal aorta)

- 가로막의 대동맥구멍을 지나 척주 옆을 내려가다 넷째허리뼈 높이에서 왼, 오른온엉덩동맥으로 나누어지기 전까지

3) 온엉덩동맥(common iliac artery)

- 넷째허리뼈 높이에서 왼, 오른온엉덩동맥 → 엉치엉덩관절 앞면 속엉덩동맥, 바깥엉덩동맥(속엉덩동맥, 외장골동맥)

4) 속엉덩동맥(internal iliac artery)

- 폐쇄동맥, 속음부동맥, 엉덩허리동맥, 가쪽엉치동맥, 위·아래볼기동맥, 배꼽동맥, 자궁동맥, 위·아래 방광동맥, 중간곧창자동맥

5) 바깥엉덩동맥(external iliac artery)

- 골반의 분계선을 따라 앞가쪽방향으로 진행 → 넙다리동맥으로 연결

13. 다리의 동맥(Artery of the lower limb, 하지의 동맥)

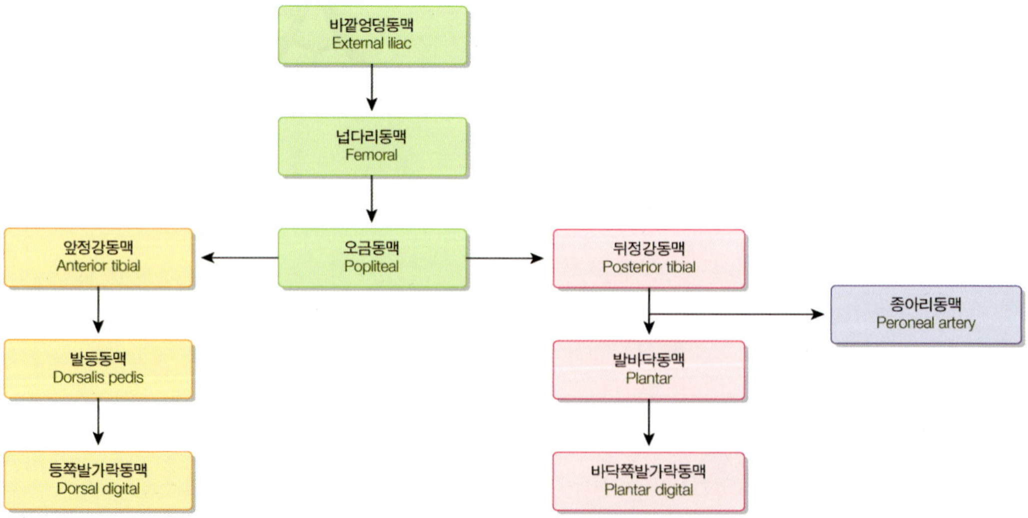

14. 정맥

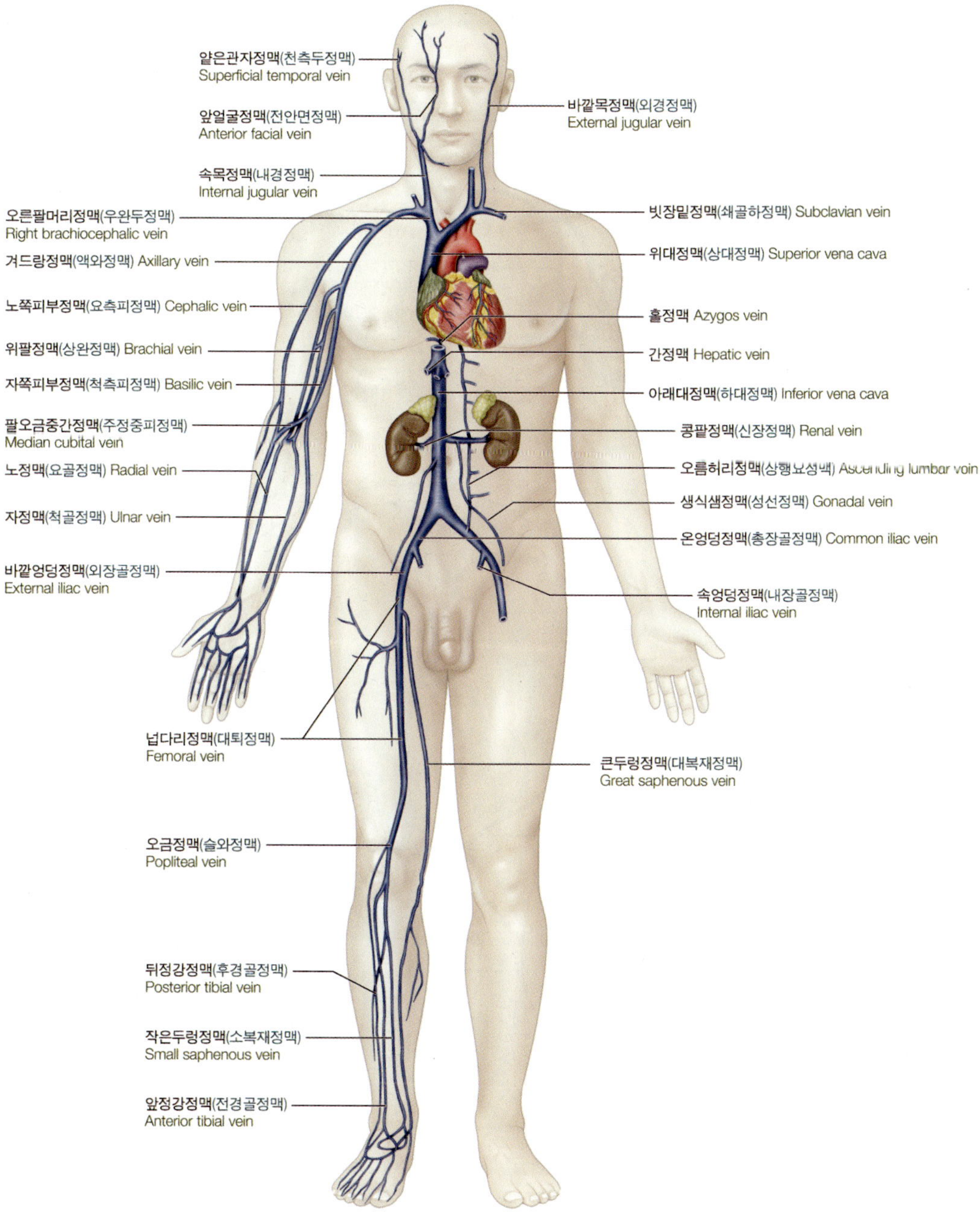

1) 깊은정맥(deep vein)과 얕은정맥(superficial vein)으로 구성
2) 정맥굴(venous sinus), 정맥얼기(venous plexus), 정맥판막(venous valve, 혈액 역류 방지, 온몸에 존재 : 직경 2mm 이하의 세정맥에는 없음)

15. 머리, 목의 정맥(Vein of the skull · neck)

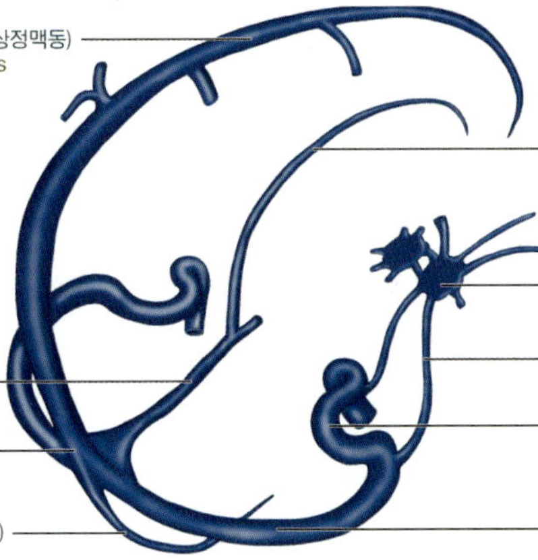

A. 경질막 정맥굴

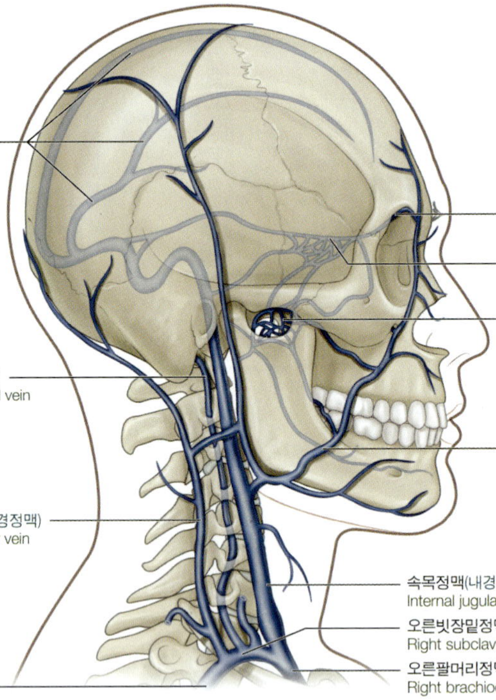

B. 두개골의 정맥분지

1) 경질막정맥굴(sinus of dura mater)

(1) 뇌의 정맥혈을 모아 속목정맥으로 보내는 혈관
(2) 위 · 아래시상정맥굴(superior · inferior sagittal sinus)
(3) 곧은정맥굴(straight sinus)
(4) 정맥굴합류(confluence of sinus)

(5) 가로정맥굴(transverse sinus)
(6) 구불정맥굴(sigmoid sinus)
(7) 해면정맥굴(cavernous sinus)
(8) 위·아래바위정맥굴(superior·inferior petrosal sinus)

2) 뇌막정맥(meningeal vein)

3) 판사이정맥(diploic vein)

- 머리뼈안의 경질막정맥굴과 머리뼈 밖의 얕은정맥을 연결

4) 이끌정맥(emissary vein)

- 머리뼈 안과 밖의 정맥 연결

5) 속목정맥(internal jugular vein)

- 머리뼈안의 정맥혈 운반

6) 바깥목정맥(external jugular vein)

7) 팔머리정맥(brachiocephalic vein)

(1) 속목정맥(internal jugular vein, 머리, 목의 정맥혈을 운반)과 빗장밑정맥(subclavian vein, 팔의 정맥혈 운반) → 팔머리정맥
(2) **정맥각**(venous angle) : 속목정맥과 빗장밑정맥의 합류부분(이곳으로 온몸의 림프를 모아오는 가슴림프관과 오른림프관이 열림)

8) 위대정맥(Superior vena cava)

- 몸 윗부분의 정맥혈을 모아 오른심방으로 운반

16. 팔의정맥(Vein of the upper limb)

1) 깊은정맥

- 손가락정맥 → 얕은·깊은손바닥정맥 → 노정맥, 자정맥 → 위팔정맥 → 겨드랑정맥 → 빗장밑정맥

2) 얕은정맥

- 노쪽피부정맥 ↔ 자쪽피부정맥 ↔ 아래팔중간정맥

17. 몸통의 정맥

1) 아래대정맥

(1) 왼온엉덩정맥, 오른엉덩정맥

(2) 척주 오른쪽 주행

(3) 오른심방으로 유입

2) 홀정맥

(1) 홀정맥, 홀홑정맥

(2) 아래대정맥의 곁순환로

(3) 위대정맥으로 유입

3) 문맥순환(Portal circulation)

(1) 어떤 기관의 모세혈관이 정맥이 된 다음 심장으로 들어가지 않고 다시 인접 장기로 들어가 모세혈관이 되는 순환, 즉 두 번의 모세혈관을 거치는 순환

(2) 간문맥(Hepatic portal vein) : 복강 내 장기의 정맥혈을 한 곳으로 모아 간으로 운반하는 길이 약 7cm인 정맥

(3) 구성 : 위창자간막정맥, 지라정맥, 아래창자간막정맥

(4) 문맥 → 간 → 간정맥 → 아래대정맥 → 오른심방

18. 하지의 정맥

1) 깊은 정맥

- (발바닥정맥활) → 안쪽·가쪽발바닥정맥 → 앞정강정맥, 뒤정강정맥, 종아리정맥 → 오금정맥 → 넙다리정맥 → 바깥엉덩정맥 → 온엉덩정맥 → 아래대정맥 → 오른심방

2) 얕은 정맥

- (발등정맥활) → 큰두렁정맥, 작은두렁정맥

해부생리학

8.6 태아순환(Fetal circulation)

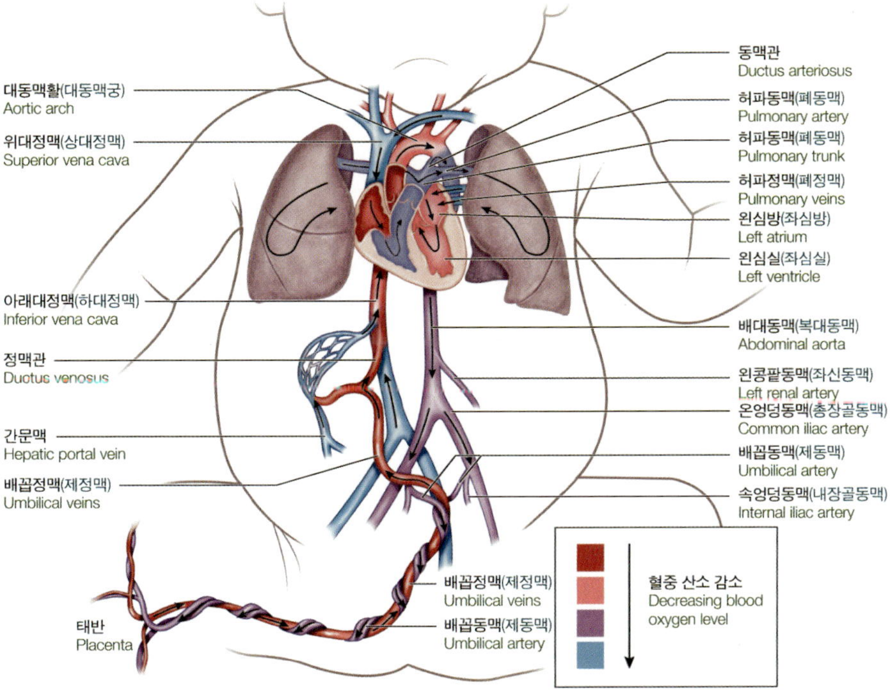

1. 성인에 없는 태아 혈액순환 경로

1) 배꼽정맥(umbilical vein) : 태반에서 태아 몸으로 동맥혈을 운반하는 한 개의 혈관
2) 정맥관(ductus foramen, Arantius's duct) : 태아의 간 아래면에서 갈라진 배꼽정맥의 한 가지를 아래대정맥으로 연결하는 관
3) 타원구멍(oval foramen) : 태아 심장의 심방사이막에 있는 구멍, 오른심방으로 들어온 혈액을 직접 왼심방으로 보내는 역할
4) 동맥관(ductus arteriosus, Botallo's duct) : 태아의 허파동맥과 대동맥활 사이를 연결하는 관
5) 배꼽동맥(umbilical artery) : 태아의 정맥혈을 태반으로 보내는 한 쌍의 혈관

2. 출생 후 변화(Change at birth)

1) 배꼽정맥(umbilical vein) → 간원인대(ligamentum of teres)
2) 정맥관(ductus venosus) → 정맥관인대(ligamentum venosum)
3) 동맥관(ductus arteriosus) → 동맥관인대(ligamentum arteriosum)
4) 배꼽동맥(umbilical artery) → 배꼽동맥인대(umbilical ligament)
5) 타원구멍(oval foramen) → 타원오목(oval fossa)

8.7 림프계통(Lymphatic system)

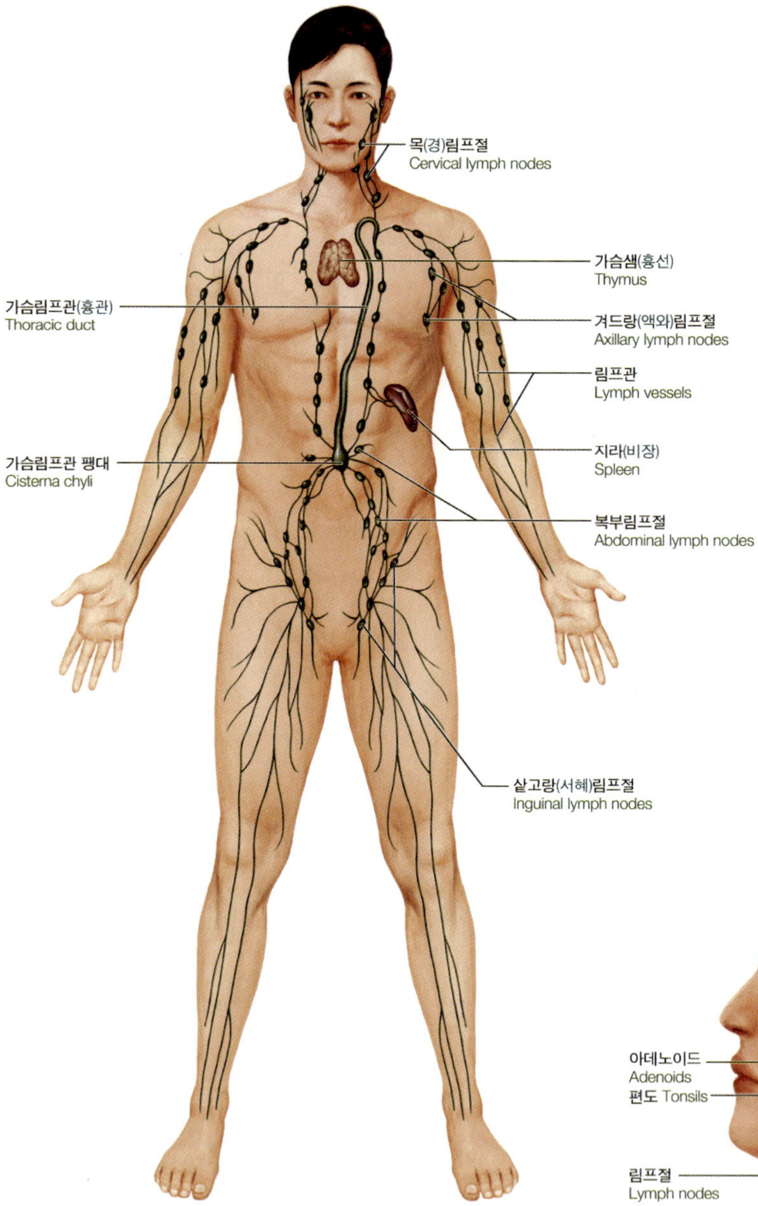

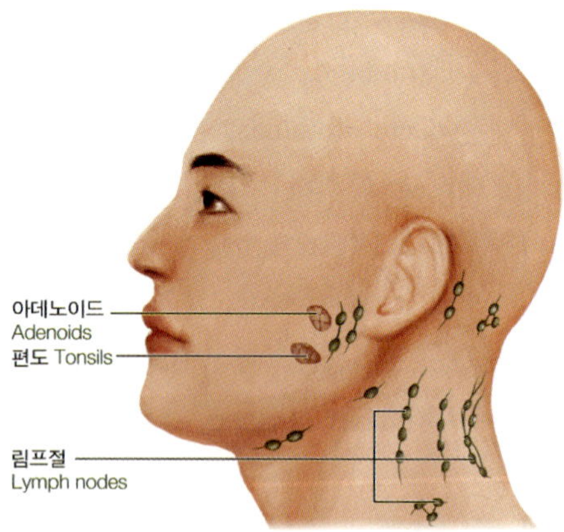

- 림프(lymph) : 혈액성분이 모세혈관벽을 통하여 조직으로 나와 형성
- 림프관(lymphatic) : 림프를 운반하는 관
- 림프기관(lymphatic organs) : 림프를 걸러 이물질을 탐식하거나 제거, 림프구 생산; 림프절(lymph node), 지라(spleen), 가슴샘(thymus), 편도(tonsils), 홀 및 무리림프소절(solitary & aggregated lymphatic nodules) 등
- 일반적 기능 : 신체 방어기능(식균작용, 이물질 제거), 특수 면역작용, 조직액을 혈액으로 되돌리는 작용

1. 림프(Lymph)

1) 물질교환을 끝낸 조직액 중 모세혈관으로 회수되지 않고 일부가 사이질에 남게 되고 사이질액압의 증가로 사이질액 일부가 정맥의 구조와 비슷한 림프관으로 유입

2) 성분 : 혈장의 성상과 비슷하나 림프구 多, 알부민과 글로블린 少, 응고속도 매우 느림

2. 림프관(Lymphatic vessel)

1) 림프판막 발달

2) 오른림프관(right lymphatic duct) : 오른쪽 윗몸에서 생성된 림프를 수송하는 관

3) 가슴림프관(thoracic duct) : 신체의 왼쪽 윗몸 및 아래몸 전체에서 생성된 모든 림프를 수송하는 가장 큰 림프관

4) 암죽관(chyliferous vessel) : 작은창자에 분포하는 림프관(지방 흡수 부위로 림프가 지방덩어리에 의해 유백색) – 이때의 림프를 암죽(chyle), 암죽관들이 모여 팽대된 곳을 가슴림프관팽대(cisterna chyli)

3. 림프절(Lymph node)

- 림프속 유해물질을 걸러 제거, 식균작용 : 신체방어
- 림프구 생산

1) 구조

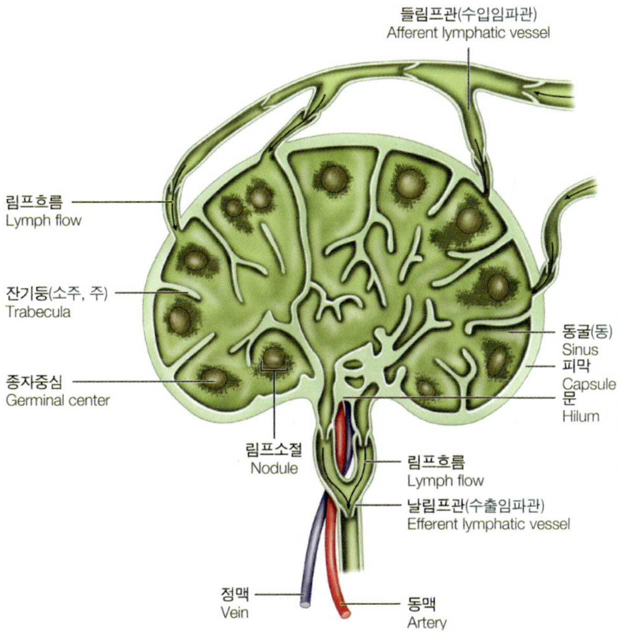

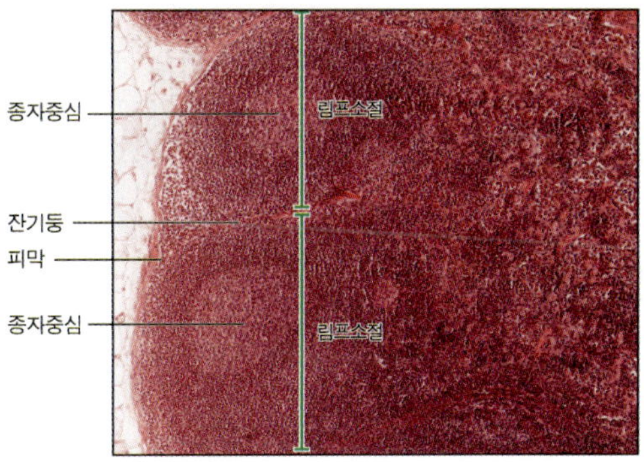

- 문(hilum), 날림프관, 들림프관, 잔기둥(trabecula), 림프소절, 종자중심, 림프굴(세균과 이물질이 림프굴의 그물세포에 포식되어 처리)

2) 림프소절(lymphatic nodule)

(1) 림프조직으로 되어 있는 둥그런 덩어리

(2) 무리림프소절=(집합림프소절, peyer's atches, 페이어판) : 돌창자 점막의 림프소절, 대식세포들이 세균을 포식하여 작은창자벽 파괴를 방어

4. 지라(Spleen)

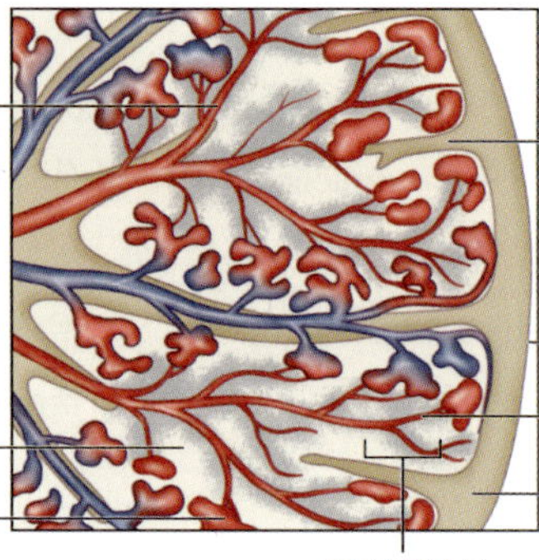

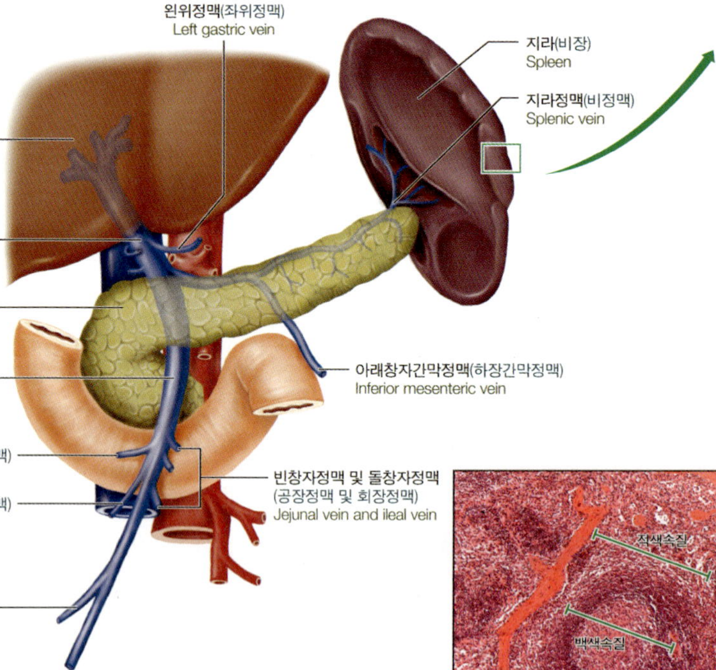

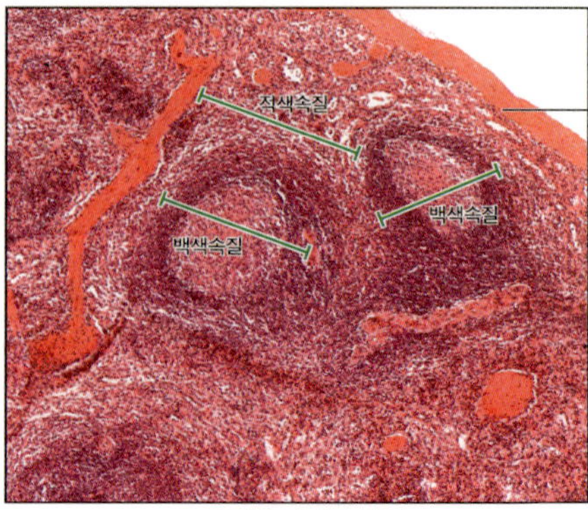

지라의 현미경 사진

1) 우리 몸에서 가장 큰 림프기관
2) 지라잔기둥(splenic trabecula) : 다수의 구획으로 구분
3) 지라속질(splenic pulp) : 혈액세포 집단, 색깔에 따라 백색속질과 적색속질로 구분
4) 지라끈(세망조직의 그물망)과 지라굴(일종의 모세혈관) : 지라끈의 그물세포와 지라굴의 내피세포는 포식작용으로 세균 및 이물질 섭취와 수명이 다한 적혈구 파괴(Hb → 헴(heme), 글로빈(globin))
5) 일반적 기능 : 림프구 생산, 적혈구 파괴 및 저장, 항체 생산, 포식작용

5. 가슴샘(Thymus)

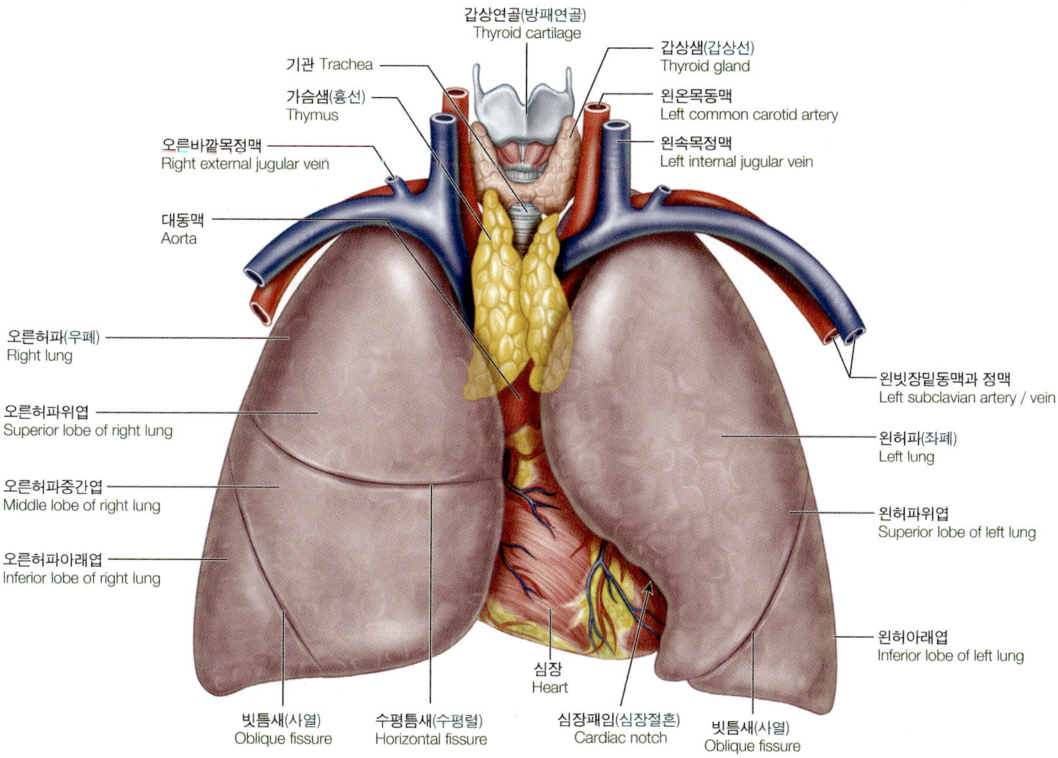

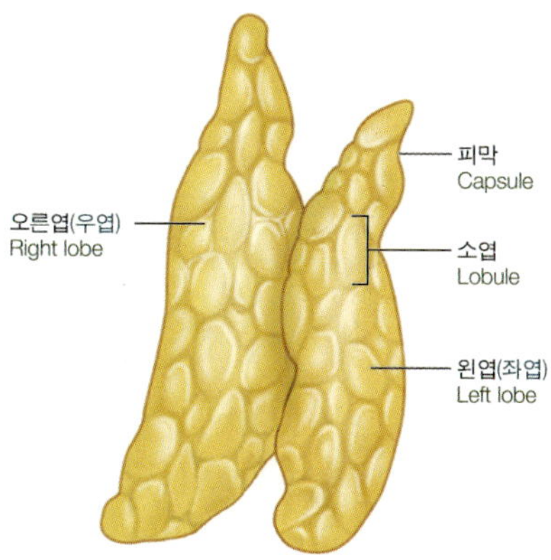

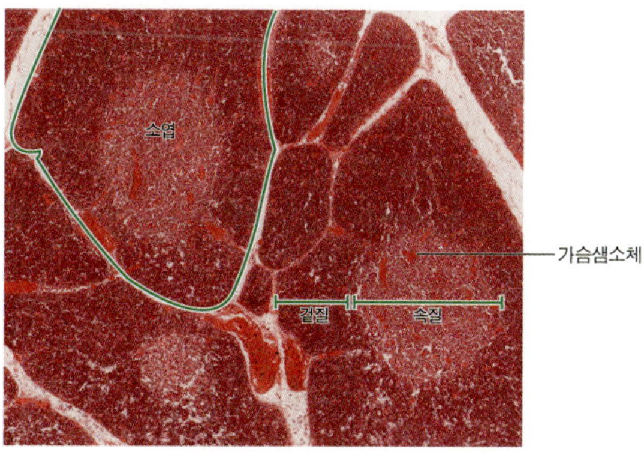

가슴샘의 현미경 사진

1) 사춘기 때 최고로 발육, 이후 퇴화
2) 해설소체 Hassall's(thymic) body 존재
3) 기능 : 림프구 생산(T-cell, T림프구), 항체생산

6. 편도(Tonsil)

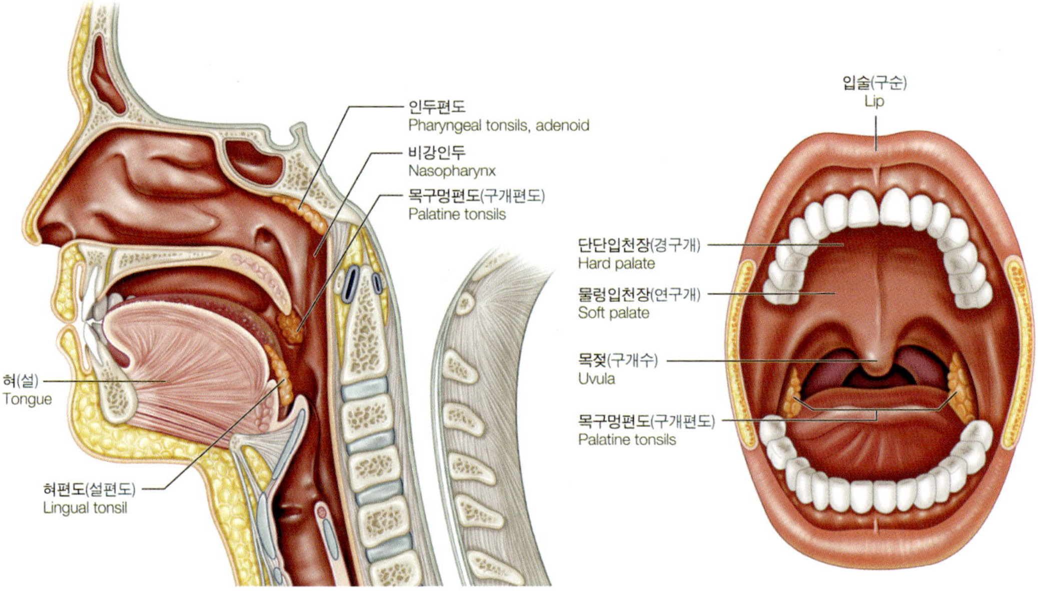

1) 입과 코를 통하여 들어오는 세균, 바이러스, 먼지, 화분 등의 이물질에 대항하여 림프구를 생산함으로서 신체를 방어
2) 목구멍편도(palatine tonsils), 혀편도(lingual tonsils), 인두편도(pharyngeal tonsils), 귀인두관편도(tubal tonsil)
3) 왈데이어편도고리(Waldeyer's tonsilar ring)

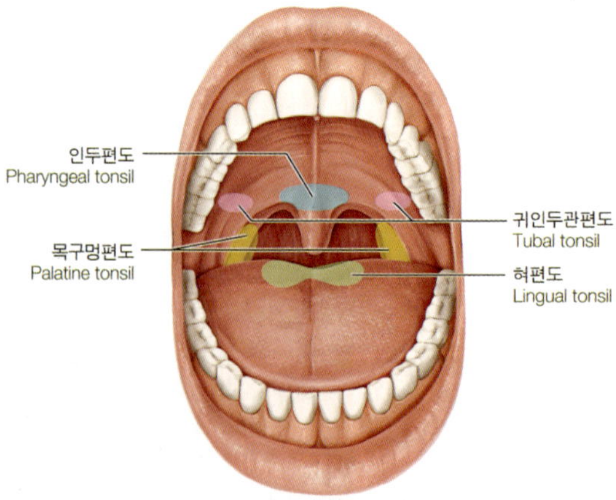

4) 편도는 소아 때 최고로 발달, 15세 이후에는 위축, 목구멍편도가 제일 먼저 위축, 인두편도는 거의 위축되지 않은 상태

OCCUPATIONAL THERAPY

9

C·H·A·P·T·E·R

호흡계통

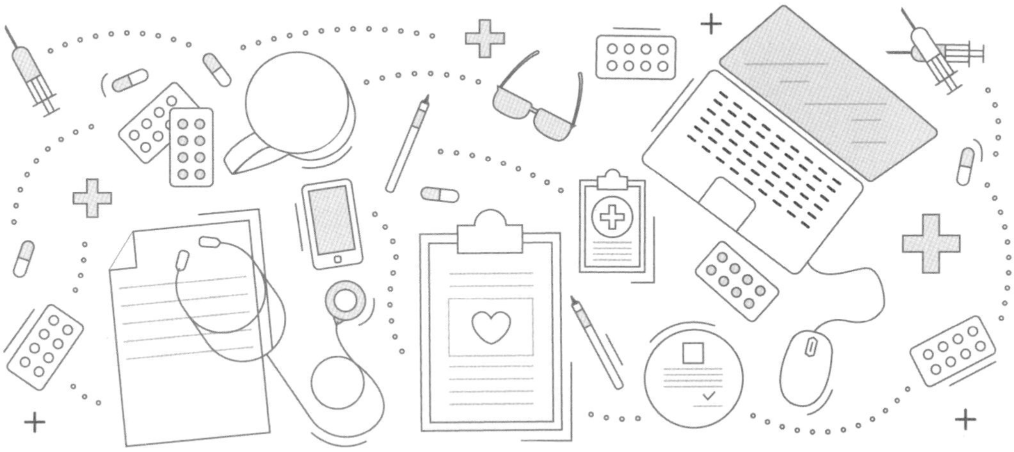

꼭! 알고 넘어가기!!

- 코안의 구조
- 코곁굴
- 인두 및 후두의 구조
- 기관과 기관지의 구조
- 허파의 구조
- 외호흡과 내호흡의 과정
- 계면활성제 분비세포와 기능
- 호흡조절
- 가스교환
- 폐용적과 폐용량
- 이상호흡

• 외호흡 : 허파꽈리와 혈관 사이의 가스 교환
• 내호흡 : 모세혈관과 조직 세포들의 가스 교환

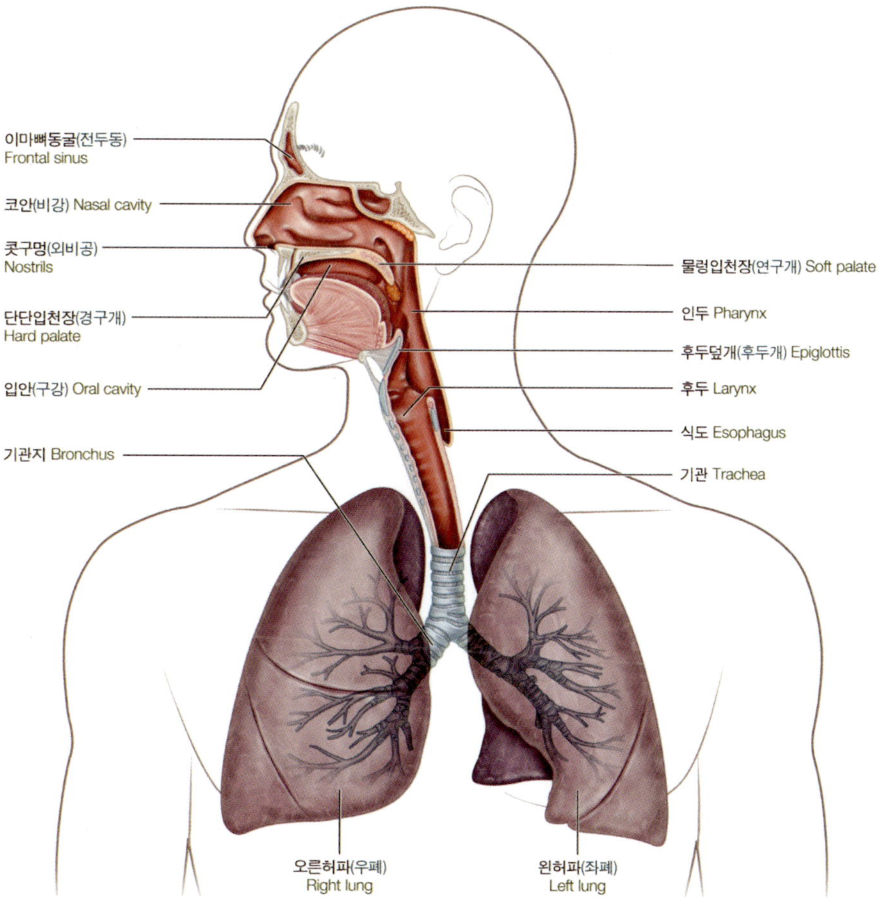

9.1 코

1. 바깥코(External nose)

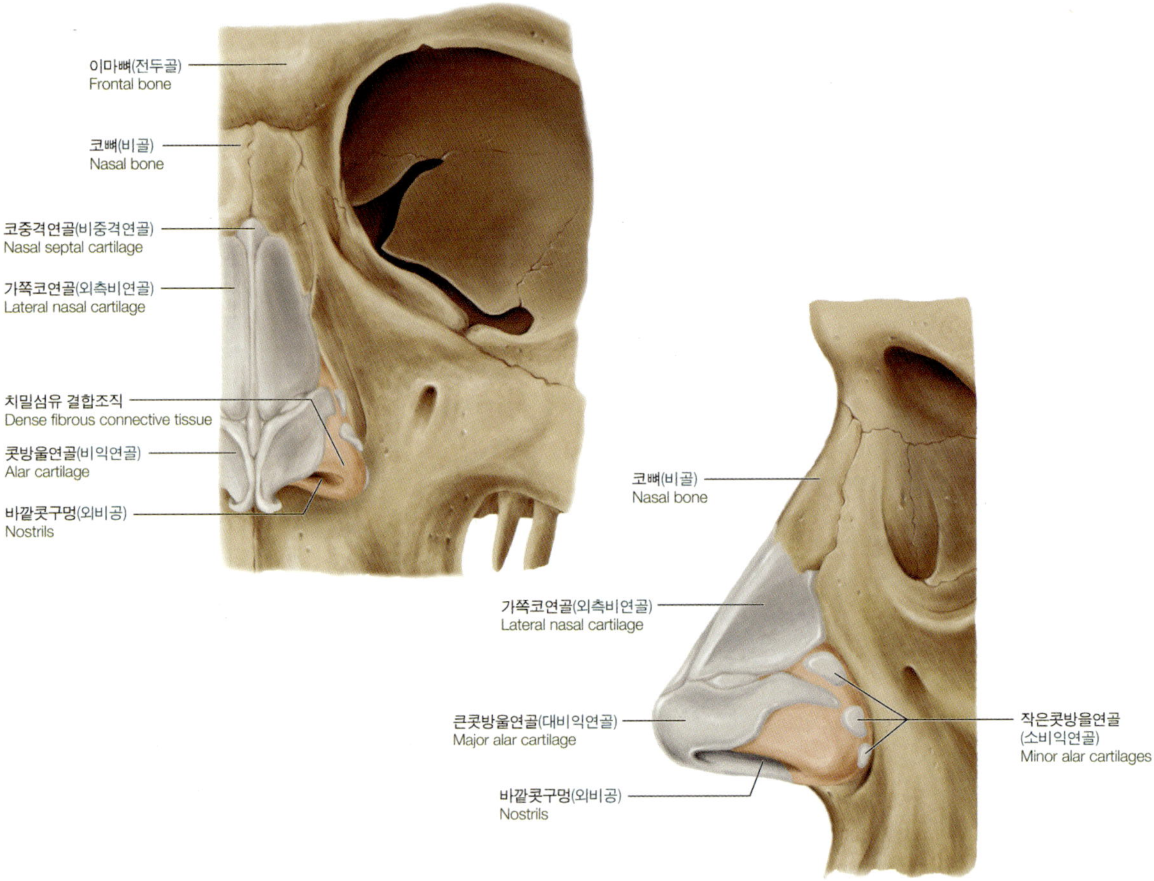

1) 구분 : 코뿌리, 코등, 코끝, 콧방울, 콧구멍

2) 연골 : 코중격연골(nasal septal cartilage) 1개, 가쪽코연골(lateral nasal cartilage) 2개, 큰콧방울연골(greater alar cartilage) 2개, 그 외 여러 개의 작은 조각(minor alar cartilage, 작은콧망울연골)

2. 코안(Nasal cavity)

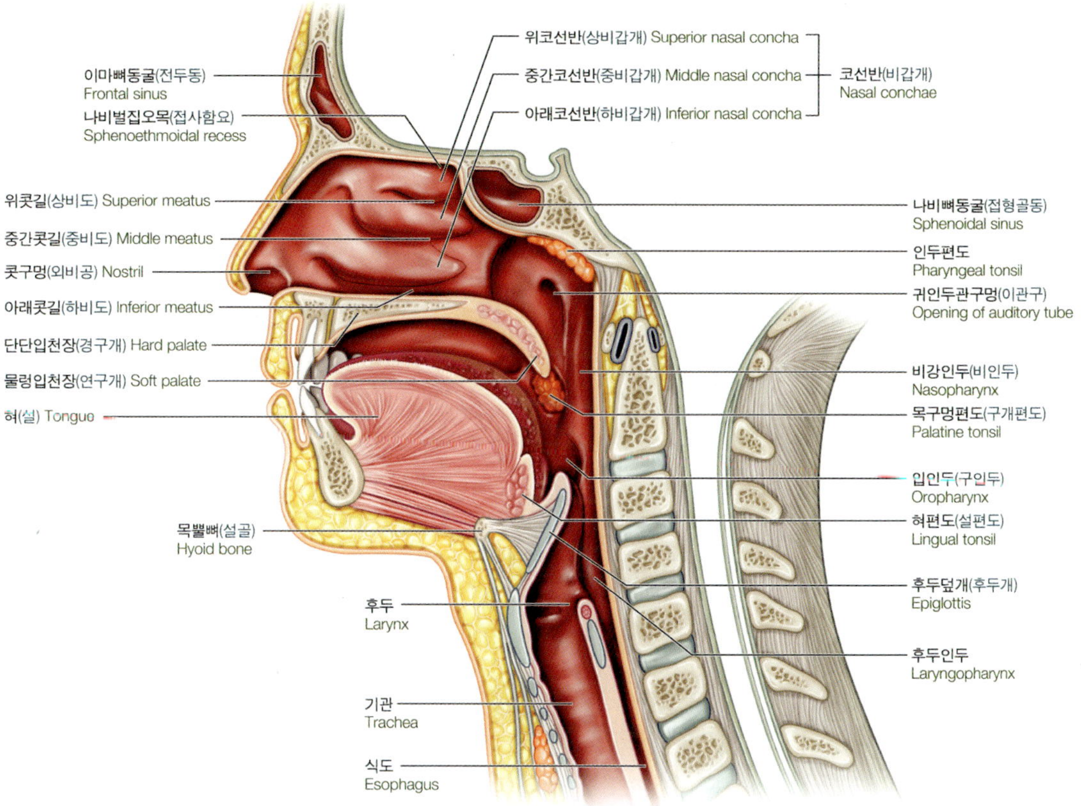

1) 구분

- 코안뜰(vestibule) : 단단한 콧털(vibrissae, 이물질 여과)
- 코중격(nasal septum) : 좌·우 구분
- 위·중간·아래 코선반(superior·middle·inferior concha), 위·중간·아래 콧길(superior·middle·inferior meatus)

(1) 코점막(Olfactory mucous membrane)

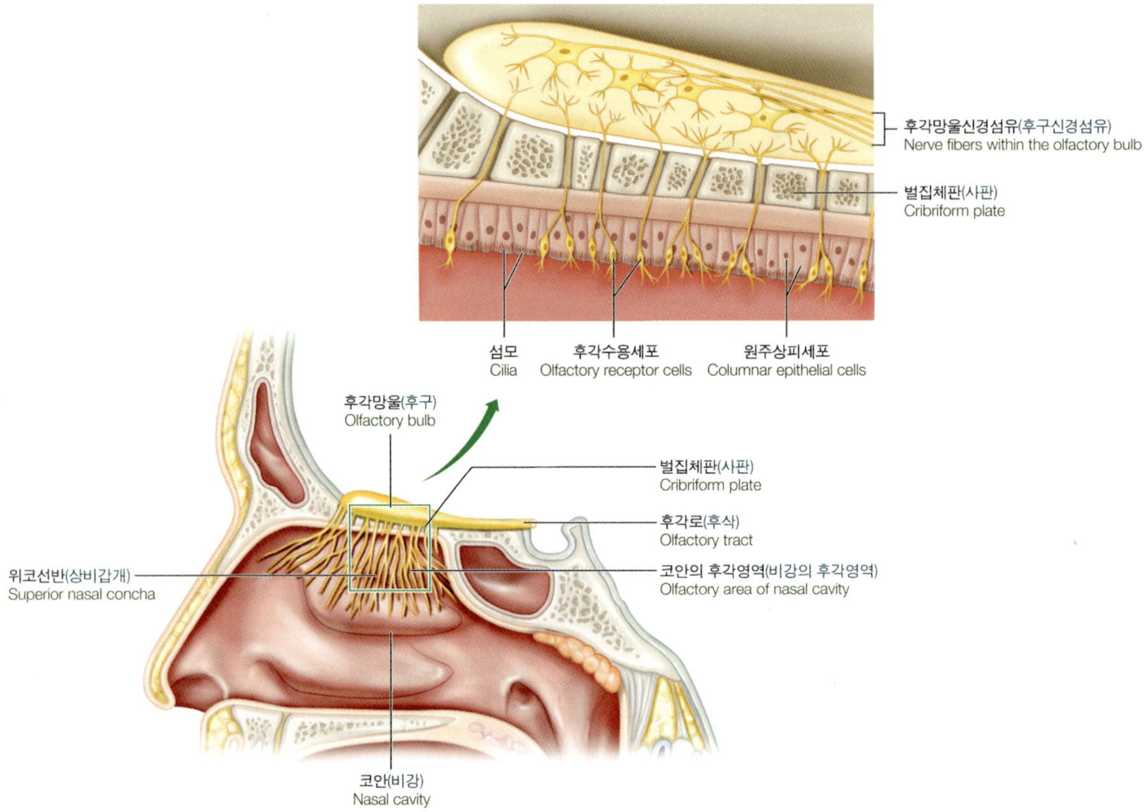

① 거짓중층섬모원주상피, 혈관 분포 풍부(흡입 공기 가온)

- 후각부위(olfactory region) : 코중격과 위코선반 사이, 버팀세포와 후각세포
- 후각세포(두극신경원) : 후각섬모 → 후각신경 → 후각망울(olfactory bulb)
- 후샘(olfactory gland) : 장액분비, 후각상피를 적셔 주고 후각섬모를 보호
- 호흡부 : 공기가 지나가는 곳, 섬모상피[술잔세포 분포], 코샘(nasal gland)[장액, 점액 분비]

(2) **코곁굴**(Paranasal sinus)

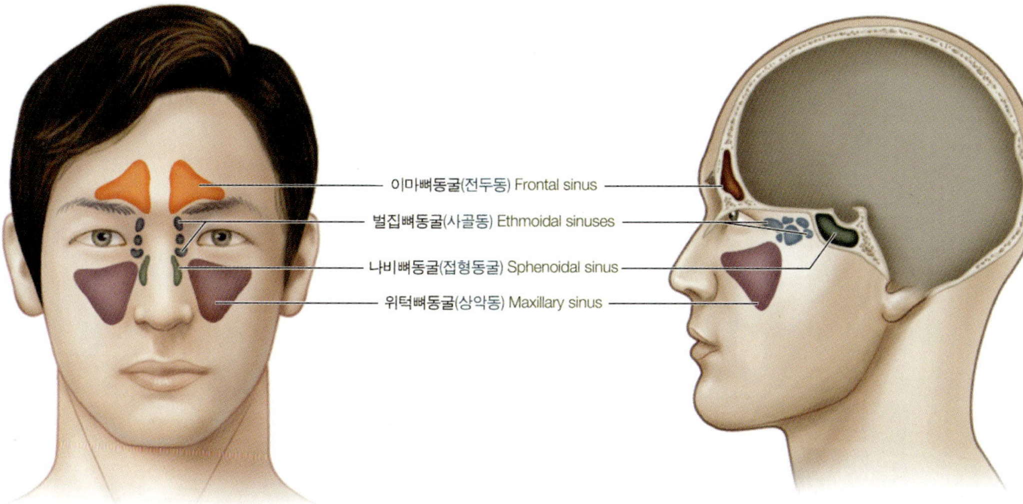

① 코안 형성 뼈들 속에 공기가 들어 있는 공간
② 코안과 서로 교통, 공기를 가온·가습, 발성 시 공명작용 관여, 머리뼈 무개 감소
③ 위턱굴(maxilarry sinus), 이마굴(frontal sinus), 벌집굴(ethmoidal siunus), 나비굴(sphenoidal sunus)
④ 굴염(sinusitis) or 고름집(empyema, 축농증, 점막이 염증으로 인하여 고름이 생기는 현상, 위턱굴에 빈발)

9.2 후두(Larynx)

- 인두와 기관 사이 약 4cm, 4~6목뼈 높이, 식도 앞 하행
- 벽 : 9개의 후두연골
- 후두덮개(epiglottis) : 후두의 개폐를 조절하여 음식물이 기도 내로 들어가는 것을 방지

1. 후두연골(Laryngeal cartilage)

1) 방패연골(thyroid cartilage) : 후두융기(laryngeal prominence or Adam's apple)
2) 반지연골(cricoid cartilage)
3) 모뿔연골(arytenoid cartilage) : 2개, 성대돌기, 근육돌기, 발성과 깊은 관계
4) 잔뿔연골(corniculate cartilage) : 2개
5) 쐐기연골(cuneiform cartilage) : 2개, 후두덮개와 모뿔연골 사이의 주름 속에 존재
6) 후두덮개연골(epiglottic cartilage) : 후두덮개의 내부에 있는 탄력연골

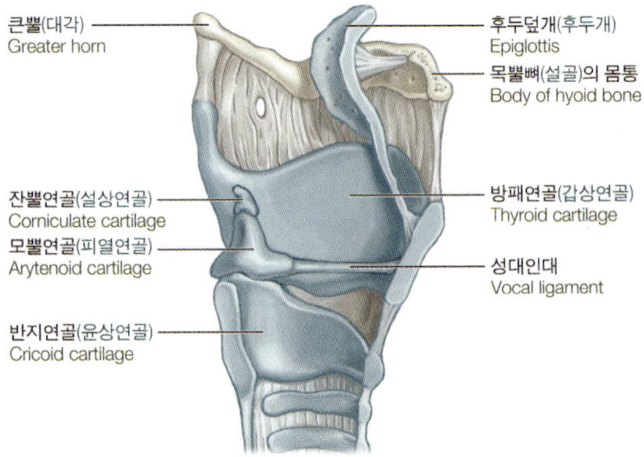

A. 시상단면

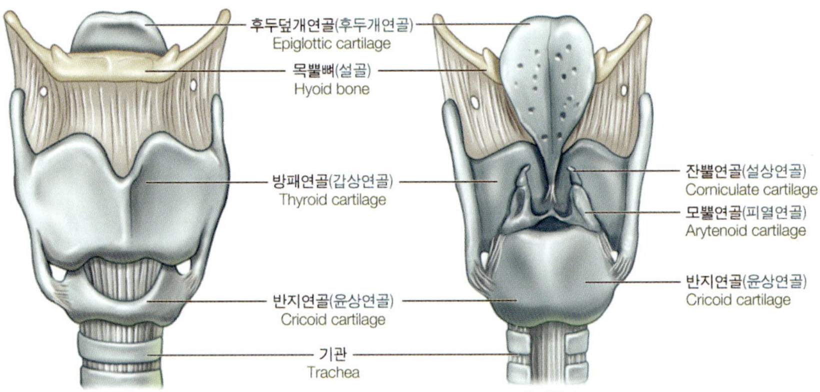

B. 앞면

C. 뒷면

2. 후두안

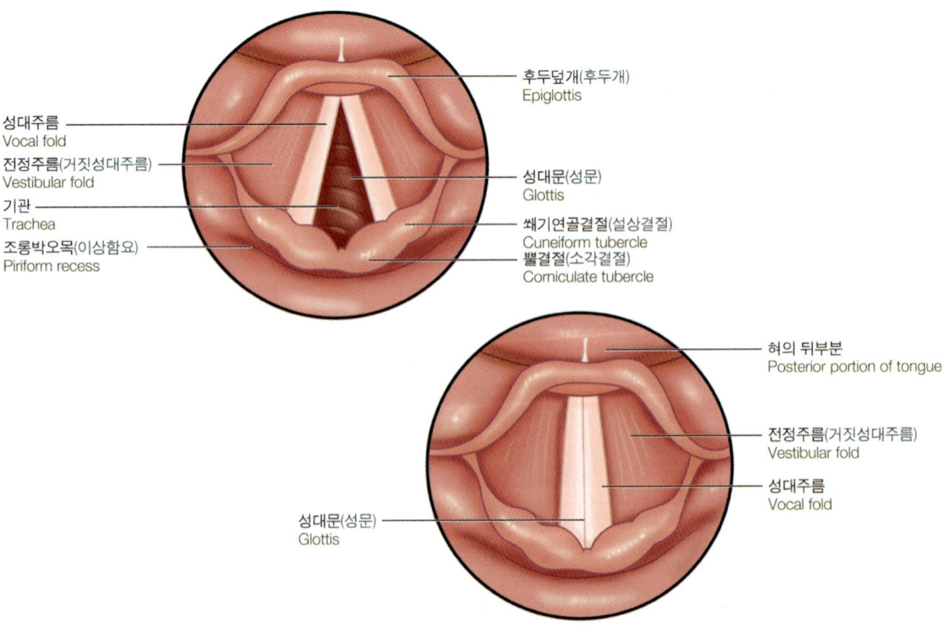

1) 안뜰주름(ventricular fold, vestibular fold, 거짓성대), 성대주름(vocal fold, 참성대)
2) 구분 : 후두안뜰(laryngeal vestibule, 안뜰주름 위쪽) – 후두실(laryngeal ventricle, 안뜰주름과 성대주름 사이 : 1차 공명 발생) – 성대문아래공간(infraglottic cavity, 성대주름 아래쪽)
3) 성문틈새(rima glottidis, 성대주름 사이), 성문(glottis, 성문틈새 + 성대주름)
4) 발성 : 공기가 **성문틈새**를 통과할 때 성대의 진동으로 일어나는 현상

3. 후두의 근육

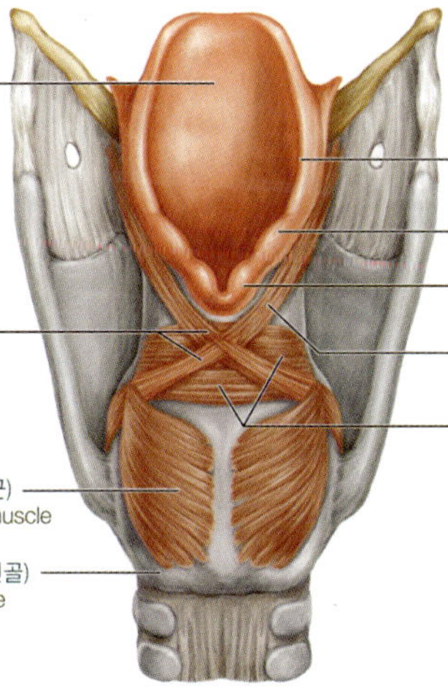

A. 뒤면

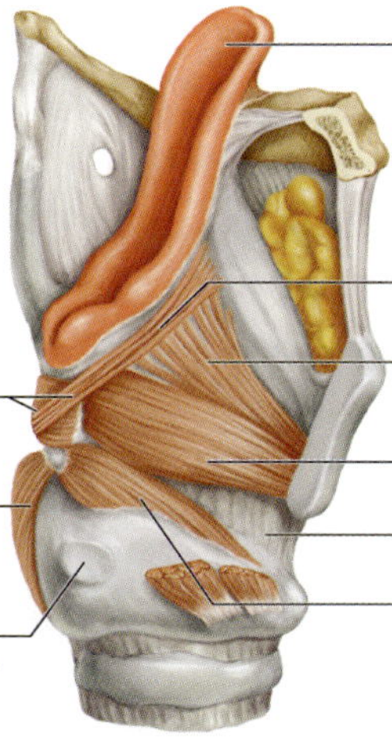

B. 가쪽면

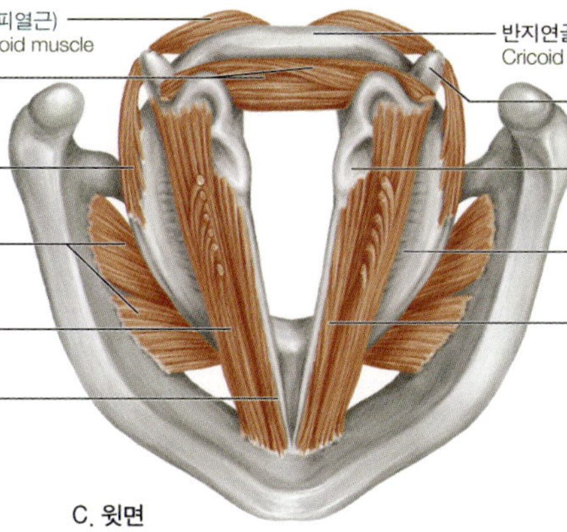

C. 윗면

1) 반지방패근(cricothyroid), 성대근(vocalis) : 성대 주름 긴장
2) 뒤반지모뿔근(posterior cricoarytenoid) : 성대문 열기
3) 가쪽반지모뿔근(lateral cricoarytenoid), 가로모뿔근(transverse arytenoid), 빗모뿔근(oblique arytenoid) : 성대문 닫기
4) 방패모뿔근(thyroarytenoid) : 성대문 좁히기

9.3 기관(Trachea)

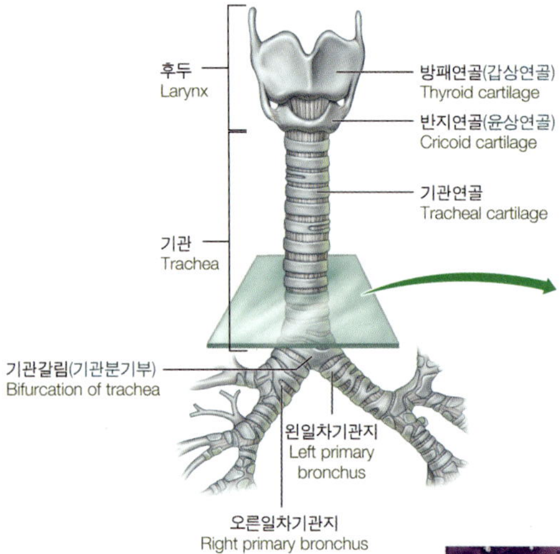

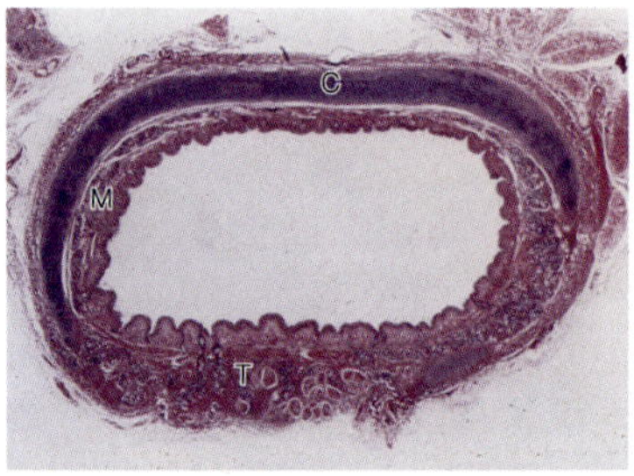

C : C자 모양의 기관지 연골
M : 기관지 점막
T : 기관평활근

기관의 가로단면 현미경 사진

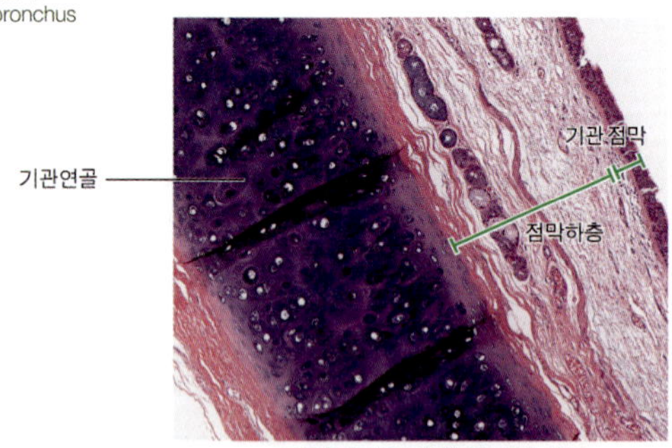

기관의 세로단면 현미경 사진

1. 반지연골 아래모서리 C_6～기관갈림 T_5
2. 지름 : 2.5cm, 길이 : 약 11cm
3. 구성
   1) 앞쪽벽과 가쪽벽 : 말굽 모양의 15～20개 기관연골(tracheal cartilage) ⇒ 기도 유지
   2) 뒷벽 : 인대성막, 민무늬근육; 기관 직경 조절
   3) 기관점막 : 거짓중층섬모원주상피; 술잔세포 함유

9.4 기관지(Bronchus)

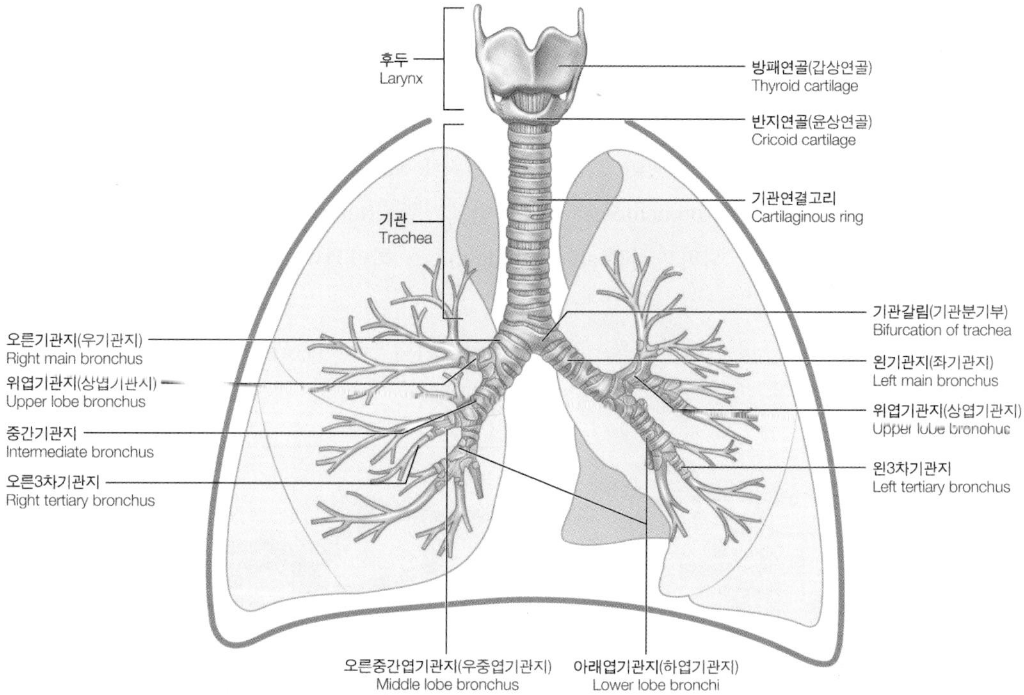

1. 1차 기관지(primary bronchus) – 2차 기관지(secondary bronchus, 엽기관지(lober bronchus)) – 3차 기관지(tertiary bronchus, 구역기관지(segmental bronchus)) → …
   1) 왼기관지 : 5~6cm, 46도, 허파문에서 위·아래 엽기관지로 분기
   2) 오른기관지 : 2~3cm, 24도(폐로 이물질 유입 시 대부분 오른기관지로), 허파문에서 위·중간·아래 엽기관지로 분기

9.5 허파

1. 형태

1) 허파꼭대기(빗장뼈 위 2~4cm)~허파바닥 – 가로막
2) 면 : 갈비면 – 앞·가쪽면, 가로막면 – 아래면, 세로칸면 – 안쪽면
3) 허파뿌리(root of lung) : 결합조직으로 한데 싸여 허파문을 출입하는 혈관과 신경 및 기관지
4) 오른허파 : 약 620g, 빗틈새(oblique fissure), 수평틈새(horizontal fissure) ⇒ 위·중간·아래엽 구분
5) 왼허파 : 약 560g, 빗틈새 ⇒ 위·아래엽, 심장패임(cardiac notch), 허파혀(lingula of lung)

2. 허파구역

1) 허파의 기능적 단위
2) 오른허파 : 위엽 3구역, 중간엽 2구역, 아래엽 5구역 ⇒ 10개 구역
3) 왼허파 : 위엽 4구역, 아래엽 5구역 ⇒ 9구역; 8개 구역으로 구분하기도

3. 기관지

1) 기관지(1차) → 왼허파 2개, 오른허파 3개의 엽기관지(lobar bronchus)(2차) → 구역기관지(segmental bronchus)(3차) → 세기관지(bronchiole) → 종말세기관지(terminal bronchiole) → 호흡세기관지(respiratory bronchiole) → 허파꽈리관(alveoral duct) → 허파꽈리주머니(alveolar sac) → 허파꽈리(alveolus)
2) 호흡부 : 호흡세기관지 → 허파꽈리관 → 허파꽈리주머니 → 허파꽈리

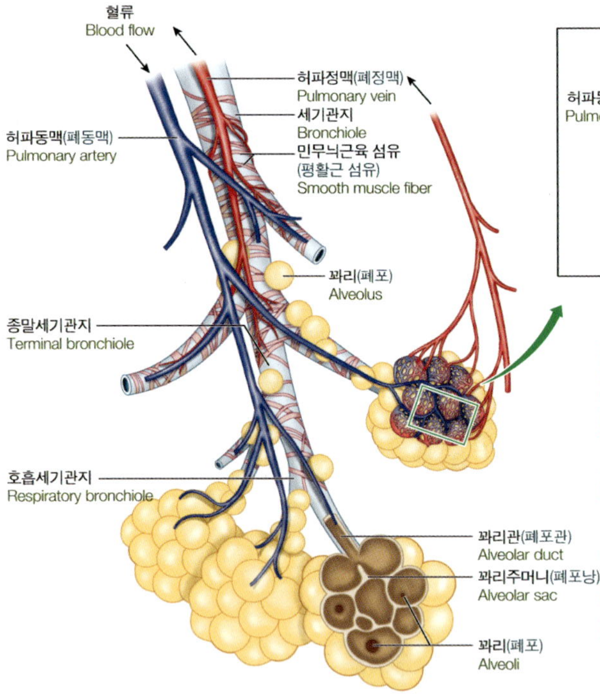

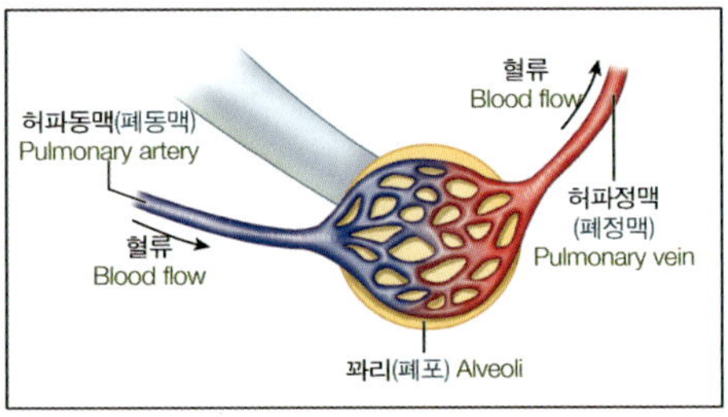

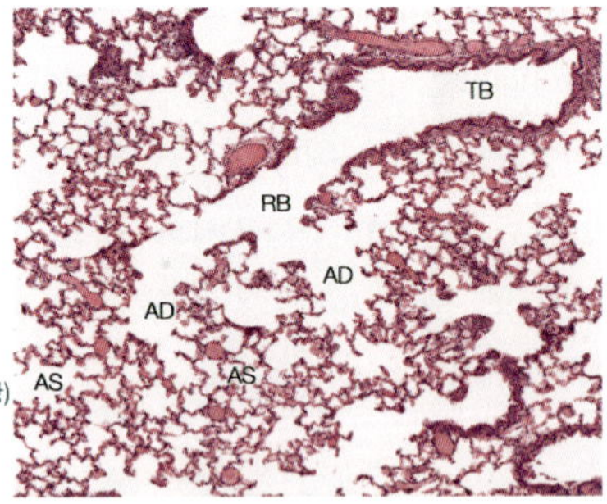

TB : 종말세기관지
RB : 호흡세기관지
AD : 허파꽈리관
AS : 허파꽈리주머니

허파(폐)의 현미경 사진

4. 허파꽈리

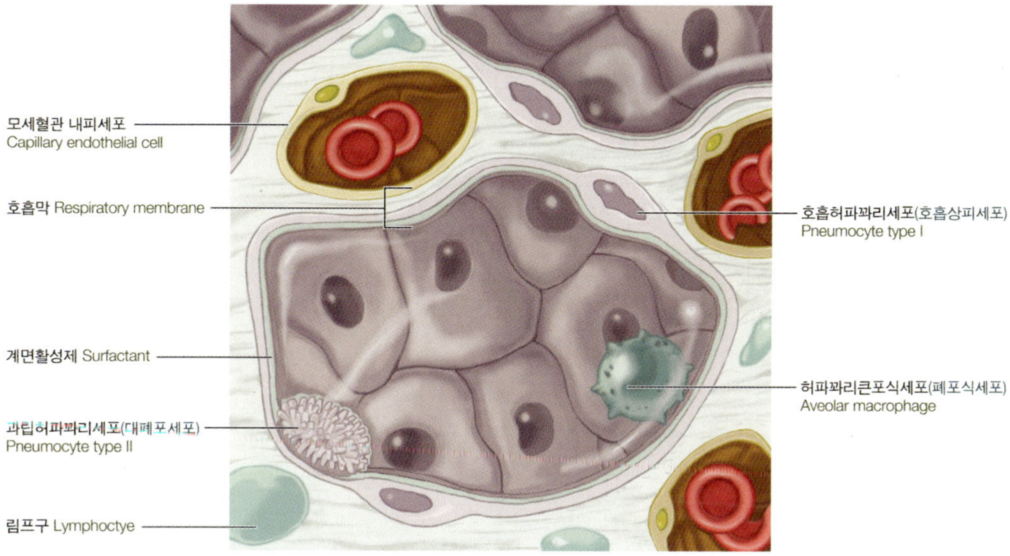

1) 실질적으로 가스교환이 일어나는 호흡계통의 기능적 단위, 지름 0.25mm, 3~5억 개, 70~80m^2
2) 호흡막(respiratory membrane, 공기혈액장벽(air blood barrier)) : 허파꽈리와 모세혈관 사이의 벽, 단층 편평상피(허파꽈리상피, 모세혈관내피, 바닥판이 융합), 혈액과 허파꽈리 사이의 가스 교환

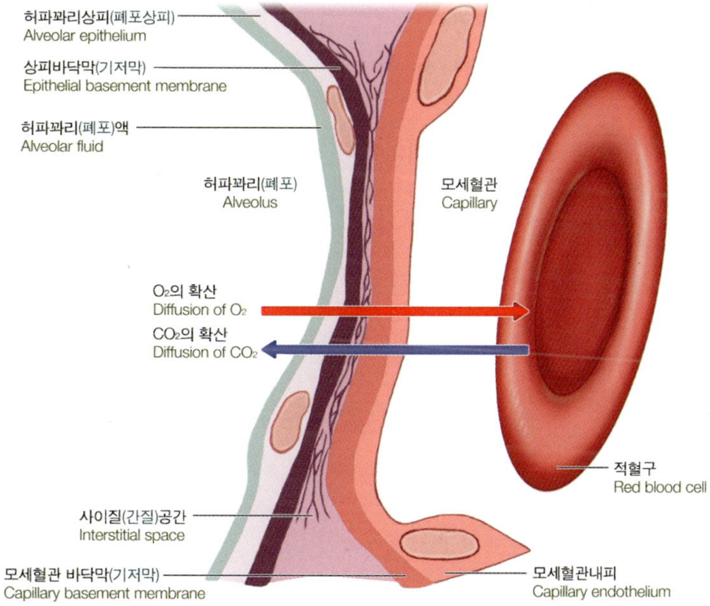

3) 호흡막의 구성
   (1) 제 Ⅰ형 세포 – 표면상피세포
   (2) 제 Ⅱ형 세포 – 계면활성제(surfactant, 표면활성제) 분비 세포
   (3) 허파꽈리큰포식세포(alveolar macrophage, 먼지세포(dust cell)) : 먼지, 이물질 포식

5. 허파의 혈관

1) 기관지동·정맥 : 허파조직에 산소와 영양분을 제공
2) 허파동·정맥 : 혈액의 이산화탄소와 산소 교환

9.6 가슴막(Pleura)

1. 허파를 싸는 2겹의 장막 ⇒ **허파쪽가슴막**(visceral pleura) ← 가슴막공간(pleural cavity) → **벽쪽가슴막**(parietal pleura)
2. 가슴막액 : 가슴막안의 허파운동 원활
3. 가슴막오목(pleular recess)
   1) 가슴막 공간 일부에 허파 확장 시 남는 공간
   2) 갈비가로막오목(costodiaphragmatic recess, 갈비가슴막과 가로막가슴막이 만나는 곳, 가슴막액 채취)
   3) 갈비세로칸오목(costomediastinal recess, 가슴의 앞모서리에서 갈비가슴막이 세로칸가슴막으로 이행되는 곳)
4. 공기가슴증(pneumothorax) : 가슴막안이 허파보다 압력이 낮기 때문에 허파 병변이나 외상 등에 의하여 가슴막안에 공기가 들어갈 수 있음

9.7 가슴세로칸(Mediastinum)

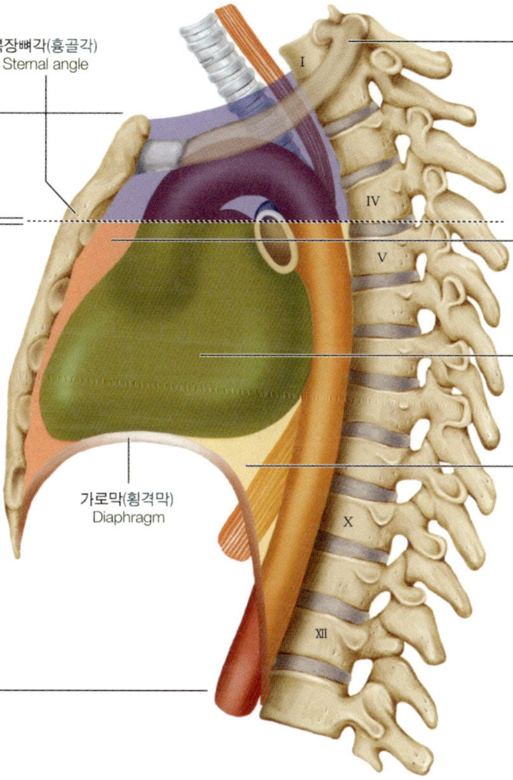

1. 가슴우리(thoracic cage)의 중앙부, 허파와 가슴막을 제외한 모든 가슴 장기가 수용
   1) 위세로칸 : 기관, 식도, 가슴샘, 대동맥활, 위대정맥, 팔머리정맥, 미주신경 및 가로막신경
   2) 앞세로칸 : 가슴샘, 속가슴동·정맥
   3) 중간세로칸 : 심장, 오름대동맥, 위대정맥, 허파동·정맥
   4) 뒤세로칸 : 식도, 가슴림프관, 대동맥, 미주신경

9.8 호흡조절

1. 신경성 조절

1) 숨뇌 : 앞쪽－들숨, 뒤쪽－날숨
2) 다리뇌 : 지속흡입중추, 호흡조정중추

2. 화학수용기

1) 말초화학수용기 : 목동맥토리, 대동맥토리
2) 중추화학수용기 : 숨뇌

9.9 산소해리곡선

1. 산소분압과 혈색소의 산소포화도의 관계를 나타내는 곡선
2. 인자 : 수소이온 농도(pH), 온도, 2,3-DPG(디포스포글리세린산)
3. pH 감소, 온도 상승, 2,3-DPG 증가 → 곡선이 오른쪽 아래로 이동 → 쉽게 해리
4. pH 싱승, 온도 저하, 2,3-DPG 감소 → 곡선이 왼쪽 위로 이동 → 쉽게 결합

9.10 이상호흡

1. 호흡곤란(Dyspnea)

1) 혈중 CO_2의 높은 분압 → 과도한 호흡중추 자극
2) 원인 : 천식, 배막염, 가슴막염, 허파염, 규폐증 등

2. 체인-스토크스(Cheyne-stocks) 호흡

1) 호흡곤란과 무호흡의 연속
2) 임종, 머리안의 압력 상승, 마약중독, CO 급성중독

3. 무호흡(Apnea)

- 호흡이 일시 정지된 상태(예 환기과잉)

9.11 허파의 용량과 용적

1. 총폐용량(Total Lung Capacity, TLC) : 6,000ml

1) 폐활량(vital capacity, VC) : 4,800ml, 잔기용적(residual volume, RV) : 1,200ml

(1) 들숨용량(inspiratory capacity, IC) : 3,600ml, 기능적잔기용량(functional residual capacity, FRC) : 2,400ml

① 들숨예비용적(inspiratory reserve volume, IRV) : 3,100ml, 일회호흡용적(tidal volume, TV) : 500ml

② 날숨예비용적(expiratory reserve volume, ERV) : 1,200ml, 잔기용적(residual volume, RV) : 1,200ml

(2) 폐활량 : IRV + TV + ERV

(3) 사강(dead space, 무용공간) : 기도내의 공기 중 가스 교환에 관여하지 않는 공기가 차지하고 있는 공간 : 약 150ml

OCCUPATIONAL THERAPY

10

C·H·A·P·T·E·R

소화계통

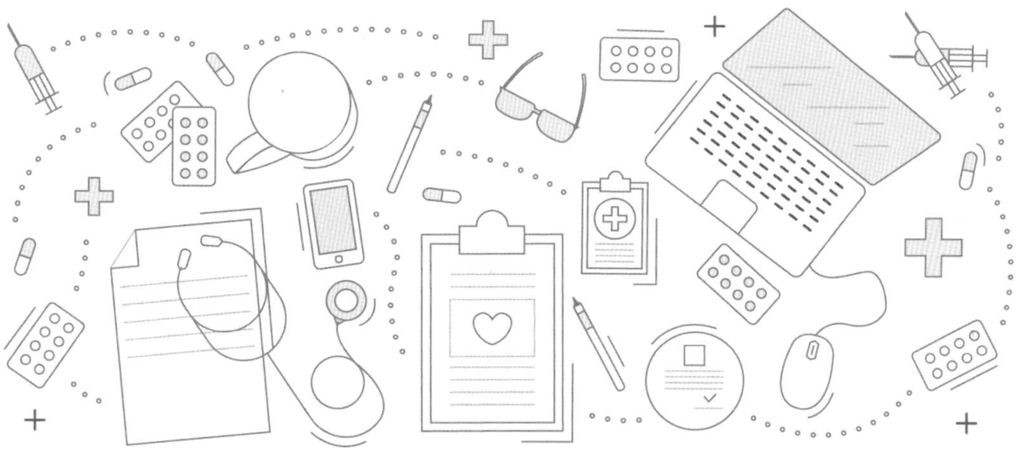

꼭! 알고 넘어가기!!

- 혀의 형태와 혀유두
- 침샘의 종류
- 위샘의 구성세포
- 간의 형태와 미세구조
- 씹기와 삼키기
- 혀의 신경분포
- 식도의 구조
- 작은창자와 큰창자의 특징
- 쓸개 및 이자의 위치와 형태

- 소화관 : 입안 → 인두 → 식도 → 위 → 작은창자 → 큰창자 → 항문
- 부속기관 : 침샘, 간, 쓸개, 이자

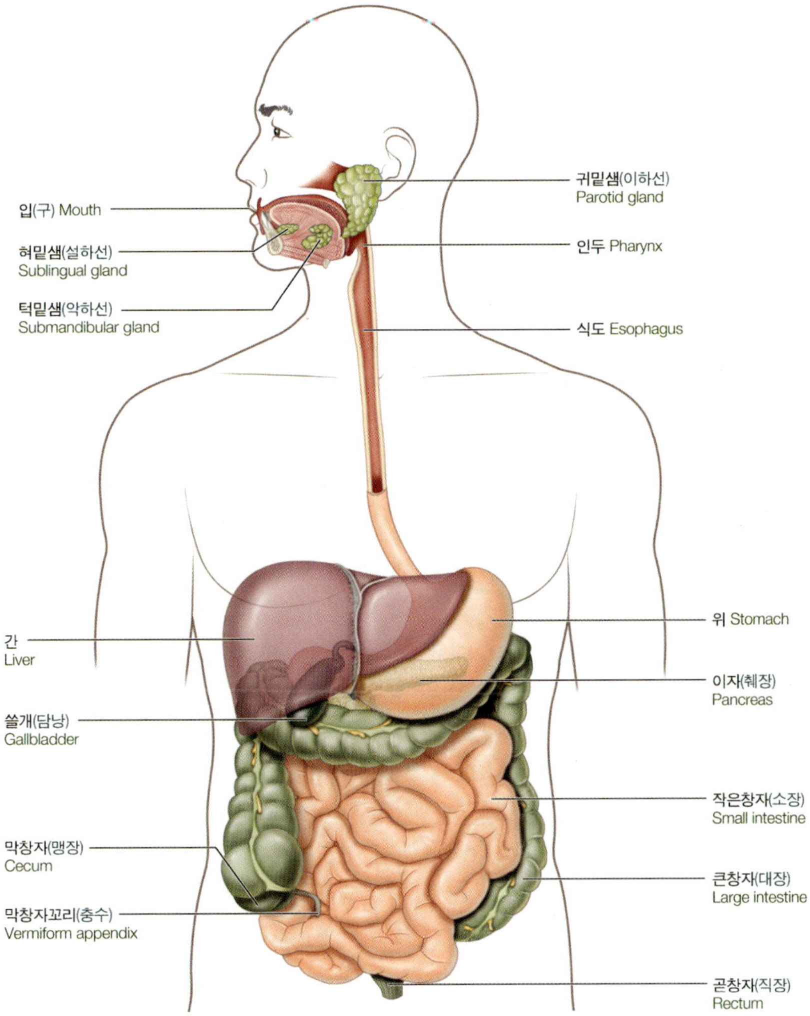

10.1 입안

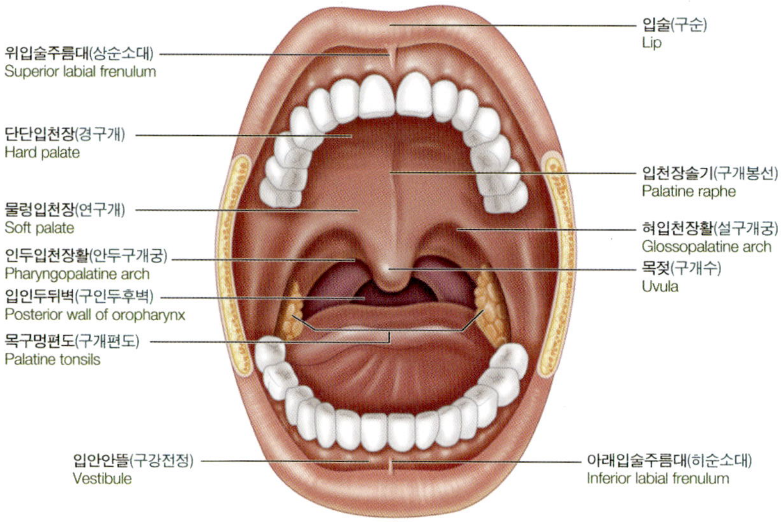

1. 입술

- 위입술주름띠, 아랫입술주름띠

2. 입천장

1) 단단입천장 : 앞 2/3, 입천장샘(palatine gland)
2) 물렁입천장 : 뒤쪽 1/3, 입천장혀활, 입천장인두활, 목구멍편도, 목젖

3. 혀

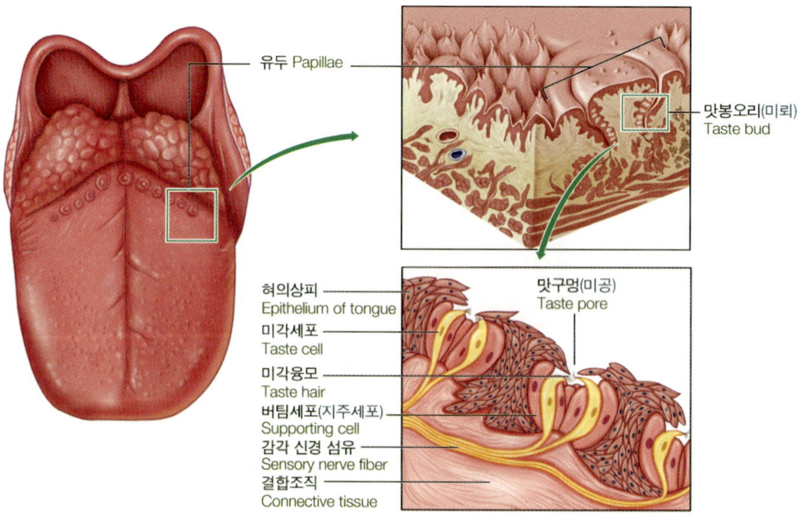

- 혀유두(lingual papilla), 혀편도(lingual tonsil), 혀주름띠(lingual frenulum), 혀밑언덕(sublingual caruncle)

1) 혀유두

(1) 실유두(filiform papilla) : 맛봉오리 없음, 소화기질환이 있을 때 탈락되지 않아 하얗게 됨
(2) 버섯유두(fungiform papilla)
(3) 성곽유두(vallate papilla) : 다수의 맛봉오리(taste bud) 50%
(4) 잎새유두(foliate papilla) : 혀가쪽면, 성인에서는 퇴화하여 흔적만 존재

2) 혀근육

(1) 바깥근육 : 턱끝혀근(genioglossus), 붓혀근(styloglossus), 목뿔혀근(hyoglossus), 입천장혀근(palatoglossus muscle)
(2) 자체근육 : 혀위세로근(superior longitudinal muscle), 혀아래세로근, 혀가로근(transverse muslce), 혀수직근(vertical muscle)
(3) 미주신경이 지배하는 입천장혀근을 제외한 나머지 혀의 근육은 혀밑신경이 지배

3) 혀의 신경지배

(1) 삼차신경Ⅴ(일반감각), 얼굴신경Ⅶ(의 가지인 고실끈신경 : 앞쪽 2/3 미각), 혀인두신경Ⅸ(뒤쪽 1/3 미각), 미주신경Ⅹ(인두, 후두, 입천장의 맛봉오리) : 감각
(2) 혀밑신경Ⅻ : 운동

10.2 치아

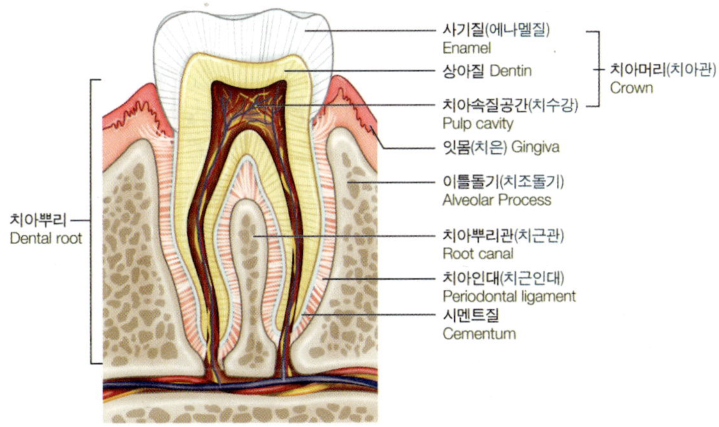

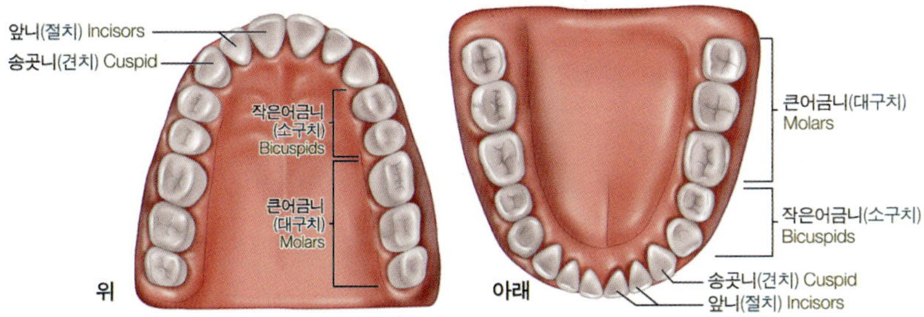

- 젖니 : 앞니 8개, 송곳니 4개, 큰어금니 8개 → 20개, 6～12세 때 교환
- 생후 1년 아이의 치아 수 : 8개
- 간니 : 앞니 8개, 송곳니 4개, 작은어금니 8개, 큰어금니 12개 → 32개
- 가장 먼저 나오는 간니 : 첫째큰어금니(생후 6～7년)
- 가장 늦게 나오는 치아 : 셋째큰어금니(wisdom teeth, 사랑니)

1. 구조

1) 치아머리(crown) – 치아목 – 치아뿌리 – 잇몸(gingiva)
2) 사기질(에나멜질), 시멘트질, 치아인대, 상아질(dentin), 치아속질공간(dental pulp cavity)
3) 치아뿌리 : 한가닥, 아래큰어금니 2가닥, 위큰어금니 3가닥, 치아뿌리끝구멍

10.3 침샘(Salivary gland)

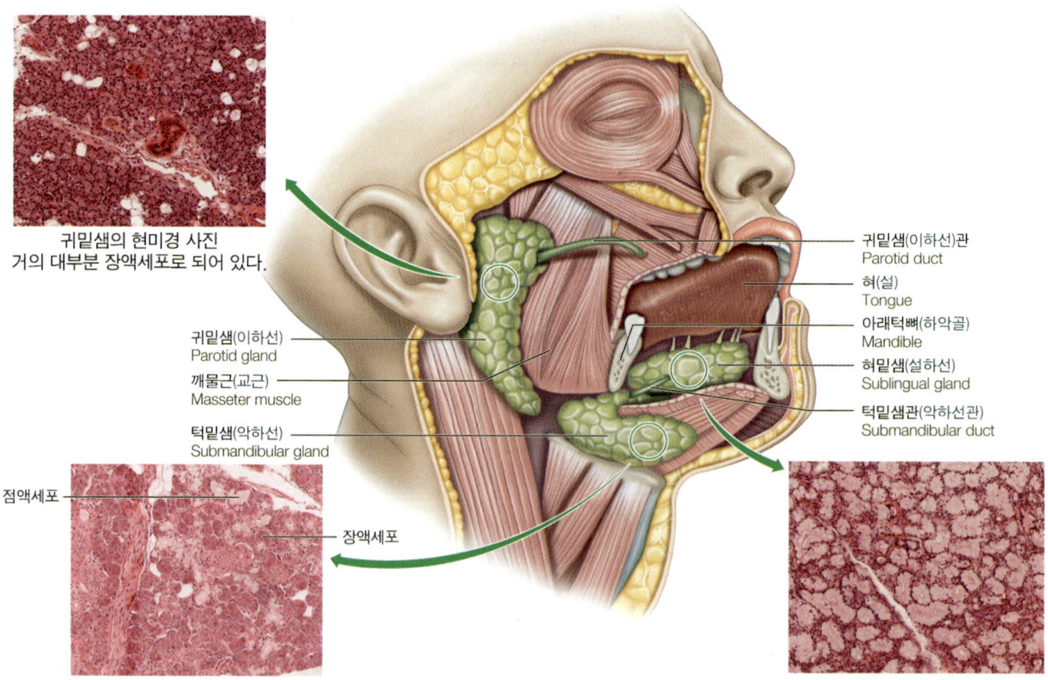

귀밑샘의 현미경 사진
거의 대부분 장액세포로 되어 있다.

턱밑샘의 현미경 사진
장액세포와 점액세포가 혼합 되어 있다.

혀밑샘의 현미경 사진
거의 대부분 점액 세포로 되어 있다.

1. 분비량 : 1일 약 1.5L
2. 분비중추 : 숨뇌
3. 지배신경 : 교감신경 – 분비감소(점액성분비), 부교감신경 – 분비크게증가(수양성(물처럼 맑은)분비)

4. 프티알린(ptyalin, 아밀라아제(amylase)) : 탄수화물 분해효소
5. 큰침샘
   1) 귀밑샘(parotid gland) : 순장액샘, 최대 침샘, 염증(→ 유행귀밑샘염=볼거리(mumps))
   2) 턱밑샘(submandibular gland) : 혼합샘(장액 > 점액)
   3) 혀밑샘(sublingual gland) : 혼합샘(장액 < 점액)
6. 작은침샘 : 입술샘, 볼샘, 입천장샘, 어금니샘, 혀샘

10.4 인두(Pharynx)

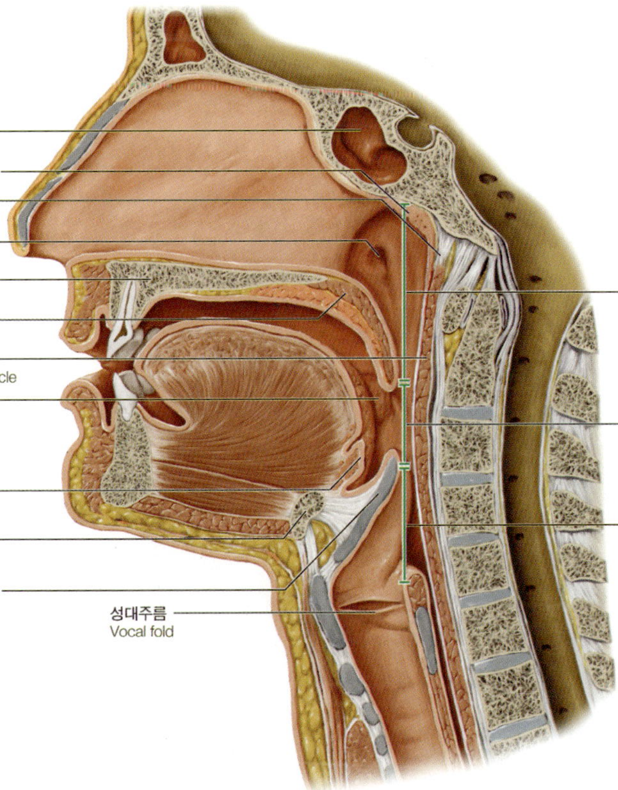

1. 인두안

1) 코인두(nasopharynx)
2) 입인두(oropharynx)
3) 후두인두(laryngopharynx)

2. 음식물 유입 저지

• 물렁입천장, 목젖, 후두덮개(epiglottis)

3. 음식물 삼킴 단계

1) 입안기(oral stage)

(1) 입안 → 인두 : 수의적 운동

(2) 삼차신경Ⅴ, 더부신경Ⅺ, 혀밑신경Ⅻ

2) 인두기(pharyngeal stage)

(1) 인두 → 식도 입구 : 불수의적 운동

(2) 삼차신경Ⅴ, 혀인두신경Ⅸ, 미주신경Ⅹ

3) 식도기(esophageal stage)

(1) 식도 → 위 : 불수의적 운동

(2) 미주신경Ⅹ

10.5 식도(Esophagus)

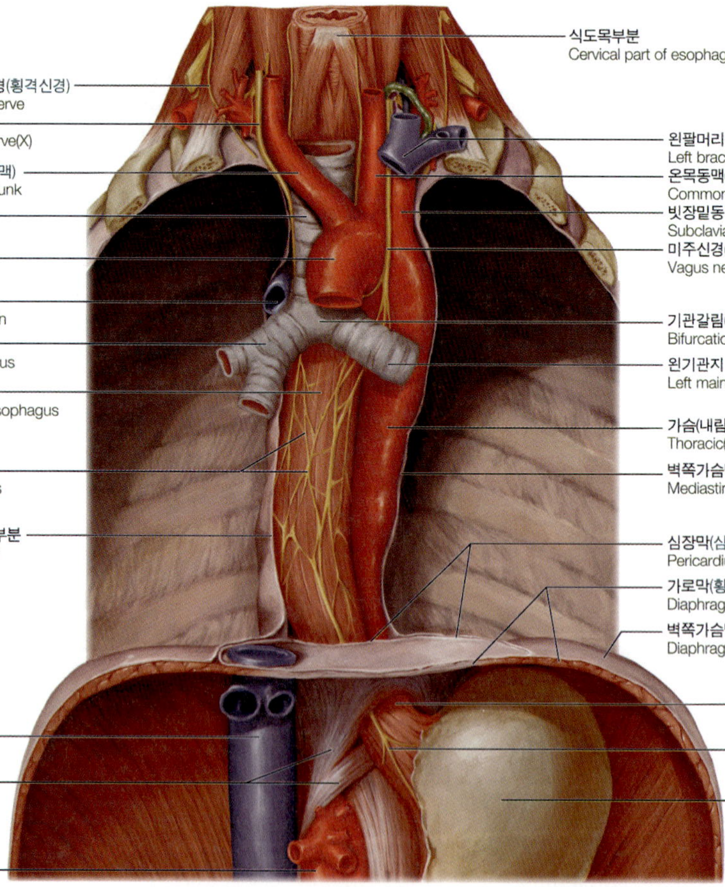

1. 제6목뼈(경추)~제11등뼈(흉추) : 목부분-가슴부분-배부분
2. 식도샘(esophageal gland) : 점액분비
3. 상부 : 뼈대근육, 하부 : 민무늬근육
4. 첫째잘록부 : 식도 시작부
5. 둘째잘록부 : 기관지 갈림부
6. 셋째잘록부 : 가로막 통과부

10.6 위(Stomach)

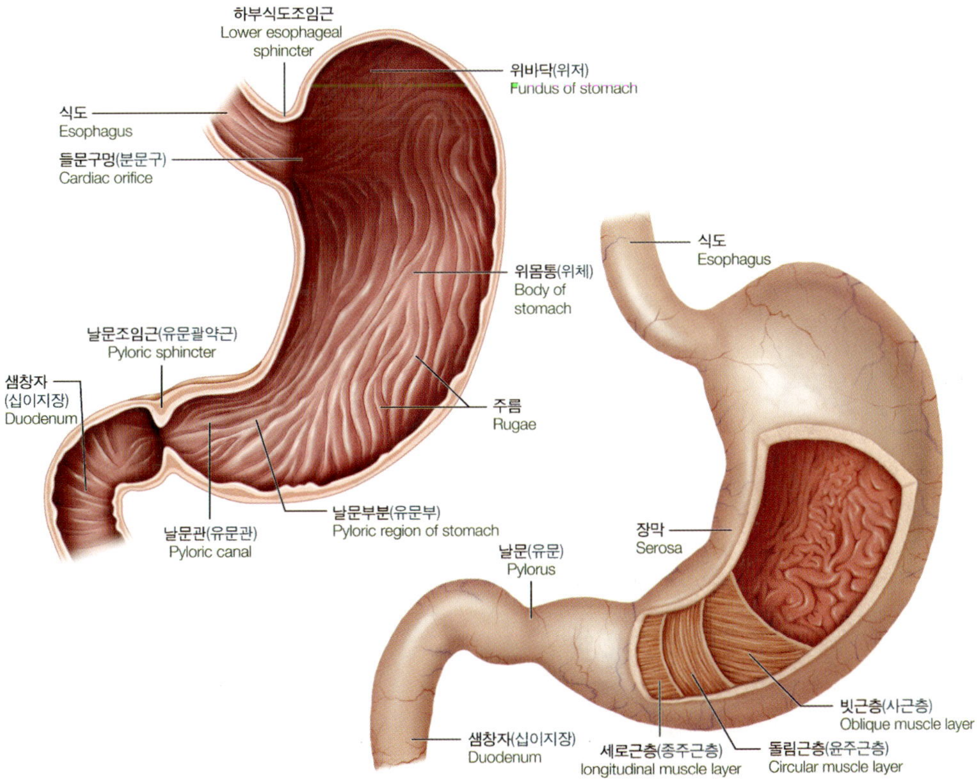

• 소량의 염분, 당분, 수분, 알코올 등을 흡수
• 연동운동(peristaltic movement, 꿈틀운동)

1. 위의 형태

1) 들문(cardia)
2) 위바닥(fundus)
3) 위몸통(body) : 큰굽이, 작은굽이, 모패임(위궤양 호발)

4) 날문(pylorus)
5) 작은굽이
6) 큰굽이
7) 모패임(angular notch) : 위궤양 빈발
8) 들문조임근육
9) 날문조임근육

2. 위벽의 구조

1) 장막
2) 근육층 : (바깥)세로근육 – 돌림근육 – (속)빗근육
3) 점막밑층
4) 점막 : 위주름(ruga), 위오목(gastric pit), 위샘(gastric gland)

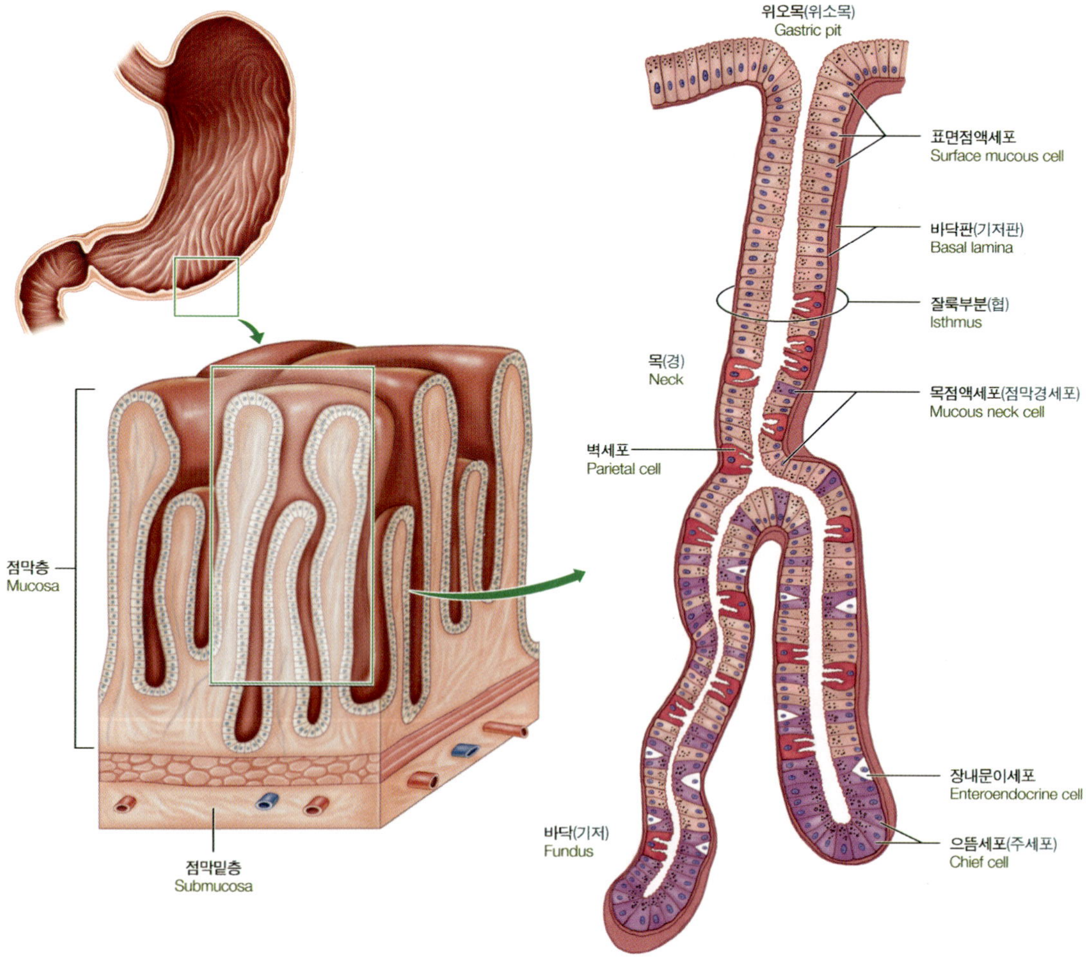

3. 위샘(Gastric gland)

1) 위들문샘 : 점액세포, 벽세포
2) 위날문샘 : 점액세포
3) 위바닥샘
   (1) 효소와 염산 및 소량의 점액 분비
   (2) 으뜸세포(chief cell) : 펩시노겐(단백질분해효소 전구체)
   (3) 벽세포(parietal cell) : 염산(HCl)[미생물 살균, pepsinogen을 pepsin(단백질 분해 효소)으로 전환], 내인자(intrinsic factor)(B_{12} 흡수 관여)
   (4) 목점액세포(mucous neck cell) : 점액 분비(위벽보호)
   (5) 장크롬친화성유사세포(Enterochromaffin-like cell) : histamin(위산분비촉진)
   (6) G-cell : gastrin(벽세포자극 → 위액분비촉진)
   (7) D-cell : somatostatin(벽세포억제)

4. 위액(Gastric juice)

1) 분비 조절 : 숨뇌
2) pH : 1～3
3) 분비량 : 1일 2L

10.7 작은창자(Small intestine)

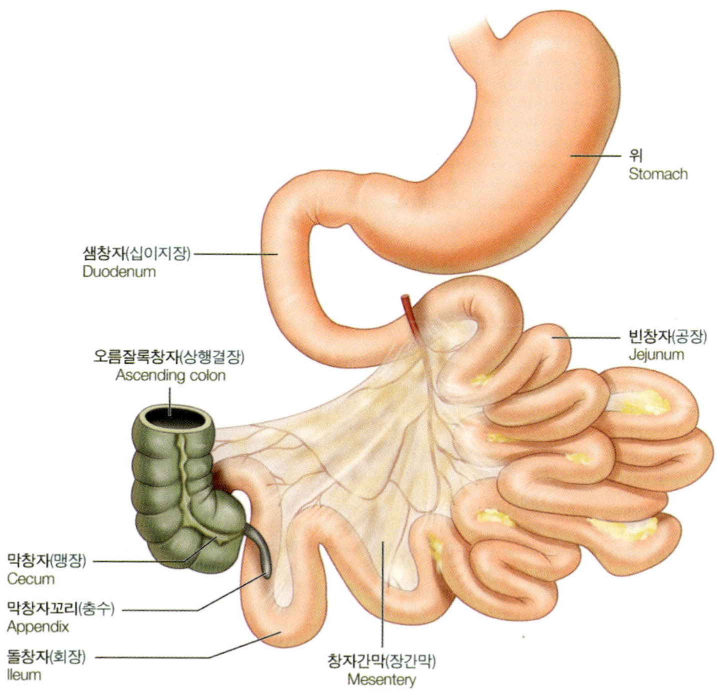

- 음식물 소화, 양분 흡수
- 연동운동(peristaltic movement, 꿈틀운동)과 분절운동(segmenting movement)

1. 샘창자(Duodenum)

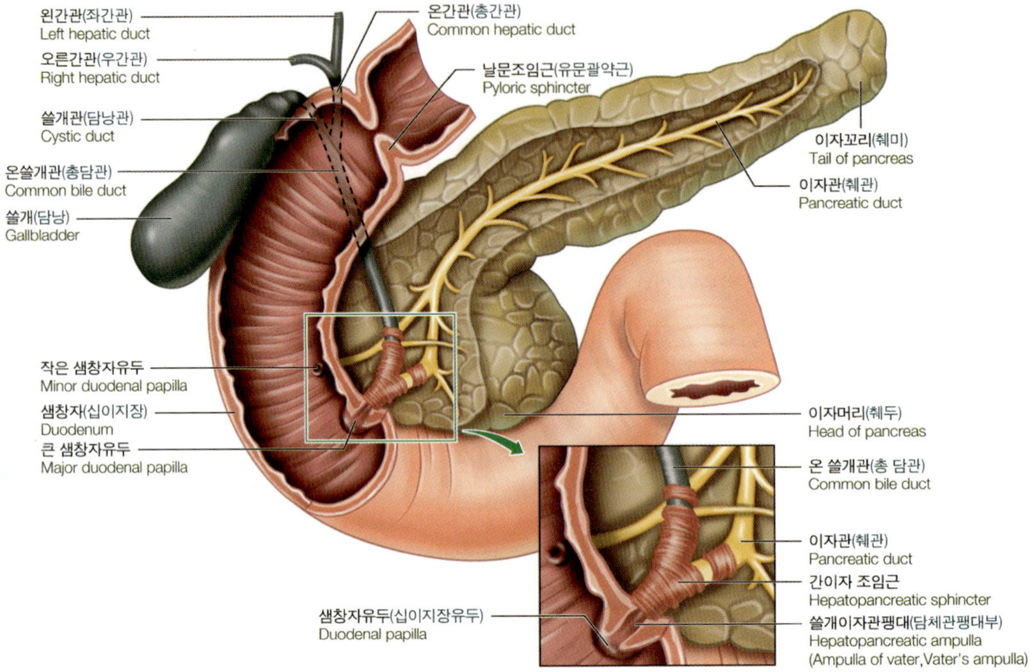

1) 25～30cm
2) 온쓸개관＋이자관 → 큰샘창자유두 : 간이자(오디)조임근이 여닫이 조절
3) 작은샘창자유두－덧이자관 개구
4) 샘창자샘(Brunner's gland) : 알칼리성 점액 분비

2. 빈창자(Jejunum)

1) 2.5m
2) 홑림프소절(solitary lymphatic nodule)

3. 돌창자(Ileum)

1) 3.5m
2) 돌막창자부위 : 큰창자의 막창자에 이어지는 부위
3) 메겔곁주머니(Meckel's diverticulum, 멕켈게실) : 태생기 잔유물; 돌창자와 막창자가 이어지는 위쪽에 일부 존재
4) 페이어판(Payer's patch)＝무리림프소절(aggregated lymph nodule)

4. 작은창자벽의 구조

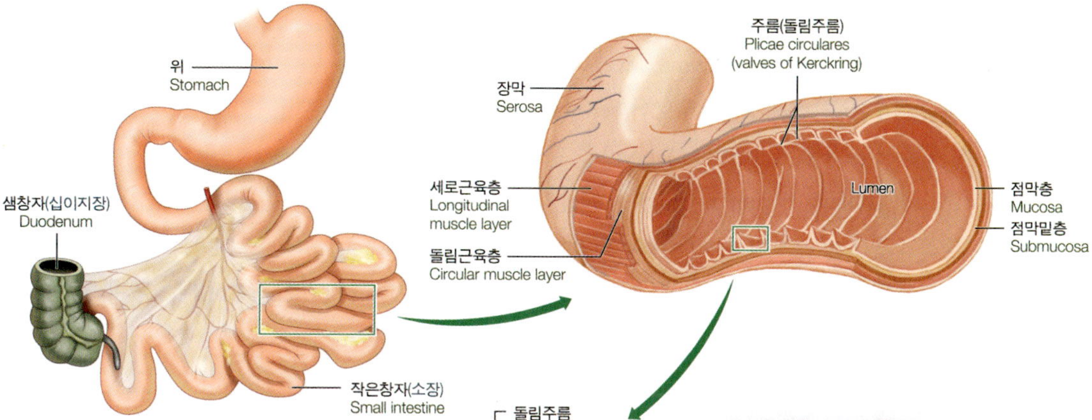

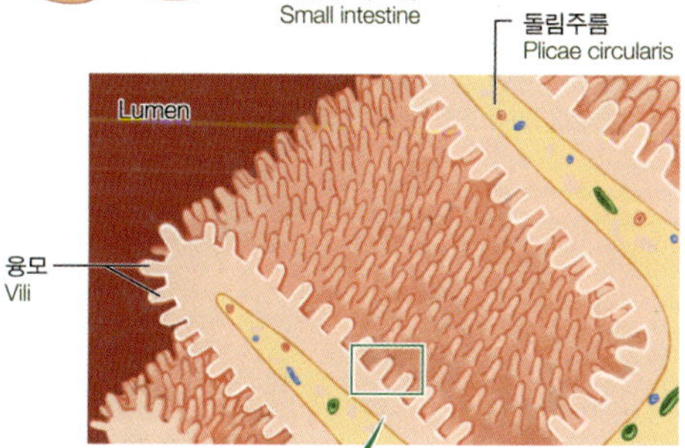

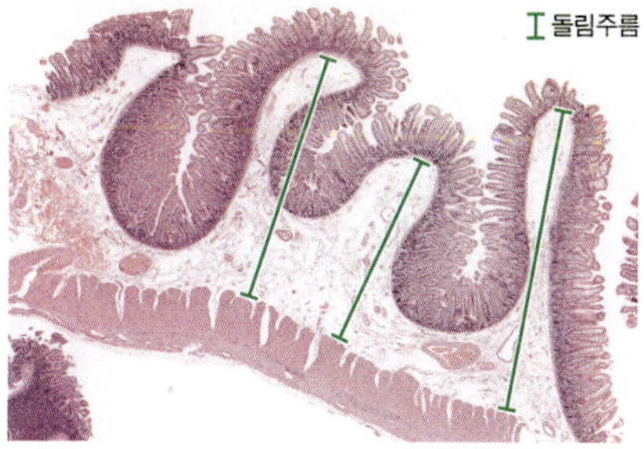

A. 작은창자의 현미경 사진(저배율)

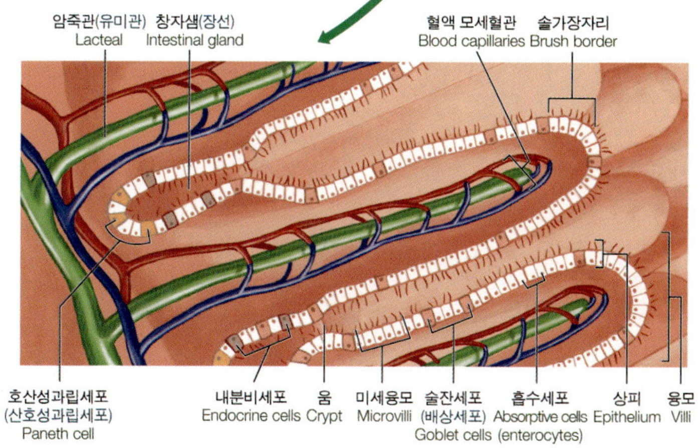

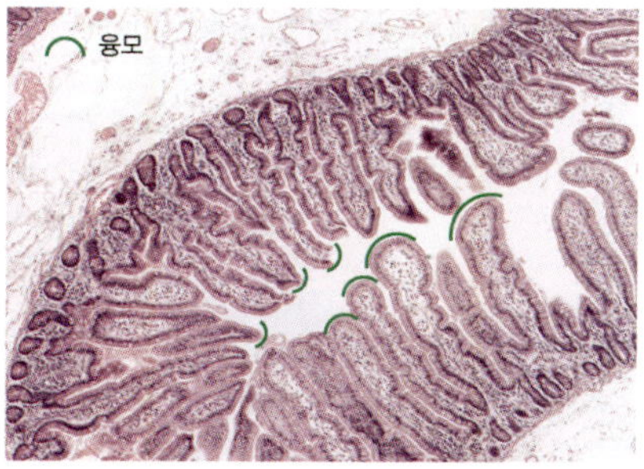

B. 작은창자의 현미경 사진(고배율)

1) 점막층

(1) 돌림주름

(2) 창자융모

① 술잔세포(goblet cell) : 점액 분비

② 흡수성세포＝미세융모(microvillus) : 물질 흡수

③ 암죽관(chyliferous vessel) : 융모 중심부의 림프관

2) 창자샘

(1) 술잔세포

(2) 파네트세포[라이소자임(lysozyme, 박테리아파괴) 분비]

(3) 친크롬은세포(은친화세포)[세로토닌(serotonin, 장관운동 촉진) 분비]

→ 창자움(intestinal, Liberkuhn) crypt을 통해 분비

(4) 홀림프소절(solitary lymph nodule) : 빈창자

(5) 무리림프소절(aggregated lymph nodule) : 돌창자

(6) 점막밑조직 : 샘창자의 샘창자샘(duodenal or Brunner's grand)[알칼리성 점액 분비, 위에서 넘어오는 산성의 미즙을 중화]

(7) 근육층 : 안쪽의 돌림근육, 바깥쪽의 세로근육

(8) 장막

5. 작은창자액

1) 분비량 : 1일 3L

2) pH : 8.3

3) 소화효소

(1) 탄수화물 분해 : 말타아제(maltase, 엿당(maltose)을 포도당으로), 수크라제(sucrase, 설탕(sucrose)을 과당(fructose)과 포도당으로), 락타아제(lactase, 젖당(lactose)을 갈락토오스와 포도당으로)

(2) 단백질 분해 : 에렙신(erepsin, 폴리펩티드를 아미노산으로 분해)

(3) 엔테로키나아제(enterokinase) : 트립시노겐을 트립신으로 변환(→ 단백질을 폴리펩티드로 분해하도록)

4) 분비 촉진 호르몬

- 세크레틴(secretin)과 콜레시스토키닌(cholecystokinin) : 쓸개즙 생산과 이자액 분비 촉진

10.8 큰창자

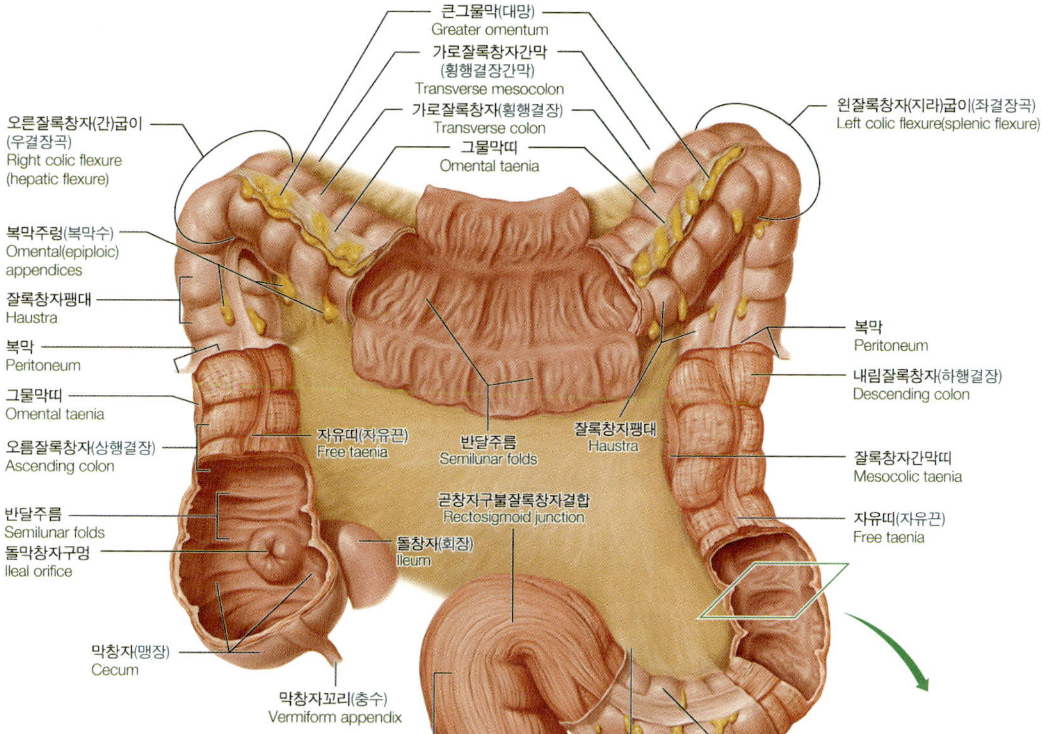

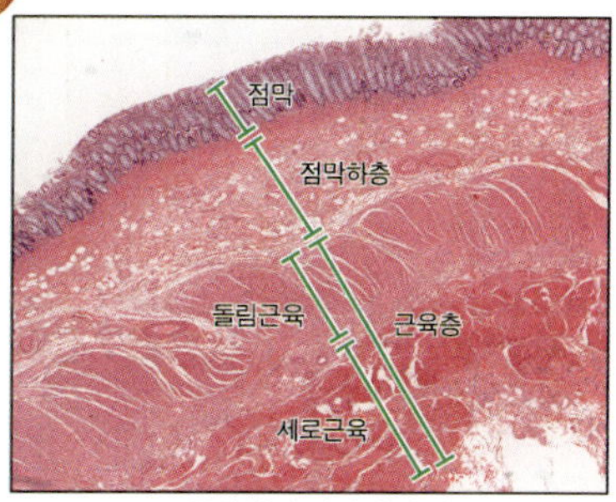

큰창자의 현미경 사진

- 일부 수분흡수, 소금 및 전해질 흡수, 대변 형성
- 큰창자액 : 강한 알칼리성(pH 8.4), 소화효소 없음
- 점액분비
- 미생물들이 비타민 B 복합체와 비타민 K를 합성
- 팽기수축(haustral contraction, 작은창자의 분절운동에 해당)과 집단운동(mass movement, 작은창자의 연동운동에 해당)

1. 막창자(Cecum)

1) 5cm
2) 막창자꼬리 : 염증 호발
3) 막창자사이막 : 막창자를 뒤배벽에 고정
4) 돌막창자판막 : 2개의 판막, 역류 방지

2. 잘록창자(Colon)

1) 1.4m
2) 오름잘록창자(상행결장), 가로잘록창자(횡행결장), 내림잘록창자(하행결장), 구불잘록창자(S상결장)

3. 곧창자(Rectum)

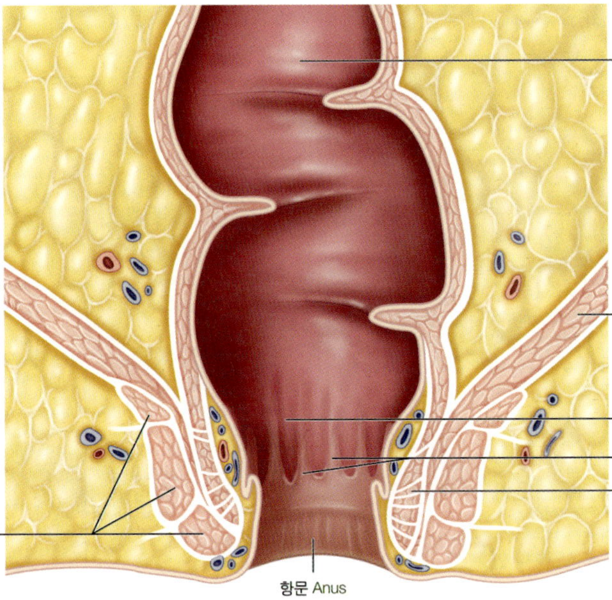

1) 20cm
2) 구불잘록창자～항문
3) 3곳의 가쪽굽이
4) 곧은창자팽대부
5) 항문관
6) 치핵지대(hemorrhoidal zone)
7) 속항문조임근, 바깥항문조임근
8) 항문기둥 : 치핵(hemorrhoids)의 호발 부위, 정맥얼기 발달
9) 항문굴 : 항문기둥 사이 오목 부위

4. 배변

1) 변 → 곧창자 : 곧창자 압력이 30~40mmHg로 상승
2) 곧창자의 압력수용기 → 음부신경과 골반신경 → 배변중추(척수의 엉치분절 및 시상하부)
3) 곧창자 압력 100~200mmHg → 배변

5. 큰창자벽의 구조

1) 점막 : 융모 없음, 술잔세포
2) 점막밑조직
3) 근육층
4) 장막

10.9 간

- 인체 최대의 샘
- 해독작용, 혈장단백질 합성, 요산 형성, 지용성 비타민 저장, 쓸개즙 생산
- 강한 재생력

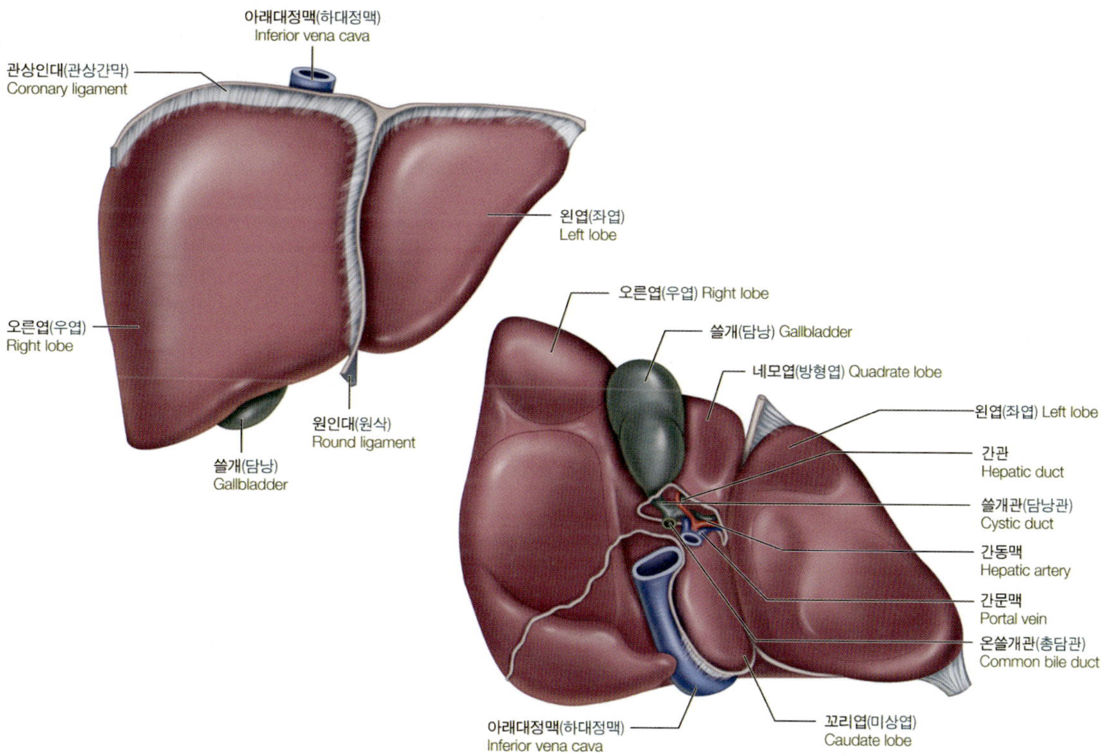

1. 형태

1) 간문(porta hepatis)
2) 무장막구역(bare area)
3) 왼엽－네모엽－꼬리엽－오른엽

2. 인대

1) 낫인대(falciform ligament) : 왼엽과 오른엽 구분
2) 관상인대(coronary ligament) : 간의 뒷면과 가로막 연결
3) 세모인대(triangular ligament) : 관상인대의 양측에서 가로막을 잇는 복막의 주름
4) 간원인대(round ligament) : 태아순환의 흔적(배꼽정맥)이 섬유끈으로 변한 것

3. 미세구조

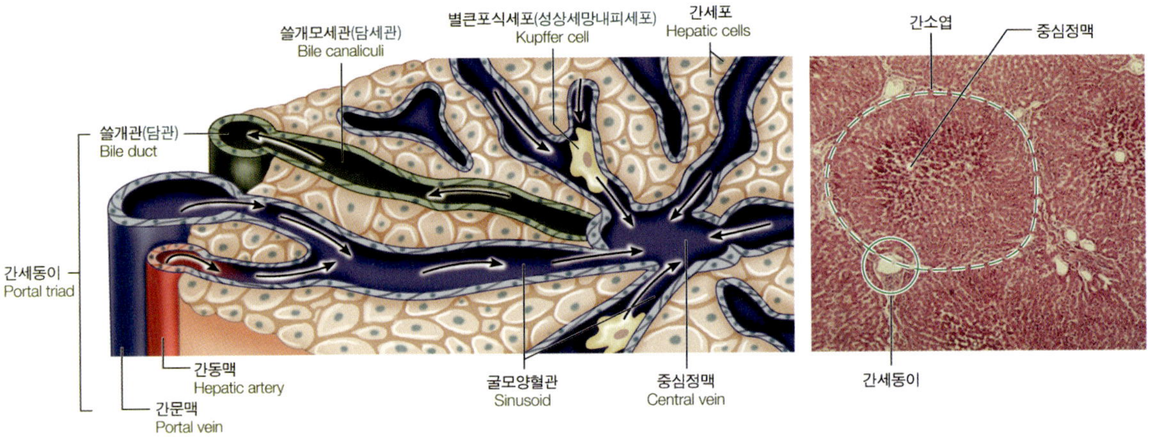

1) 간소엽 : 간의 기능적 단위, 6각형
2) 중심정맥
3) 간세동이 : 간소엽의 각 모서리에 간동맥(hepatic artery), 간문맥(hepatic portal vein), 쓸개관(bile duct)이 들어오고 나가는 형태
4) 간세포줄 : 모세혈관 사이에서 연접하여 2줄 형성
5) 쓸개모세관
6) 굴모세혈관 : 영양물질 → 간 → 생산물질 배출
7) 별세포(쿠퍼세포) : 혈액 속 이물질 탐식

4. 혈관

1) 고유간동맥 : 간조직에 산소와 영양분을 제공
2) 간문맥 : 장관에서 흡수한 영양물질을 간세포를 통하여 해독 및 정화
3) 굴모세혈관 : 고유간동맥+간문맥; 동·정맥성의 혼합혈
4) 간동맥+문맥 → 굴모세혈관 → 중심정맥

5. 기능

1) 쓸개즙 생산
2) 해독작용
3) 당대사 : 포도당(glucose)을 글리코겐(glycogen)으로 저장 및 분해
4) 암모니아로부터 요소 합성 : 오르니틴회로(Ornithine cycle, 요소 1분자 생성 시 3분자의 ATP 소비)
5) 지질대사 : 지방산의 합성과 분해, 지질과 인지질 및 콜레스테롤 생성
6) 헤파린, 프로트롬빈, 피브린, 알부민 등 생산
7) 혈액량 조절 : 저장했다가 필요시 방출
8) 철분 및 비타민 저장

6. 간의 쓸개관

1) 쓸개즙 운반
2) 쓸개즙과 입자액의 유출 조절
   (1) 보이든조임근 : 온쓸개관의 끝 부분
   (2) 이자관조임근 : 이자관 끝 부분
   (3) 오디조임근 : 온쓸개관과 이자관이 합쳐져 샘창자에 열리는 곳

10.10 쓸개(Gallbladder)

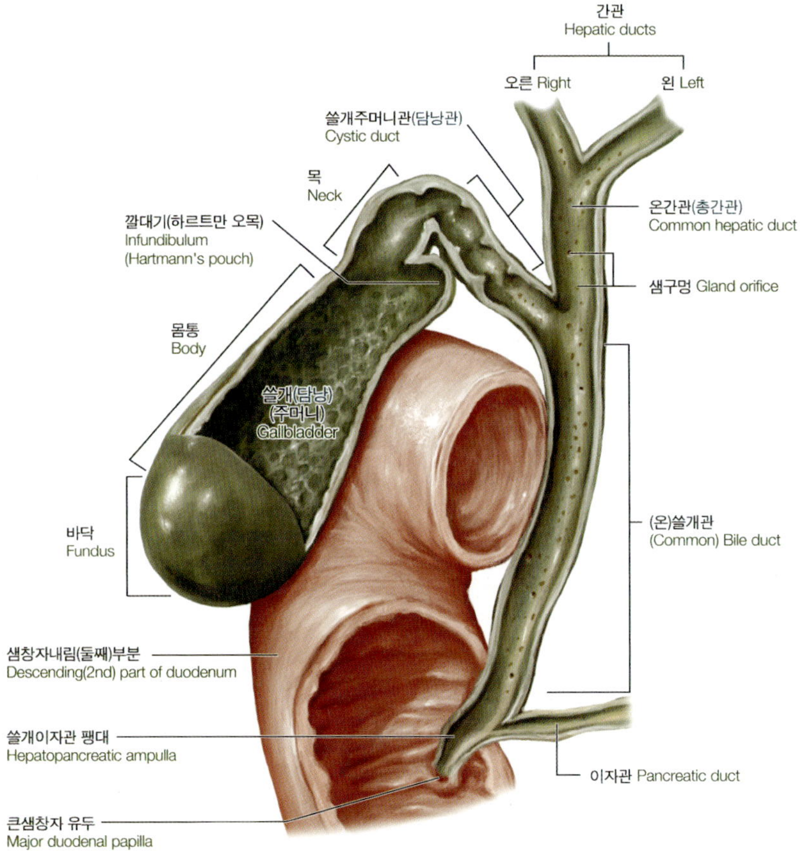

- 쓸개즙의 농축과 저장
- 쓸개주머니관(cystic duct) : 온간관과 합류하여 온쓸개관을 형성

1. 쓸개즙

1) 구성

(1) 쓸개즙염(bile salt; 담즙산염) : 지방 유화작용(리파아제의 작용을 쉽게 받도록)

(2) 쓸개즙색소(bile pigment) : 빌리루빈(bilirubin)과 빌리베르딘(biliverdin, 혈색소 분해에 의해 생성)

(3) 콜레스테롤(cholesterol)

① 레시틴(lecithin)

② 무기염류(mineral)

③ 물

2) 작용

(1) 지방 소화 촉진
(2) 지용성 비타민 흡수 촉진
(3) Fe, Ca 흡수 촉진
(4) 장자 내용물 부패 방지
(5) 가벼운 설사작용
(6) 대변색 형성
(7) 쓸개즙 색소, 호르몬, 독소, 약물 등의 배설

3) 분비

(1) 촉진 : 부교감신경, 세크레틴(secretin), 판크레오자이민(pancreozymin), 콜레시스토키닌(cholecystokinin), 가스트린(gastrin)
(2) 억제 : 교감신경

10.11 이자(Pancreas)

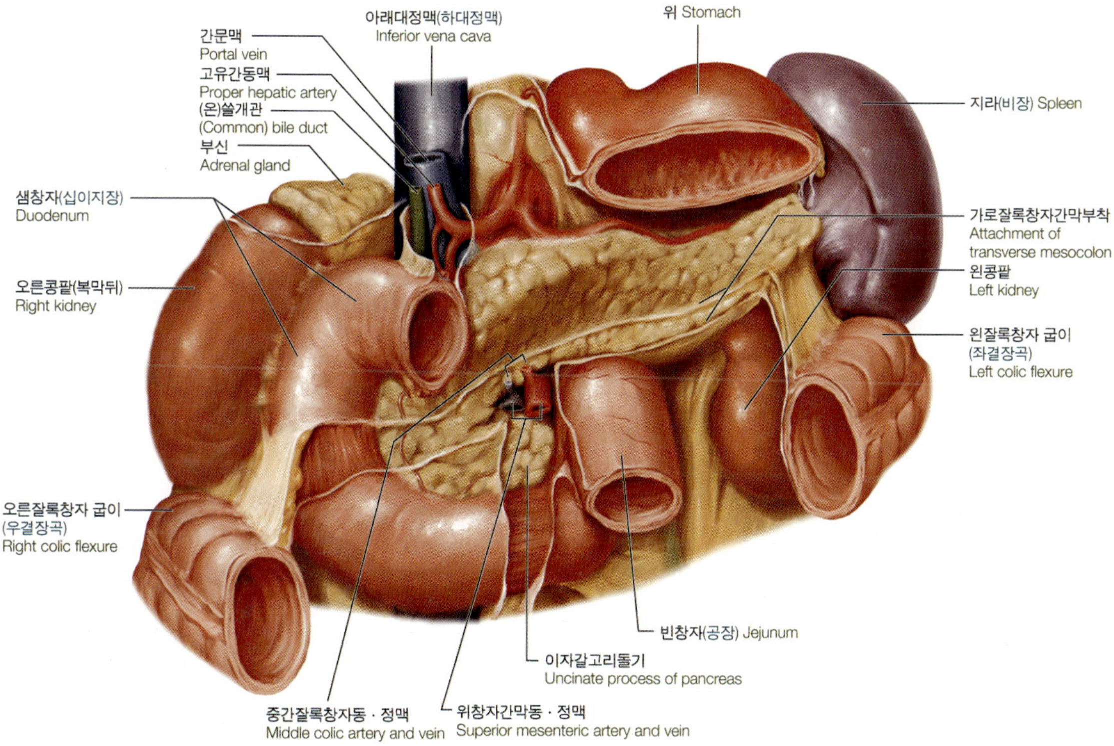

- 외분비부(exocrine part)
  - 소화 효소 생산, 복합대롱꽈리샘
  - 이자관을 통하여 온쓸개관과 합류 후 → 샘창자유두
- 내분비부(endocrine part)
  - 호르몬 생산
  - 랑게르한스섬 : α-cell(20% glucagon : 혈당 상승), β-cell(75% insulin : 혈당 하강), δ-cell(5% somatostatin : 글루카곤과 인슐린 분비 억제 조절)

1. 이자액

1) 알칼리성액 분비 : 탄산수소나트륨($NaHCO_3$)
2) 탄수화물 분해 : 아밀라제(amylase)
3) 단배질 분해 : 트립신(trypsin), 키모트립신(chymotrypsin), 카르복시펩티다제(carboxypeptidase)
4) 지방 분해 : 리파아제(lipase)
5) 촉진 : 부교감신경, 세크레틴(secretin), 판크레오자이민(pancreozymin), 콜레시스토키닌(cholecystokinin)
6) 억제 : 교감신경
7) 트립시노겐(trypsinogen) $\xrightarrow{\text{엔테로키나제 } \textit{enterokinase}}$ trypsin
8) 키모트립시노겐(chymotrypsinogen) $\xrightarrow{\textit{trypsin}}$ chymotrypsin
9) 프로카르복시펩티다제(procarboxypeptidase) $\xrightarrow{\textit{trypsin}}$ carboxypeptidase

2. 소화효소의 기능

분비장소	소화효소	작용부위	기능	최적pH
(침)타액	프티알린(아밀라아제)	입	녹말 → 엿당	6.7
위액	펩신	위	단백질 → 폴리펩티드	1.6～2.4
이자액(췌장액)	아밀라아제 리파아제 트립신, 키모드립신, 카르보식펩티다아제 핵산가수분해효소	소장	녹말 → 엿당 지방산 → 지방산+글리세롤 폴리펩티드 → 아미노산, 디펩티드, 트리펩티드 RNA, DNA6 → 뉴클레오티드	6.7～7.0 8.0 8.0 8.0
장액	타아제 슈크라아제 락타아제 펩티다아제 뉴클레오시드 가수분해효소	소장	엿당 → 포도당 설탕 → 포도당+과당 젖당 → 포도당+갈락토오스 디펩티드 → 아미노산 뉴클레오티드 → 염기+당+인산	5.0～7.0 5.0～7.0 5.8～6.2 8.0 8.0

10.12 복막(Peritoneum)

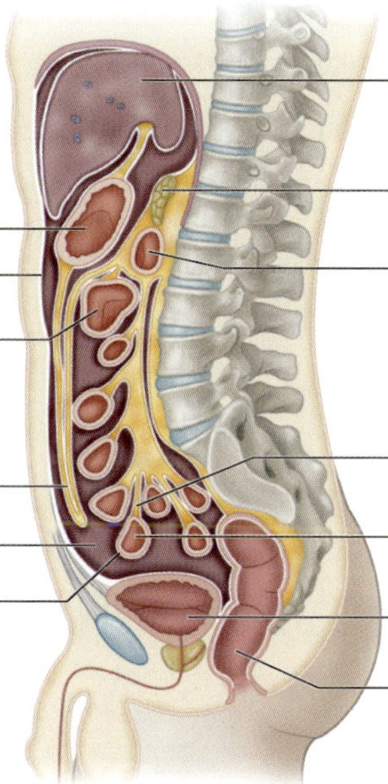

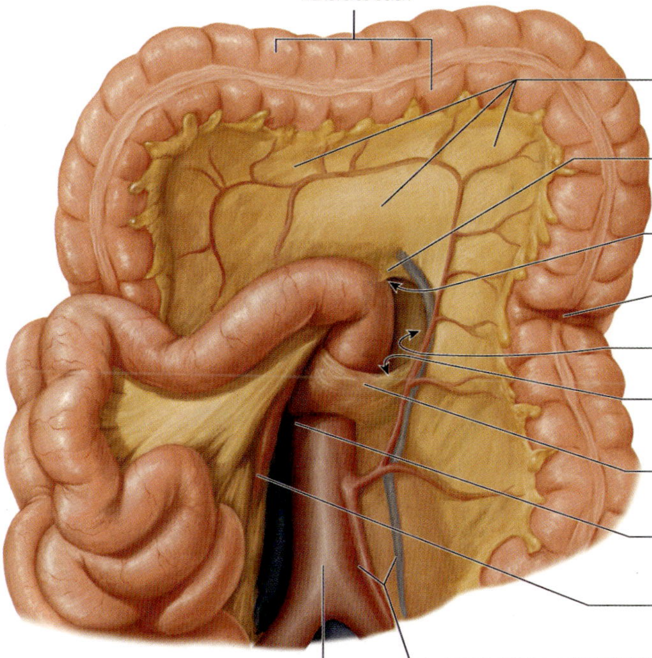

- 장기들을 싸고 있는 얇고 투명한 장막
- 벽쪽복막, 내장쪽복막, 복막안
- 그물막(omentum) : 위와 배안의 다른 장기 사이에 형성된 복막주름; 큰그물막 – 위(작은굽이)와 가로잘록창자 사이; 4겹, 작은그물막 – 위(큰굽이)와 간 사이; 2겹
- 그물막구멍(epiploic foramen) : 그물막과 복막안 사이 교통
- 곧창자자궁오목(rectouterine pouch, Douglas pouch) : 여자에서 곧창자와 자궁 사이의 복막주름
- 곧창자방광오목(rectovesical pouch) : 남자에서 곧창자와 방광 사이의 복막주름
- 창자간막(mesentery) : 배안의 여러 장기를 배벽에 고정시키고 있는 막, 작은창자를 뒤배벽에 고정하고 있는 일부의 복막 주름[좁은의미]

1. 장기

1) 복막속장기 : 위, 빈창자, 돌창자, 막창자 꼬리, 가로잘록창자, 구불잘록창자, 지라, 난소 및 자궁관 등
2) 반복막장기 : 막창자, 오름잘록창자, 내림잘록창자, 곧창자, 간, 자궁, 방광 등
3) 복막뒤장기 : 이자, 콩팥, 요관, 부신, 샘창자, 배대동맥, 아래대정맥, 가슴림프관 등

OCCUPATIONAL THERAPY

11

CHAPTER

비뇨계통

OCCUPATIONAL THERAPY

꼭!
알고 넘어가기!!

- 콩팥의 구조
- 콩팥의 혈관
- 요관 및 방광의 위치와 구조
- 콩팥의 기본단위와 여과
- 재흡수와 분비

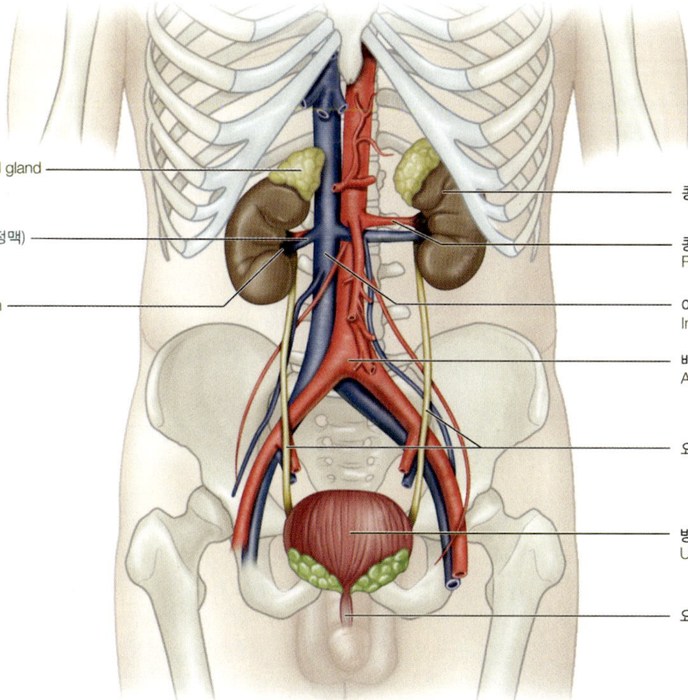

11.1 콩팥(Kidney)

- 분당 1,200ml의 혈액 유입
- 오줌 생산 및 배설
- 노폐물 제거 : 요소(아미노산의 분해물), 요산(질산의 분해물), 크레아틴(ATP의 생산을 위해 에너지로 저장하는 근육에 있는 크레아틴인산의 분해산물)
- 수분과 전해질 함량 및 삼투질 농도 조절 : 산－염기 평형에 기여

- 항상성 유지
- 호르몬 분비 : erythropoietin(골수에서 적혈구 생성 촉진), calcitriol(장관에서 칼슘과 인의 흡수 촉진)
- 효소 분비 : renin(혈압 조절)

1. 콩팥의 위치

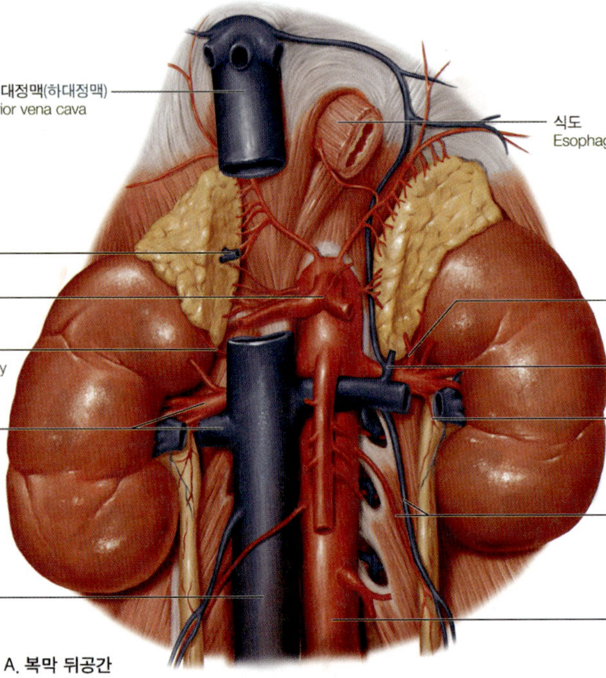

A. 복막 뒤공간

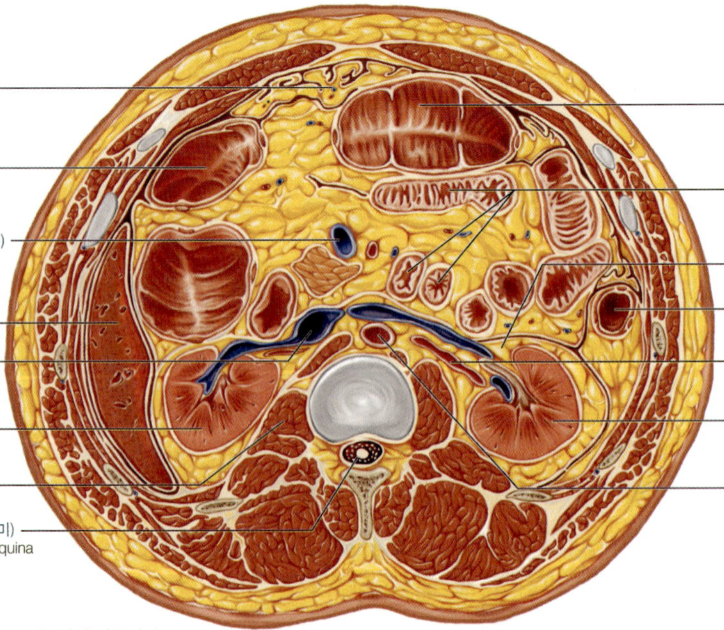

B. 신체 가로단면

1) 복막뒤장기 : 척추 양측 복막뒤벽에 접촉
2) 길이 약 10cm, 폭 6cm, 무게 150g
3) 제 11 등뼈~3 허리뼈
   (1) 왼콩팥 : 11~12갈비뼈
   (2) 오른콩팥 : 12갈비뼈; 간 때문에 왼쪽콩팥보다 약간 낮게 위치
4) 부신(adrenal gland) : 위끝에 얹혀 있는 내분비기관

2. 콩팥의 바깥 모양

1) 3층의 버팀조직 : 콩팥근막(renal fascia, 뒤배벽에 부착)－지방피막(adipose capsule, 마찰, 충격을 완화)－섬유성 콩팥피막(renal capsule, 외상이나 각종 감염으로부터 보호)
2) 콩팥문(renal hilum) : 요관, 혈관, 신경 등의 통로
3) 콩팥굴(renal sinus) : 콩팥문의 속공간

3. 콩팥의 속모양

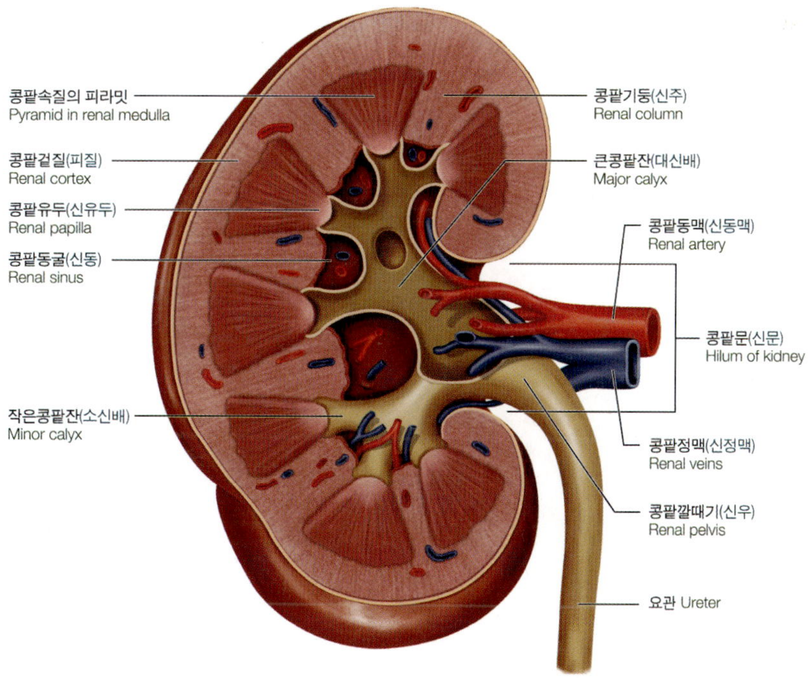

1) 콩팥겉질(renal cortex) : 콩팥소체(토리＋토리주머니)와 토리쪽 및 먼쪽곱슬세관이 밀집
2) 콩팥속질(renal medulla) : 콩팥세관고리(헨레고리), 집합세관, 혈관들의 분포; 8~15개의 원뿔모양 콩팥 피라밋(renal pyramid, 말피기소체(Malpighian body))로 구성
3) 콩팥유두(renal papilla), 콩팥기둥(renal colum)
4) 작은콩팥잔(minor calyx) → 큰콩팥잔(major calyx) → 콩팥깔때기(renal pelvis, 생성된 오줌을 수집하여 요관으로 보내는 장소)

4. 콩팥단위(Nephron)

- 콩팥의 구조 및 기능상의 기본단위, 한쪽 콩팥에 약 100만개
- 혈액에서 오줌 성분을 걸러내는 콩팥소체(renal corpuscle)와 이를 농축시키고 운반하는 콩팥세관(renal tubule)으로 구성
- 콩팥소체의 위치에 따른 구분
  - 속질곁콩팥단위(juxtamedullary nephron) : 삼투압 조절에 관여
  - 중간콩팥단위(intermediate nephron)
  - 겉질공팥단위(cortical nephron) : 재흡수와 분비기능에 관여

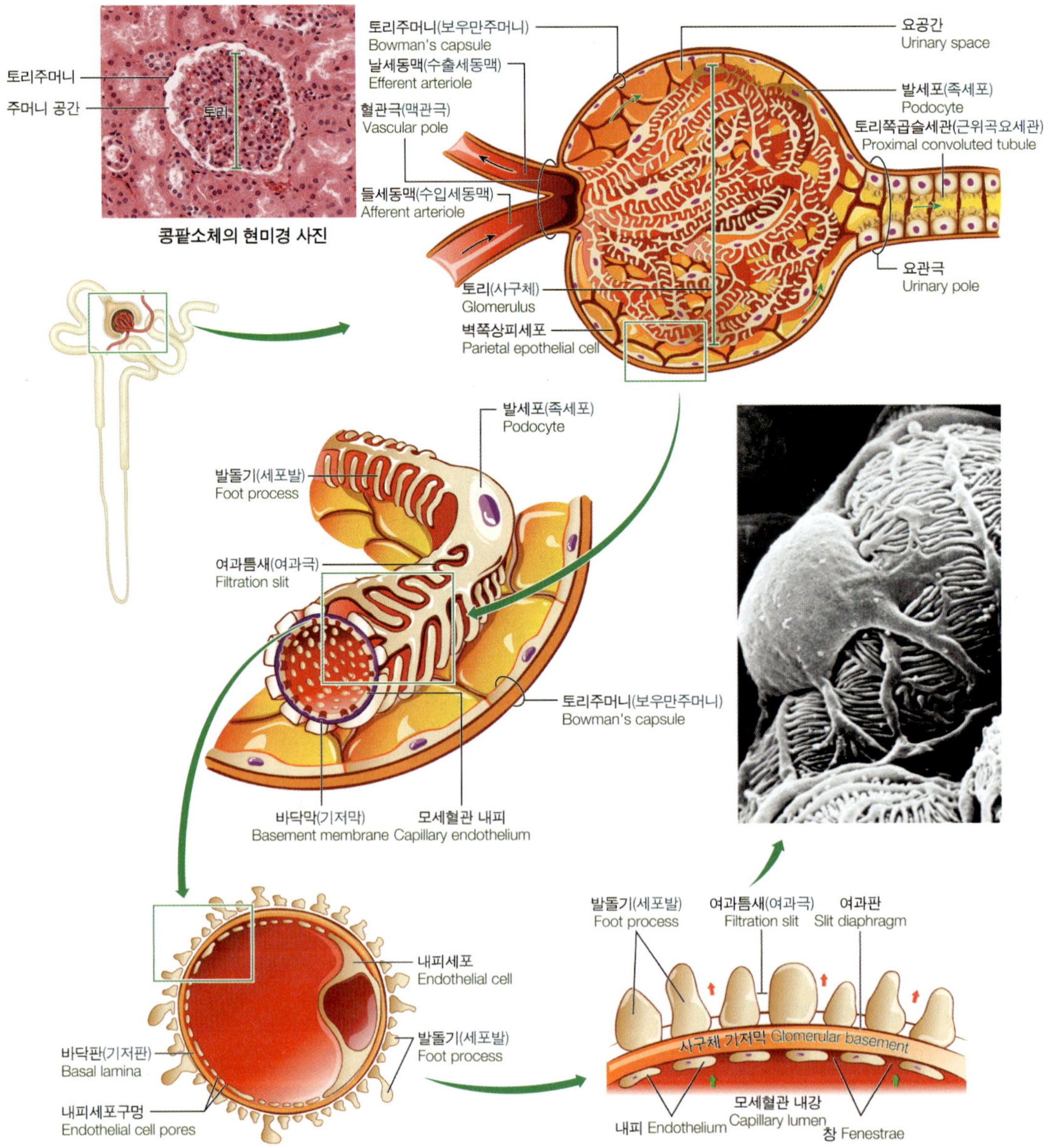

1) 콩팥소체(Renal corpuscle) : 오줌 성분을 걸러냄

(1) 토리(glomerulus, 사구체)

① 들토리세동맥이 토리주머니의 혈관극으로 들어와 20~40개의 모세혈관으로 분지되어 모세혈관얼기를 형성한 것

② 모세혈관 : 내피(단층편평상피, 지름 50~100nm의 많은 구멍; 창문내피(fensetrated endothelium)), 바닥판

(2) 토리주머니(glomerular capsule; Bowman's capsule, 보우만주머니)

① 외막 : 단층편평상피

② 내막 : 모세혈관을 직접 싸고 있는 막, 발세포(podocyte)－작은발(pedicle)이라는 많은 세포질 돌기 소유

③ 여과틈새(slit pore(filtration slit)) : 작은발 사이의 공간

④ 틈새막(slit membrane) : 얇은 가름막, 여과틈새를 통한 물질의 이동에 선택적 벽 형성

⑤ 여과장벽(filtration barrier) : 창문내피, 바닥판, 틈새막으로 구성

(3) 토리여과

① 토리압 : 60mmHg

② 토리주머니압 : 10mmHg

⇒ 수동적 수송(에너지 소모 없음)

③ 여과량 : 125ml/min

(4) 토리여과율(glomerular filtration rate, GFR) : 단위시간에(1분) 여과된 혈장량

① 콩팥혈장청소율(renal plasma clearance) : 콩팥에서의 어떤 물질이 제거 즉, 어떤 물질이 1분 동안 오줌으로 완전히 배설되는 혈장량

$$= \frac{\text{1분간 오줌량} \times \text{해당물질의 오줌내 농도}}{\text{혈장 중 해당물질의 농도}}$$

- 이눌린(inulin)의 청소율을 이용(이눌린에 대한 어떤 물질의 청소율의 비율) : inulin의 clearance는 1
- 1 : 완전 여과 후 흡수 및 분비가 되지 않음
- 1> : 여과 후 콩팥세관에서 재흡수
- 1< : 여과 및 콩팥세관에서 분비
- 0 : 완전 여과 후 완전 재흡수(포도당)

② 측정물질 : 토리에서는 여과되고 콩팥세관에서 흡수나 재분비가 되지 않는 물질(inulin, mannitol, creatinine)

③ 콩팥혈장유량(renal plasma flow, RPF) 측정 물질 : 파라아미노마뇨산(para-aminohippuric acid; PAH)

④ 당뇨(glycosuria) : 재흡수되는 양보다 더 많은 포도당이 콩팥세관을 통과할 때 소변 속에 포도당이 나타나는 현상, 100ml당 180~200mg 이상

(5) 토리여과율 상승요인

① 토리모세혈관압 상승

② 혈장콜로이드삼투압 감소

③ 토리주머니압 감소

④ 토리주머니 투과성 증대

2) 콩팥세관(renal tubule, 농축, 운반)

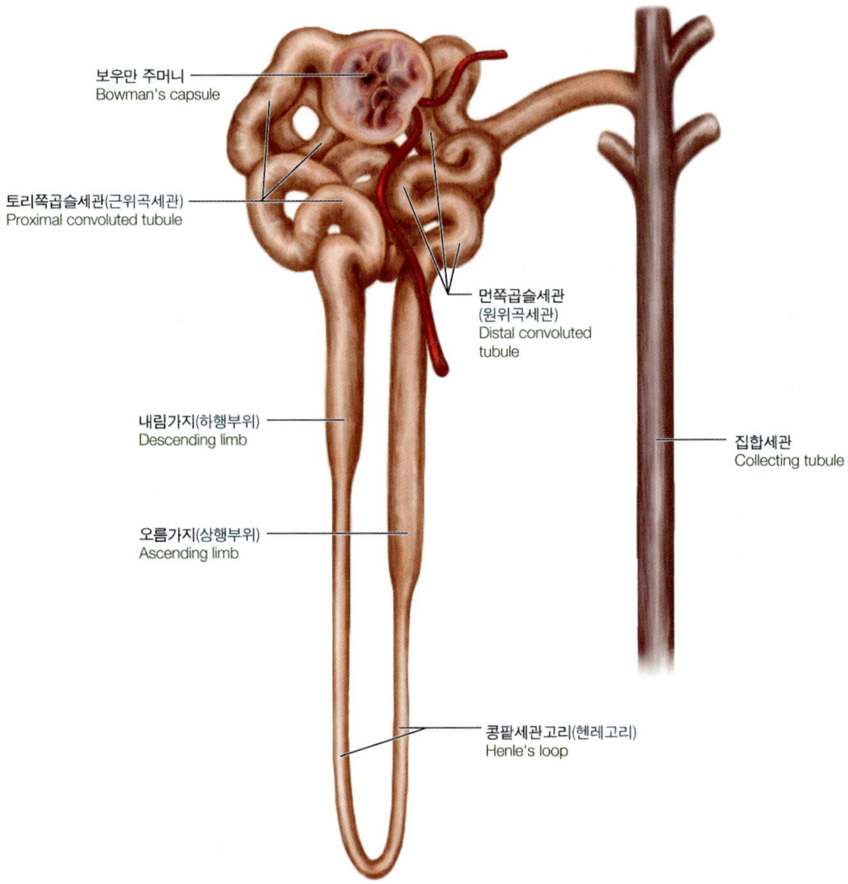

- 지름 20～30µm, 길이 4～7cm
- 토리쪽곱슬세관－콩팥세관고리－먼쪽곱슬세관
- 토리곁장치 : JGA(Juxtaglomerular Apparatus)
  - 토리곁세포(Juxtaglomerular Cell, JGC) : 들토리세동맥 벽을 이루는 과립세포, 혈압 하강시 레닌(renin) 분비

    ❋ renin : 혈압 저하 시 angiotensin system을 자극함으로 혈압상승 유도하는 효소(enzyme)
  - 치밀반점(macula densa) : 토리곁세포들과 경계하여 밀집되어 있는 세포, Na^+ 변화 감지

- 토리쪽곱슬세관(Proximal convoluted tubule)
  - 벽 : 단층 편평상피와 원주상피
  - 미세융모 : 여과액 흡수에 관여
- 콩팥세관고리(Henle's loop, 헨리고리)
  - 내림다리－가는 부위－오름다리
  - 편평상피, 입방상피[오름다리에서] : 내림다리－농도경사에 의한 이동, 오름다리－능동적 이동
- 먼쪽곱슬세관

(1) **재흡수 및 분비**

① 몸에 필요한 물질들은 혈액으로 재흡수하고, 쓸모없는 물질들은 혈액으로부터 세관 내로 분비

② 포도당, 단백질, 아미노산 등은 토리쪽곱슬세관에서 완전히 재흡수

③ Na^+은 토리쪽곱슬세관에서 전체 재흡수량의 7/8이 재흡수, 1/8이 먼쪽곱슬세관에서

④ K^+은 토리쪽곱슬세관에서 완전 재흡수, 먼쪽곱슬세관에서 다시 분비

⑤ Creatinine, 요산(uric acid)(urate), 요소(urea) 등은 세관에서 재흡수가 거의 없고 분비만

⑥ 재흡수는 능동적 운반, 수동적 운반 및 호르몬의 작용에 의해 발생

⑦ 조절 호르몬

- aldosterone : NaCl과 H_2O 재흡수 촉진, K^+와 H^+ 분비 촉진
- angiotensin Ⅱ : aldosterone 분비 촉진
- anti-diuretic hormone(ADH) : H_2O 재흡수 촉진
- atrial natriuretic peptide(ANP) : 심방성 나트륨 배설촉진 펩타이드, aldosterone의 반대작용, NaCl과 H_2O 재흡수 억제
- parathyroid hormone(PTH) : Ca^{2+}의 재흡수 촉진, PO_4^{2-}의 재흡수 억제

5. 집합세관

- 콩팥단위로부터 오는 수많은 먼쪽곱슬세관이 유입되는 공통 관

6. 콩팥의 혈관

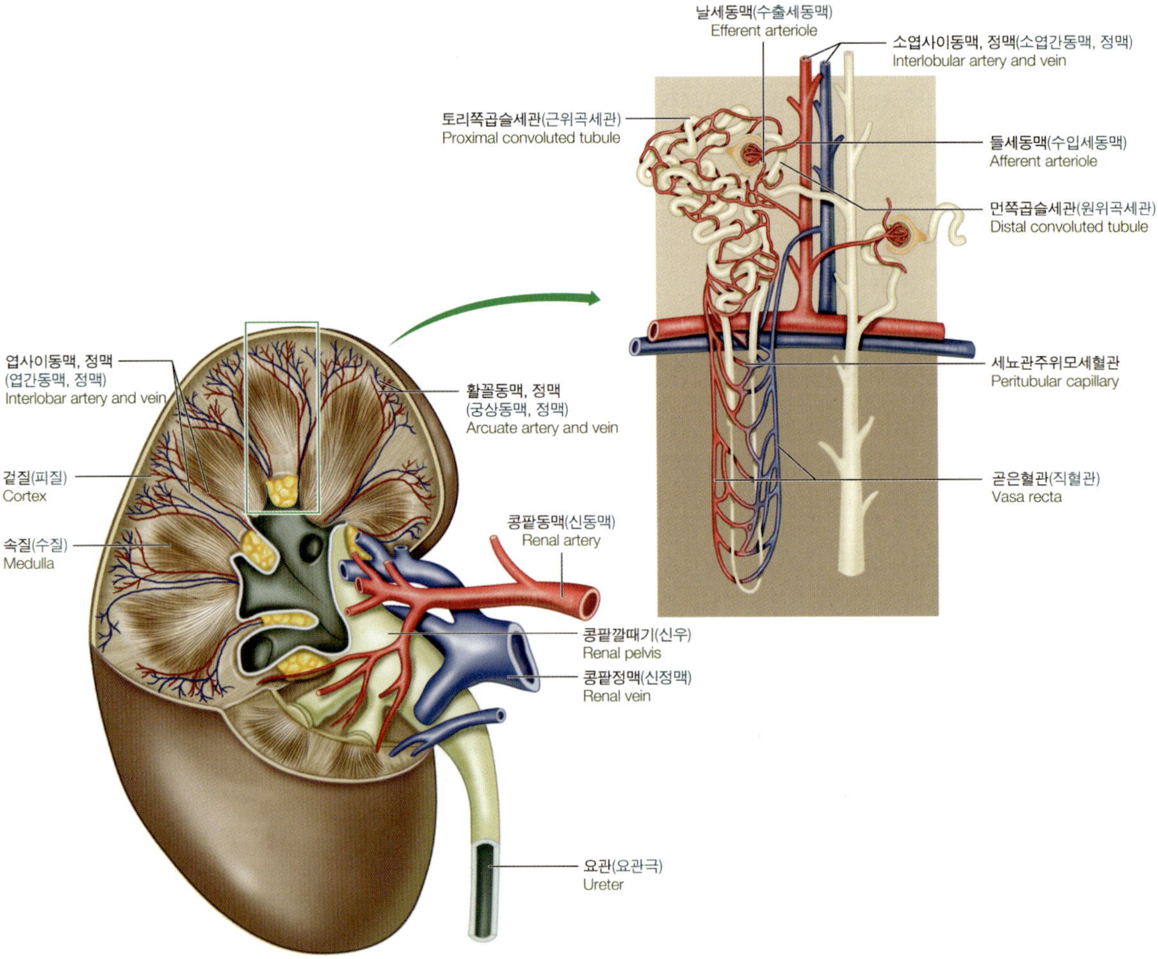

1) 1쌍의 콩팥동맥(renal a.) : 오줌 생산과 영양분 공급; 기능혈관과 영양혈관의 구분이 없다.
2) 콩팥동맥 → 엽사이동맥(interlobar a.) → 활꼴동맥(arcuate a.) → 소엽사이동맥(interlobular a.) → 들토리세동맥(afferent arteriole) → 모세혈관 → 날토리세동맥(efferent glomerular arteriole) → 세관주위모세혈관(peritubular capillary) : 콩팥세관주위에서 모세혈관그물 형성하여 주위 조직에 혈액 공급 → 소엽사이정맥 → 활꼴정맥 → 엽사이정맥 → 콩팥정맥
3) 콩팥세관고리에 혈액을 공급하는 혈관(일률적이지 않고 콩팥단위의 종류에 따라 다르다) : 겉질콩팥단위 – 세관주위모세혈관, 속질곁콩팥단위 – 곧은 혈관(vasa recta) ⇒ 오줌의 농축에 관여

11.2 요관(Ureter)

1. 콩팥깔대기 → 방광바닥 : 약 25cm
2. 속층 : 점막 – 이행상피
3. 근육층 : 2~3층의 민무늬근육
4. 바깥막 : 결합조직

11.3 방광(Urinary Bladder)

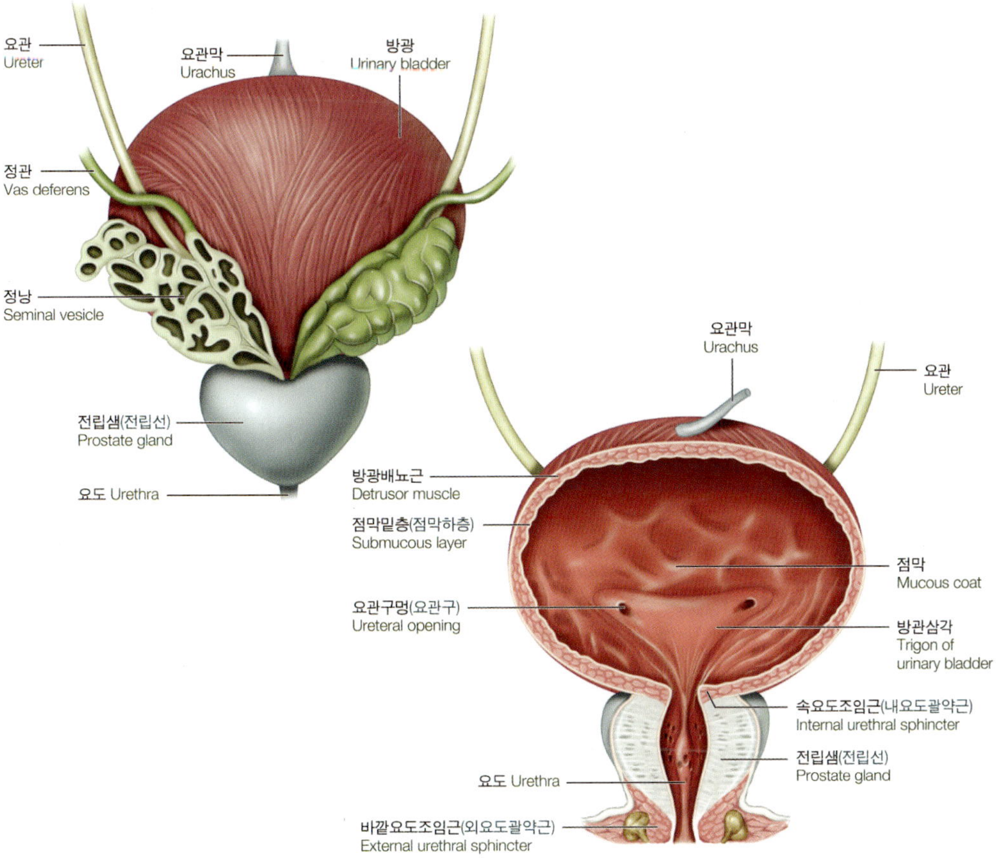

1. 방광삼각(vesical trigone) : 뒤아래 점막주름이 없는 삼각형 부분 – 오줌이 잘 배설되도록
2. 요관구멍(ureteral orifice) : 콩팥으로부터 오는 요관 개구
3. 속요도구멍(internal urethal orifice) : 요도가 시작
4. 점막 : 이행상피 6~7층, 확장 시 2~3층
5. 근육층 – 3층의 민무늬근육 : 속층, 바깥층 – 세로근육, 중간층 – 돌림근육

11.4 요도(Urethra)

• 속요도구멍에서 몸 밖으로 나가는 오줌의 통로
• 속요도조임근(internal urethral sphincter)
• 바깥요도조임근(external urethral sphincter) : 뼈대근육

1. 남성요도

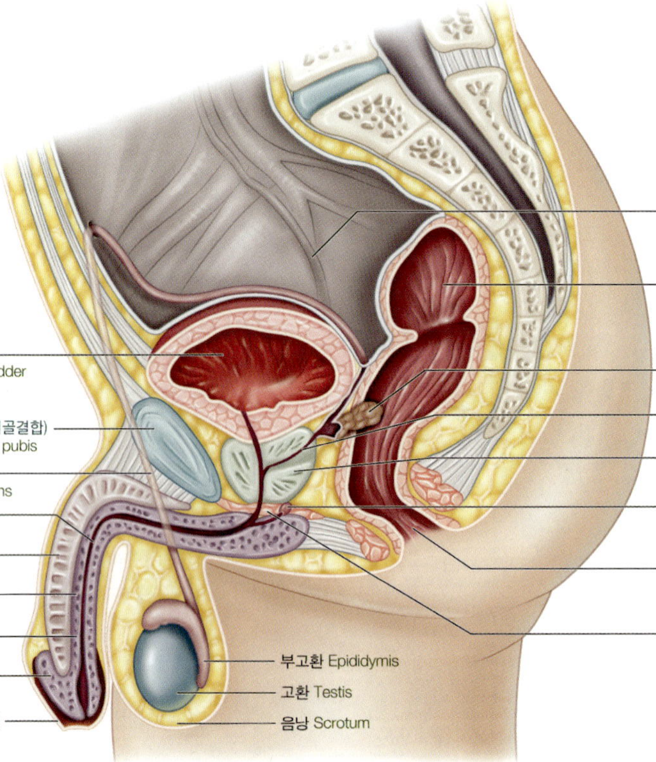

1) 전립샘부분(Prostatic portion)

(1) 전립샘을 관통하는 약 2.5cm 되는 부분
(2) 확장성 풍부, 방추형

2) 막부분

• 비뇨생식가로막을 통과하는 1.0cm의 짧은 부위, 바깥요도조임근

3) 해면체부

2. 여성요도

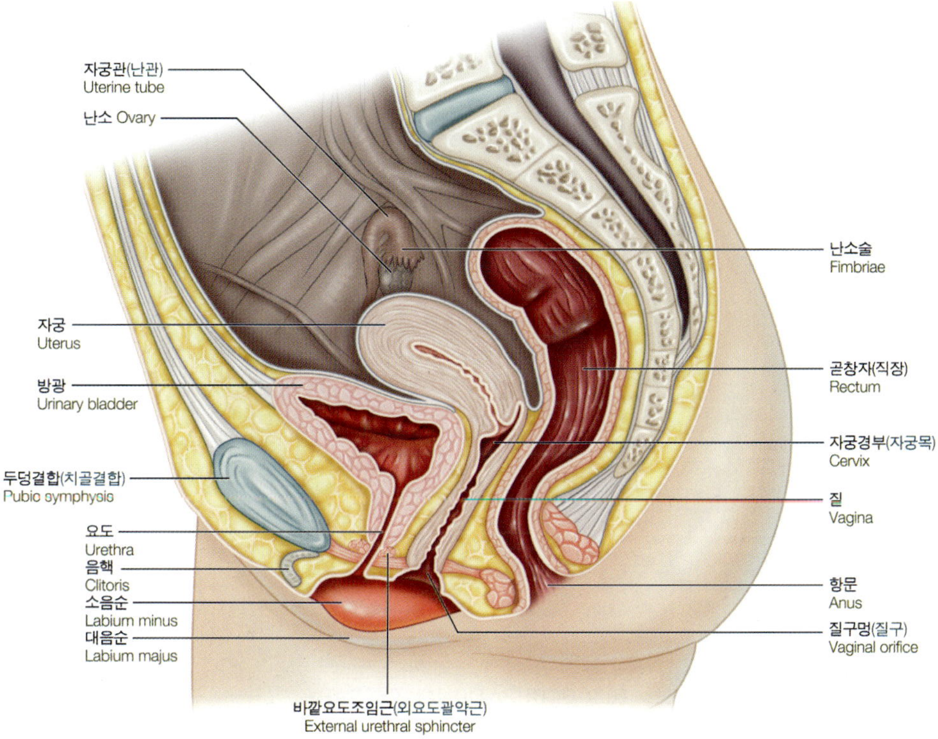

• 약 4cm로 짧고 단순하기 때문에 바깥요도구멍을 통한 요로감염에 의한 방광질환을 일으키기 쉬움

11.5 오줌

1. 1일 배뇨량 : 1.5L
2. 배뇨반사중추 : 골반신경(pelvic nerve)
3. 배뇨억제중추 : 대뇌겉질, 중간뇌
4. 배뇨촉진중추 : 시상하부, 다리뇌
5. 오줌의 농축 : 반류설(counter-current theory)

11.6 콩팥 산-염기 조절

• 콩팥은 오줌으로 H^+를 배설하고 HCO_3^-를 재흡수함으로써 혈액 pH를 조절

OCCUPATIONAL THERAPY

12

C·H·A·P·T·E·R

생식계통

꼭! 알고 넘어가기!!

- 남녀 생식계통의 구조와 기능
- 남성의 정자발생과정
- 여성의 월경
- 고환, 부고환, 정관의 구조 및 기능
- 정낭, 전립샘의 구조 및 기능
- 자궁과 자궁관 구조
- 난자의 형성과정
- 수정과 착상 및 분만

12.1 남성생식기관

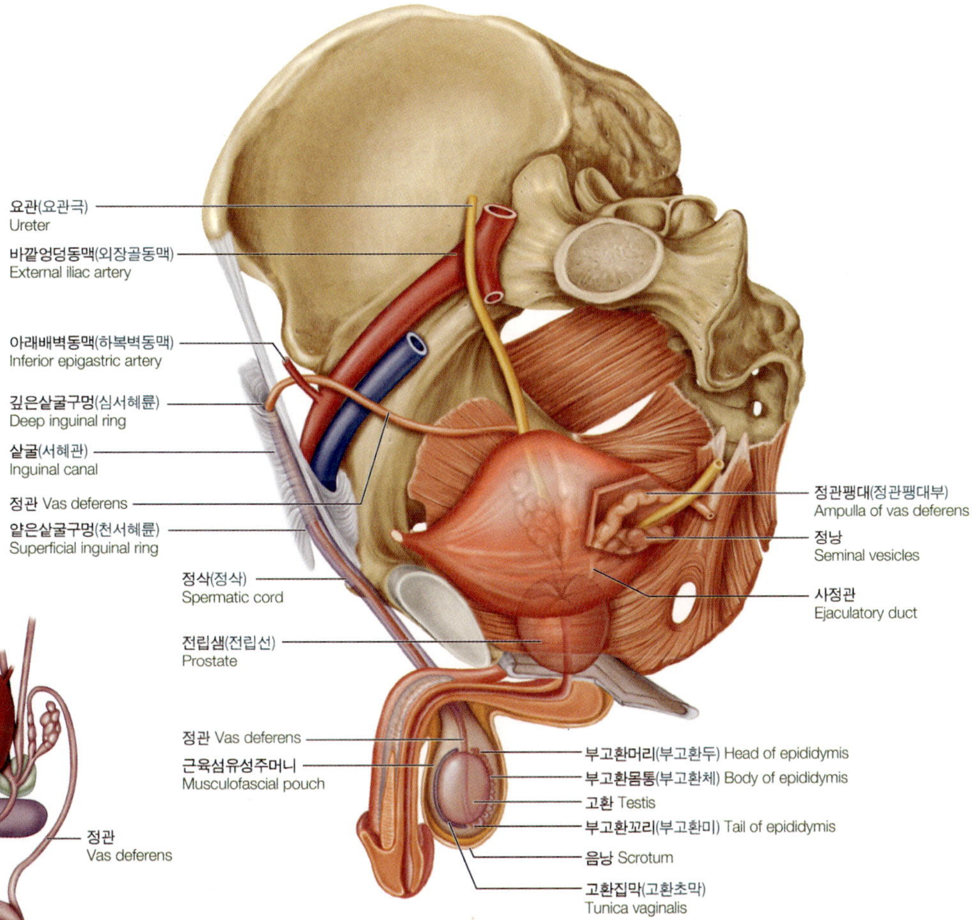

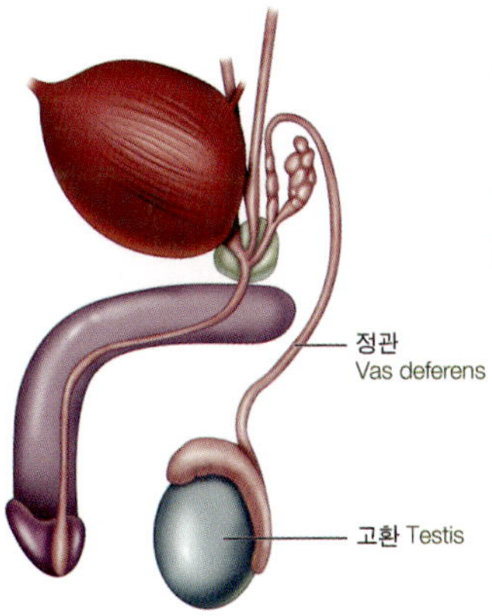

1. 음낭(Scrotum)

1) 고환과 부고환 및 정관의 일부를 싸는 주머니
2) 음낭사이막(septum of scrotum) : 좌우구분
3) 피하지방이 없고 음낭근(dartos tunic, 얇은 평활근, 온도에 민감하게 반응)

2. 고환(Testis)

- 정자 생산, 테스토스테론(testosterone) 생산
- 배안의 콩팥 근처에서 생성 → 태아 후기 하강(샅굴(inguinal canal)을 지나 음낭 속으로)

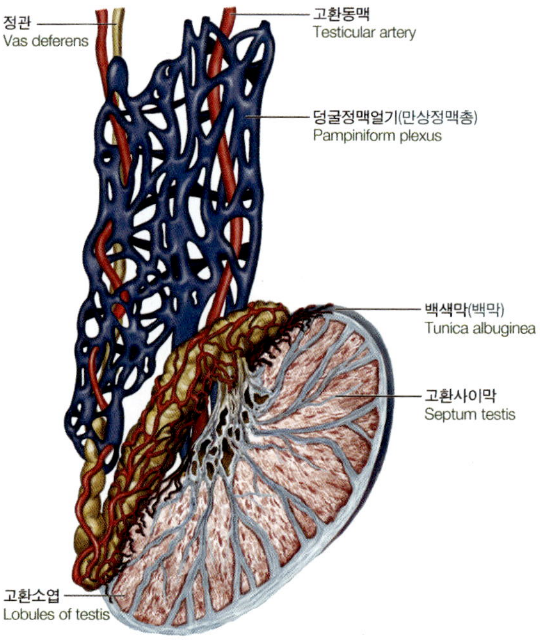

A. 고환의 혈액공급

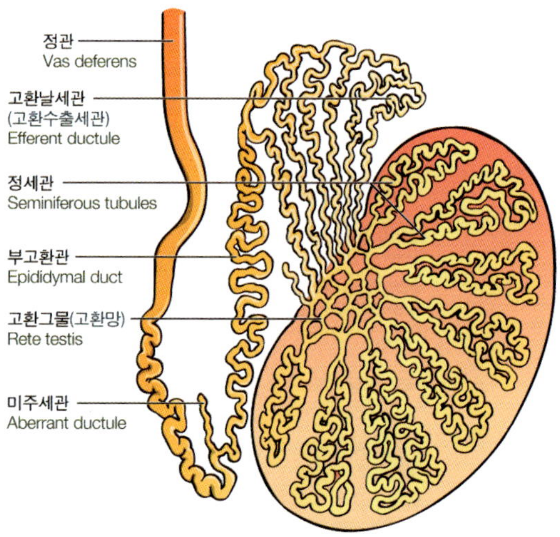

B. 고환 내 정관의 연결

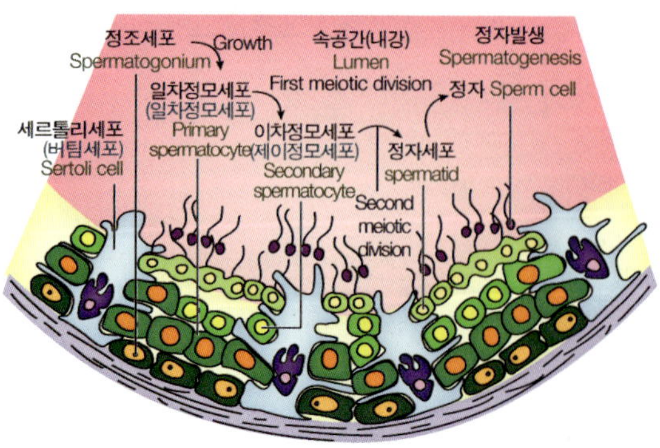

C. 정자의 성숙

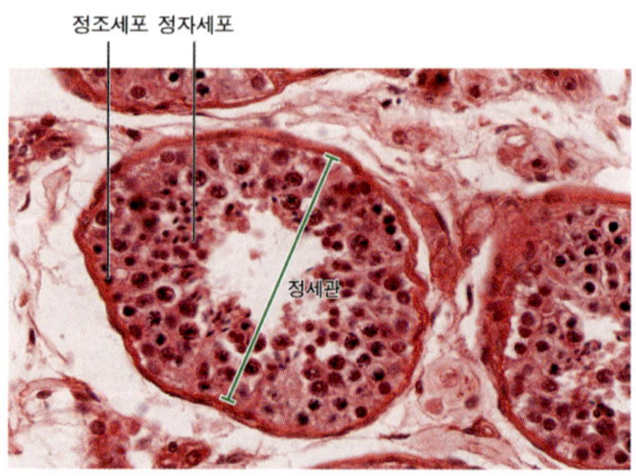

D. 정세관의 현미경 사진

1) 구조

(1) 백색막(tunica albuginea) : 표면의 치밀결합조직성 피막

(2) 고환세로칸(testicular mediastinum) : 고환의 뒤위쪽

(3) 고환사이막(testicular septum) : 방사상 칸막이, 고환의 실질 구분 → 고환소엽(testicular lobule) 형성

(4) 정세관(seminiferous tubule)(곱슬정세관 → 곧은정세관) → 고환그물(rete testis) → 고환날세관(efferent ductule of testis) → 부고환관(duct of epididymis) → 정관(ductus deferens)

2) 구성세포

(1) **정자발생세포**(spermatogenic cell) : "정조세포(spermatogonium) → 정모세포(spermotocyte) → 정자세포(spermatid) → 정자(sperm)"

(2) "____" : 정자발생(spermatogenesis)

(3) **버팀세포**(supporting(Sertoli's) cell) : 정자생산에 필요한 영양분 공급, 정자발생세포 연결, 포식작용, 액체분비

(4) **사이질세포**(interstitial(Leydig's) cell) : 정세관 사이 성긴결합조직에 존재(테스토스테론(testosterone) 분비)

(5) **근유사세포**(myoid cell) : 정세관을 싸고 있는 민무늬근육과 같은 세포, 율동적인 수축으로 정자와 정액을 고환 밖으로 보냄

3. 부고환(Epididymis)

1) 부고머리, 부고환몸통, 부고환꼬리

2) 주요기능 : 정자 성숙 및 일시적 저장

4. 정관(Ductus deferens)

1) 정삭(spermatid cord) : 고환 상단에서 샅굴까지 혈관과 신경, 근육, 림프관 등과 같이 결합조직에 싸인 끈 모양

2) 정관팽대(ampulla)

5. 사정관(Ejaculation duct)

1) 정관의 끝과 정낭의 배출관이 합쳐져 이룸

2) 전립샘 속 전립샘소실(prostatic urticle) 양측에 개구

3) 정액의 사정 시 요도 내강이 전립샘의 수축에 의해 폐쇄되어 방광과의 교통이 차단 → 정액만 사출

6. 정낭(Seminal vesicle)

- 정자를 활성화시키는 노란색의 점도가 높은 분비물을 생산하여 배출관을 통해 배출

7. 전립샘(Prostate gland)

1) 중앙 : 요도 관통
2) 좌·우 : 사정관 열림
3) 특유의 냄새가 나는 유백색의 알칼리성 분비물 : 정자 운동 촉진, 윤활, 보호, 15개 정도의 도관을 통해 요도로 분비

8. 망울요도샘(쿠퍼샘)[Bulbourethral(Cowper's) gland]

1) 알칼리성 점액 분비
2) 망울요도샘관을 통해 요도로 분비
3) 여성의 큰질어귀샘(greater gland of vestibule, 바르톨린샘(Bartholin's gland))에 해당

9. 음경

1) 1쌍의 음경해면체, 1개의 요도해면체－튼튼한 백색막(tunica albuginea)으로 싸여 있음
2) 포경(phimosis) : 포피가 음경귀두를 덮고 있는 것
3) 포경수술(circumcision) : 포피 절제술

10. 정자(Sperm)

1) 50～60μm, DNA 함유, 머리－중간부(미토콘드리아)－꼬리
2) 22개의 보통염색체, 1개 성염색체
3) 전립샘 등의 분비물 작용으로 운동성 촉진
4) 1분 1～4mm 전진
5) 1개의 정모세포가 4개의 정자를 형성

11. 정액(Semen)

1) 정자 함유 유백색 액체
2) 정자 활성과 보호에 관여
3) 1회 사정 시 평균 3ml, 1ml당 약 1억 개의 정자 포함

12.2 여성생식기관

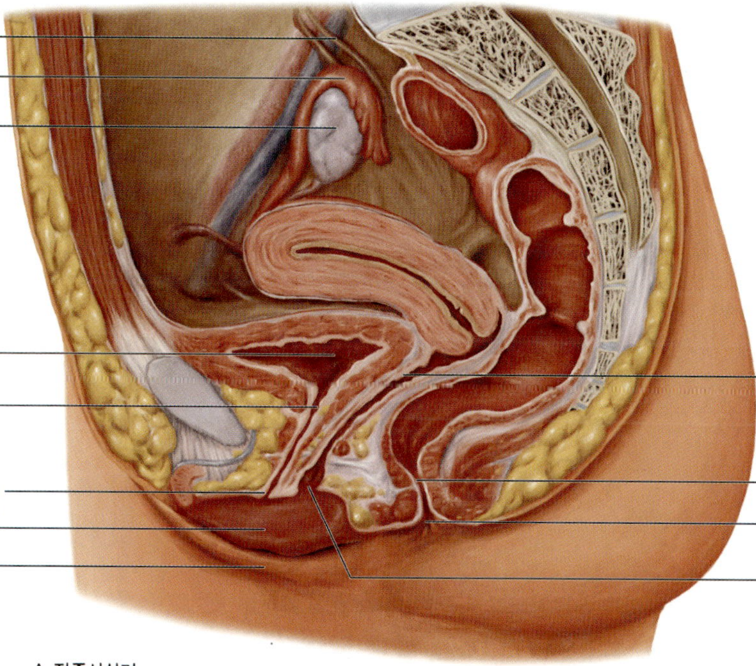

A. 정중시상면

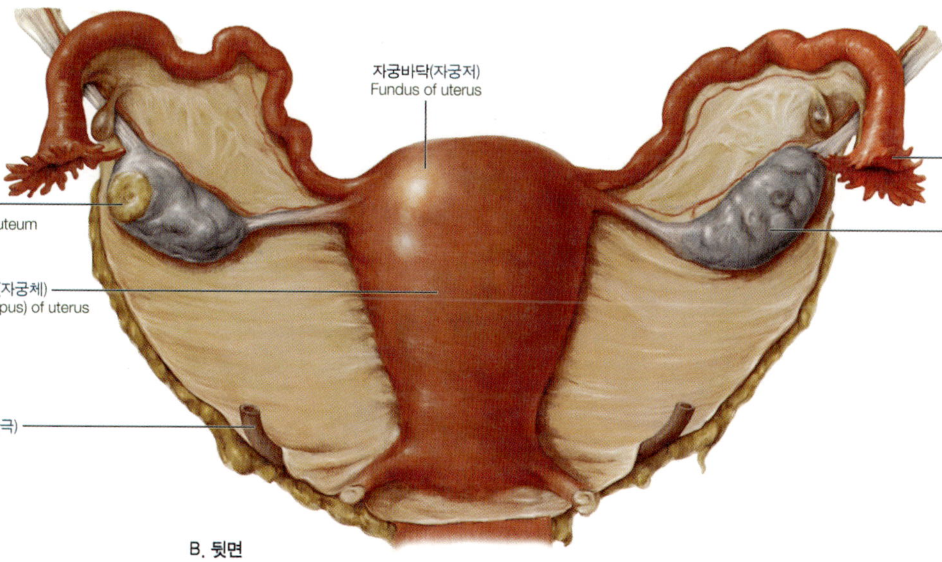

B. 뒷면

1. 난소(Ovary) : 여성호르몬을 분비

1) 가로 3cm, 세로 1.5cm, 높이 1cm, 무게 3g
2) 난소인대(ovarian ligament) : 자궁과 연결
3) 난소걸이인대(suspensory ligament) : 골반벽에 부착, 지지
4) 표면상피(superficial epithelium, 단층입방상피) – 바닥판 – 백색막
5) 난소겉질 : 난포(ovarian follicle), 황체(corpus luteum), 백체(corpus albicans)
6) 난소속질 : 민무늬근육, 혈관, 신경, 림프관

2. 난포(Ovarian follicle) : 난포세포가 한층 또는 여러 층으로 난자를 둘러싸고 있는 구조물

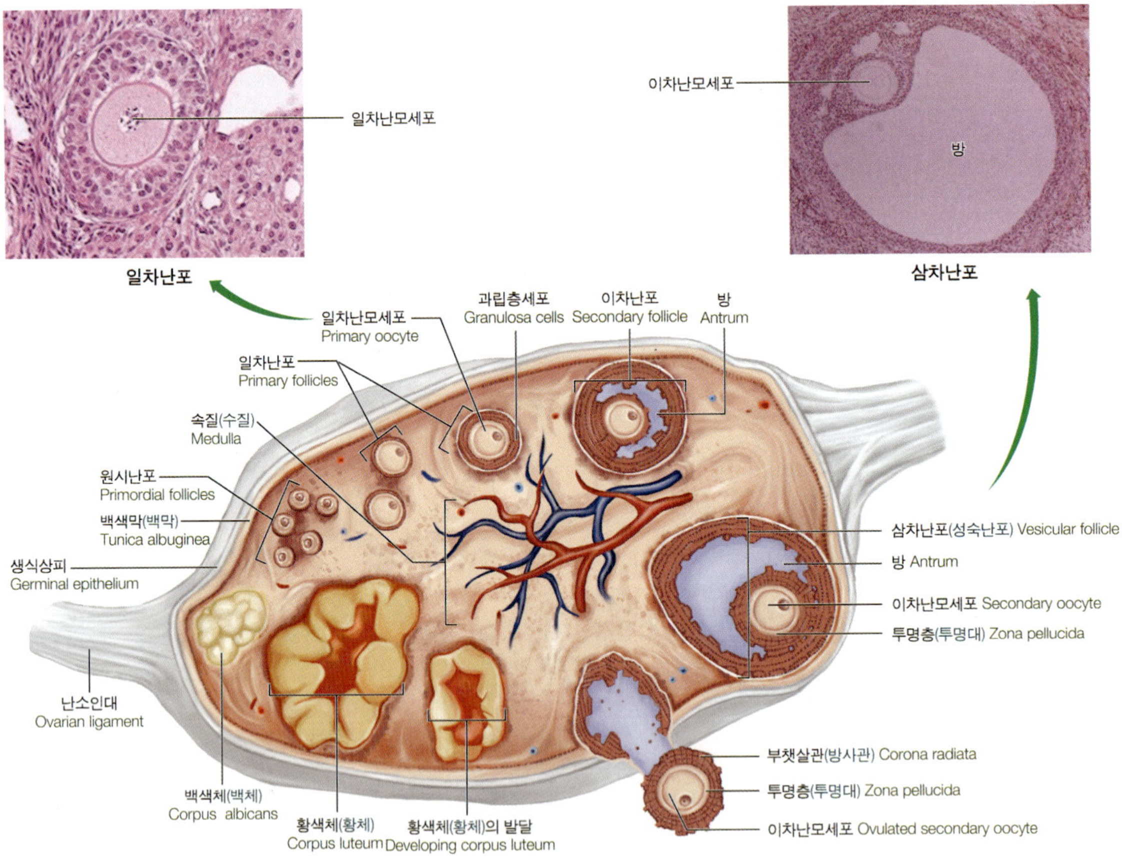

1) 원시난포(primordial follicle)
   (1) 난모세포와 난포세포(follicle cell)로 구성
   (2) 사춘기 이전까지만 나타남
2) 발육난포(growing follicle)
   - 초경(menarche)과 폐경(menopause) 사이의 난소

3) 성숙(그라프)난포(mature(Graafian) follicle(삼차난포))
   - 확장된 주머니 모양의 난포

4) 1개의 난모세포는 분열하여 1개의 난자와 3개의 극체(polar body) 형성

3. 자궁관(Uterine(Fallopian) tube, Oviduct) : 배란된 난자를 운반하고 수정 부위로 이용

1) 난자를 자궁으로 유도하는 1쌍의 관

2) 자궁관잘록(isthmus), 자궁관팽대(ampulla), 자궁관깔대기(infundibulum) – 깔때기 모양

3) 자궁관술(fimbria of oviduct) : 섬모운동에 의해 난자를 자궁관깔대기로

4) 자궁관벽
   (1) 점막 : 단층섬모원주상피; 섬모(난자이동)
   (2) 근층 : 안·바깥돌림근육
   (3) 장막 : 복막의 내장쪽막이 이행

4. 자궁(Uterus) : 수정된 난자를 착상시켜 태아로 성장

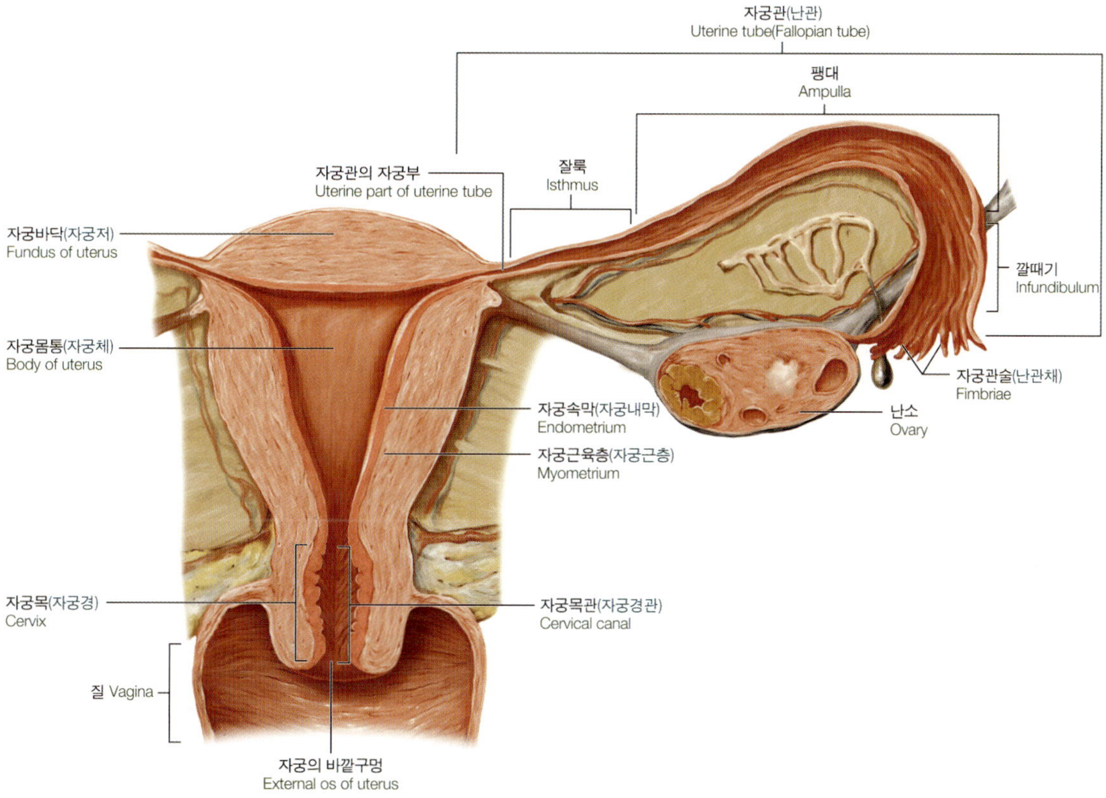

- 길이 약 7cm, 폭 4~5cm, 두께 약 2.5cm
- 자궁바닥-자궁몸통-자궁잘록-자궁목
- 자궁인대
  - 자궁넓은인대(broad lig.) : 자궁, 난소, 자궁관을 정상 위치에 놓이게 함
  - 자궁원인대(round lig.) : 임신중에 자궁이 커졌을 때 자궁의 위치를 전방으로 보호, 자궁의 정상 위치인 자궁전경(anteversio uteri)을 유지하는 주요 인대
  - 자궁엉치인대(uterosacral lig.)
  - 가로자궁목인대(transverse cervical lig.)

1) 자궁벽의 구조

(1) 자궁속막(endometrium)

① 점막층, 단층원주상피, 자궁샘 분포

② 자궁목샘 : 다량의 점액을 질 속으로 분비

③ 치밀층, 해면층, 바닥층

- 치밀층+해면층=기능층 : 월경전기에 비후·충혈되어 월경기에 출혈·박리되고, 월경후기에 바닥층으로부터 재생
- 기능층의 비후 : 수정란을 착상시키고 발육하기 위한 준비단계
- 월경 : 수정이 이루어지지 않는 경우 불필요해진 기능층의 탈락, 출혈

(2) 자궁근층(myometrium)

- 3층 : (안쪽)세로근육-돌림근육-세로근육(바깥)

(3) 자궁바깥막(perimetrium)

- 복막의 연속으로 자궁넓은인대가 되어 자궁의 전후에 방광자궁오목 또는 곧창자자궁오목이라는 깊은 주름 형성

2) 자궁속막의 주기적 변화

(1) 월경주기(menstrual cycle) : 자궁몸통의 속막이 약 28일을 주기로 변화 반복

- 월경기(1~5일) → 증식기(6~14일) → 분비기(15~26일) → 월경전기(27~28)

(2) 월경기(menstrual phase)

① 비후된 자궁속막의 얕은층 탈락·배출되는 시기

② 배란 후 14일경 시작, 3~5일 지속 : 황체세포는 배란 후 10일경부터 progesterone 생산을 감소, 4~5일 후 자궁내막 표층 탈락·배출

(3) 증식기(proliferative phase)

① 월경기 이후 약 10~11일간

② 바닥층에서 estrogen 등의 영향으로 자궁속막 재생

③ 시기의 마지막에 난소에서 배란이 일어나고 황체를 형성

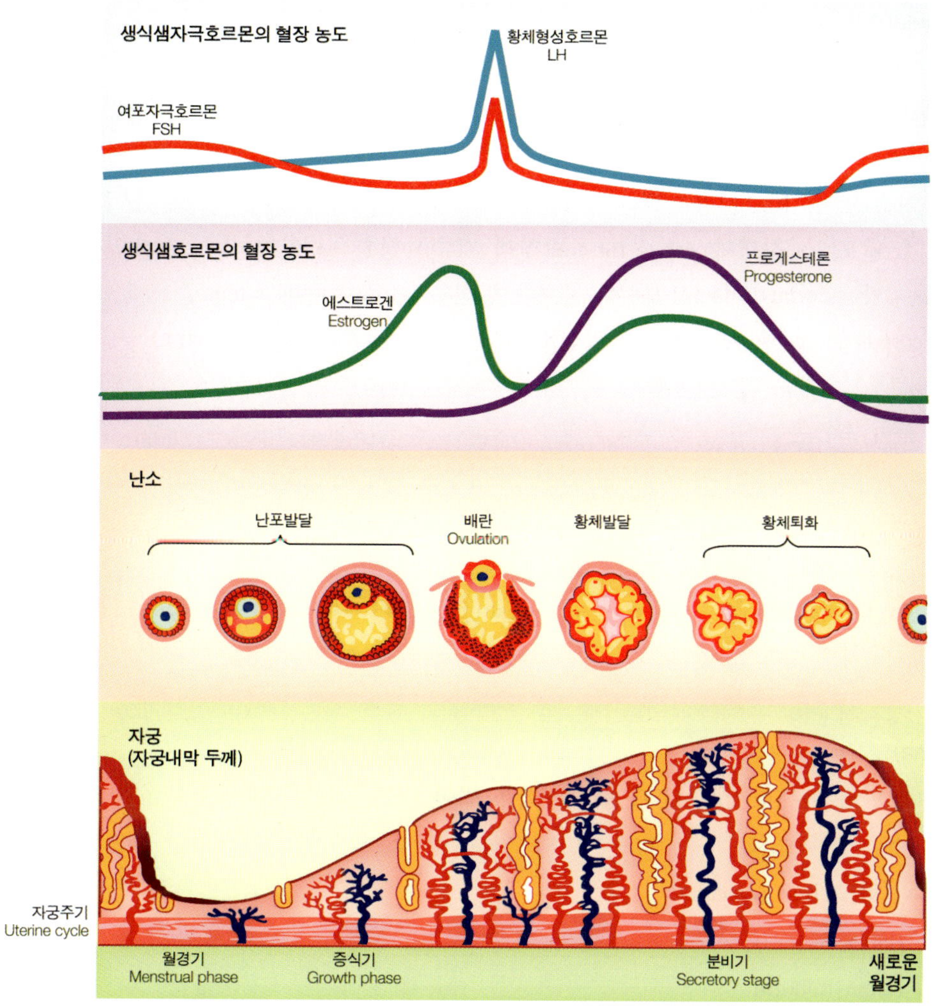

(4) 분비기(secretory phase)

① 증식기 이후 약 12일간

② 황체에서 progesterone의 분비로 인하여 자궁샘에서 영양물질이 풍부한 분비물을 분비

③ 내막 극도로 비후(두께 약 4～5mm)

④ 수정란이 착상하기 적당한 시기

(5) 월경전기(premenstrual phase)

① 월경주기의 마지막 2～3일간

② 자궁속막의 국소적 빈혈에 의한 혈관파열 → 출혈, 자가융해

③ 배란된 난자가 수정되면 자궁 내막의 증식기가 계속되어 수정란이 착상하여 임신

5. 배란(Ovulation)

1) 월경과 다음 월경 사이 발생
2) 성숙된 난포 → 난소 표층으로 접근 → 난포액과 함께 배안으로 배출 : 일생동안 약 400개의 난포 배란
3) 난포 성숙기간 : 10～14일
4) 배란 후 난포 → 적색체(corpus rubrum(혈액 저류)) 형성 → 혈액 흡수, 루테인세포(황색소 함유)가 증식 → 황체(corpus luteum) → "임신 시－임신황체(true corpus luteum) → 5～6개월 까지 지속 → 백체(corpus albicans(분만 후))", "임신X 시－월경황채(false corpus luteum) → 백체(배란 약 2주일 후부터)"
5) 난소 분비 호르몬
   (1) estrogen : 발육중인 난포로부터 생성; 여성생식기와 2차 성징 발달, 난자 발육과 배란, 월경주기 조절
   (2) progesterone : 황체에서 생성; 착상, 수정란 보호
   FSH난포자극호르몬 → 난포 성숙 → estrogen 분비 → 뇌하수체 자극 → LH황체형성호르몬 분비 → 배란 유발

6. 질(Vagina)

• 태아를 분만하는 통로, 성교시 음경과 정액을 받아들이는 교접기관

7. 바깥생식기(External genitalia)

1) 대음순(labia majora)
2) 소음순(labia minora)
3) 음핵(clitoris) : 발기 조직, 남성의 음경에 해당
4) 질어귀망울(vestibular bulb) : 발기 조직, 남성의 요도해면체에 해당
5) 큰질어귀샘(greater vestibular gland, 바르톨린샘(Bartholin's gland)) : 남성의 망울요도샘에 해당, 성적 자극을 받을 때 점액 분비

8. 젖샘(Mammary glands)

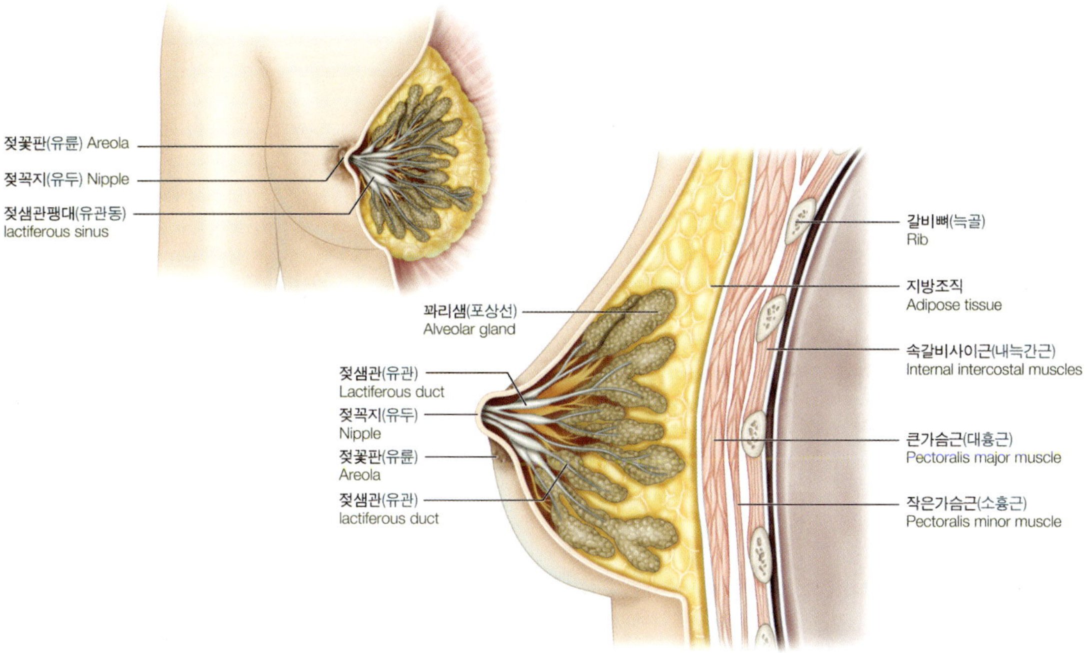

1) 젖꼭지(nipple)
2) 젖꽃판(areola)
3) 젖샘엽(lactiferous lobe(15~25개)) → 젖샘관(lactiferous duct) → 젖샘관팽대(lactiferous sinus) → 젖샘관구멍(opening of lactiferous duct)

OCCUPATIONAL THERAPY

13

C·H·A·P·T·E·R

내분비계통

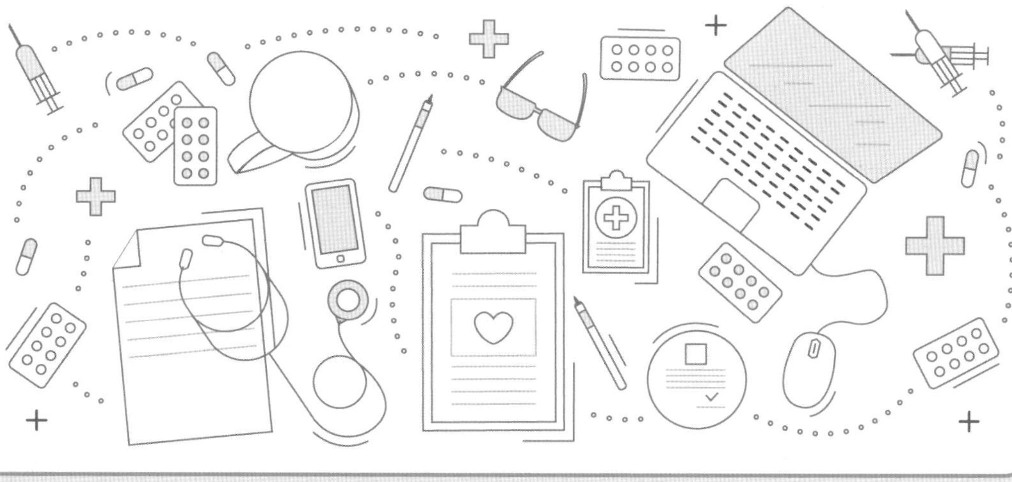

꼭! 알고 넘어가기!!

- 내분비샘의 종류와 구조
- 내분비샘 호르몬의 종류와 특징
- 각 호르몬과 그 작용

- 뇌하수체, 갑상샘, 부갑상샘, 가슴샘, 이자, 뇌하수체, 고환, 난소, 솔방울샘

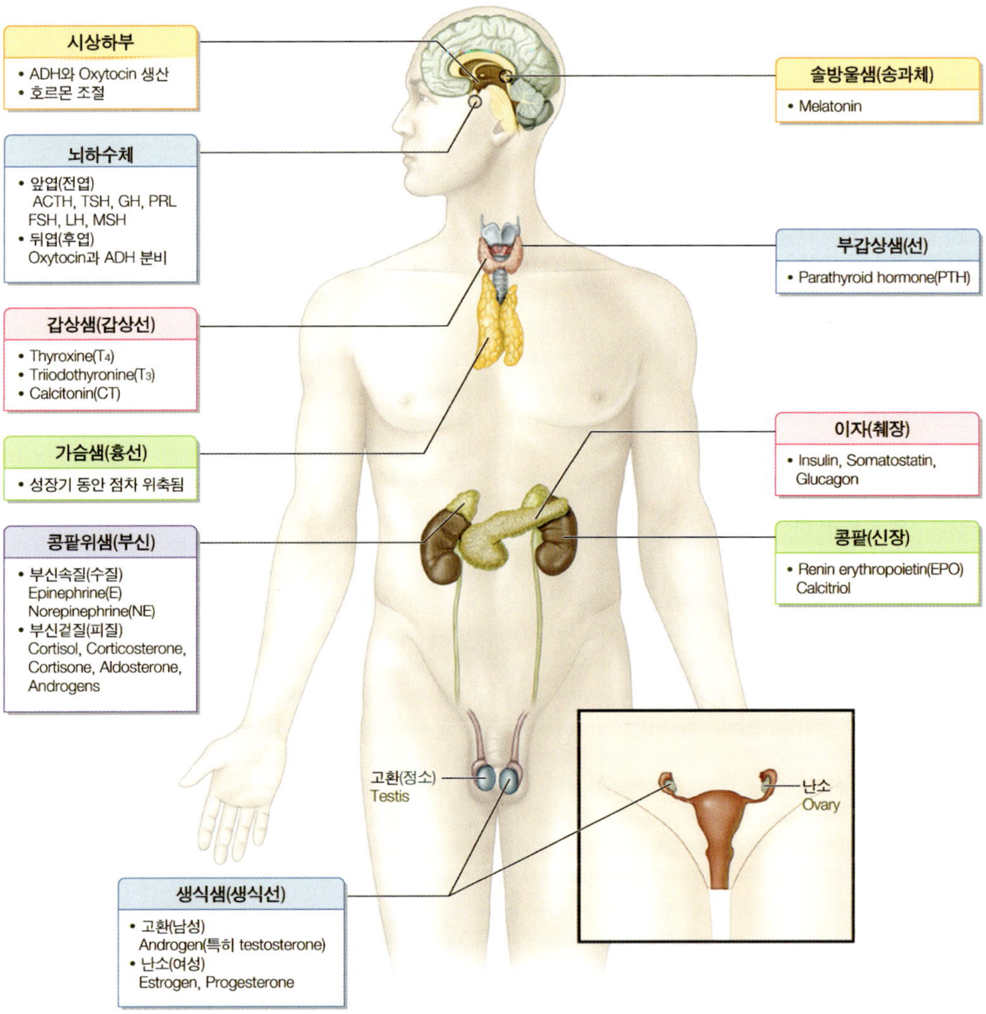

13.1 호르몬(Horemone)

1. 기능

- 항상성 유지, 신진대사 조절, 발육과 성장 조절, 자율적 운동 및 특수행동 조절, 미량으로 큰 효력, 과잉 또는 부족 시 인체 유해

2. 화학적 분류

1) 단백질

(1) 뇌하수체 : 성장호르몬(GH), 갑상샘자극호르몬(TSH), 난포자극호르몬(FSH), 간질세포자극호르몬(ICSH), 황체자극호르몬(LTH)

(2) 가슴샘 : thymosin

2) 펩타이드

(1) 부갑상샘 : parathormone

(2) 이자 : glucagon, insulin

(3) 뇌하수체 : 부신겉질자극호르몬(ACTH), 멜라닌세포자극호르몬(MSH), oxytocin, vasopressin(ADH)

(4) 갑상샘 : calcitonin

(5) 소화관 : gastrin, secretin

3) 스테로이드

(1) 고환 : androgen

(2) 난포 : estrogen

(3) 부신겉질 : corticoid

(4) 황체 : progesterone

4) 아미노산 유도체

(1) 부신속질 : adrenalin(=epinephrine)

(2) 솔방울샘 : melatonin

(3) 갑상샘 : thyroxine

13.2 뇌하수체(Hypophysis)

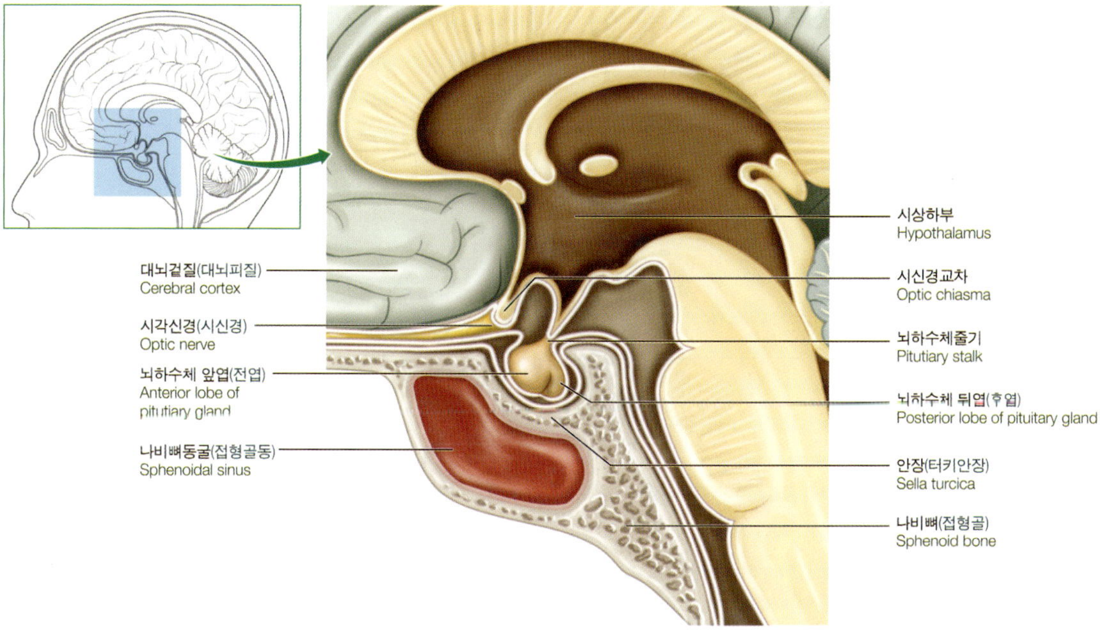

- 지름 1～1.5cm, 0.6g
- 전신 발육, 갑상샘 및 부신겉질의 기능 촉진, 난포의 성숙, 유즙분비 작용 등에 관여하는 호르몬 분비

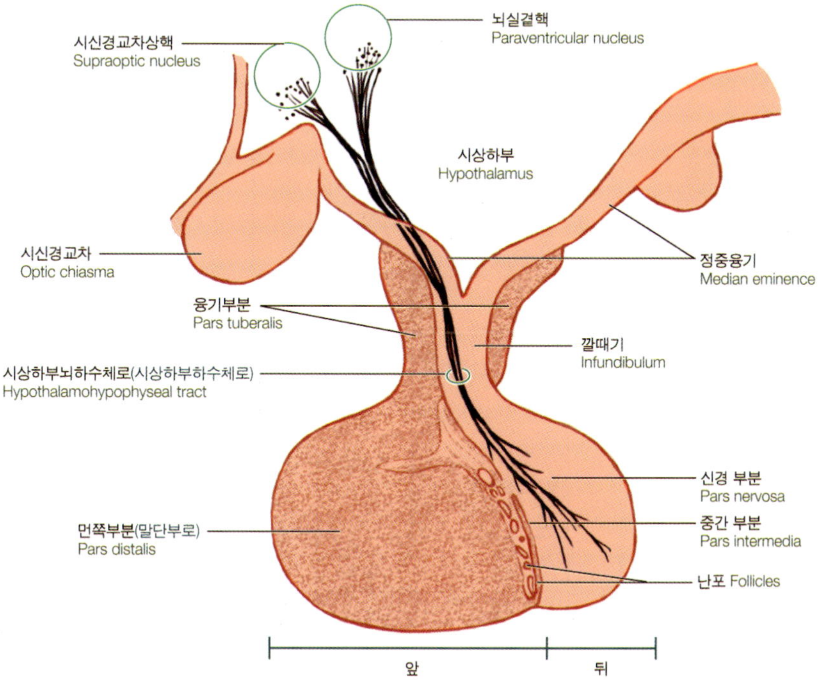

1. 앞엽(Anterior lobe, 샘뇌하수체(adenohypophysis))

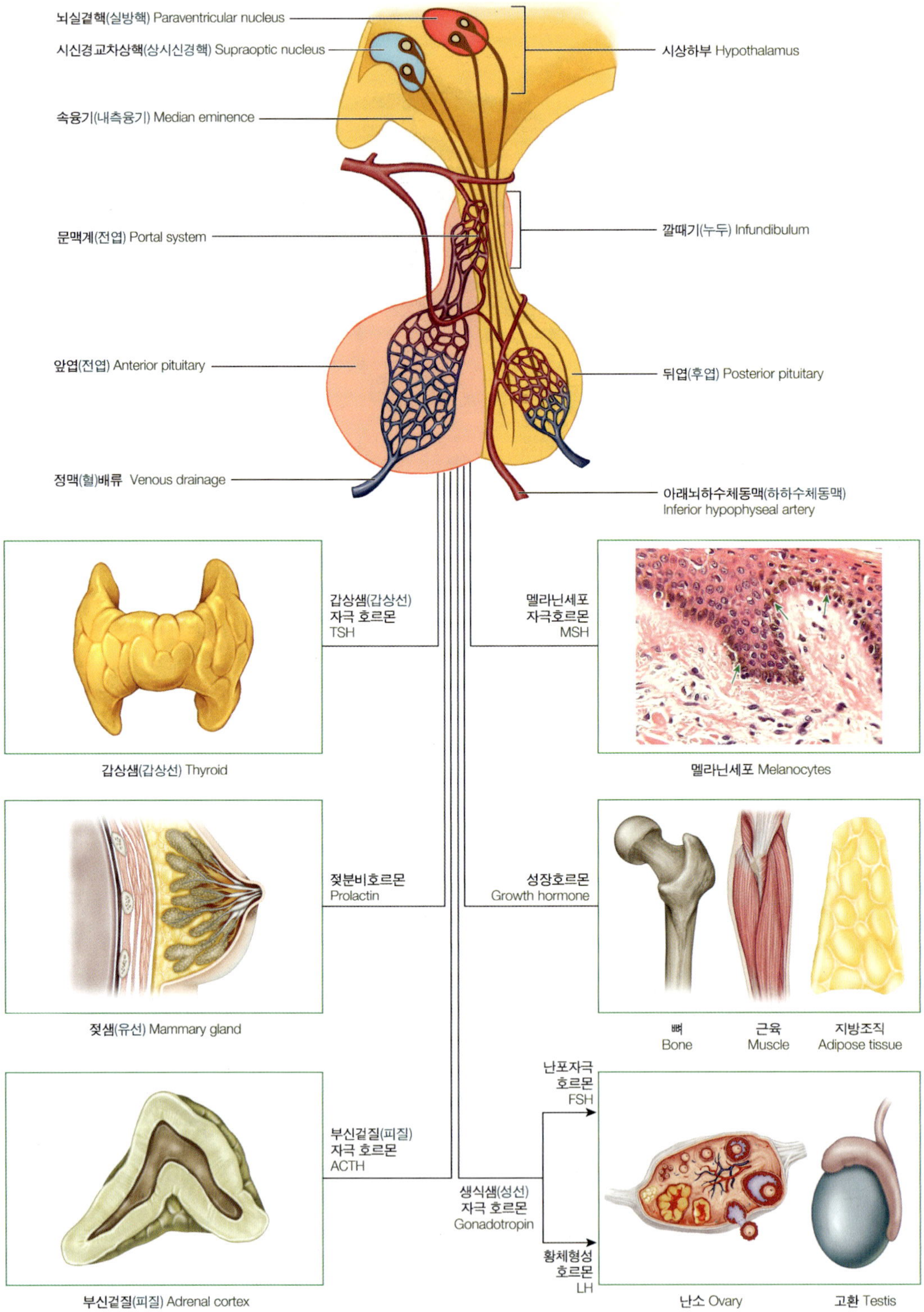

1) 뇌하수체의 약 75%
2) 3종류의 선세포로 구성
   (1) 으뜸세포(chief cell, 50%) : 염색시약에 친화성이 없는 세포
   (2) 호산성세포(acidopholic cell, 35%)
   (3) 호염기성세포(basophilic cell, 15%)
3) 분비호르몬
   (1) **성장호르몬**(GH) : 신체 성장과 단백질, 지방, 탄수화물의 대사 촉진, 긴 뼈 성장에 관여
   (2) **유선자극호르몬**(prolactin, PRL) : 젖 생산
   (3) **부신겉질자극호르몬**(adenocorticotrophic hormone, ACTH) : 부신겉질 자극, 겉질호르몬(탄수화물, 염류 대사에 관여)을 합성 및 분비 촉진
   (4) **갑상샘자극호르몬**(thyrotropin(thyroid) stimulating hormone, TSH) : 갑상샘 자극, 요오드의 섭취와 갑상샘호르몬의 합성 및 유리 촉진
   (5) **난포자극호르몬**(follicle stimulating hormone, FSH) : 난소와 난포 성장(고환의 정자발생)을 촉진, 에스트로겐 분비 촉진
   (6) **황체형성호르몬**(luteinizing hormone, LH) : 여성－배란 촉진, 황체 형성 촉진, 프로게스테론(progesterone(과 에스트로겐)) 분비 촉진; 남성－고환의 사이질세포 자극하여 남성호르몬(androgen (testosterone)) 분비를 촉진, 간접적으로 정자발생에 영향

2. 중간부(Pars intermedia)

1) 성인에서는 경계 뚜렷하지 않음, 2%
2) **멜라닌세포자극호르몬**(melanocyte stimulating hormone(MSH) 분비) : melanin 색소 생산에 관여

3. 뒤엽(Posterior lobe, 신경뇌하수체(neurohypophysis))

1) **신경분비작용** : 시상하부에서 이어지는 신경조직으로 되어 있음
2) vasopressin(ADH, 항이뇨호르몬) : 혈압 상승, 먼쪽곱슬세관과 집합세관 수분 흡수율 상승, 소변 배설 억제
3) oxytocin : 자궁의 민무늬근육을 선택적으로 수축(분만), 젖 분비 촉진

13.3 솔방울샘(Pineal body)

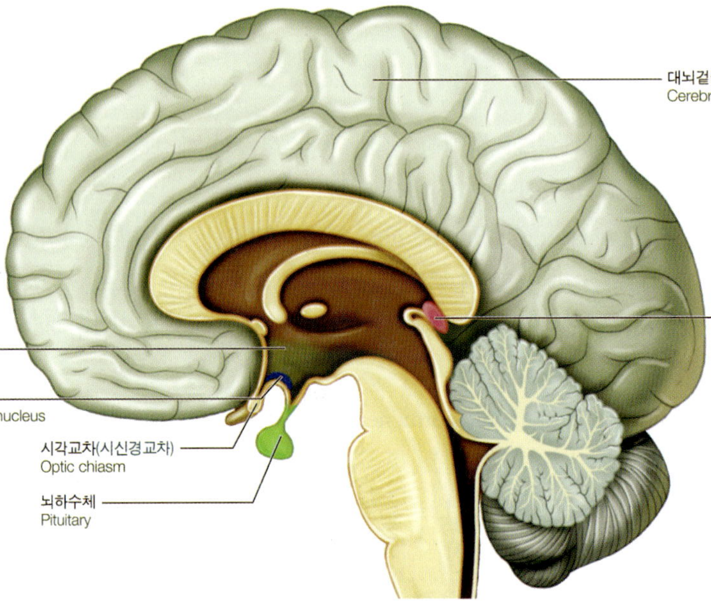

1. 사이뇌의 3뇌실 뒤쪽에 위치
2. 구성 : 솔방울샘세포와 신경아교세포(neuroglia cell)
3. melatonin 분비 : 생식기 조기발육 억제, 하루의 주기적 리듬 조절 관여, 빛에 의한 분비 억제
4. 6~7세까지 커지고, 그 후부터 퇴화

13.4 가슴샘

1. 복장뼈 뒤쪽 심장막 앞에 위치
2. 호르몬생산 기관이며 림프구 생산 기관
3. 사춘기 이후 퇴화

13.5 갑상샘(Thyroid Gland)

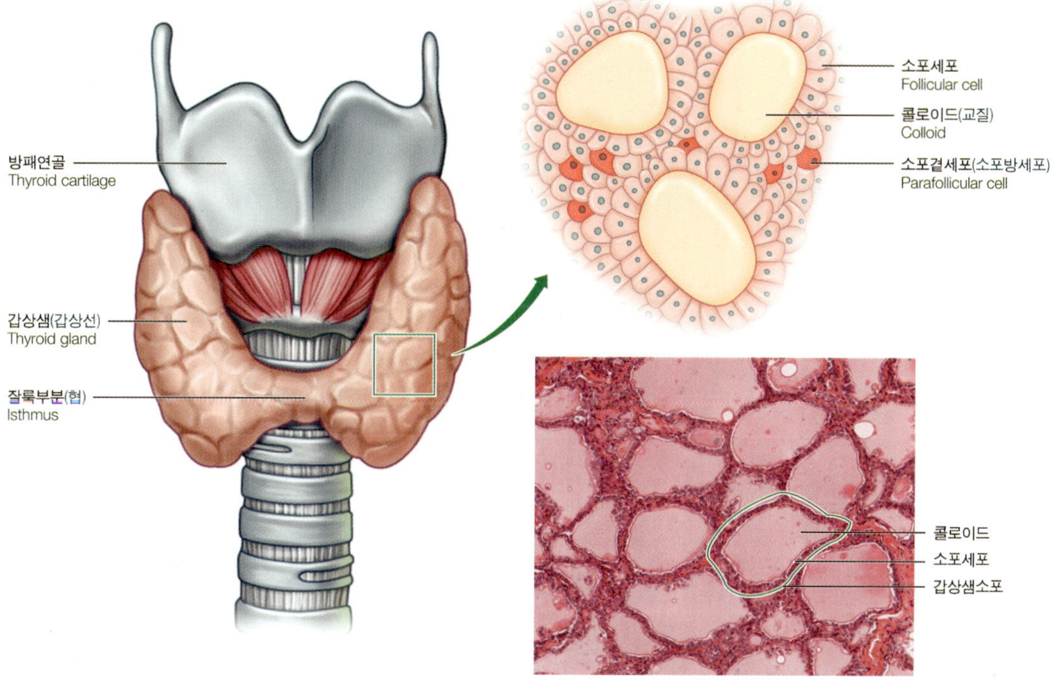

1. 약 30g, 나비 모양
2. 왼엽, 갑상샘잘룩(isthmus), 오른엽
3. 갑상샘소포(thyroid follicle) : 갑상샘콜로이드(thyroid colloid)로 채워져 있음
4. 갑상샘 자극호르몬(TSH)의 지배하에 티록신(thyroxine), 트리요오드타이로닌(triiodothyronine) 등의 호르몬을 분비－전신의 신진대사를 항진, 뼈나 생식샘의 발육 및 성숙을 촉진
5. 갑상샘 기능항진 → 바제도우병(Basedow's disease(Graves's disease, 그레이브스병)) 유발 : 종창, 체중 감소, 감정 불안, 맥압 증가, 심박동 촉진, 이상발한 및 안구돌출 등
6. 갑상샘 기능저하 → 크레틴병(cretinism)[소아 : 신체(소인증) 및 정신적(지능발당저하) 장애], 점액부종(myxedema)[청년기 이후 : 정신작용의 둔화, 무관심, 피부온도 저하, 피부의 건조 및 부종, 기초대사의 저하 등]
7. 갑상샘의 소포곁세포(parafollicular cell(C cell)) : 혈중 칼슘농도 저하시키는 calcitonin 분비

13.6 부갑상샘(Parathyroid Gland)

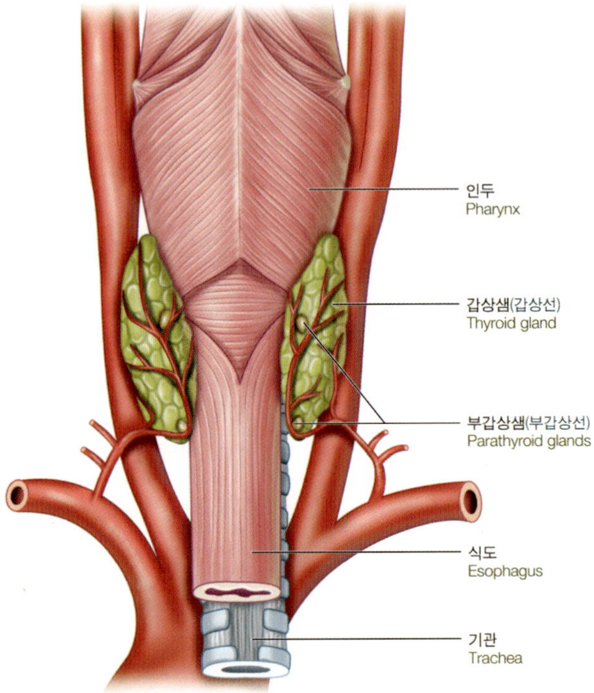

1. 갑상샘 뒷면 상·하로 각 2쌍(4개), 갑상샘 피막 속에
2. 일명 상피소체
3. 부갑상샘호르몬(PTH) : 혈중 Ca^{2+}를 일정하게 유지(상승 유도), 칼슘 및 인 대사에 관여 – 뼈나 치아 발육에 영향
4. 기능저하 → 테타니증(tetany), 혈중 Ca^{2+} 농도를 저하시켜 근 연축, 팔다리의 떨림, 전신 긴장성경련
5. 기능항진 → 혈중 Ca^{2+} 상승, 고칼슘혈증
6. 실질의 샘세포 : 으뜸세포(부갑상샘호르몬 분비)와 호산성세포로 구성

13.7 부신(Adrenal gland)

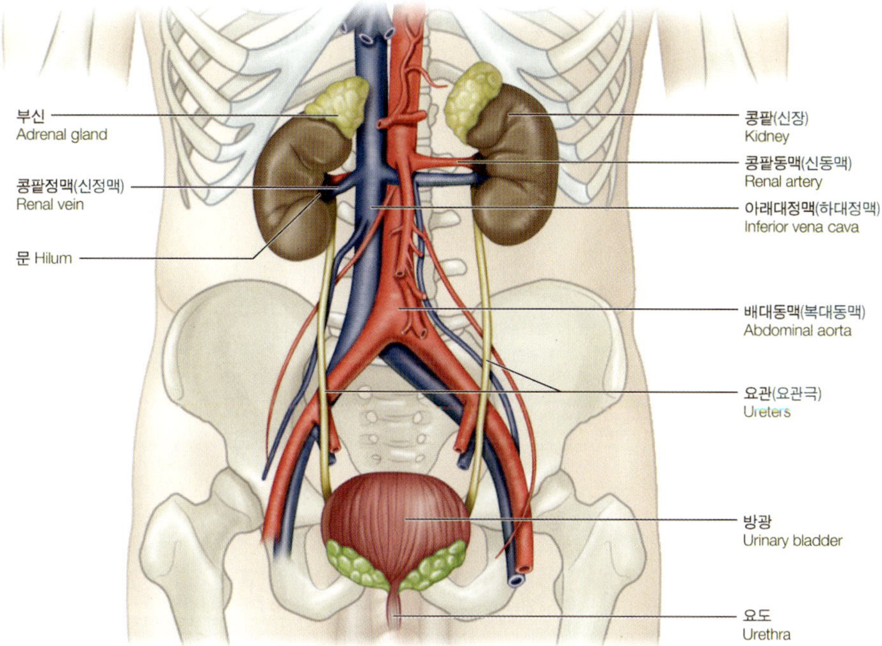

- 일명 콩팥위샘(suprarenal body)
- 지름 3～5cm, 두께 0.5～1, 무게 5～10g

1. 부신겉질(Adrenal cortex)

- 뇌하수체가 지배 : 부신겉질자극호르몬(ACTH)
- 3층 배열
  - 토리층 : 무기질피질호르몬(mineralocorticoids(aldosterone)); 콩팥에서 전해질 및 수분대사에 관여(수분과 Na^+의 재흡수 및 K^+의 배설 촉진)
  - 다발층 : 당질피질호르몬(glucocorticoid(cortisol)); 조직의 당질대사에 관여(혈당 상승)
  - 그물층 : 성호르몬(sex hormone(androgen)); 생식기관이나 그 밖의 성적 특징의 발육이나 유지 및 기능을 관할, 여성의 경우 안드로겐의 양이 상대적으로 적어 수염이 나지 않거나 가늘게 남

1) 기능 이상

(1) 기능 저하 : 에디슨병(Addison's disease, 피부 착색, 저혈당)

(2) 기능 항진 : 쿠싱증후군(Cushing's syndrome, 지방 침착, 고혈압, 다모증)

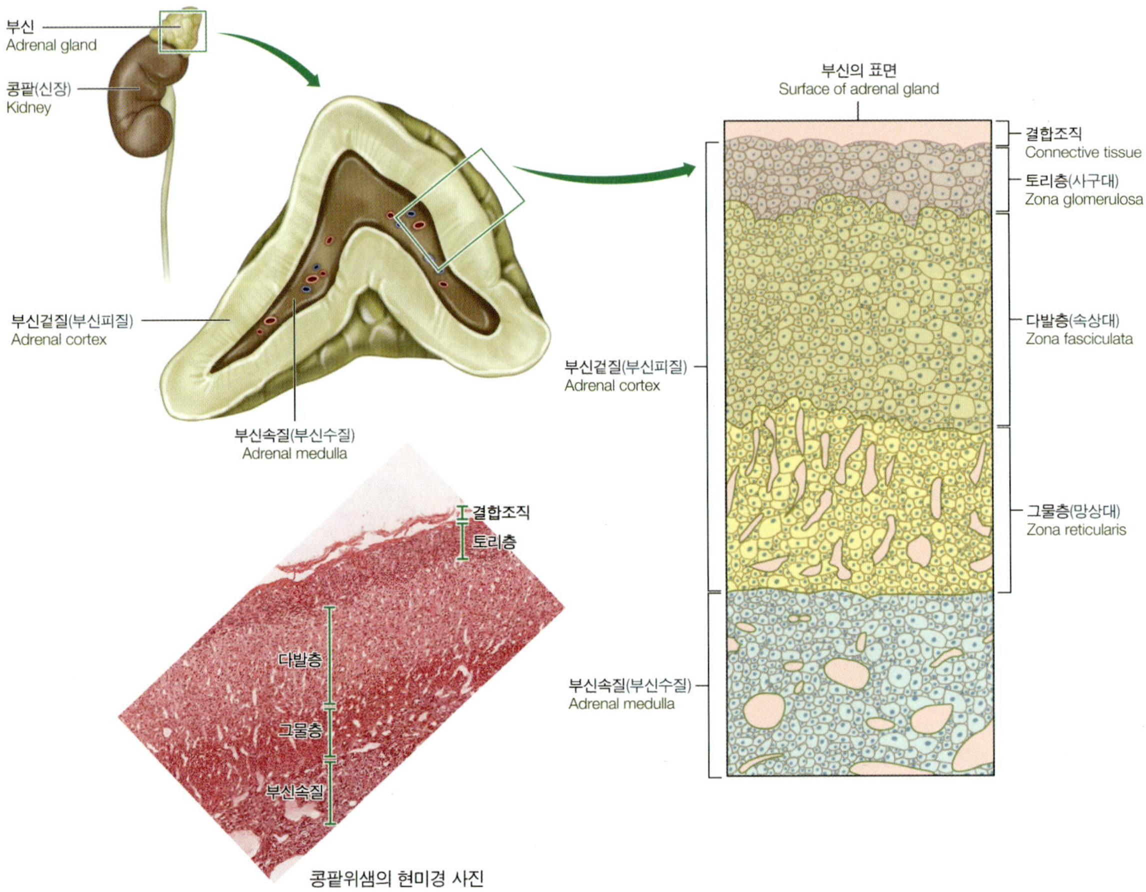

콩팥위샘의 현미경 사진

2. 부신속질(Adrenal medulla)

1) 교감신경에 의한 분비조절

2) epinephrine, norepinephrine 분비 : 심장 박동수와 박출량 증가

13.8 이자(Pancreas)

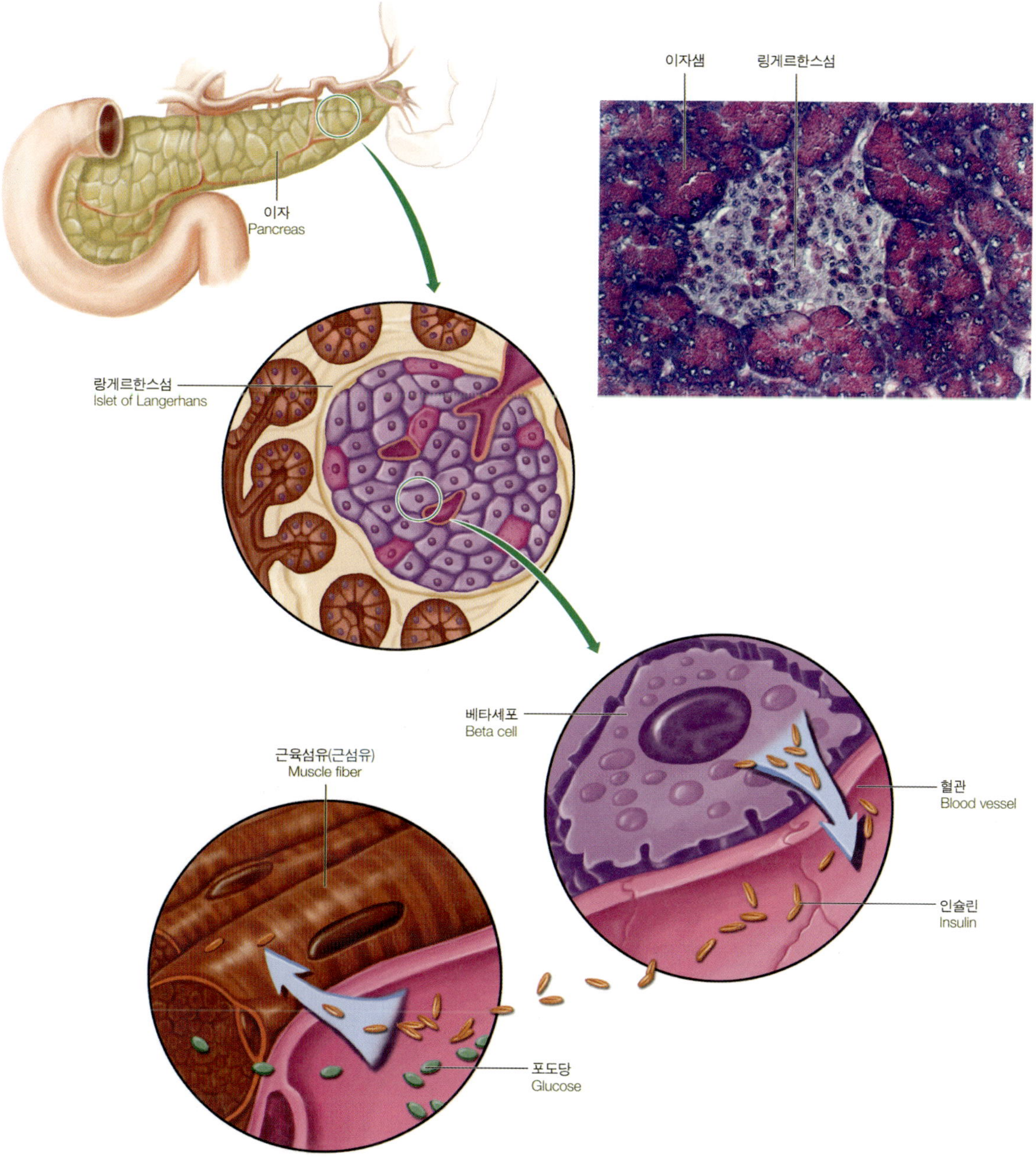

1. 외분비부 : 이자액 분비
2. 내분비부 : 호르몬 분비, 랑게르한스섬(island of Langerhans, 작은 세포집단으로 약 100만 개 정도－이자꼬리(tail)에 많이 분포)

3. 랑게르한스섬 : α(20%)세포－glucagon, β(75%)세포－insulin, δ(5%)세포－somatostatin 분비
4. insulin
   1) 포도당이 세포막(특히, 근육세포와 지방세포 막)을 잘 통과하도록 → 포도당이 세포 안으로 들어가 혈당량이 낮아짐
   2) 근육세포와 간세포를 자극하여 포도당을 당원으로 변환
   3) 아미노산이 세포 안으로 잘 들어가도록 도움
   4) 단백질과 지방의 합성을 도움
5. glucagon
   1) 간에서 당원(glycogen)이 포도당(glucose)으로 전환되도록 자극 → 혈중 포도당 농도를 높임
   2) 저장해둔 당원이 바닥나면 다른 물질(아미노산, 글리세롤, 락트산)로부터 포도당신합성(glyconeogenesis), 지방분해작용(lypolysis)을 촉진
6. somatostatin : 시상하부에서 분비되는 것은 성장 호르몬의 조절에 관여, 이자에서 분비되는 것은 α, β세포에서의 호르몬 분비를 조절; 여러 가지 호르몬 분비억제 작용(성장호르몬, 인슐린, 가스트린, 세크레틴 분비억제)

13.9 난소와 고환(Ovary&Testis)

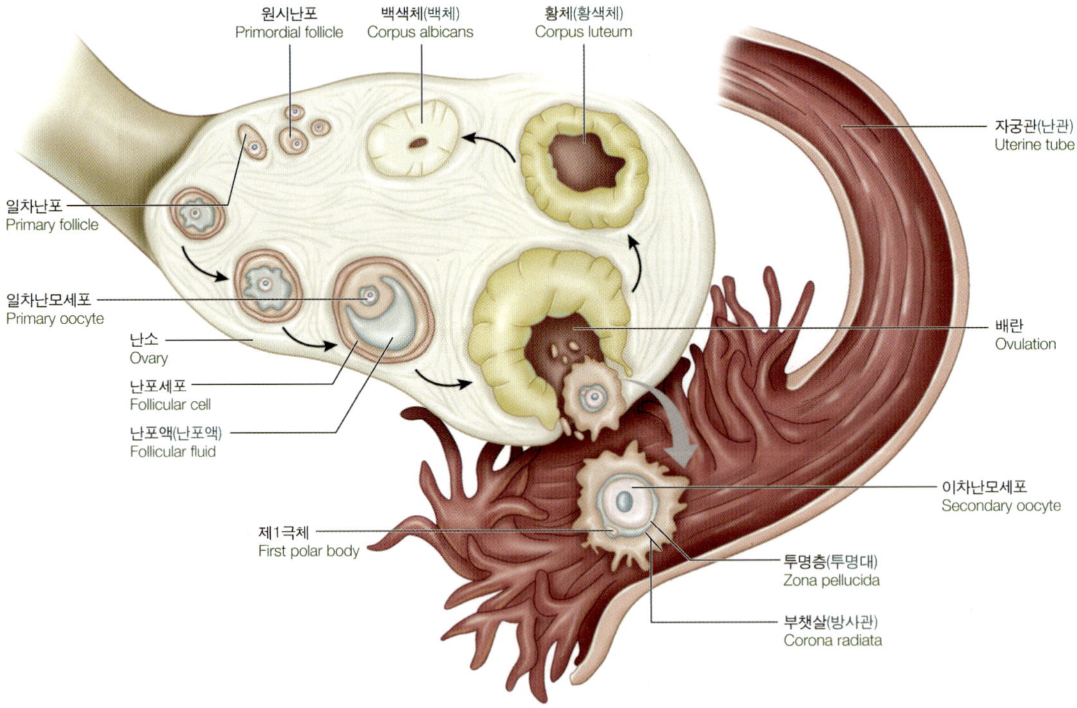

1. FSH(Follicle Stimulating Hormone) → 난포 성숙 → 그라프난포(Graafian follicle, 포상난포)의 속막에서 estrogen 분비 → 뇌하수체 자극 → LH(Luteinizing Hormone) 분비 → 배란 유발
2. 황체(corpus luteum) → progesterone 분비, estrogen도 분비
3. estrogen : 여성생식기와 제 2차 성징의 발달, 난자의 발육과 배란 및 월경주기를 조절
4. progesterone : 임신에 관여하여 착상과 수정란을 보호
5. 고환(testis) : 뇌하수체가 분비하는 사이질세포자극호르몬(interstitial-cell stimulating hormone, ICSH)의 자극 → 사이질세포(Leydig's cell)에서 testosterone 분비
6. testosterone : 남성 생식기의 발육과 제 2차 성징을 발달, 성욕과도 관련

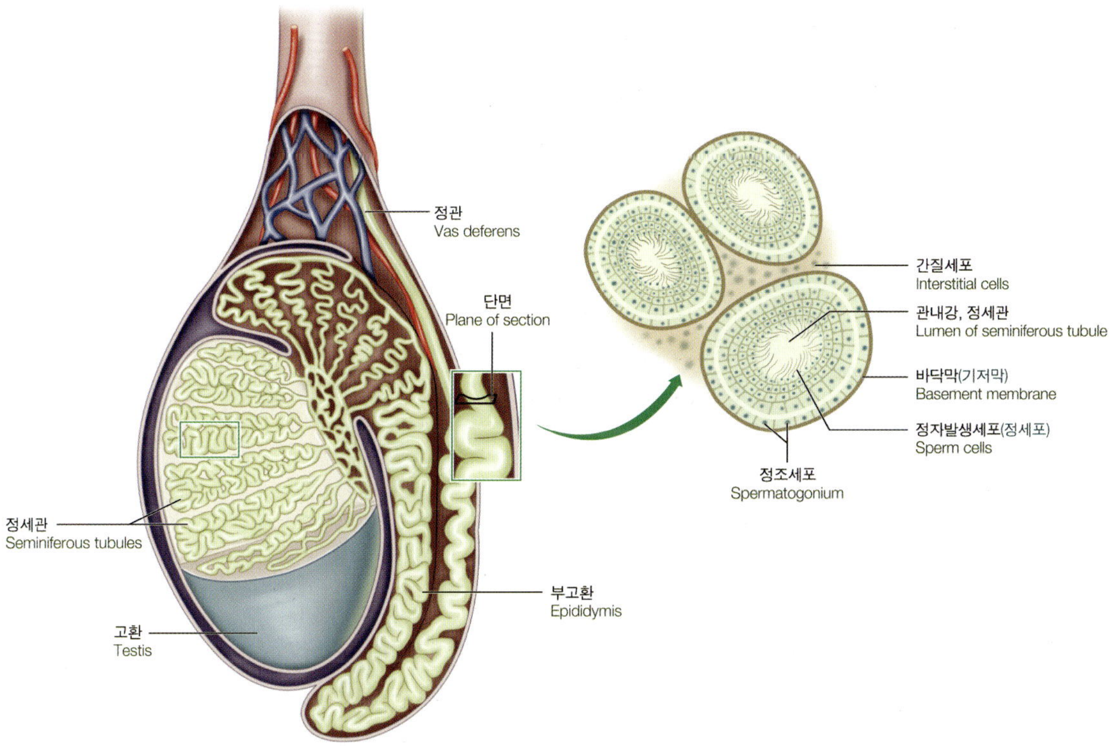

13.10 태반

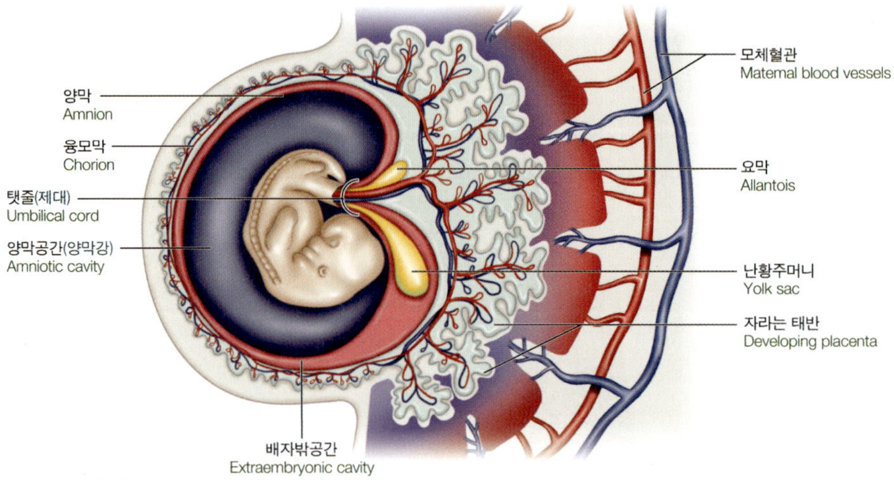

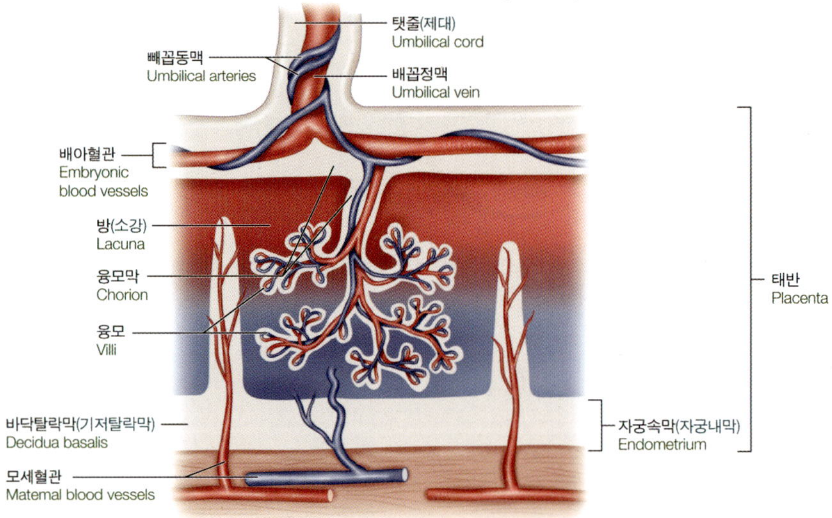

- 사람융모성성샘자극호르몬(human chorionic gonadotropin, HCG – 임신 초기 임산부의 오줌에 많이 함유), 에스트로겐, 프로게스테론 분비

13.11 콩팥

1. calcitriol : 부갑상샘호르몬 자극에 의한 스테로이드성 호르몬, 장관에서 칼슘과 인의 흡수를 촉진
2. erythropoietin : 콩팥 구성 세포에 산소 부족 시 분비되는 펩타이드성 호르몬, 적혈구 생산 촉진

13.12 심장

1. 호르몬 분비세포 : 우심방 벽에 위치
2. 혈류량 증가로 심근 섬유가 과도한 장력을 받게 되면 심방나트륨이뇨펩티드(Atrial Natriurctic Peptide, ANP)를 분비 → 콩팥에서 수분과 나트륨이온을 제거, ADH나 aldosterone 등의 호르몬 분비를 억제 → 혈압 저하

13.13 위·장관

1. Gastrin : 위액(HCl) 분비 촉진
2. Secretin : 작은창자(샘창자); 이자액, 담즙 분비 촉진
3. Gastric inhibitory peptide(GIP) : 작은창자(샘장자, 빈창자); 위액분비 억제와 이자의 인슐린 분비 촉진
4. Cholecystokinin(CCK) : 작은창자(샘창자); 쓸개 수축, 이자액분비 촉진
5. Motilin : 작은창자(샘창자, 빈창자); 위액분비 및 위장관 운동 촉진

OCCUPATIONAL THERAPY

14

C·H·A·P·T·E·R

영양과 대사

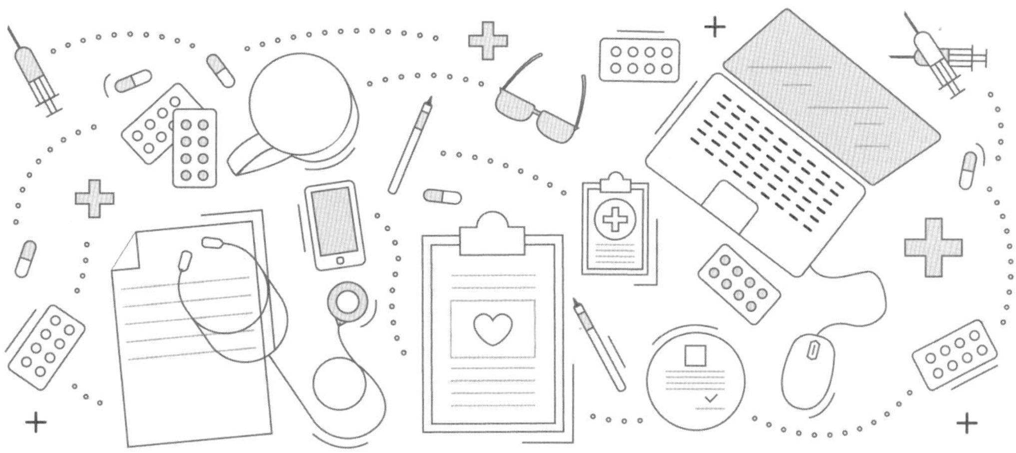

2024 OCCUPATIONAL THERAPY

꼭!
알고 넘어가기!!

- 동화작용과 이화작용
- 비타민과 무기질의 종류 및 작용
- 대사율과 산염기평형
- 체온과 체열
- 에너지원의 특징과 작용
- 수분섭취와 배설

- 동화작용(anabolism) : 물질 합성적 변화를 일으키는 대사과정
- 이화작용(catabolism) : 물질 분해적 변화를 일으키는 대사과정
- 에너지원 : 탄수화물 → 지방 → 단백질

14.1 탄수화물

1. 구성 : C, H, O의 3원소
2. 단당류 : 포도당(glucose), 과당(fructose), 갈락토스(galactose)
3. 이당류 : 설탕(sucrose, 자당), 엿당(maltose, 맥아당), 젖당(lactose, 유당)
4. 다당류 : 녹말(starch), 덱스트린(dextrin), 당원(glycogen), 이눌린(inulin), 섬유소(cellulose)
5. 포도당을 간 또는 뼈대근육세포 내로 회수하여 당원질(glycogen)로 저장
6. 포도당(glucose) ⇆ 당원질(glycogen)+수분 : insulin/glucagon 작용
7. 1g당 4kcal의 에너지
8. 인슐린 : 포도당을 세포내로 회수 하는데 필요
9. 정상 혈당 : 식전 110mg/dl, 식후 2시간 140mg/dl 이하
10. 식후 2시간 혈당값이 200mg/dl 이상(공복 126 이상) ⇒ 오줌 속에 당분이 나타나기 시작
11. 해당작용(glycolysis) : 포도당 → 피루브산(pyruvic acid), 젖산(lactic acid)
12. 1분자 포도당(glucose) → 36~38ATP 생성
    1) 원핵생물(세포막X) : 38ATP 생성
    2) 진핵생물 : 36ATP 생성
    3) 우리 몸
        (1) 뼈대근육, 뇌세포 등 : 36ATP
        (2) 간, 콩팥, 심장 등 : 38ATP

14.2 지방(Lipid)

1. 구성 : C, H, O
2. 가수분해 → 지방산, 글리세롤
3. 중성지방, 인지질, 콜레스테롤 등
4. 포화 지방산 : 탄소간의 이중결합이 없는 지방산
5. 불포화지방산 : 이중결합이 있는 지방산
6. 단순지방 : glycerol과 지방산이 결합
7. 복합지방 : glycerol 1분자와 지방산 2분자 그리고 인산이 결합된 것(당지질, 인지질, 지단백질)
8. 유도지방 : 지방이 가수분해되어 얻어진 것(지방산, glycerol, sterols, cholesterol, 지용성비타민)
9. 필수지방산 : 정상적 성장과 건강을 위해 필수적이지만 체외로부터 섭취해야할 지방산(리놀레산 (linoleic acid), 리놀렌산(linolenic acid), 아라키돈산(arachidonic acid))
10. 1g당 9kcal의 에너지
11. 저장지방은 며칠 또는 몇 주를 굶주려 영양이 부족할 때 비로소 동원되어 이용

14.3 단백질

1. 아미노산이 여러 개 결합
2. 1g당 4kcal의 에너지
3. 구성 : C, H, O, N, S
4. 단백질 가수분해 → 아미노산
5. 아미노산은 1개의 carboxyl기(COOH)와 1개의 아미노기(NH_2)를 가지고 있는데 이를 펩타이드(peptid) 라 함
6. 한 아미노산의 아미노기가 다른 아미노산의 carboxyl기와 연결되어 디펩타이드를 형성, 3개일 경우 트리펩타이드(tripeptid), 여러 개일 경우를 폴리펩타이드(polypeptid)
7. 하나 이상의 폴리펩타이드가 모여 독특한 입체적 구조를 갖는 고분자화합물이 단백질
8. 단순단백질 : 가수분해하면 아니노산으로만 구성된 단백질(albumin, globulin, glutelin 등)
9. 복합단백질 : 아미노산과 다른 물질이 결합한 것(핵단백질, 인단백질, 당단백질, 지단백질, 색소단백질 등)
10. 대사경로 : 아미노산 → 암모니아 → 요소(간에서 전환)
11. 성인의 필수아미노산 : 라이신(lysine), 트립토판(tryptophan), 페닐알라닌(phenylalanie), 트레오닌(threonine), 발린(valine), 류신(leucine), 이소류신(isoleucin), 메티오닌(methionine)
12. 유아의 필수아미노산 : 성인의 필수아미노산+arginine, 히스티딘(histidine)

14.4 무기물질(Mineral)

1. 칼로리원이 아닌 체내 구성성분으로서 중요
2. 기능
   1) 체조직의 구성성분
   2) 호르몬과 효소의 구성성분
   3) 산－알칼리 평형유지
   4) 수분 평형의 유지
   5) 신경세포와 근육세포의 흥분전달

무기질		결핍증	과잉증
Ca	• 체내 가장 많은 미네랄 • 99% 뼈, 치아구성	• 근육신경실조증, 지각과민, 설사, 복통 • 성장정지, 구루병, 골다공증, 골연화증	• 환각, 부정맥, 식욕부진, 변비, 요로결석 등
P	• 수산회인석회의 형태로 골과 치아 형성	• 근육위축, 식욕부진	• 부갑상샘기능항진, 골대사장애
Mg	• 골격구성, 근육조직	• 지각과민, 흥분, 섬망, 식욕부진, 메스꺼움, 부정맥	
Na	• 삼투압, PH유지, 피로 일사병 예방작용	• 식욕부진, 피로, 근육통, 경련	• 흥분, 경련, 갈증, 체온상승, 의식장해
K	• 채소에 많이 함유	• 설사, 이뇨촉진	• 심장정지, 부정맥, 복통
Fe	• 산소의 체내수송에 관여, 간장·비장·골수에 저장	• Fe 결핍성 빈혈, 위산분비능 저하, 백혈구세균용해작용 저하	• 혈색소증 유발
Cu	• 장점막 세포 중 metallothionein 단백질에 의해 흡수됨	• 정신발육장해, 골형성 이상, wilson 씨병, 간경변	
Zn	• 성호르몬화성에 영향 • 인슐린의 구성성분 • 뇌의 학습능력 향상 • 동맥경화증 경감	• 미뢰의 정상발달 저해, 기가장해, 설염, 구내염, 탈모	• Cu, Fe 결핍성 빈혈
Co	• Vit. B_{12}에 함유 • 적혈구의 Hb형성에 관여 • 골수의 조혈기능에 필수적인 무기질	• 악성빈혈, 성장지연 및 간기능 저하, methylmalon 산뇨증	
I	• 흡수 후 갑상샘으로 운반되어 갑상샘호르몬인 thyroxine과 T_3 생합성에 이용됨	• 갑상샘 기능저하, 갑상샘종, 갑상샘비대증	
Mn	• 정신건강, 신경에 중요, 효소와 관련	• 뼈, 연골 발달저해, 발육저하, 상처치유지연	
F	• CaF 형태로 골, 치아, 효소에 함유 • 충치, 골다공증 예방		• 치아붕괴

무기질		결핍증	과잉증
Mo	• 효소활성화에 관여	• 요산대사 이상, 위암, 식도암의 발생, 남성의 성적불능	• 통풍, 탈모
Se	• 암예방 • Vit. E와 함께 노화방지, 피부미용, 뇌종증 예방	• 심근장애, 하지통, 보행곤란, 무력감, 암발생율증가	• 마늘냄새 같은 호흡, 충치유발

14.5 비타민

1. 수용성 비타민 : B_1, B_2, B_6, B_{12}, C, niacin(니코틴산), folic acid(폴산, 엽산), inositol, choline, pantothenic acid
2. 지용성 비타민 : A, D, E, K
3. 항암효과, 노화방지, 면역증진, 노인성 치매에 대한 효과 등
4. Vit. 결핍증 유발상황
   1) Vit의 섭취 부족 : 편식, 식욕부진
   2) 흡수불량 : 과량의 알콜복용, 간·담도 이상, 설사, 갑상샘기능항진증(대사율 증가), 악성빈혈
   3) 조직내 필요량 증가
   4) 선천적 Vit 대사 이상

비타민	생리작용	결핍증
Vit. A (=retinol)	• 동물의 성장, 조직, 시각유지인자 • 점막의 정상화에 따른 감기예방, 피부의 각화, 건조방지로 인한 피부거칠어짐 예방 • pro Vit. A(carotenoid ex)β-carotene; 식물성 Vit. A) → 동물체내대사 Vit. A	• 성장정지, 피부점막상피 또는 눈의 각막상피 등의 gelatin화, 표피의 각질화, 건조화(세균감염의 원인), 야맹증, 생식장애 cf) 독성 : 식욕부진, 탈모, 피부건조, 긴뼈의 통증, 뼈 허약증, 소양증, 피로, 홍반성피부염, 임산부 최기형성(만 I.U. 이상/비뇨기 이상, 뇌헤르니아, 수두증, 골결변형)
Vit. B_1 (thiamine)	• 각기치료의 유효성분 • 탄단지대사에 관련 → 많이 먹는 사람 → 요구량↑ • 육체피로, 스트레스 완화, 뇌신경활성화 • 알코올(∵ thiamine흡수 저해)중독시 → 신경증상예방, 신경통, 요통 등에 효과있음	• 각기, 다발성신경염, 심기능장애, 부종, 식욕감퇴, 신경쇠약증(∵ thiamine이 당대사에서 조효소-에너지 대사를 주로 당대사에 의존하는 뇌, 신경조직, 심근 등은 thiamine 부족으로 장해 받기 쉬워)
Vit. B_2 (riboflavin)	• 생체내 산화환원반응에 중요한 효소의 전구체 • 시력, 피부, 손톱, 모발의 발육 • 동맥경화, 노화방지 • 구각염, 구순염, 습진, 펠라그라예방 • 영양보급제-피로시, 소모성질환, 임산부, 수유부	• 성장정지, 안증상(결막염, 충혈), 입주변염증(구각염, 구순염, 설염), 지루성피부염

비타민	생리작용	결핍증
Vit. B_5 (pantothenic acid)	• acyl-CoA로 작용; 탄단지대사 • 스트레스에 대한 저항성 높이고, 소화관, 피부, 신경 및 성선발육에 관여 • 접촉성피부염, 급반성습진에 유효 • 소모성질환(병후회복), 갑상샘기능항진에 효과	• 동물의 종류에 따라 다름 • 공통－성장정지, 체중감소
Vit. B_6 (pyridoxine, pyridoxal, pyridoxamine)의 3형 및 이들의 5인산 에스테르	• amino acid 대사의 조효소(＝단백질 대사에 필수) • 주로 신경계 기능에 관여 • 적혈구세포, 항체생성에도 이용됨	• 장내세균이 B_6 생성 → 결핍증少 – 지루성피부염, 식욕부진, 구순염, 구내염, 설염, 신경염, 빈혈, 동맥경화증, 고콜레스테롤혈증, 지방간, 항체형성부전증, 경련, 신경과민증
Vit. B_{12} (＝cobalamine)	• 항악성빈혈인자 – 적혈구형성과 재생을 통해 • 핵산대사의 조효소 • 어린이의 성장촉진 • 신경계통의 건강유지 – 집중력, 기억력, 침착성 개선	• 거적아구성빈혈 – 흡수 : 위점막에서 산출되는 muco단백질인 intrinsic factor(내인자) 필요 – Vit. B_{12}는 동물, 미생물에만 존재 ∴ 채식주의자－Vit. B_{12} 섭취부족초래
Vit. C (＝ascorbic acid)	• 항괴혈병인자 – 결합조직 특히 collagen의 생성과 유지 • 항산화작용 • tyrosin 대사에 관여 • carnitine 합성에 관여 – Vit. C 부족 → carnitine 합성부전 → 지방산 – β-oxidation 저해 → 쉽게 피로감 느낌 • 콜레스테롤 대사에 관여 – 콜레스테롤을 담즙산으로 전환시키는 효소의 활성화에 관계 • 멜라닌색소형성 억제 : 기미, 주근깨 방지효과 • 감기, 인플루엔자, 각종 virus 질환의 예방, 치료 • 철의 흡수 도움 • 항 allergy 작용(항히스타민작용) • 동맥경화, 암예방효과	• 괴혈병
Vit. D (＝calciferol)	• 항곱추병(항ricket)인자 • pro Vit. D → 자외선(295nm) → Vit. D 생성 • 뼈나 치아의 석회화 작용	• ricket. 병－뼈의 연화 : 다리뼈 O각, X각, 두개골 변형, 척추만곡, 치아발육저하 • 골다공증 – 성H↓－estrogen(뼈의 질량 유지 도움)↓(폐경기여성) → Vit. D 대사 및 Ca 흡수장애 – glucocorticoid steroid 투여 받는 환자 cf) 독성 : 신장, 동맥 등에 이상석회화, 식욕부진, 다음, 다뇨, 구갈, 피부건조
Vit. E (＝tocopherol)	• 장내세균에 의해 생성됨 • 항산화작용 → 생체막안정화작용 • 호르몬균형 이상에 의한 갱년기 장애	• 습관성 유산, 근위축, 빈혈, 기타 소혈관 장애에 사용

비타민	생리작용	결핍증
Vit. E (=tocopherol)	• 자율신경실조증 • 말초혈관의 혈액순환촉진 • 혈중 HDL치 높여 → 동맥경화, 뇌졸증, 심근경색 예방 • 피부노화방지 • 동상예방	
Vit. H (=biotin)	• 항난백장해인자 • 탈카르복실화 반응의 보조효소 – 지방산, 단백질, 핵산합성 및 당의 대사에 중요	• 생란의 과식으로 biotin 결핍증 일어남(∵난백 중 존재하는 avidin+biotin; 견고결합 → 흡수저해) • 우울, 환각, 피로감, 불면증, 우울증, 인설상피부염 유아–소화기능 미숙, 모유에도 biotin 소량 → 피부발진, 표피박리, 탈모, 지각 이상 cf) 성인–장내합성가능 ∴ 결핍少
Vit. K	• 혈액응고비타민 : 간에서 prothrombin 생성에 관여	① 출혈, 혈액응고장해 ② 간담도 질환으로 담즙결핍에 의해 Vit. K 흡수 장애 ③ 장질환으로 인한 장내세균총에 의한 Vit. K 생성 장애
nicotinic acid (=niacin)	• NAD, NADP로 되어 기능 발휘 → 당대사 촉진;에너지확보 • 구내염, 구각염 • 메니얼증후군(어지럼증), 말초순환장애 • 성H합성에도 필수 • 혈관확장작용 → 혈액순환돕고, 지질흡수억제, 콜레스테롤저하, HDL증가작용, Triglyceride 저하효과 • 수족냉증, 구강염, 구취제거	• 특징 3가지 – pellagra 피부염(발적, 수포) – 소화기증상–설염, 구내염, 설사, 식욕부진 – 중추신경증상–두통, 불면, 어지럼증
folic acid (=Vit. M =Vit. B_9)	• 항빈혈인자 • 특정 유산균의 성장인자 • 대사계의 조효소로 작용(nucleotide류, amino산 등) • 모유분비촉진 • 입의 점막궤양 방지	• 섭취부족X, 이용부족多 → 거적아구성빈혈, 구강궤양, 설사(∵ 적아구(erythroblast)의 DNA 복제 X → 세포분열 X → 세포크기↑, 수↓) • 요구량↑–임신, 성장기 • 흡수불량 • Vit. B_{12} 결핍 • 엽산길항제 사용 • aminopterin(백혈병치료제)
ubiquinone =CoQ(조효소Q)	• 심혈관계 질환 예방(∵ 지질 등에 대한 항산화작용 → 생체막의 안정화 작용)	

14.6 대사율(Metabolic rate)

1. 단위시간에 체내에서 발생하는 열량
2. 대사율 변동 요인
   1) 신체운동
   2) 호르몬 : epinephrine, thyroxine, insulin, growth hormone
   3) 체온 : 1도 상승 시 대사율 10% 증가
   4) 식사 후 증가
   5) 갑상샘 호르몬(thyroxine)의 작용
3. 열량 : 물 1그램을 1기압하에서 14.5℃에서 15.5℃까지, 1℃ 올리는 데 필요한 열의 양
   1) 단위는 cal(칼로리)
   2) 탄수화물 1g은 약 4kcal, 지방 1g은 약 9kcal, 단백질 1g은 약 4kcal의 열량 발생
   3) 물 1Kg일 때는 1kcal
   4) 1kcal＝1,000cal＝4.18605KJ

14.7 기초대사율(Basal Metabolic Rate, BMR)

1. 일정 조건 하에서 측정한 대사율
   1) 측정 전 30분 이상 안정
   2) 정신적 긴장상태 없이
   3) 실내온도 20도 내외
   4) 식사 후 12시간 이상 경과
   5) 정상적 체온 유지
2. 직섭법 : 신제에서 발생하는 열을 직접적으로 측징
3. 간접법 : 단위시간 동안 소모한 산소량을 측정하여 환산
4. 호흡상(Respiratory Quotient, RQ) : 대사 과정에서 소모된 산소량에 대하여 같은 기간 동안 형성된 이산화탄소량의 비율
   1) 탄수화물의 RQ : 1.00
   2) 단백질의 RQ : 0.81
   3) 지방의 RQ : 0.70

14.8 산-염기 평형

1. 혈장 pH 7.4
2. 호흡성 산증
   1) 원인 : CO_2↑
   2) 보상반응 : HCO_3^-↑
   3) 호흡중추 기능 저하
3. 호흡성 알칼리증
   1) 원인 : CO_2↓
   2) 보상반응 : HCO_3^-↓
   3) 고산, 과도호흡, 뇌종양
4. 대사성 산증
   1) 원인 : HCO_3^-↓
   2) 보상반응 : CO_2↓
   3) 설사, 콩팥장애, 당뇨병, 과음, K^+ 증가
5. 대사성 알칼리증
   1) 원인 : HCO_3^- ↑
   2) 보상반응 : CO_2↑
   3) 구토, 위산 소실, K^+ 결핍
6. 화학적완충계 : 중탄산완충계, 인산완충계, 단백질완충계
7. 생리적완충계 : 호흡 조절, 배뇨 조절

14.9 체온과 체열

1. 체온조절 중추 : 시상하부
2. 심부체온 : 외부환경의 변화에 관계없이 약 37℃로 일정하게 유지
3. 피부체온 : 심부체온보다 약 5~8℃ 낮으며 환경변화에 따라 혹은 신체의 부위에 따라 변화
4. 간, 심장, 뇌, 콩팥 및 내분비선 등 : 체열의 50%를 담당
5. 뼈대근육 : 체열의 40~50%를 담당, 활동 시 열생산 10배까지 증가
6. Shivering(떨기) : 주위 온도가 내려가면 열손실이 많아지고 수의근의 긴장이 증가되면서 근육이 10~20회/초로 떨기를 나타냄

7. 간 : 체열의 20% 담당
8. 열손실
   1) 실온(실내의 온도, 약 21～23℃) : 복사(60%) > 증발(25%) > 전도, 대류(15%)
   2) 온도가 31℃인 경우 : 증발(75%), 복사(15%), 전도(10%)
9. 발열
   1) 감염되었거나 염증이 생기면 내재성 발열물질(interlukin 1)이 유리
   2) 시상하부에 있는 온도조절기구에 작용하여 조절점을 변동시킴으로써 일어남
   3) prostaglandin이 관여
   4) 아스피린은 prostaglandin의 합성을 억제함으로써 해열 작용
10. 일사병(sun stroke) : 머리나 목부위에 오랜 시간 직사일광을 받아 발병하는 병증으로 갑자기 고온상태가 되고, 체온조절작용이 시조되기 때문에 발생
11. 열탈진(heat exhaustion) : 고온에 며칠 동안 노출되고 충분한 물을 섭취하지 않는 경우 발생
12. 열사병(heat stroke) : 고온 다습한 환경에서 체온의 방산이 곤란할 때 발생

14.10 수분

1. 수분섭취 : 대사수(300ml : 영양소가 몸속에서 산화되면서 생성), 식품(800ml), 음료수(1,500ml)
2. 수분배설 : 피부(땀)과 호흡(1,000ml), 대변(100ml), 오줌(1,500ml)

REFERENCE

- 강두희(1998). 생리학. 신광출판사.
- 김용운 외(2014). 인체생리학. 고문사.
- 용준환 외(2015). 해부학. 정담미디어.
- 노민희 외(2010). 신경해부생리학. 청구문화사.
- 대한의사협회(2018). 알기쉽게 풀이한 의학용어. 아카데미아.
- 대한해부학회(2017). 국소해부학. 고려의학.
- 송창호 외(2018). 물리·작업치료사를 위한 신경과학. 정문각.
- 우원홍(2010). 인체해부학. 한미의학.
- 이강이 외(2019). 인체생리학. 현문사.
- 이원택 외(2008). 의학신경해부학. 고려의학.
- 이한기 외(2013). 인체해부학. 고문사.
- 이한기(2019). 새용어 해부생리학. 현문사.
- 정한신 외(2009). 기능해부학. 퍼시픽북스.
- 조광필 외(2011). 인체생리학. 퍼시픽북스.
- 퍼시픽 학술국(2012). Pacific's Human Anatomy. 퍼시픽북스.
- 퍼시픽 학술국(2012). Pacific's Illustrated Medical Dictionary. 퍼시픽북스.
- 한국해부생리학교수협의회(2017). 생리학. 정담미디어.
- 한국해부생리학교수협의회(2010). 사람해부학. 현문사.
- 홍혜숙 외(2010). 인체해부학. 계축문화사.
- Blandine Calais-Germain(2007). Anatomy of Movement. Eastland Press.
- Donald A. Neuman(2016). Kinesiology of the Musculoskeletal System. Mosby.
- Merriam-Webster(2016). Merriam-Webster's Medical Dictionary. Merriam Webster Mass Market.
- Stanley Hoppenfeld(1976). Physical Examination of the Spine and Extremities. Prentice Hall.
- Stedman(2011). Stedman's Medical Dictionary. Stedman's.
- Stephen Goldberg(2014). Clinical Neuroanatomy Made Ridiculously Simple. MedMaster Inc.
- Stuart Ira Fox(2015). Human Physiology. McGraw-Hill.

2024 OCCUPATIONAL THERAPY

OCCUPATIONAL THERAPY

공중보건학

2024 OCCUPATIONAL THERAPY

OCCUPATIONAL THERAPY

1

C·H·A·P·T·E·R

공중보건학 총론

2024 OCCUPATIONAL THERAPY

꼭!
알고 넘어가기!!

- 건강의 개념을 이해한다.
- 질병 발생의 요인과 자연사 단계를 안다.
- 공중보건학의 개념과 보건의료 및 보건지표를 이해한다.
- 공중보건학의 역사를 안다.

- 공중(public) : 비특정 다수의 인구집단
- 보건(health) : 건강
  - 지역주민 또는 국민 전체의 건강을 추구하는 학문
- 연구목표 : 건강유지 및 증진, 신체적 정신적 효율증진, 질병의 예방과 관리방법 연구
  - 적용 실천전략 개발

1.1 건강과 질병

1. 건강의 개념

WHO (1948)	• 건강이란 단순히 질병이 없고 허약하지 않은 상태만을 의미하는 것이 아니고, 육체적, 정신적 및 사회적으로 완전히 안녕한 상태를 의미 • "Health is a state of complete physical, mental and social well-being and not merely the absence of disease or infirmity." – 사회적 안녕(social well-being) : 각자의 기능과 역할을 충실히 수행해갈 수 있는 만족스런 상태의 생활
기타주장	• Claude Bernard : 인간의 건강이란 외부환경이 변화해도 내부환경의 항상성이 유지되는 상태, 항상성을 강조 • Talcott Parsons : 건강이란 각 개인이 사회적인 역할과 임무를 효과적으로 수행할 수 있는 최적의 상태. WHO가 규정한 사회적 안녕개념을 강조 • Walsh : 건강이란 그 자신이 특수한 환경 속에서 효과적으로 그 기능을 발휘할 수 있는 능력 • Wylie : 건강은 주위 환경에 대한 인간의 완전한 그리고 계속적인 적응
건강 개념의 변천	• 신체의 건강 중시 → 심신의 개념 → 생활 개념 → 영적 건강의 개념 추가

2. 질병의 발생과 예방

- 질병상태 : 결정요인[숙주(인간), 병인(질병의 원인), 환경(인간이 살고 있는)]과의 상호작용이 숙주에게 불리하게 영향을 미칠 때 질병(생체의 기능이나 구조에 장애가 초래된 상태)이 발생

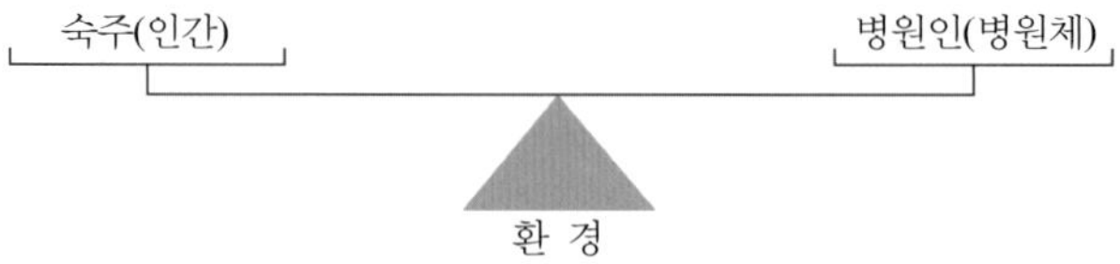

그림 1-1 결정요인

3. 질병의 자연사 5단계 및 예방(Leavell & Clark)

1) 질병의 자연사 5단계

1단계 : 비병원성기	• 병에 걸리지 않는 시기 – 적극적인 예방 : 환경개선, 건강증진
2단계 : 초기병원성기	• 질병에 걸리게 되는 초기 시기 – 소극적인 예방 : 예방접종
3단계 : 불현성감염기	• 이미 감염은 되었으나 증상이 나타나지 않는 시기 – 조기에 병을 진단하여 치료, 중증이 되지 않게
4단계 : 발현성질환기	• 감염되어 증상이 나타나는 시기 – 임상의학 : 진단과 치료를 수행
5단계 : 회복기	• 질병에 이환되어 회복되거나 불구(장애) 또는 사망에 이르는 시기 – 재활 : 무능력(장애)을 최소로 예방, 사회로 복귀

2) 질병의 예방

구분	내용
1차 예방	• 질병발생의 억제 또는 사전 예방활동이 필요한 단계, 적극적인 예방과 소극적인 예방
2차 예방	• 조기발견, 조기치료 등의 치료의학적 예방활동, 질병의 악화 예방
3차 예방	• 질병에 대한 잔재효과를 최대한 예방, 재활의학적 예방활동 및 사회복귀 능력 향상 활동

단계	예방	구분
비병원성기 Ⅰ	적극적 예방	1차적 예방
초기병원성기 Ⅱ	소극적 예방	
불현성감염기 Ⅲ	중증의 예방	2차적 예방
발현성질환기 Ⅳ	진단과 치료	
회복기 Ⅴ	무능력의 예방	3차적 예방

1.2 공중보건학

1. 공중보건학의 정의

1) Winslow(1877~1957)

(1) 조직적인 지역사회의 노력을 통하여 질병을 예방하고 생명을 연장시키며, 신체적·정신적 효율을 증진시키는 기술이며 과학

(2) 조직적인 지역사회의 노력 : 환경위생, 감염병의 관리, 개인위생 교육, 질병의 조기진단과 예방을 위한 의료서비스의 조직, 건강을 적절하게 유지하는 데 필요하고 삶의 수준을 보장하기 위한 사회적 제도의 개발

- 대상 : 지역주민
- 최소단위 : 지역사회
- 목적 : 질병예방, 수명연장, 신체적·정신적 건강 및 효율의 증진
- 접근방법 : 조직화된 지역사회의 노력

2) W. Holland

- 지역사회에 영향을 미치는 주요 건강문제를 해결하기 위한 지방자치단체, 국가, 국제수준의 각종자원을 역동화하는 과정

2. 공중보건학과 예방의학 및 관련 학문

구분	내용
예방의학	• 공중보건학과 목적이 같으나 대상이나 접근방법 등에 차이 • 개개인(예방의학) : 지역사회 주민(공중보건학) • 질병 예방추구(예방의학) : 건강관련 원인규명(공중보건학)
위생학	• 사람을 둘러싸고 있는 사회적 환경이 어떻게 질병발생과 관계가 있는가를 규명하여 이들의 환경적 요인에 대하여 과학적 조치를 취함으로써 질병발생을 예방하기 위한 학문, 넓은 의미의 위생학은 공중보건학을 말함
건설의학	• 현재의 건강상태를 최고도로 증진하는데 역점을 둔 적극적인 건강관리방법을 연구하는 학문
사회의학	• 사회적 차원에서 건강문제를 연구하는 의학, 유아, 모성, 노동자, 노인 등의 사회적 특성에 입각하여 보건상, 의학상의 문제를 해명해 해결책을 추구 • 공중보건학에서 사회적 요인과 수단을 보강한 의학
지역사회보건학 (지역사회의학)	• 각 지역사회의 특성에 맞도록 지역사회의 자발적인 노력에 의하여 그들의 건강을 보호, 유지, 증진하는 방법을 연구하여 인간 전체의 건강기반을 확립

• 사회의학 또는 지역사회의학은 임상의학(개인의학, 치료의학)에 대비되는 것으로 사회의 질병을 진단하고 치료하는 학문

	공중보건학	예방의학
목적	• 질병예방 • 수명연장 • 육체적·정신적 건강 및 효율의 증진	• 공중보건학과 같음
대상	• 지역사회	• 개인 및 가족
책임	• 공공조직의 책임	• 개인의 책임
연구방법	• 예방의학적 지식을 집단에 적용	• 기술적이며 구체적, 통계 및 역학적 진단

3. 공중보건학의 범위

환경분야	• 환경위생, 환경보전, 식품위생, 산업보건
질병관리분야	• 역학, 감염병 관리, 비감염성질환 관리, 기생충질환 관리
보건관리분야	• 보건행정, 사회보장, 인구보건, 보건영양, 모자보건, 노인보건, 보건교육, 학교보건, 보건통계, 정신보건
기초분야	• 환경위생학, 보건영양, 식품위생학, 역학, 기생충질환, 급·만성감염병 관리, 정신보건, 보건통계학, 인구보건, 보건행정학, 보건교육
보건의료분야	• 학교보건, 성인보건, 모자보건, 보건간호학
응용분야	• 산업보건, 환경관리, 도시보건, 농어촌보건

4. 공중보건사업

• 공중보건의 목적을 달성하기 위하여 지역사회의 사회적·환경적 요인에 의한 질병발생 예방과 인류의 건강을 유지 증진하기 위하여 실시하는 모든 사업
• 최소단위 : 지역사회
• 대상 : 전체주민

주요 내용	• 질병관리 : 감염병, 기생충질환, 역학 • 환경보건 : 환경오염, 환경위생, 식품위생, 산업보건 • 보건관리 : 보건행정, 사회보장, 모자보건, 보건교육, 학교보건, 보건영양, 생활습관병, 정신보건, 보건통계
접근방법	• 지역사회의 자치활동 장려 • 자발적 활동의 장려 • 보건교육의 반복적 실시 • 보건관련법의 강력한 집행
실시방법	• 조직적인 지역사회 전체주민의 협동과 공동노력으로 실시

5. 보건의료

1) 정의

보건의료	• 국민의 건강을 보호, 증진하기 위하여 국가, 지방자치단체, 보건의료기관 또는 보건의료인 등이 행하는 모든 활동(보건의료기본법)
보건의료인	• 의료법이나 보건관련법령 등이 정하는 자격, 면허 등을 취득하거나 보건의료서비스에 종사하는 것이 허용된 자(보건의료기본법)
보건의료기관	• 보건의료인이 공중 또는 특정다수인을 위하여 보건의료서비스를 행하는 보건기관, 의료기관, 약국 등(보건의료기본법)

2) 전통의료의 문제점

- 의료의 비인간화
- 의료의 특권화
- 도농간, 빈부차 등에 따른 의료의 질적 편재
- 의료의 상품화

→ 치료 중심적 의료 : 공중보건학적 접근(질병 예방활동, 국민 건강증진) 필요

→ 지역사회 모든 국민의 건강을 확보하는 것이 필요 : 지역사회의료 개념 대두

3) 의학의 학문적 영역 : 치료의학 → 예방의학 → 재활의학 → 건강증진

협의의 의료(medical care)		보건의료(health care)
• 인간 개체를 대상	⇒	• 지역사회 주민 전체를 대상
포괄적 의료(comprehensive medical care)		**포괄적 보건의료(comprehensive health care)**
• 치료의학과 예방의학의 조화	⇒	• 질병의 치료뿐만 아니라 예방, 재활, 건강증진 및 건강보호 활동 등 인간의 생활 개념의 건강관리 • 자연과학과 사회과학의 통합과학으로서 질병의 조기발견, 조기치료, 무능력화 예방, 재활과 건강증진 활동, 건강사회 적응 활동 등을 포함한 모든 보건관리

1974년 : UN총회	• "Health for all by the year 2000" 제의 – Health for all : 누구에게나 기초적 보건의료 제공, 모든 인류의 건강 수준 증진, 질병 예방 – 2000년대까지는 모든 인류가 사회적·경제적으로 생산적인 삶을 누릴 수 있는 건강 수준에 도달할 수 있도록 하자는 것
1977년 : WHO 총회	• 실천 결의
1978년 : 소련 Almata 회의	• 실현 접근방법 제시 : 일차보건의료(Primary Health Care) 정의 및 실천 선언 → 건강은 인간의 기본적 인권, 모든 인류는 보건의료에서 평등, 건강유지 증진을 위한 경제사회개발 선언, 모든 사람은 보건의료의 계획과 집행에 참여할 권리와 의무, 각 국가는 자기국민의 건강에 책임

일차보건의료 (Primary Health Care)	• 활동 : 예방접종사업, 식수위생관리사업, 모자보건사업, 보건교육사업, 풍토병관리사업, 경미한 질병의 일상적 치료사업, 주민 영양개선사업 등 • 방법 – 과학적 방법으로 지역사회가 수용 가능할 것 – 주민의 적극적인 참여 속에 개개인이나 가족단위의 모든 주민이 쉽게 이용 가능할 것 – 국가나 지역사회가 재정적으로 부담이 가능한 방법일 것 – 국가의 보건의료체계상 핵심으로 지역사회개발정책의 일환으로 유지되어야 할 것 – 국가의 보건의료 활동은 최 말단 부락까지 전달될 수 있어야 하고, 말단 부락이 일차보건의료의 핵심이 되어야 할 것 – 질병의 치료나 예방활동은 물론 신체적·신체적 건강증진과 사회적 안녕 및 생활의 질적 향상의 실현이 가능할 것
이차보건의료 (Secondary Health Care)	• 주로 응급처치를 요하는 질병이나 급성질환의 관리사업과 병·의원에 입원치료를 받아야 하는 환자관리사업 등 • 의료인의 역할이 중요
삼차보건의료 (Tertiary Health Care)	• 회복기 환자의 재가치료사업이나 재활을 요하는 환자 및 노인의 간호 등 장기요양이나 만성질환자의 관리사업 등 • 노령화 사회에서 노인성 질병의 관리가 중요

6. 보건지표

- 보건수준을 표현하는 용어
  - Health Indicator, Health Index, Level of Health 등
  - 건강지표, 보건지표

1) 보건지표

(1) 개념

- 건강관리 또는 보건관리에 관련된 여러 사항을 설명할 수 있는 지표
- 일정한 지역 또는 일정한 인구단위에 속하는 사람들의 건강수준이나 건강특성을 나타내는 수치를 의미
- 여러 단위 인구집단의 건강상태뿐만 아니라 이에 관련되는 보건정책, 의료제도, 의료자원 등 여러 내용의 수준이나 구조 또는 특성을 설명할 수 있는 광의의 수량적 개념

(2) 개발목적

- 보건정책 결정 및 이와 관련된 의사결정시 필요한 자료를 제공
- 한 사회의 건강상태 및 보건실태 측정
- 보건향상을 위한 사회적 변동의 유도 및 통제
- 보건의료정보 조직의 개발 및 활용

건강지표	• 비례사망지수, 평균수명, 조사망률 등
보건의료서비스지표	• 의료인력과 시설, 보건정책지표 등
사회 · 경제지표	• 인구증가율, 국민소득, 주가상태 등

2) 건강지표

• 개인이나 인구집단의 건강 수준이나 특성을 설명하는 수량적 내용의 협의의 개념
• 개인이나 지역사회의 건강수준을 가장 직접적으로 나타내는 지표이며 협의의 개념
예 비례사망지수, 평균수명, 조사망률, 영아사망률, 질병이환율, 기생충감염률 등
• 인간의 건강, 건강상태 또는 삶의 질적인 사항을 측정하는 지표

종합건강지표	• 비례사망지수, 평균수명, 보통사망률
특수건강지표	• 영아사망률, 감염병 사망률
보건의료서비스지표	• 의료인력과 시설, 보건정책지표 등
사회 · 경제지표	• 인구증가율, 국민소득 등

3) 국가 간 또는 지역사회간의 보건수준을 비교하는 3대 보건지표

• 비례사망지수, 평균수명, 영아사망률

비례사망지수 (proportional mortality indicator)	• 연간 전체 사망자수에 대한 50세 이상의 사망자수의 구성비율 $\frac{\text{50세 이상의 사망자수}}{\text{총 사망자수}} \times 100$ • 비례사망지수가 낮은 것은 높은 영아사망률과 낮은 평균수명에 원인 → 건강수준이 낮은 것을 의미
평균수명	• 생명표상의 출생 시 평균여명(평균기대여명, average life expectancy)을 의미, 즉 해당 연도 출생아(0세)의 기대여(수)명 • 생명표 : 일정한 시기에 출생한 인구가 사망 질서에 따라 어떻게 감소하는가를 함수로 표시한 것
영아사망률 (infant mortality rate)	• 영아(0세아)의 사망을 나타내는 것 $\frac{\text{그 연도의 영아사망자수}}{\text{어떤 연도의 출생아수}} \times 1,000$ • 한 국가(또는 지역사회)의 건강수준(보건수준)을 나타내는 가장 대표적 지표 • 모자보건, 환경위생 및 영양수준 등에 아주 민감 • 일반 사망률에 비하여 통계적으로 높은 유의성 : 생후 12개월 미만의 일정 연령군이기 때문 • 조사망률에 비하여 훨씬 큰 국가 간의 영아사망률 변동 범위

- α-index
  - 영아사망수/신생아사망수
  - 1에 가까우면 거의 모든 영아사망이 신생아사망으로 그 지역 건강상태가 높은 것
  - 그 값이 커지면 신상아기 이후의 영아사망이 크기 때문에 영아사망에 대한 예방대책이 필요
  - 신생아기의 사망은 예방이 불가능한 선천적 이유 등이 많지만 영아기의 사망은 예방이 가능한 경우가 많음

4) WHO의 보건수준을 나타내는 대표적인 지표

- 비례사망지수, 평균수명, 보통(조)사망률

사망률	• 조사망률(crude death rate, CDR; 보통사망률), 영아사망률, 신생아 및 연령별 사망률 • 영아사망률이 조사망률에 비해 국가의 보건수준을 나타내는 지표로서 큰 의미 $조사망률 = \frac{그\ 연도의\ 사망자수}{어떤\ 연도의\ 중앙인구} \times 1,000$ $영아사망률 = \frac{그\ 연도의\ 영아사망자수}{어떤\ 연도의\ 출생아수} \times 1,000$

7. 공중보건학의 역사

고대기 **(~AD 500년 이전)**	• 인간의 질병은 죄의 결과로 간주 • 약 4,000년 전(인도문명) : 도시가 계획적으로 건설, 목욕탕과 배수관 • 기원전 약 3,000~1,500년(미노아인, Minon), 기원전 약 3,000~1,000년(크레타인, Cretan) : 변소, 배수시설 • 기원전 1,000년(이집트인) : 높은 수준의 건강간리와 공중보건, 엄격한 종교적 계율과 규칙적인 생활, 청결 유지, 약물처방, 위생시설 • 기원전 1,500년(구약성서 레위기) : 위생법전 • 그리스 – Astinomi : 급수와 하수를 관장하는 공무원 – Hippocrates → 주위환경을 강조하는 장기설[miasma(오염된 공기) theory] : “모든 질병은 나쁜 공기에 의해 전파. 사람과 환경과의 부조화가 질병을 발생시킨다.” ◦ 1600년대 영국의사 씨든햄(Thomas Sydenham)에 의하여 계승 발전 → 4액체설 : “인체는 혈액, 점액, 황담즙, 흑담즙을 가지고 있다.” • 로마 – 수도 시설, 정기 인구조사, 공중목욕탕 – Aedele : 수도, 도로, 목욕탕을 관리하는 공무원 – Hygiene(위생학)이라는 용어를 최초로 사용(Galenus)

중세기 : 암흑기 **(500년~1500년)**	• 초기 기독교사상 : 육체를 경시하고 육체적 금욕을 행동의 규범으로 → 목욕을 기피, 더러운 의복 • 회교 : Mecca로 순례 → 다양한 곳에서 모인 사람들 사이에 콜레라 만연 → 감염병이 범세계적(pandemic)으로 유행 • 나병(한센병) – 십자군, 민족의 대이동 → 유럽 각지로 전파 – 환자와 접촉하는 행위 및 환자의 이동을 금지하는 법률 제정 • 페스트 – 질병으로 인한 인류의 가장 심각한 손실 – 유럽 지역에 주기적으로 유행 • 1348년(베니스) : 오염되었거나 의심이 가는 배와 여행자의 입항을 금지 • 1377년 검역 시초 : 아드리아해의 항구도시인 로구사(Rogusa)에서 페스트 유행지역에서 온 여행자를 일정 장소에서 2개월간 머문 후 입항 허락 • 1383년(마르세이유) : 최초 검역법 통과, 최초 검역소 설치(40일 동안 억류)
여명기 : 요람기 **(1500~1850년)**	• 주요 보건문제 : 빈곤, 작업장환경 및 근로 조건에 관련된 것 • Sydnham(영국) : 질병의 경과를 상세히 관찰하여 유행병 발생의 자연사를 기록 • Graunt(영국) : 보건통계학의 효시 • Leeuwenhoek(네덜란드) : 현미경을 발명해서 미생물의 존재를 증명 • Ramazzini(이탈리아) : "직업인의 병" 저술, 산업보건학의 기초를 세움. 산업의학의 아버지 • Frank(독일) : "전의사 경찰체계" 저술(최초의 공중보건학 저서), 국민의 건강은 국가의 책임이라는 개념을 도입, 공중보건과 개인위생을 체계화 • Jenner(영국, 1798년) : 우두종두법 개발(당시 유럽 각국 영아사망의 가장 큰 원인이 천연두) → 지구상에서 천연두 근절 계기 • Chadwick(영국) – 1837년 : '열병 보고서(Fever Report)'를 제출 – 1842년 : "대영제국 노동인구의 위생상태에 관한 보고서"를 제출 → 1848년 세계 최초 공중보건법 제정 – 중앙(공중보건국) 및 지방(지방보건국)에 보건국 설치(보건위원회 조직) • 1749년(스웨덴) : 세계 최초 국세조사(인구의 통계조사) 실시 • 1802년(영국) : 제1차 공장법 제정 → 노동시간이나 조명, 청소 등 공장환경 개선에 공헌

<table>
<tr><td>확립기
(1850~1900년)</td><td>• 1873년(독일) : 공중보건협회 창설
• 1876년 : 국립보건원 창립
• Pettenkofer(독일) : 환경위생학의 아버지
• John Snow(영국) : 콜레라에 관한 역학조사보고서 작성과 장기설을 뒤집고 감염병 감염설을 입증
• William Rathborne(영국) : 영국 Liverpool에서 최초로 방문간호사업을 개시하여 19세기 말에는 영국 전역에 확대
• Bismark(독일)
– 1883년 : 세계 최초로 근로자질병보호법 제정, '질병보험' 실시
– 1884년 : '산업재해보상보험' 실시
– 1889년 : '연금보험법' 실시 → 사회보장제도의 기초
• Koch(독일) : 탄저균 발견(1876년), 결핵균 발견(1882년), 콜레라균 발견(1883년)
• Pasteur(프랑스)
– 저온살균법 고안
– 1880년 : 닭콜레라 백신
– 1883년 : 돼지단독 백신(swine erysipelas)
– 1884년 : 광견병 백신</td></tr>
<tr><td>발전기
(20세기 이후)</td><td>• 보건소의 보급으로 지역사회보건사업이 시작
• 영국
– 1919년 : 세계 최초로 보건부 설치
– 1948년 : 2차대전 이후 국민보건서비스(national health service)제도 실시
• 미국
– 1935년 : 세계 최초 사회보장법 제정 → 1965년 노인의료보험법과 의료부조(저소득층대상) 실시
– 1948년 : 국립보건원 설립
– 1962년 : 질병관리본부 설치
• 1948년 4월 7일 : 세계보건기구(WHO)의 헌장이 26개국의 비준에 의해서 정식 채택 → WHO 설립
• 1972년 10월 26일 : 지구상에서 천연두 박멸 선포
• 1972년 6월 : 스웨덴의 스톡홀름 "제1회 UN 인간 환경" 회의 개최
• 1978년 : Alma-Ata에서 "Health for all by 2000"이라는 슬로건으로 일차보건의료가 확립 → 의료보장, 의료급여사업 전개
• 모자보건 및 가족계획사업 발전</td></tr>
</table>

<table>
<tr><td rowspan="2">발전기
(20세기 이후)</td><td colspan="2">• 1992년 : 브라질의 리우에서 환경정상회담을 개최하여 "리우환경선언" 선포, 지구인의 행동강령 "의제 21" 채택
• 1992년 : 남아프리카공화국 요하네스버그 "지방의제 21" 선언
• 18세기(산업혁명) : 집단의 건강관리에 대한 인식 시작(인구집중에 따른 감염병의 폭발적 발생 억제)
• 19세기 : 세균학의 발전으로 과학적인 질병관리 가능
• 20세기 : 지역사회보건의료 개념과 건강의 증진에 관심, 공중보건학의 비약적인 발전</td></tr>
<tr><td>우리나라</td><td>• 2002년 : '국민건강증진종합계획 2010', 금연, 절주, 운동 및 영양 개선사업 추진
• 2007년 : '국가비전 2030', 건강투자전략 수립</td></tr>
</table>

8. 건강증진(Health promotion)

- 보다 양호한 건강 상태를 목표로 질병, 특히 만성퇴행성 질환이나 감염증, 계속되는 스트레스에 대한 저항력의 증가와 일상의 활동력의 증대를 꾀하는 것
- 스트레스 또는 외상 등의 외부환경에 대해 신체를 방어하고 유지시키는 것과 근육, 관절, 골격, 신경계를 주체로 의지 행동을 포함한 신체적 작업능력을 향상시키는 것뿐만 아니라 영양의 개선, 적절한 운동과 휴식, 정신적 활동의 지속 등 생활식 전반에 미치는 관리 등도 포함

2024 OCCUPATIONAL THERAPY

OCCUPATIONAL THERAPY

2

C·H·A·P·T·E·R

역학 및 질병관리

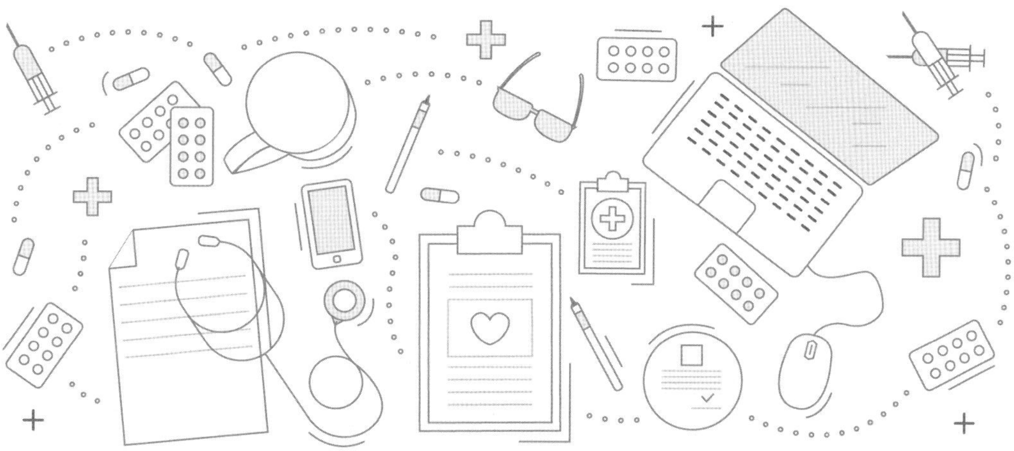

OCCUPATIONAL THERAPY

꼭!
알고 넘어가기!!

- 역학의 개념을 이해한다.
- 질병 발생의 역학적 인자와 원인론을 이해한다.
- 역학연구의 종류와 방법을 이해한다.
- 감염성질환과 비감염성질환의 발생과정과 원인 및 예방·관리를 안다.
- 기생충질환의 발생과정과 원인 및 예방·관리를 안다.

2.1 역학(Epidemiology)

1. 역학의 개념

1) 역학의 정의

(1) **인간 집단을 대상**으로 그 속에서 **질병의 발생, 분포 및 경향과 양상**을 파악하고 그 원인을 탐구하는 학문

(2) 궁극적인 목적 : 질병 발생 원인을 파악함으로써 질병을 예방 → 인구집단의 건강 수준 향상

2) 역학의 범위 및 역할

범위	• 전염성질환 및 비전염성질환 모두 포함
역할	• 질병의 발생원인 규명 • 질병의 발생 및 유행의 감시 • 질병의 자연사 연구 : 그 질병과 관련하여 의학적 처치를 하지 않은 자연상태에서의 감수성이 있는 시기, 증상이 나타나기 전 시기, 증상이 나타난 시기, 불구가 되는 시기와 사망에 이르는 시기까지의 모든 정보를 연구 • 보건의료서비스 연구 : 의료자원의 효율적 제공여부 또는 공중보건사업의 기획, 집행 및 평가 등에 역학적 원리와 방법론이 크게 기여 • 임상분야에 대한 역할 : 역학에서 발전된 지식이 임상분야에서 크게 도움 • 임상역학(clinic epidemiology) : 역학적 원리와 방법을 임상의학의 연구에 적용하는 분야

2. 질병발생의 역학적 인자

- 질병발생의 다인설 : "질병은 한 가지 요인에 의하여 발생하지 않으며, 복합적으로 설명되어진다."

1) 삼각형 모형설 : 3대 요인설

(1) 질병의 발생 : 병인(agent), 숙주(host), 환경(environment) 세 가지 요인의 상호 관계

(2) 특히 감염성 질환의 발생을 잘 설명

(3) 전염성 질환이든 비전염성 질환이든 질병의 발생은 병인의 한 요인에 달려 있는 것이 아니고 숙주의 상태나 환경적인 여건도 아주 중요한 역할

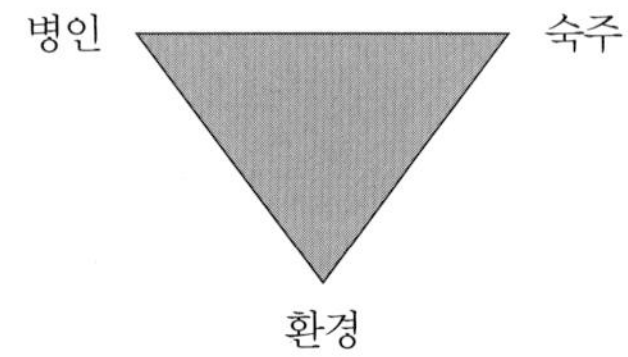

그림 2-1 삼각형 모형설

2) 원인망 모형설 : 거미줄 모형설

(1) 질병은 그 질병의 발생과 관계되는 모든 요소들끼리 거미줄처럼 복잡하게 얽혀 서로 연결되어 발생

(2) 비감염성 질환의 발생을 이해하는 데 유리

(3) 원인망에 얽혀 있는 요소 중 몇 가지를 제거하면 질병의 예방이 가능

3) 바퀴모형설

(1) 숙주의 내적요인(유전적 소인)과 외적 요인인 환경(생물학적 환경, 물리화학적인 환경, 사회적 환경)과의 상호 작용에 의해서 질병이 발생

(2) 장점 : 원인망 모형의 근본적인 개념을 갖고 있으면서도 숙주와 환경을 명백히 분리해 놓음으로 역학적인 분석의 개념과 통합

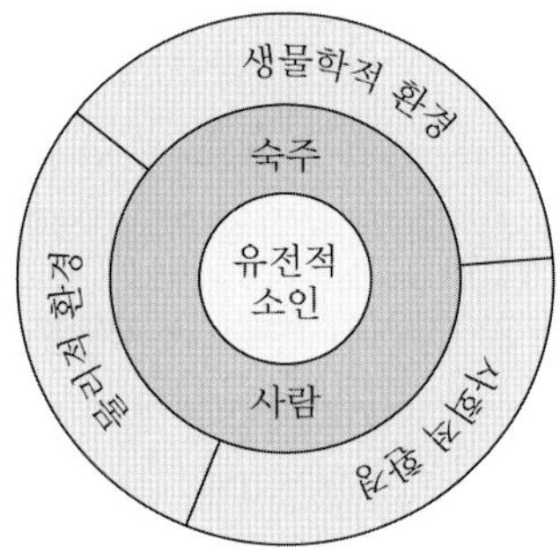

그림 2-2 바퀴모형설

3. 역학적 연구방법

- 역학을 기초로 통계학적인 방법 및 사회과학적인 방법을 응용 → 질병의 예방을 위하여 질병의 원인 및 전파에 관계되는 요인, 환경 및 숙주 세 요인간의 모든 관계를 연구하는 고유한 방법

※ 역학적 연구방법

실험	인간을 대상으로 하는 역학에서는 적용하는 데 아주 제한적	
관찰	기술역학(descriptive epidemiology)	
	분석역학(analytical epidemiology)	단면적 연구(cross-sectional study)
		환자-대조군 연군(case-control study)
		코호트연구(cohort study)

- 분류자에 따라서 기술역학, 분석역학, 실험역학, 이론역학, 작업역학, 혈청역학, 유전역학 등으로 구분
- 기술역학은 1단계 역학, 분석역학은 2단계 역학, 이론역학은 3단계 역학, 실험역학은 4단계 역학, 작전역학은(보건사업 평가에 활용) 5단계 역학으로도 구분

1) 기술역학

- 인구집단에서의 질병의 발생과 관계되는 모든 현상을 기술
- 질병발생의 원인에 대한 가설을 얻기 위하여 시행되는 연구

(1) 조사 사항

① 누구한테서 발생하였는가 하는 인구학적 특성(who)

② 어디서 발생하였는가 하는 지역적 특성(where)

③ 언제 발생하였는가 하는 시간적 특성(when)

④ 무슨 질병이 발생하였는가 하는 질병의 종류(what)

(2) 인구학적 특성

- 중요시되는 변수 : 연령, 성별, 인종, 사회계층, 직업, 결혼상태 등

(3) 지역적 특성

① 지역의 특성에 따라 질병의 분포를 관찰

② 자연적 구분

- 환경적 요인(기온, 기습, 강우량, 고도 및 수질 등)과 높은 관련성
- 열대성질환과 풍토병 등

③ 정치적 구분

- 범세계적(pandemic, 범발적) : 범세계적으로 발생 또는 유행하는 것, 독감의 유행 등
- 전국적(epidemic) : 한 국가에 전반적으로 질병이 발생하는 것, 토착화된 장티푸스 등
- 지방적(endemic, 편재적) : 일부 지역에 특수하게 질병이 발생하는 경우, 낙동강 유역에서 발생하는 간디스토마 등
- 산발적(sporadic) : 일부 한정된 지역에서 산발적으로 발생, 렙토스피라증 등

(4) 시간적 특성

① 추세변화(secular trends, 장기변화) : 어떤 질병을 수십 년간 관찰하였을 때 증가 혹은 감소의 경향을 보여 주는 것, 정보는 주로 질병의 발생이나 사망의 신고자료

예 장티푸스(30~40년 주기), 디프테리아(10~24년), 인플루엔자(약 10~40년; 대유행) 등

② 주기변화(cyclical fluctuations, 순환변화) : 수년의 간격으로 질병의 발생

예 인플루엔자(2~3년; 소유행), 백일해(2~4년), 홍역(2~3년), 유행성일본뇌염(3~4년) 등

③ 계절변화(seasonal variations) : 계절에 따라 유행

예 여름철 소화기계 질병, 가을철 유행성출혈열, 겨울철 호흡기계 질병

④ 단기변화(short-term patterns) : 시간별, 날짜별 혹은 주 단위로 질병 발생양상이 변화, 주로 급성 감염병의 집단발생 시

⑤ 불규칙변화(erratic variations) : 외래 감염병의 국내 침입 시 돌발적으로 유행하는 경우

예 콜레라 등

2) 분석역학

- 단면적 연구(cross-sectional study) : 현재의 시점에서 연구하는 것
- 환자－대조군 연구(후향적 연구, retrospective study) : 현재의 결과에 대한 것을 과거에서 그 원인을 찾고자 하는 것
- 코호트연구(전향적 연구, prospective study) : 전향성 코호트연구와 후향성 코호트연구

(1) 단면적 연구

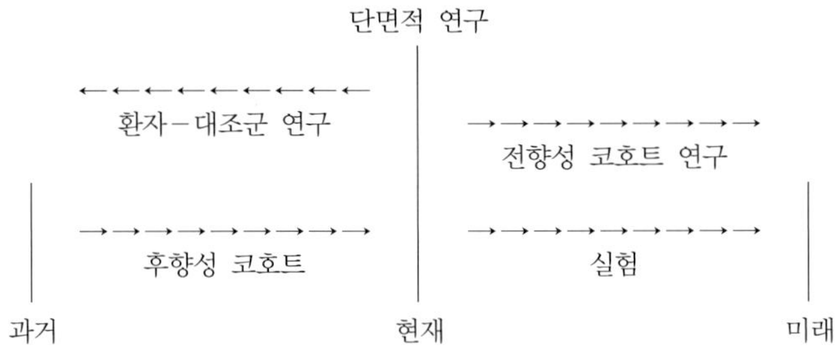

① 원인요소와 질병을 동시에 조사하기 위하여 서로간의 관련성을 보는 방법, 상관관계연구
② 구체적 가설을 가지고 검증(기술역학과의 차이)
③ 한 시점에서만 자료를 수집
⇒ 일정한 인구집단을 대상으로 특정한 시점이나 기간 내에 그 질병과 그 인구집단이 가지고 있는 속성과의 관계를 찾아내는 연구조사 방법

장점	• 환자－대조군연구나 코호트연구에 비하여 시행하기 쉬움 • 비교적 단시간에 결과를 얻을 수 있음 • 동시에 여러 종류의 질병과 발생요인과의 관련성을 비교 조사할 수 있음 • 어떤 사실을 찾거나 가설검증에 도움
단점	• 일정한 시점에서 조사를 하기 때문에 빈도가 낮은 질병이나 이환기간이 짧은 질병에는 부적절 • 상관관계만을 알 수 있을 뿐, 인과관계를 규명하지 못함 • 현재와 과거사항만을 주 대상으로 하므로 예측력이 낮음

(2) 환자－대조군연구

① 현재 이환되어 있는 환자군과 적절한 방법으로 선정된 대조군
② 질병의 원인과 관계가 있으리라고 생각되는 어떤 요소(위험요소, risk factor)에 차이가 있는지를 비교분석
③ 현재 질병이 있는 집단이 과거에 어떤 속성이 있는지를 알아보는 것으로 후향적 연구(retrospective study) 또는 기왕력 연구라고도 함
④ 비차비(odds ratio) : 질병을 갖고 있는 사람과 갖고 있지 않는 사람간의 위험요인에 노출여부(폭로여부)에 대한 비의 비, 코호트연구의 비교위험도와 비슷한 개념

$$비차비(odds\ ratio) = \frac{odds1}{odds2} = \frac{a/c}{b/d} = \frac{ad}{bc}$$

$$*odds1 = \frac{a}{c},\ odds2 = \frac{b}{d}$$

※ 비차비의 예시

	질병		계
	있음	없음	
폭로군	a(80)	b(20)	a+b
비폭로군	c(40)	d(60)	c+d
계	a+c	b+d	N

- 비차비(odds ratio) $= \frac{ad}{bc} = \frac{80 \times 60}{20 \times 40} = \frac{4800}{800} = 6$
- 폭로군이 비폭로군에 비해서 질병에 걸릴 위험이 6배 정도 높다고 해석

장점	• 비용이 적게 들고 연구가 비교적 용이, 적은 연구 대상자로도 연구가 가능, 발생이 적은 연구도 가능, 연구결과를 비교적 빠른 시일 안에 알 수 있음
단점	• 대조군 선정이 어렵고 각종 편견이 발생할 수 있으며 비교위험도 등을 구할 수 없고 비차비에 의한 간접 비교만을 할 수 있음

(3) 코호트연구

① 질병의 원인과 관련되어 있다고 생각되는 어떤 특성을 가진 인구집단과 가지고 있지 않은 인구집단을 계속 관찰하여 서로간의 질병의 발생률에 차이가 있는가를 비교하는 방법

② 코호트 : 같은 특성을 가진 인구집단

③ 질병발생을 향후(미래)에 판단하는 전향적 연구(prospective study) 또는 계획연구

장점	• 질병발생의 위험률을 직접 구할 수 있음 • 비교적 신뢰성이 높은 자료를 얻을 수 있음 • 한 번에 여러 가지 가설을 검증할 수 있음
단점	• 시간, 노력 및 비용이 많이 듦 • 많은 대상자가 필요하므로 발생률이 낮은 질병에는 부적절 • 연구대상자가 그 사실을 알게 되어 조사에 영향을 줄 수 있음 • 연구대상자가 사망하거나 이동하는 등 탈락될 수 있음

④ 전향성 코호트연구(Prospective cohort study) : 일정기간 동안을 추적 관찰하는 방법, 현재 시점에서 미래의 어떤 시점까지 계속 관찰하여 원인과 결과의 관계를 밝히는 것

⑤ 후향성 코호트연구(Retrospective cohort study) : 과거의 관찰시점으로부터 연구시점까지의 기간 동안에 기록을 통하여 질병발생을 찾아내는 방법, 연구시간이 적게 들고 비용도 적게 듦, 과거의 기록이 잘 되어있어야 하므로 병원의 기록 등에 한정되어 실시

⑥ 비교위험도(relative risk) : 질병발생요인에 의한 발병 정도를 나타내는 척도. 노출군에서는 비노출군에 비해 질병 발생위험이 몇 배나 더 높은가

$$RP = \frac{\text{노출군에서의 질병발생률 또는 위험도}}{\text{비노출군에서의 질병발생률 또는 위험도}} = \frac{a}{a+b} \div \frac{c}{c+d} = \frac{a(c+d)}{c(a+b)}$$

⑦ 기여위험도(attributable risk, 귀속위험도) : 위험요인에 노출된 집단에서의 질병발생률에서 비노출된 집단에서의 질병발생률을 뺀 것. 위험요인이 질병발생에 얼마나 기여했는지를 나타냄. 이 요인이 제거되면 질병이 얼마나 감소될 수 있는지도 예측 가능

$$AR = \frac{a}{a+b} - \frac{c}{c+d}$$

위험요인에 대한 노출여부	질병		계
	있음	없음	
+	a	b	a+b
−	c	d	c+d
계	a+c	b+d	N

3) 실험역학

(1) 실험적 방법을 사용하여 질병 방생의 원인을 규명

(2) 실험대상 또는 실험과정을 계획적으로 통제 및 조작 → 실험대상의 반응을 관찰

(3) 윤리적인 이유로 적용할 수 없는 경우가 대부분

(4) 실험실 실험 : 역학에서 거의 사용하지 않음

(5) 임상실험 : 실험역학에서 가장 많이 사용

(6) 지역사회예방사업 효과측정실험(community intervention) : 위험요인을 제거하거나 또는 생활태도를 변화시켜 대상 질병이 감소되는지를 규명, 집단을 대상으로 실시

4. 진단 검사의 오차 및 타당성

1) 오차

관찰오차 (observe error)	• 조사자의 관찰에서 발생, 특정 변수를 일관되게 적게 또는 많게 보고

편견 (bias)	• 선택편견(selection bias) : 모집단을 대표하지 않는 환자가 연구에 포함되어 결과가 잘못 적용) • 정보편견(information bias) : 필요한 정보를 바르게 측정하지 못하여 발생) • 혼란편견(confounding bias) : 위험 요인과 결과에 연관된 요인들이 정확하게 조절되지 않아 존재하지 않는 연관성 발생, 혼란변수가 있을 때 결과 되는 편견
표본오차 (sampling error)	• 표본을 추출하는 데 있어 모집단과 똑같은 특성을 가지도록 표본을 추출하지 못함으로써 발생할 수 있는 오차 • 전수조사를 하는 경우 표본오차는 발생하지 않음
비표본오차 (nonsampling error)	• 조사 작업과정에서 발생하는 오차

2) 타당성

위양성 (false positive)	• 건강한 사람에게서 검사결과가 양성, $\frac{b}{b+d} \times 100(\%)$
위음성 (false negative)	• 질병이 있는 사람에게서 검사결과가 음성, $\frac{c}{a+c} \times 100(\%)$
민감도 (sensitivity)	• 질병이 있는 사람을 양성으로 검출, $\frac{a}{a+c} \times 100(\%)$
특이도 (specificity)	• 건강한 사람을 음성으로 검출, $\frac{d}{b+d} \times 100(\%)$

검사결과	질병		계
	있음	없음	
양성	a	b	a+b
음성	c	d	c+d
계	a+c	b+d	a+b+c+d

5. 역학연구의 사례

John Snow(영국)	• 콜레라 원인 규명 연구 발표 ⇒ 역학연구의 고전 → 30년 후 Koch에 의해 콜레라균 발견
Joseph Goldberger(미국)	• 펠라그라[pellagra : 나이아신(niacin; Vit. B_3) 결핍] 연구 • 임상실험의 방법으로 영양결핍증임이 입증

공중보건학

James Lind(영국)	• 괴혈병이 오렌지와 레몬 등으로 치료가 된다는 것을 발견
Richard Doll 등(미국)	• 흡연과 폐암에 관한 연구 • 1960년대 이후 비감염성 질환에 대한 역학적 연구들이 크게 발전하는 계기

2.2 감염병 관리

1. 감염병과 비감염병

1) 감염병 : 한 환자를 통하여 새로운 환자가 발생하는 질병
2) 비감염병 : 감염원으로는 작용하지 않으며 한 환자를 통하여 다른 사람에게 전파되지 않는 질병

2. 감염병 관리의 발전 과정

• 종교설시대 → 점성설시대 → 장기설시대 → 접촉전염설시대 → 미생물 병인설시대

종교설시대	• 질병·기아·가뭄·홍수 등의 재앙은 악마나 귀신 때문이라고 생각 • 질병의 치료 또는 관리방법 : 제물 제공 → 악령을 진정시키거나 사람에게서 악마를 추출 • 악마의 저주에서부터 신이 질병을 죄에 대한 벌로 내리는 것으로 생각 변화
점성설시대	• 별자리의 이동에 따라 질병, 기아, 전쟁 등이 발생한다는 설
장기설시대	• 지구에서 발산하고 바람에 따라 전파되는 유독물질 때문에 질병이 발생한다는 설 • 질병 관리방법 : 오염된 공기를 정화시키는 데 대포를 발사하든가 불을 지르는 방법 및 연기소독법이 사용 • 병인을 설명하는 데에는 미치지 못하였지만 환경위생을 향상시키는 데는 공헌
접촉전염설시대	• 한 사람으로부터 다른 사람으로 전염할 수 있다는 설
미생물 병인설시대	• 현미경을 이용한 질병 유발 미생물 발견

3. 감염병 생성과정

※ 질병 발생의 3요소와 감염병 생성 6요소와의 관계

병인	① 병원체	② 병원소
환경	③ 병원소로부터 병원체의 탈출 ⑤ 새로운 숙주로의 침입	④ 전파
숙주	⑥ 숙주의 감수성(저항력)	

* 6개 요소가 연쇄적으로 작용하여 감염병 발생(6개 요소 중 어느 한 가지만 차단되어도 감염병은 발생하지 않음)

1) 병원체

(1) 병원체의 종류

세균(bacteria)	• 생물체 가운데 가장 미세하고 가장 하등에 속하는 단세포 생활체 예 콜레라, 장티푸스, 디프테리아, 결핵, 나병(한센병), 백일해, 페스트, 파상풍, 임질, 매독 등
바이러스(virus)	• DNA나 RNA 중 어느 한 쪽만 가지고 있으며 증식은 숙주세포에 의존 예 홍역, 폴리오, 유행성이하선염, 일본뇌염, 광견병, 후천성면역결핍증, 간염 등
기생충(parasite)	• 동물성 기생체, 원충(protozoa)과 연충류(worms) 예 말라리아, 사상충, 아메바성 이질, 회충증, 간·폐흡충증, 유구·무구조충증 등
진균(fungi)	• 광합성이나 운동성이 없는 생물 예 백선, 칸디다증 등
리케치아 (rickettsia)	• 세균보다 작고 살아있는 세포 안에서만 기생 예 발진티푸스, 발진열, 쯔쯔가무시병(양충병), 록키산홍반열, 큐열 등
클라미디아 (chlamydia)	• 진핵생물의 세포 내에서만 증식, 절지동물에 의한 매개를 필수로 하지 않고 균체계 내에 에너지 생산계를 갖지 않는 점으로 인하여 리케치아와 구분 예 트라코마, 앵무새병(psittacosis) 등

(2) 질병발생을 위한 병원체의 특성

① 감염 : 병원체가 숙주의 체내에 자리 잡고 발육 또는 증식하여 조직반응이 나타나는 것

② 발병 : 감염의 결과 숙주가 병적인 이상 현상을 나타내는 것

병원체의 양	• 병원체의 종류에 따른 양은 감염이나 발병에 큰 영향 – 장티푸스, 콜레라, 세균성 이질 등 : 소량으로도 감염 – 살모넬라 식중독, 비브리오 식중독 : 일정 수 이상의 병원체가 침입해야 발병
외계에서의 생존능력	• 숙주에서 탈출하여 다른 숙주에게 침입하기까지 외계에서 생존할 능력이 없거나 생존하지 못하면 감염이나 발병이 일어나지 않음
병원성 (pathogenicity, 병인성)	• 병원체가 감염된 숙주로 하여금 발병케 하는 능력 • 병인성(병원성) $= \frac{\text{발병자수}}{\text{총 감염수}}$
독력 (virulence, 병독성, 발병력)	• 균의 병원성 정도, 중독한 질병을 일으키는 능력 • 병독성은 독력, 침입경로, 침습성 및 감염을 조장하는 물질에 의하여 영향을 받음 • 병독성(독성) $= \frac{\text{중환자수} + \text{사망자수}}{\text{총 발병자수}}$

감염력 (infectivity)	• 병원체가 한 숙주에서 다른 숙주로 이행해 나가는 능력(숙주에 침입하여 알맞은 기관에 자리 잡고 증식하는 능력) • 병원체의 배출경로, 침입구, 숙주 체내에서의 생존기간, 외계에서의 저항성, 침입균의 양 등이 문제 • 감염력 $= \dfrac{\text{감염자수}}{\text{위험에 노출된 감수성자수}}$ (감염자수 : 발병자 + 항체상승자) 예 결핵균은 병인성과 독성이 모두 낮음, 광견병 바이러스는 병인성과 독성이 다 높음, 홍역 바이러스는 병인성은 높지만 독성이 낮음

2) 병원소

• 병원체가 생활하고 증식하면서 다른 숙주에 전파시킬 수 있는 상태로 저장되어 있는 장소

환자 및 보균자	① 현성 감염(apparent infection)자 : 유증상자(frank case) • 병원체에 감염되어 자각적 또는 타각적으로 임상증상이 있는 사람 ② 불현성 감염(inapparent infection)자 : 무증상자(subclinical infection) • 병원체에 감염되었으나 임상증상이 아주 미약 • 환자임을 간과 • 행동이 자유롭고 행동영역도 제한이 없어 감염병 관리상 중요 관리대상 • 질병 : 일본뇌염, 폴리오, 장티푸스, 세균성 이질, 콜레라, 성홍열 등 ③ 보균자(carrier) : 자각적으로나 타각적으로 임상증상이 없는 병원체 보유자 • 임상적인 증상이 없이 감염원으로 작용하는 감염자 • 무증상자와 함께 중요한 감염병 관리대상자 • 활동에 제한이 없어 감염시킬 수 있는 영역이 넓으며 본인이나 타인이 경계하지 않으므로 전파의 기회가 많고 역학상 보균자수는 현성 환자수보다 많아 중요 관리대상 • 회복기 보균자(병후 보균자) : 감염병에 이환된 후 그 임상증상이 완전히 소멸되었으나 병원체를 배출하는 보균자 예 장티푸스, 파라티푸스, 세균성 이질, 디프테리아 감염자 등 • 잠복기 보균자 : 감염병이 발병하기 전 잠복기간 중에 병원체를 배출하는 감염자 예 디프테리아, 홍역, 백일해, 유행성 이하선염 등 • 건강 보균자 : 병원체가 침입하였으나 임상증상이 전혀 나타내지 않고 병원체 보유 상태를 지속하는 보균자 예 디프테리아, 폴리오, 일본뇌염, B형간염, 홍역, 백일해, 유행성 수막염 등

동물 병원소 (animal reservoir)	• 소 : 결핵, 탄저, 파상열, 살모넬라증, 보툴리즘, 브루셀라증 • 돼지 : 일본뇌염, 탄저, 렙토스피라증, 살모넬라증, 브루셀라증, 구제역 • 양 : Q 열, 탄저, 보툴리즘, 브루셀라증 • 개 : 광견병, 톡소프라스마증 • 말 : 탄저, 유행성뇌염, 살모넬라증 • 쥐 : 페스트, 발진열, 살모넬라증, 렙토스피라증, 쯔쯔가무시병(양충병), 신증후군 출혈열(유행성 출혈열) • 고양이 : 살모넬라증, 톡소소프라스마증
토양	• 파상풍 • 진균류 : 히스토플라스마증(histoplasmosis), 분아균증(blastomycosis), 스포로트릭스증(sporotrichosis)
병원소의 감염 형태	• 현성감염과 불현성감염 : 임상증세가 있고 없음에 따라 분류 • 중감염 : 감염되어 있는 상태에서 동일 병원균의 침입에 의하여 다시 감염되는 것 • 혼합감염 : 2종류 이상의 병원체에 의하여 감염된 경우 • 자가감염 : 자신이 가지고 있는 병원균에 의하여 자기 자신이 다시 감염되는 경우

3) 병원체의 탈출

호흡기계통 탈출	• 코, 비강, 기도, 기관지, 폐 등의 부분에서 증식 → 주로 대화, 기침, 재채기를 통해 전파 예 폐결핵, 폐렴, 백일해, 홍역, 수두, 천연두 등의 감염병
소화기계통 탈출	• 분변이나 구토(토사)물에 의해서 체외로 배출 예 이질, 콜레라, 장티푸스, 파라티푸스, 폴리오 등
비뇨생식기계통 탈출	• 주로 소변이나 성기 분비물에 의해 탈출
기계적 탈출	• 흡혈성 곤충에 의한 탈출과 주사기 등에 의한 탈출 예 발진열, 발진티푸스, 말라리아 등
개방병소로 직접 탈출	• 신체 표면의 농양, 피부병 등이 상처부위에서 병원체가 직접 탈출 예 나병(한센병) 등

공중보건학

4) 전파 방식

• 탈출한 병원체가 새로운 숙주에게 감염시키기까지의 전파형태는 크게 직접전파와 간접전파로 구분

직접전파	• 감염균이 감염된 숙주나 병원소로부터 새로운 숙주에게로 직접 전파 • 나병, 성병 등과 같은 신체 대 신체 접촉 • 신체의 일부가 직접 토양 등에 접촉하여서 생기는 파상풍, 탄저, 구충증 등 • 홍역, 인플루엔자, 급성회백수염과 같이 기침, 재채기, 대화 시 입에서 나오는 비말(droplet)에 의하여 전파 • 비말인 경우 그 옮겨가는 거리가 아주 짧아서(2cm 이내) 직접 전파로 간주
간접전파	• 각종 전파체(매개체)에 의한 전파, 병원체를 옮기는 전파체가 존재해야 하며 병원체가 병원소 밖으로 탈출하여 일정기간 생존능력이 있을 때만 가능 ① 비활성(매개체) 전파 • 식품, 물, 생활용구, 완구, 수술기구 등 무생물 전파 • 식품, 물과 같이 섭취를 하는 것과 완구와 같은 개달물(fomites : 병원체를 운반하는 수단으로서만 작용)로 구분 – 식품 : 소화기계 감염병, 기생충 질환 – 물 : 수인성 감염병 – 개달물 : 안질(눈병, 눈염증), 트라코마(결막과 각막에 생기는 만성 감염병) 등 ② 활성(매개체) 전파 • 생물에 의한 매개로 전파되는 것 • 매개곤충(vector) : 매개역할을 하는 절지동물(파리, 모기, 벼룩 등) • 절지동물에 의한 전파(arthropod born transmission) – 기계적 전파 : 매개곤충이 단순히 기계적으로 병원체를 운반하는 것, 매개곤충 내에서 병원체의 증식이 일어나지 않음. 매개곤충의 다리나 체표에 부착되어 있는 병원체를 아무런 변화 없이 전파, 장관비호전파(매개곤충의 장관을 통하여 배설물로 전파하더라도 병원체의 증식이 일어나지 않는 경우) – 생물학적 전파 : 병원체가 매개곤충 내에서 성장이나 증식을 한 뒤 전파, 장관감염 전파(병원체가 매개곤충에게도 피해를 입히는 경우), 외잠복기(병원균이 감염력을 가지기까지 매개곤충 내에서 소요되는 기간) → 증식형 전파(propagative transmission) : 매개곤충 내에서 병원체가 수적증식만 한 후 전파(예 페스트 – 쥐벼룩, 뎅기열과 황열 – 모기, 발진티푸스와 재귀열 – 이, 발진열 – 벼룩) → 발육형 전파(cyclo-developmental transmission) : 매개곤충 내에서 수적 증식은 없이 발육하여 전파(예 사상충증 – 모기, 로아사상충(Loa loa) – 흡혈성등에) → 발육·증식형(cyclo-propagative transmission) : 매개곤충 내에서 병원체가 발육과 수적 증식을 하여 전파(예 말라리아 – 모기, 수면병 – 체체파리)

간접전파	→ 배설형 전파(fecal transmission) : 병원체가 매개곤충 내에서 증식 → 장관을 거쳐 배설물로 배출, 피부의 상처부위나 호흡기계 등으로 전파 예 발진티푸스 – 이, 발진열과 페스트 – 벼룩 → 경란형 전파(trans-ovarian transmission) : 곤충의 난자를 통하여 다음 세대까지 전달되어 전파 예 록키산홍반열과 재귀열 – 진드기 • 중간숙주에 의한 전파 : 흡충류(trematode; 패류, 담수어), 스파르가눔(sparganum; 개구리, 뱀) ③ 공기전파 • 먼지에 의한 전파와 비말핵(droplet nuclei : 1～5μ; 재채기, 기침, 대화 때에 전염원인 환자의 입과 코에서 비산한 비말의 수분이 증발 → 병원체를 내포하고 있는 미소잔류물)에 의한 전파 예 Q열, 브루셀라병, 앵무새병, 히스토라즈마병, 결핵 등

※ 매개곤충과 질병

곤충	질병명	병원체	감염경로
모기	말라리아	원생동물	흡혈
	사상충증	선충류	흡혈
	일본뇌염	바이러스	흡혈
	황열	바이러스	흡혈
	뎅기열	바이러스	흡혈
이	발진티푸스	리케치아	피부, 외상
	재귀열	스피로헤타	피부, 외상
체체파리	참호열	리케치아	피부, 외상
노린재	수면병(아프리카형)	원생동물	흡혈
벼룩	수면병(중남미형)	원생동물	피부, 외상
	흑사병	세균	흡혈
	발진열	리케치아	흡혈, 흡입
참진드기	재귀열	세균	흡혈
	록키산홍반열	리케치아	흡혈
털진드기	쯔쯔가무시병(양충병)	리케치아	흡혈
좀진드기	신증후군출혈열(유행성출혈열)	바이러스	흡혈
등에모기(쌀겨모기)	리슈마니아증	원생동물	흡혈
등에	로아사상충증	선충류	흡혈

5) 숙주로의 침입

(1) 경구적 침입 : 소화기계 감염병

(2) 호흡기계 침입 : 호흡기계 감염병

(3) 기계적 침입 : 매개곤충이나 주시기 등

(4) 경피 침입 : 점막이나 상처부위 등

소화기 – 병원체	• 콜레라 – 세균 / 이질 – 세균, 아메바 / 장티푸스 – 세균 / 파라티푸스 – 세균 / 폴리오 – 바이러스 / 감염성 간염 – 바이러스 / 파상열 – 세균
호흡기 – 병원체	• 결핵 – 세균 / 나병 – 세균 / 두창 – 바이러스 / 디프테리아 – 세균 / 성홍열 – 세균 / 수막구균성수막염 – 세균 / 백일해 – 세균 / 홍역 – 바이러스 / 유행성이하선염 – 바이러스 / 폐렴 – 세균
점막, 피부 – 병원체	• 트라코마 – 바이러스 / 파상풍 – 세균 / 바일병 – 세균 / 페스트 – 세균 / 발진티푸스 – 리케치아 / 일본뇌염 – 바이러스
성기 점막, 피부 – 병원체	• 매독 – 세균 / 임질 – 세균 / 연성하감 – 세균

6) 숙주의 감수성과 저항력

- 비특이적 저항력 : 특정한 병원체에 국한되지 않은 전반적인 저항력
- 특이적 저항력(=면역) : 특정한 병원체에 대한 저항력

(1) **감수성**(susceptibility)

① 숙주에 침입한 병원체에 대하여 감염이나 발병을 막을 수 없는 상태(발병하기 쉬운 상태)

② 저항력이 높으면 감수성이 낮고, 저항력이 낮으면 감수성이 높음 → 감수성이 높으면 감염이 성립

③ 감수성지수(접촉감염지수) : 질환에 폭로되었던 적이 없는 미감염자가 병원체에 접촉되어 발병하는 율

④ De Rudder의 감성지수 : 두창 95%, 홍역 95%, 백일해 60~80%, 성홍열 40%, 디프테리아 10%, 폴리오 0.1 %

(2) **면역**(immunity)

- 어떤 특정한 감염균에 대하여 자기 몸을 방어하며, 임상적인 증상을 없애거나 가볍게 하는 능력
  - 선천적 면역 : 선천적으로 종속(종별), 종족(인종), 개인의 차이에 따라 면역이 형성
  - 후천면역 : 어떤 질병에 이환된 후나 예방접종 등에 의해서 후천적으로 형성되는 면역
- 항원(면역원) : 생체 내에 들어가서 항체를 생산하는 물질
- 항체 : 이종물질의 자극에 의해 생체세포가 생산한 혈청단백, 해당 항원과 특이적 반응
- 백신(vaccine) : 감염병을 예방하기 위해 투여되는 면역원. 사균(불활성화 : 병원균을 사멸) 백신, 생균(약독화 : 병원균의 독성을 약화) 백신, 톡소이드(순화독소 : 병원균 독소의 독성제거)

※ 면역

선천적면역	후천면역			
종속(종별, 동물종에 따라) 종족(인종) 개인 특성	능동면역		수동면역	
	자연능동면역	인공능동면역	자연수동면역	인공수동면역

① 능동면역(active immunity) : 숙주 스스로가 면역체를 형성하여 면역을 지니게 되는 것. 어떤 항원(antigen)의 자극에 의해서 항체가 형성

- 자연능동면역(natural active immunity) : 각종 질환에 이환된 후 형성되는 면역

면역기간		질병
영구면역 형성이 잘 되는 것	질병이환 후	두창, 홍역, 수두, 유행성이하선염, 백일해, 성홍열, 발진티푸스, 콜레라, 장티푸스, 페스트
	불현성 감염 후	일본뇌염, 폴리오
이환되어도 약한 면역만 형성되는 것		디프테리아, 폐렴, 인플루엔자, 수막구균성 수막염, 세균성 이질
감염면역만 형성되는 것		말라리아, 매독, 임질

- 인공능동면역(artificial active immunity) : 인위적으로 항원을 체내에 투입하여 항체를 생성, 예방접종(생균, 사균, 순화독소)으로 얻어지는 면역

② 수동면역(피동면역, passive immunity) : 다른 숙주에 의하여 형성된 면역체를 받아서 면역력을 지니게 되는 것

- 자연수동면역 : 모체로부터 태반이나 수유를 통해서 얻는 면역
- 인공수동면역 : γ-globulin이나 anti-toxin 등 인공제제를 접종, 홍역이나 백일해에 걸려서 회복된 사람의 혈청을 주사

(3) 인공능동면역과 관련된 감염병

① 생균백신 : 두창, 탄저, 광견병(공수병), 결핵, 황열, 폴리오(Sabin Vaccine), 홍역

② 사균백신 : 장티푸스, 파라티푸스, 콜레라, 백일해, 일본뇌염, 폴리오(Salk Vaccine)

③ 순화독소 : 디프테리아, 파상풍

(4) 집단면역(군중면역)

① 그 지역사회 내의 주민이 가지고 있는 면역

② 지역에 흔한 질병일수록 큰 집단면역 → 그 지역사회에 유행이 일어나면 이환되었던 환자는 면역을 얻게 되고 집단면역의 수준이 높아져 유행이 발생하지 않음

4. 감염병 유행의 유형과 조사

1) 감염병 유행의 유형

(1) 공동매개체 유행

① 다수의 사람들이 공동으로 사용하는 물, 음식, 우유 등 식품을 통하여 그것을 사용하는 다수의 사람들에게 질병이 발생하는 것

- 단순노출전파
  - 식중독과 같이 여러 사람이 한 번에 감염되는 경우
  - 특정지역, 특정집단에만 발병하며 거의 2차 감염이 없음(첫 환자가 2차 감염원으로 작용하지 않음)
- 복수노출전파
  - 오염된 공동매개체에 여러 사람이 계속적으로 노출되는 경우
  - 오염된 식수를 많은 사람이 마시는 경우

② 수인성 감염병의 역학적 특성

- 환자의 발생이 폭발적이어서 2~3일 내에 환자발생이 급증
- 환자발생은 급수지역내에 한정, 급수원에 오염원이 있음
- 연령, 성별, 직업 등의 차이에 따라 이환율의 차이가 없음
- 이환율과 치명률이 낮은 것이 보통이며, 2차 감염자가 적음
- 계절과 관계가 없이 발생, 가족 집적성은 일반적으로 낮음

③ 우유로 인한 감염병 : 환자발생지역이 우유배달지역과 동일, 잠복기가 비교적 짧으며, 발병률과 치명률이 높음

(2) 진행성 유행(연쇄전파)

- 감염균이 한 숙주로부터 다른 숙주로 계속 전파되는 경우, 환자가 새로운 환자를 발생시키는 전파형식

2) 감염병 유행의 조사

(1) 목적

- 역학적으로 그 원인을 규명 → 효율적인 관리

(2) 감염병 유행 조사의 순서와 요령

① 진단의 확인 : 어떤 질병인지를 정확히 진단

② 유행여부의 확인 : 평상시보다 확실히 더 발생하고 있는 것인지를 확인

③ 발생일시의 확인 : 잠복기를 고려하여 유행곡선을 그려 유행의 기간 및 변화의 추이를 확인

④ 유행 지역의 분포 확인 : 지역별 이환상태와 지역별 집적성을 확인

⑤ 환자의 인적특성 확인

⑥ 가설 수립 및 검토

⑦ 예방대책의 수립 : 조사결과를 정리, 검토하여 보고 및 건의사항을 제출

5. 감염병 예방과 관리대책

- 감염병의 관리는 감염병 생성과정 6요소(병원체, 병원소, 병원소로부터 병원체의 탈출, 전파, 새로운 숙주로의 침입, 숙주의 감수성(저항력)) 중 어느 한 요소만을 제거하여도 관리 가능
- 관리 요소의 선택은 감염병 종류와 성격에 따라 차이
- 일반적 감염병 관리의 접근방안 : 전파의 예방, 숙주의 면역증강, 예방되지 않은 환자의 관리

1) 전파예방

- 병원소 제거, 감염력 감소, 병원소 격리, 환경위생적 측면에서 관리하는 방법이 가장 효율적

(1) 외래감염병관리

① 병원체의 유입 차단 → 검역(quarantine) 철저

② 검역 : 감염병 유행지역의 입국자에 대하여 감염병 감염이 의심되는 사람의 강제격리(=건강격리)

③ 격리 또는 감시 기간 : 그 감염병의 최장 잠복기간

④ 잠복기(incubation period) : 어떤 균에 감염되었을 때 자각적이든 타각적이든 증상이 나타날 때까지의 기간

우리나라 검역감염병	① 콜레라, 페스트, 황열, 중증 급성호흡기 증후군(SARS), 동물인플루엔자 인체감염증, 신종인플루엔자, 중동 호흡기 증후군(MERS), 에볼라바이러스병 및 질병관리청장이 긴급 검역조치가 필요하다고 인정하여 고시하는 감염병(급성출혈열증상, 급성호흡기증상, 급성설사증상, 급성황달증상 또는 급성신경증상을 나타내는 신종감염병증후군, 세계보건기구가 공중보건위기관리 대상으로 선포한 감염병)<검역법 제2조(정의) 2020.8.11.> ② 감염병 매개체 : 공중보건에 위해한 감염성 병원체를 전파할 수 있는 설치류나 해충으로서 보건복지부령으로 정하는 것 ③ 감시 또는 격리 기간 • 감시 또는 격리 기간은 보건복지부령으로 정하는 해당 검역감염병의 최대 잠복기간을 초과할 수 없음<검역법 제17조(검역감염병 접촉자에 대한 감시 등) 2020.3.4.> • 검역법시행규칙 제14조의3(검역감염병의 최대 잠복기간)<2021.3.5.> – 콜레라 : 5일 – 페스트 : 6일 – 황열 : 6일 – 중증 급성호흡기 증후군(SARS) : 10일 – 동물인플루엔자 인체감염증 : 10일 – 중동 호흡기 증후군(MERS) : 14일 – 에볼라바이러스병 : 21일

우리나라 검역감염병	– 신종인플루엔자 : 검역전문위원회에서 정하는 최대 잠복기간 – 급성출혈열증상, 급성호흡기증상, 급성설사증상, 급성황달증상 또는 급성신경증상을 나타내는 신종감염병증후군 : 검역전문위원회에서 정하는 최대 잠복기간 – 세계보건기구가 공중보건위기관리 대상으로 선포한 감염병 : 검역전문위원회에서 정하는 최대 잠복기간
격리기간	① 검역감염병 환자 : 감염력이 없어질 때까지 ② 검역감염병 접촉자 또는 검역감영병 위험요인 노출자 : 최대잠복기간
검역소	① 국립인천공항검역소 ② 국립부산검역소 ③ 국립인천검역소 ④ 국립군산검역소 ⑤ 국립목포검역소 ⑥ 국립여수검역소 ⑦ 국립마산검역소 ⑧ 국립김해검역소 ⑨ 국립통영검역소 ⑩ 국립울산검역소 ⑪ 국립포항검역소 ⑫ 국립동해검역소 ⑬ 국립제주검역소 등 13개 국립검역소와 10개 지소

(2) 병원소 관리

① 동물이 병원소인 인수(인축)공통감염병 : 병원소인 동물을 제거하여 전파 예방

예 광견병, 우형 결핵, 페스트, 탄저, 브루셀라병 등

② 병원소가 사람인 경우 : 감염균이 존재하는 장기 제거(장티푸스 : 쓸개제거술), 환자 격리

예 결핵, 나병, 콜레라, 페스트, 디프테리아, 장티푸스, 세균성 이질 등

(3) 환경위생 관리

① 환경적인 요소를 개선함으로써 전파과정을 차단

② 식품의 관리, 상하수도 관리, 구충·구서 등 매개동물의 관리, 소독 등

③ 호흡기계 감염병은 환경개선으로 효과를 볼 수 없음

(4) 법정감염병<2023.8.6.>

• 감염병 : 제1급감염병, 제2급감염병, 제3급감염병, 제4급감염병, 기생충감염병, 세계보건기구 감시대상 감염병, 생물테러감염병, 성매개감염병, 인수(人獸)공통감염병 및 의료관련감염병

제1급감염병	• 생물테러감염병 또는 치명률이 높거나 집단 발생의 우려가 커서 발생 또는 유행 즉시 신고하여야 하고, 음압격리와 같은 높은 수준의 격리가 필요한 감염병 가. 에볼라바이러스병 나. 마버그열 다. 라싸열 라. 크리미안콩고출혈열 마. 남아메리카출혈열 바. 리프트밸리열 사. 두창 아. 페스트 자. 탄저 차. 보툴리눔독소증 카. 야토병 타. 신종감염병증후군 파. 중증급성호흡기증후군(SARS) 하. 중동호흡기증후군(MERS)

제1급감염병	거. 동물인플루엔자 인체감염증 너. 신종인플루엔자 더. 디프테리아 • 갑작스러운 국내 유입 또는 유행이 예견되어 긴급한 예방·관리가 필요하여 질병관리청장이 보건복지부장관과 협의하여 지정하는 감염병을 포함
제2급감염병	• 전파가능성을 고려하여 발생 또는 유행 시 24시간 이내에 신고하여야 하고, 격리가 필요한 감염병 가. 결핵(結核) 나. 수두(水痘) 다. 홍역(紅疫) 라. 콜레라 마. 장티푸스 바. 파라티푸스 사. 세균성이질 아. 장출혈성대장균감염증 자. A형간염 차. 백일해(百日咳) 카. 유행성이하선염(流行性耳下腺炎) 타. 풍진(風疹) 파. 폴리오 하. 수막구균 감염증 거. b형헤모필루스인플루엔자 너. 폐렴구균 감염증 더. 한센병 러. 성홍열 머. 반코마이신내성황색포도알균(VRSA) 감염증 버. 카바페넴내성장내세균속균종(CRE) 감염증 서. E형간염 • 갑작스러운 국내 유입 또는 유행이 예견되어 긴급한 예방·관리가 필요하여 질병관리청장이 보건복지부장관과 협의하여 지정하는 감염병을 포함

<table>
<tr><td>제3급감염병</td><td>• 그 발생을 계속 감시할 필요가 있어 발생 또는 유행 시 24시간 이내에 신고하여야 하는 감염병
가. 파상풍(破傷風)
나. B형간염
다. 일본뇌염
라. C형간염
마. 말라리아
바. 레지오넬라증
사. 비브리오패혈증
아. 발진티푸스
자. 발진열(發疹熱)
차. 쯔쯔가무시증
카. 렙토스피라증
타. 브루셀라증
파. 공수병(恐水病)
하. 신증후군출혈열(腎症侯群出血熱)
거. 후천성면역결핍증(AIDS)
너. 크로이츠펠트–콥병(CJD) 및 변종크로이츠펠트–콥병(vCJD)
더. 황열
러. 뎅기열
머. 큐열(Q熱)
버. 웨스트나일열
서. 라임병
어. 진드기매개뇌염
저. 유비저(類鼻疽)
처. 치쿤구니야열
커. 중증열성혈소판감소증후군(SFTS)
터. 지카바이러스 감염증
퍼. 매독
• 갑작스러운 국내 유입 또는 유행이 예견되어 긴급한 예방·관리가 필요하여 질병관리청장이 보건복지부장관과 협의하여 지정하는 감염병을 포함[2024.1.1. : 엠폭스(MPOX)]</td></tr>
</table>

제4급감염병	• 제1급감염병부터 제3급감염병까지의 감염병 외에 유행 여부를 조사하기 위하여 표본감시 활동이 필요한 감염병 가. 인플루엔자 나. 삭제 <2023.8.8.> 다. 회충증 라. 편충증 마. 요충증 바. 간흡충증 사. 폐흡충증 아. 장흡충증 자. 수족구병 차. 임질 카. 클라미디아감염증 타. 연성하감 파. 성기단순포진 하. 첨규콘딜롬 거. 반코마이신내성장알균(VRE) 감염증 너. 메티실린내성황색포도알균(MRSA) 감염증 더. 다제내성녹농균(MRPA) 감염증 러. 다제내성아시네토박터바우마니균(MRAB) 감염증 머. 장관감염증 버. 급성호흡기감염증 서. 해외유입기생충감염증 어. 엔테로바이러스감염증 저. 사람유두종바이러스 감염증 • 질병관리청장이 지정하는 감염병을 포함[2024.1.1. : 코로나바이러스감염병-19]
기생충감염병	• 기생충에 감염되어 발생하는 감염병 중 질병관리청장이 고시하는 감염병<2023.1.13.> 가. 회충증 나. 편충증 다. 요충증 라. 간흡충증 마. 폐흡충증 바. 장흡충증 사. 해외유입기생충감염증
세계보건기구 감시대상 감염병	• 세계보건기구가 국제공중보건의 비상사태에 대비하기 위하여 감시대상으로 정한 질환으로서 질병관리청장이 고시하는 감염병<2023.1.13.> 가. 두창 나. 폴리오

<table>
<tr><td>세계보건기구
감시대상 감염병</td><td>다. 신종인플루엔자 라. 중증급성호흡기증후군(SARS)
마. 콜레라 바. 폐렴형 페스트
사. 황열 아. 바이러스성 출혈열
자. 웨스트나일열</td></tr>
<tr><td>생물테러감염병</td><td>• 고의 또는 테러 등을 목적으로 이용된 병원체에 의하여 발생된 감염병 중 질병관리청장이 고시하는 감염병<2024.1.1.>
가. 탄저 나. 보툴리눔독소증
다. 페스트 라. 마버그열
마. 에볼라열 바. 라싸열
사. 두창 아. 야토병</td></tr>
<tr><td>성매개감염병</td><td>• 성 접촉을 통하여 전파되는 감염병 중 질병관리청장이 고시하는 감염병<2024.1.1.>
가. 매독 나. 임질
다. 클라미디아 라. 연성하감
마. 성기단순포진 바. 첨규콘딜롬
사. 사람유두종바이러스 감염증</td></tr>
<tr><td>인수공통감염병</td><td>• 동물과 사람 간에 서로 전파되는 병원체에 의하여 발생되는 감염병 중 질병관리청장이 고시하는 감염병<2024.1.1.>
가. 장출혈성대장균감염증 나. 일본뇌염
다. 브루셀라증 라. 탄저
마. 공수병 바. 동물인플루엔자 인체감염증
사. 중증급성호흡기증후군(SARS) 아. 변종크로이츠펠트－야콥병(vCJD)
자. 큐열 차. 결핵
카. 중증열성혈소판감소증후군(SFTS)
타. 장관감염증(살모넬라균 감염증, 캄필로박터균 감염증)</td></tr>
<tr><td>의료관련감염병</td><td>• 환자나 임산부 등이 의료행위를 적용받는 과정에서 발생한 감염병으로서 감시활동이 필요하여 질병관리청장이 고시하는 감염병<2024.1.1.>
가. 반코마이신내성황색포도알균(VRSA) 감염증
나. 반코마이신내성장알균(VRE) 감염증
다. 메티실린내성황색포도알균(MRSA) 감염증
라. 다제내성녹농균(MRPA) 감염증
마. 다제내성아시네토박터바우마니균(MRAB) 감염증
바. 카바페넴내성장내세균속균종(CRE) 감염증</td></tr>
</table>

감염병전문병원 및 감염병관리시설을 갖춘 의료기관에서 입원치료를 받아야 하는 감염병	• 「감염병의 예방 및 관리에 관한 법률」 제41조제1항에 따른 감염병관리기관, 감염병전문병원 및 감염병관리시설을 갖춘 의료기관에서 입원치료를 받아야 하는 감염병의 종류 <2024.1.1.> 가. 결핵 나. 홍역 다. 콜레라 라. 장티푸스 마. 파라티푸스 바. 세균성이질 사. 장출혈성대장균감염증 아. A형간염 자. 폴리오 차. 수막구균 감염증 카. 성홍열

(5) **의사 등의 신고**(제11조)

① 의사, 치과의사 또는 한의사는 다음 어느 하나에 해당하는 사실(표본감시 대상이 되는 제4급감염병으로 인한 경우는 제외)이 있으면 소속 의료기관의 장에게 보고하여야 하고, 해당 환자와 그 동거인에게 질병관리청장이 정하는 감염 방지 방법 등을 지도하여야 한다. 다만, 의료기관에 소속되지 아니한 의사, 치과의사 또는 한의사는 그 사실을 관할 보건소장에게 신고 <2020.8.11.>

- 감염병환자 등을 진단하거나 그 사체를 검안(檢案)한 경우
- 예방접종 후 이상반응자를 진단하거나 그 사체를 검안한 경우
- 감염병환자 등이 제1급감염병부터 제3급감염병까지에 해당하는 감염병으로 사망한 경우
- 감염병환자로 의심되는 사람이 감염병병원체 검사를 거부하는 경우

② 감염병병원체 확인기관의 소속 직원은 실험실 검사 등을 통하여 보건복지부령으로 정하는 감염병환자등을 발견한 경우 그 사실을 그 기관의 장에게 보고 <2020.3.4.>

③ 보고를 받은 의료기관의 장 및 제16조의2에 따른 감염병병원체 확인기관의 장은 제1급감염병의 경우에는 즉시, 제2급감염병 및 제3급감염병의 경우에는 24시간 이내에, 제4급감염병의 경우에는 7일 이내에 질병관리청장 또는 관할 보건소장에게 신고 <2020.8.11.>

④ 육군, 해군, 공군 또는 국방부 직할 부대에 소속된 군의관은(표본감시 대상이 되는 제4급감염병으로 인한 경우는 제외) 소속 부대장에게 보고하여야 하고, 보고를 받은 소속 부대장은 제1급감염병의 경우에는 즉시, 제2급감염병 및 제3급감염병의 경우에는 24시간 이내에 관할 보건소장에게 신고하여야 한다. <2018.3.27.>

(6) **그 밖의 신고**(제12조) <2020.12.15.>

① 다음 어느 하나에 해당하는 사람은 제1급감염병부터 제3급감염병까지에 해당하는 감염병 중 보건복지부령으로 정하는 감염병(결핵, 홍역, 콜레라, 장티푸스, 파라티푸스, 세균성이질, 장출혈성대장균감염증, A형간염)이 발생한 경우에는 의사, 치과의사 또는 한의사의 진단이나 검안을 요구하거나 해당 주소지를 관할하는 보건소장에게 신고

- 일반가정에서는 세대를 같이하는 세대주. 다만, 세대주가 부재중인 경우에는 그 세대원

- 학교, 사회복지시설, 병원, 관공서, 회사, 공연장, 예배장소, 선박·항공기·열차 등 운송수단, 각종 사무소·사업소, 음식점, 숙박업소 또는 그 밖에 여러 사람이 모이는 장소로서 보건복지부령으로 정하는 장소의 관리인, 경영자 또는 대표자
- 「약사법」에 따른 약사·한약사 및 약국개설자

② 신고의무자가 아니더라도 감염병환자 등 또는 감염병으로 인한 사망자로 의심되는 사람을 발견하면 보건소장에게 알려야 함

(7) **보건소장 등의 보고**(시행규칙 제10조)〈2023.9.22.〉

① 보건소장은 감염병 발생·사망(검안) 신고서, 병원체 검사결과 신고서(전자문서로 된 신고서를 포함한다) 또는 예방접종 후 이상반응 발생보고서(전자문서로 된 보고서를 포함한다)를 특별자치시장·특별자치도지사(관할 구역 안에 지방자치단체인 시·군이 있는 특별자치도의 도지사는 제외) 또는 시장·군수·구청장(자치구의 구청장)에게 정보시스템을 이용하여 제출해야 하고, 보고를 받은 특별자치시장·특별자치도지사 또는 시장·군수·구청장은 해당 신고서 또는 발생보고서를 질병관리청장 및 특별시장·광역시장·도지사에게 정보시스템을 이용하여 각각 제출

1. 제1급감염병의 발생, 사망, 병원체 검사결과의 보고 : 신고를 받은 후 즉시
2. 제2급감염병 및 제3급감염병의 발생, 사망 및 병원체 검사결과의 보고 : 신고를 받은 후 24시간 이내
3. 제4급감염병의 발생 및 사망의 보고 : 신고를 받은 후 7일 이내
4. 예방접종 후 이상반응의 보고 : 신고를 받은 후 즉시

② 정보시스템을 이용하여 제출

(8) **인수공통감염병의 통보**(법14조, 시행규칙 11조)

① 신고를 받은 국립가축방역기관장, 신고대상 가축의 소재지를 관할하는 시장·군수·구청장 또는 시·도 가축방역기관의 장은 가축전염병 중 다음의 어느 하나에 해당하는 감염병의 경우에는 즉시 질병관리청장에게 통보<2020.8.11.>

- 탄저
- 고병원성동물인플루엔자
- 광견병
- 그 밖에 대통령령으로 정하는 인수공통감염병(동물인플루엔자)

② 통보를 받은 질병관리청장은 감염병의 예방 및 확산 방지를 위하여 이 법에 따른 적절한 조치를 취하여야 함<2020.8.11.>

(9) **감염병에 관한 강제처분**(제42조)

① 질병관리청장, 시·도지사 또는 시장·군수·구청장은 해당 공무원으로 하여금 다음 어느 하나에 해당하는 감염병환자등이 있다고 인정되는 주거시설, 선박·항공기·열차 등 운송수단 또는 그 밖의 장소에 들어가 필요한 조사나 진찰을 하게 할 수 있으며, 그 진찰 결과 감염병환자등으로 인정될 때에는 동행하여 치료받게 하거나 입원시킬 수 있음<2020.8.11.>

- 제1급감염병
- 제2급감염병 중 결핵, 홍역, 콜레라, 장티푸스, 파라티푸스, 세균성이질, 장출혈성대장균감염증, A형간염, 수막구균 감염증, 폴리오, 성홍열 또는 질병관리청장이 정하는 감염병
- 제3급감염병 중 질병관리청장이 정하는 감염병
- 세계보건기구 감시대상 감염병

(10) 업무 종사의 일시 제한(제45조, 시행규칙 제33조)

① 일시적으로 업무 종사의 제한을 받는 감염병환자 등은 다음의 감염병에 해당하는 감염병환자 등으로 하고, 그 제한 기간은 감염력이 소멸되는 날까지 <개정 2019.11.22.>

- 콜레라
- 장티푸스
- 파라티푸스
- 세균성이질
- 장출혈성대장균감염증
- A형간염

② 업무 종사의 제한을 받는 업종

- 집단급식소
- 식품접객업

(11) 급성감염병 관리체계

한국	

감염병 위기경보 수준별 주요 대응활동

구분	위기 유형		주요 대응 활동
	해외 신종 감염병	국내 원인불명·재출현 감염병	
관심 (Blue)	해외에서의 신종감염병의 발생 및 유행	국내 원인불명·재출현 감염병의 발생	• 필요시 감염병별 대책반 운영(질병관리청) • 위기징후 모니터링 및 감시 강화 • 대응 역량 정비 • 필요시 현장 방역 조치 및 방역인프라 가동
주의 (Yellow)	해외 신종감염병의 국내 유입	국내 원인불명·재출현 감염병의 제한적 전파	• 중앙사고수습본부(중앙방역대책본부, 질병관리청) 설치·운영 • 유관기관 협조체계 가동 • 현장 방역 조치 및 방역 인프라 가동 • 모니터링 및 감시 강화
경계 (Orange)	국내 유입된 해외 신종감염병의 제한적 전파	국내 원인불명·재출현 감염병의 지역사회 전파	• 중앙사고수습본부(중앙방역대책본부, 질병관리청) 운영 지속 • 중앙사고수습본부(복지부) 설치·운영 • (행안부) 범정부 지원본부 운영 검토 • 필요시 총리주재 범정부 회의 개최 • 유관기관 협조체계 강화 • 방역 및 감시 강화 등

한국

감염병 위기경보 수준별 주요 대응활동 (계속)

구분	위기 유형		주요 대응 활동
	해외 신종 감염병	국내 원인불명·재출현 감염병	
심각 (Red)	국내 유입된 해외 신종감염병의 지역사회 전파 또는 전국적 확산	국내 원인불명·재출현 감염병의 전국적 확산	• 범정부적 총력 대응 • 필요시 중앙재난안전대책본부 운영

※ 다만, 감염병의 특성, 유행상황, 대응수준 등을 종합적으로 고려하여 위기 유형에도 불구하고 하향되는 체계에서 대응이 가능하다고 상황판단회의(자체위기평가회의)에서 판단하는 경우 하향 조정 가능

경계(Orange) 발령에 따른 기관별 임무·역할

기관	임무 및 역할
보건복지부	• 중앙사고수습본부 운영 • 위기경보 발령 및 상황 전파 • 범정부적 대응체계 운영 • 중앙사고수습본부(중앙방역대책본부) 활동 협력(방역조치에 따른 지원) • 감염병 재난 대응 및 수습 관련 부처 간 협의 • 피해보상, 심리지원 등 • 대국민 위기소통 지원
질병관리청	• 중앙사고수습본부(중앙방역대책본부) 운영 지속 • 역학조사 실시 및 방역 등 현장 조치 강화 • 국가 방역 인프라 가동 강화, 필요시 추가 가용 자원* 동원 * 감염병 관리기관 추가 지정, 접촉자 격리시설 활용, 집중관리 병원 지정, 민간검사기관·민간의료인, 방역물자 추가 확보 등 • 위기상황 모니터링 및 평가 강화 • 24시간 종합상황실 운영 강화 및 민원 대응(1339 콜센터 관리) • 검역 인력 보강 및 자원 조정 등 추가유입 방지를 위한 검역 강화 지속 • 환자 조기발견 감시체계 강화 • 유관기관 상호협력, 조정 체계 운영 • 언론소통(브리핑, 보도자료, 취재지원), 민원대응 및 국민소통 관리 • 격리입원치료비, 생활지원, 장례지원 등 재정지원
시·도 및 시·군·구	• 전국 모든 시·도 및 시·군·구 지역방역대책반 운영 • 발생지역 시·도 및 관할 시·군·구 지역재난안전대책본부 운영 * 행동매뉴얼에 지자체 내(시·도와 시·군·구, 시·군·구 내 보건소 및 관련 부서 간) 감염병 재난 대응 역할분담 및 협조체계 명확화 • 중앙-지자체 실무협의체 운영 협조 및 지역 감염병 발생 정보 공유 • 지역 역학조사 실시 및 현장 방역 조치 • 지역 환자 감시체계 강화 • 지역 방역 인프라 가동 강화 • 지역 역학조사, 현장방역조치, 환자 이송, 접촉자 파악 지원, 환자 및 접촉자 관리, 주민 대상 교육·홍보 등 강화 • 지역 유관기관과의 협력체계 강화 • 지역 주민 대상 교육·홍보 등 소통 강화

한국	경계(Orange) 발령에 따른 기관별 임무·역할 (계속)

기관	임무 및 역할
국가안보실 (국가위기관리센터)	• 재난분야 위기 초기 상황 파악 • 재난분야 위기 초기 상황을 대통령비서실에 전파 · 협조
대통령비서실 (국정상황실, 보건복지비서관실)	• 대통령의 위기관리 국정수행 보좌
국무조정실	• 재난관리에 있어 국가차원의 중요정책 조정·심의 • 정부 대응활동 종합점검·평가 및 협의·조정
행정안전부	• 위기상황 접수, 모니터링, 예 · 경보 발령 및 전파 – 재난관련 각종 정보 수집 및 분석 • 필요시 상황판단회의를 거쳐 범정부지원본부 운영 • 중앙사고수습본부 활동 지원 • 중앙재난안전대책본부 구성 · 운영 준비 • 내국인 확진자 및 접촉자 등 인적정보* 제공 협조(주관기관 요청 시) * 감염병예방법 제40조의5제2항제1호 및 동법 시행령 제22조의3제1항제1호
기획재정부	• 국가 감염병대응 예산(예비비) 편성 및 지원
소방청	• 감염병 환자 등 이송체계 운영(감염병 119 전담구급대 등) • 감염병 환자 등 이송, 검체 수송 • 방역 지원 및 관련 정보 상황 전파
해양경찰청	• 해수면과 연육로로 연결되지 아니한 도서에서의 감염병 증상자 이송 지원 • 해상을 통한 감염병 유입 예방 · 차단을 위한 치안활동 강화
농림축산 식품부	• 인수공통감염병의 발생 종식을 위한 가축방역활동 강화 • 공·항만 국경검역 강화(노선 검역 강화, 수입 농수축산물 검역 등) • 필요시 검역 인력 및 기술 지원
외교부	• 해외 감염병 관련 동향 모니터링 및 전파 • 감염병 발생 · 확산 국가 여행경보 조정 검토 • 재외공관별 주재국 유관기관과의 업무협조체계 지속 • 재외국민 대상 감염병 상황 전파, 예방 홍보 및 교육 • 감염병 관련 해외안전문자 특별발송 협조 • 필요시 재외국민에 대한 영사조력 제공 • 주관기관 요청 시 법무부 등과 외국인의 국내 입국제한 방안 협의 • 현지 조사를 위해 주관기관 담당자 파견 시 해당국 유관기관 협조 요청 • 국내 외국인 확진환자, 확진환자의 외국인 접촉자 관련 정보의 해당 주한공관에 공유 시 협조 제공
문화체육 관광부	• 해외 여행객 교육 및 홍보 • 필요시 국내외 여행상품 판매자제 조치 • 다중이용 시설, 문화 · 체육 행사 등 관리
환경부	• 야생동물 집단 서식지 출입통제, 포획 등 적극적 대응 • 야생동물 폐사체 발생 시 질병검사 및 모니터링 강화 • 인수공통감염병 관련 야생동물 국내 유입 여부 및 경로조사 • 필요시 야생동물에 대한 수입금지 조치 • 야생동물 질병 관리 체계 운영 • 확진자, 밀접접촉자 자가격리 의료폐기물 처리 관리

<table>
<tr><td rowspan="12">한국</td><td colspan="2">경계(Orange) 발령에 따른 기관별 임무·역할 (계속)</td></tr>
<tr><td>기관</td><td>임무 및 역할</td></tr>
<tr><td>법무부</td><td>• 내 · 외국인 출입국기록 제공 등 지원(주관기관 요청 시)
• 밀접접촉자 대상 출국금지 조치
• 내외국인 접촉자의 출입국 기록 확인
• 수용 · 보호 시설 감염병 관리 및 홍보 · 교육</td></tr>
<tr><td>고용노동부</td><td>• 사업장 감염병 예방관리 및 홍보</td></tr>
<tr><td>산업통상자원부
중소벤처기업부</td><td>• 기업 업무연속성계획(BCP) 가이드라인 배포 및 가동준비 지시
* 전달체계 관련 각 부처 협조 필요(각 부처에 배포 → 부처별 소관 기업에 배포)</td></tr>
<tr><td>국토교통부</td><td>• 운수업 기관·단체에 경보 전파 및 이상징후 승객 신고 지시
• 다중이용 교통시설에 경보 전파 및 이상징후 승객 신고 지시
• 교통시설 종사자 및 승객에 대한 방역활동 지원
• 필요시, 항공기 감편 내지 운항 조정</td></tr>
<tr><td>해양수산부</td><td>• 여객선 등 운항일정 조정 지원
• 항만·여객터미널 출입 통제 및 방역 지원
• 항만·여객터미널 근로자, 이용자 등에 대한 검역 지원</td></tr>
<tr><td>교육부</td><td>• 학교 및 학원 등의 감염병 예방관리 강화
• 필요시 휴교 등 검토(휴교 결정 시 맞벌이 부부 보육문제 등이 발생하지 않도록 연계 대책 마련)</td></tr>
<tr><td>국방부</td><td>• 군 의료인력 동원 및 시설 지원
• 군 인력에 대한 감염병 관리 강화</td></tr>
<tr><td>식품의약품
안전처</td><td>• 진단키트, 치료제 및 백신 등 생산 및 지원
• 감염병 치료제 등 신속 허가·검정</td></tr>
<tr><td>경찰청</td><td>• 환자격리 및 출입통제 등 지원으로 사회 질서유지
• 국가필수시설(비축물자 보관·관리 시설 등) 경비 지원
• 경찰 인력에 대한 감염병 예방·관리 강화
• 환자 등 추적 관리 대상자 소재 파악 및 위치정보 제공 협조</td></tr>
<tr><td>병무청</td><td>• 병역의무자 등에 대한 감염병 관리 강화
• 필요시 검사, 교육, 훈련 등 일부 연기·중지 검토 시행
• 일부 연기·중지에 따른 재개 여부 검토 시행</td></tr>
<tr><td>WHO</td><td colspan="2">① 1단계 : 동물 간에만 유행
② 2단계 : 동물에서 인간에게 감염
③ 3단계 : 인간 상호간의 감염이 산발적이거나 소규모로 유행
④ 4단계 : 지역단위로 유행
⑤ 5단계 : 1개 대륙, 2개 국가 이상에서 유행
⑥ 6단계 : 2개 대륙 이상에서 유행</td></tr>
</table>

2) 숙주의 면역증강

- 숙주의 질병에 대한 면역 증강을 위해 감수성이 높은 사람에 대하여 인공능동면역을 사용
- 드물게 단기효과를 위해 면역혈청이나 γ-globulin을 접종
- 일반적저항력 증강을 위해 영양관리, 운동, 휴식 등의 관리도 필요

(1) 예방접종

① 기본접종으로 얻어지는 역가(titer)는 어느 시기에는 떨어지기 때문에 이 역가를 높이기 위해 추가접종을 실시

② 예방접종 시 고려사항 : 연령에 따른 정확한 양의 접종, 정확한 접종 방법 사용, 예방약의 저온(2～4℃) 보관, 예방약 운반 시 저온보관(ice box 이용), 유효기간 및 금기사항을 확인한 후 사용

(2) 필수예방접종(감영병예방법 제24조)

특별자치시장·특별자치도지사 또는 시장·군수·구청장은 다음 각 호의 질병에 대하여 관할 보건소를 통하여 필수예방접종(이하 "필수예방접종"이라 한다)을 실시<2023.6.13.>

1. 디프테리아
2. 폴리오
3. 백일해
4. 홍역
5. 파상풍
6. 결핵
7. B형간염
8. 유행성이하선염
9. 풍진
10. 수두
11. 일본뇌염
12. b형헤모필루스인플루엔자
13. 폐렴구균
14. 인플루엔자
15. A형간염
16. 사람유두종바이러스 감염증
17. 그룹 A형 로타바이러스 감염증
18. 그 밖에 질병관리청장이 감염병의 예방을 위하여 필요하다고 인정하여 지정하는 감염병 (2023.9.25. 장티푸스, 신증후군출혈열)

(3) 임시예방접종(감영병예방법 제25조)

특별자치시장·특별자치도지사 또는 시장·군수·구청장은 다음 각 호의 어느 하나에 해당하면 관할 보건소를 통하여 임시예방접종 실시<2023.6.13.>

① 질병관리청장이 감염병 예방을 위하여 특별자치시장·특별자치도지사 또는 시장·군수·구청장에게 예방접종을 실시할 것을 요청한 경우

② 특별자치시장·특별자치도지사 또는 시장·군수·구청장이 감염병 예방을 위하여 예방접종이 필요하다고 인정하는 경우

필수예방접종	• 국가가 권장하는 예방접종(국가는 감염병의 예방 및 관리에 관한 법률을 통해 예방접종대상 감염병과 예방접종의 실시기준 및 방법을 정하고, 국민과 의료인들에게 이를 준수하도록 하고 있음)
기타예방접종	• 국가필수예방접종 이외 민간 의료기관에서 접종 가능한 예방접종
기초접종	• 최단 시간 내에 적절한 방어면역 획득을 위해 시행하는 총괄적 접종
추가접종	• 기초접종 후 얻어진 방어면역을 장기간 유지하기 위해 일정기간 후 재차 시행하는 접종

① 결핵 : 생후 4주 이내 BCG(결핵 예방 백신) 접종

② B형간염 : 임산부가 B형간염 표면항원(HBsAg) 양성인 경우에는 출생 후 12시간 이내 B형간염 면역글로불린(HBIG) 및 B형간염 백신을 동시에 접종하고, 이후 B형간염 접종일정은 출생 후 1개월 및 6개월에 2차, 3차 접종 실시

③ DTaP(디프테리아 파상풍 백일해) : DTaP-IPV(디프테리아·파상풍·백일해·폴리오) 혼합백신으로 접종 가능

④ Td / Tdap : 만 11～12세에 Td 또는 Tdap으로 추가 접종 권장

⑤ 폴리오 : 3차 접종은 생후 6개월에 접종하나 18개월까지 접종 가능하며, DTaP-IPV(디프테리아, 파상풍, 백일해, 폴리오) 혼합백신으로 접종 가능

- DTaP-IPV(디프테리아 파상풍 백일해 폴리오) : 생후 2, 4, 6개월, 만 4～6세에 DTaP, IPV 백신 대신 DTaP-IPV 혼합백신으로 접종할 수 있음. 이 경우 기초 3회는 동일 제조사의 백신으로 접종하는 것이 원칙이며, 생후 15～18개월에 접종하는 DTaP 백신은 제조사에 관계없이 선택하여 접종가능

⑥ b형 헤모필루스 인플루엔자(Hib) : 생후 2개월～5세 미만 모든 소아를 대상으로 접종. 조혈모세포이식, 접종받지 않은 비장적출 예정자, 해부학적 또는 기능적 무비증 환자인 5세 이상 소아 및 성인, 5～18세 HIV 감염아도 접종

⑦ 폐렴구균(단백결합) : 생후 2개월～5세 미만 모든 소아를 대상으로 접종. 일부 폐렴구균 감염의 고위험군에서는 5세 이상의 소아와 성인도 접종. 10가와 13가 단백결합 백신 간의 교차접종은 권장하지 않음

⑧ 폐렴구균(다당질) : 2세 이상의 폐렴구균 감염의 고위험군을 대상으로 하며 건강상태를 고려하여 담당의사와 충분한 상담 후 접종

- 폐렴구균 감염의 고위험군
  - 면역 기능이 저하된 소아 : HIV 감염증, 만성 신부전과 신증후군, 면역억제제나 방사선 치료를 하는 질환(악성종양, 백혈병, 림프종, 호치킨병) 혹은 고형 장기 이식, 선천성 면역결핍질환
  - 기능적 또는 해부학적 무비증 소아 : 겸상구 빈혈 혹은 헤모글로빈증, 무비증 혹은 비장 기능장애

- 면역 기능은 정상이나 다음과 같은 질환을 가진 소아 : 만성 심장 질환, 만성 폐 질환, 당뇨병, 뇌척수액 누출, 인공와우 이식상태

⑨ 홍역 : 유행 시 생후 6~11개월에 MMR 백신 접종이 가능하나 이 경우 생후 12개월 이후에 MMR백신 재접종 필요

⑩ A형간염 : 생후 12개월 이후에 1차 접종하고 6~18개월 후 추가접종(제조사마다 접종시기가 다름)

⑪ 일본뇌염(불활성화 백신) : 1차 접종 후 7~30일 간격으로 2차 접종을 실시하고, 2차 접종 후 12개월 후 3차 접종

⑫ 일본뇌염(약독화 생백신) : 햄스터 신장세포 유래 약독화 생백신 및 키메라 바이러스 생백신으로 1차 접종 후 12개월 후 2차 접종

⑬ 사람유두종바이러스 : 만 12세에 6개월 간격으로 2회 접종(2가와 4가 백신 간 교차접종은 권장하지 않음) 14세(4가) 또는 15세(2가) 이후 접종은 3회 접종(0, 1~2, 6개월)

⑭ 인플루엔자(불활성화 백신) : 6~59개월 소아의 경우 매년 접종 실시. 이 경우 첫 해에는 1개월 간격으로 2회 접종하고 이후 매년 1회 접종(단, 인플루엔자 접종을 받은 적이 있는 6개월~9세 소아들도 유행주에 따라서는 2회 접종이 필요할 수 있으므로, 매 절기 인플루엔자 관리지침을 참고함)

⑮ 인플루엔자(약독화 생백신) : 24개월 이상부터 접종 가능하며, 접종 첫해에는 1개월 간격으로 2회 접종하고 이후 매년 1회 접종(단, 인플루엔자 접종을 받은 적이 있는 6개월~9세 소아들도 유행주에 따라서는 2회 접종이 필요할 수 있으므로, 매 절기 인플루엔자 관리지침을 참고함)

⑯ 로타바이러스 : 6주 0일부터 접종할 수 있으며, 제품에 따라 2회(RV1) 또는 3회(RV5) 접종. 최소 접종 간격은 4주이며, 14주 6일까지는 첫 접종을 시작하고 마지막 접종은 8개월 0일까지 완료

* 결핵(피내용/경피용), 일본뇌염(생백신/사백신)의 경우에는 두 가지 방식 중 한 가지만 접종

* Hib, A형간염의 경우 제조사에 따라 접종일자와 횟수에 차이가 있을 수 있음

4) 성인의 예방접종

① 인플루엔자(독감) : 노인, 만성폐질환자, 심장질환자, 신부전증 환자 및 당뇨병 등의 환자의 경우 독감 유행 2개월 전인 9~10월경에 매년 1회 접종

② 풍진 : 결혼 전 또는 임신 3개월 전 접종

③ B형간염 : 미 접종자나 항체가 없는 성인

④ 파상풍 : 흙과 접촉이 많은 직업은 10년에 1회씩 접종

⑤ 신증후군출혈열 : 출혈열의 유행지역 주민이나 전방의 군인 등 필요

3) 예방되지 못한 환자의 조치

(1) 진단시설의 제도화, 치료를 위한 의료시설 확충, 무의지역 해소, 지속적 보건교육 등 필요

(2) 조기진단과 조기치료를 함으로써 경과를 가볍게

(3) 2차적 전파를 예방

(4) 면역취약계층(고위험군)의 특별관리 필요

※ 어린이 국가예방접종 지원사업

- 「어린이 국가예방접종 지원사업」은 예방접종 대상 감염병 예방을 위해 꼭 필요한 예방접종 서비스를 가까운 지정의료기관에서도 비용부담 없이 접종할 수 있도록, 국가에서 지원하는 백신(18종)의 예방접종비용을 지원하는 사업입니다.

사업개요

- 사업대상 : 만 12세 이하 어린이(2010.1.1 이후 출생자, 2024년도 기준)
- 사업내용 : 필수예방접종의 접종비용(백신비 및 예방접종 시행비용) 전액 지원
- 접종기관 : 전국 보건소 및 지정의료기관
  ※ 지정의료기관이 아닌 곳에서는 예방접종 비용을 지원받으실 수 없습니다.
- 지원백신 : 총 18종

결핵(BCG, 피내용), B형간염(HepB), 디프테리아/파상풍/백일해(DTaP), 파상풍/디프테리아(Td), 파상풍/디프테리아/백일해(Tdap), 폴리오(IPV), 디프테리아/파상풍/백일해/폴리오(DTaP-IPV), 디프테리아/파상풍/백일해/폴리오/b형헤모필루스인플루엔자(DTaP-IPV/Hib), b형헤모필루스인플루엔자(Hib), 폐렴구균(PCV), 홍역/유행성이하선염/풍진(MMR), 수두(VAR), 일본뇌염 불활성화 백신(IJEV), 일본뇌염 약독화 생백신(LJEV), A형간염(HepA), 사람유두종바이러스(HPV) 감염증, 인플루엔자(IIV), 로타바이러스(RV) 감염증(2023.3.6부터)

※아래 백신의 경우 지원연령이 다르니 참고하시기 바랍니다.

백신	내용
결핵(BCG, 피내용)	생후 59개월까지 지원 ※ 단, 3개월 이상 영유아는 TST 결과 음성인 경우 지원
B형헤모필루스인플루엔자(Hib) 폐렴구균(PCV)	생후 59개월까지 지원 ※ 단, 고위험군 소아는 생후 59개월 이상에서도 지원
로타바이러스(RV) 감염증	생후 8개월 0일까지 지원 ※ 단, 1차접종의 경우 생후 14주 6일까지 지원
A형간염(HepA)	2012년 1월 1일 출생아부터 지원
사람유두종바이러스(HPV) 감염증	12～17세 여성청소년, 18～26세 저소득층여성 지원 ※ 자세한 내용은 HPV 국가예방접종 지원사업 안내 참조
인플루엔자(IIV)	당해 어린이 인플루엔자 사업 지원 대상 및 사업 기간은 예방접종도우리 누리집에서 별도 확인

※ DTaP, IPV, Hib, PCV, IJEV 백신 등은 접종시기가 지연될 경우 접종일정(횟수)이 달라지므로 세부적인 접종일정은 예진의사와 상담하시기 바랍니다.

※ 국가예방접종 지원사업에 포함되지 않은 백신(BCG 경피용, DTAP-IPV-HepB-Hib, 일본뇌염 약독화 생백신(이모젭), HPV 9가)접종비용은 전액 본인 부담입니다.

질병관리청 | KMA 대한의사협회 | 예방접종전문위원회

어린이가 건강한 대한민국

표준예방접종일정표(2024)

국가예방접종

대상 감염병	백신 종류 및 방법	횟수	출생시	4주이내	1개월	2개월	4개월	6개월	12개월	15개월	18개월	19~23개월	24~35개월	4세	6세	11세	12세
B형간염	HepB①	3	HepB 1차		HepB 2차			HepB 3차									
결핵	BCG(피내용)②	1		BCG 1회													
디프테리아 파상풍 백일해	DTaP③	5				DTaP 1차	DTaP 2차	DTaP 3차		DTaP 4차				DTaP 5차			
	Tdap/Td④	1														Tdap/Td 6차	
폴리오	IPV⑤	4				IPV 1차	IPV 2차		IPV 3차					IPV 4차			
b형헤모필루스인플루엔자	Hib⑥	4				Hib 1차	Hib 2차	Hib 3차	Hib 4차								
폐렴구균 감염증	PCV⑦	4				PCV 1차	PCV 2차	PCV 3차	PCV 4차								
	PPSV⑧	–											고위험군에 한하여 접종				
로타바이러스 감염증	RV1⑨	2				RV 1차	RV 2차										
	RV5⑩	3				RV 1차	RV 2차	RV 3차									
홍역 유행성이하선염 풍진	MMR⑪	2							MMR 1차					MMR 2차			
수두	VAR⑫	1							VAR 1회								
A형간염	HepA⑬	2									HepA 1~2차						
일본뇌염	IJEV(불활성화 백신)⑭	5									IJEV 1~2차		IJEV 3차		IJEV 4차		IJEV 5차
	LJEV(약독화 생백신)⑮	2									LJEV 1차		LJEV 2차				
사람유두종바이러스감염증	HPV⑯	2														HPV 1~2차	
인플루엔자	IIV⑰	–						IIV 매년 접종									

- **국가예방접종:** 국가에서 권장하는 필수예방접종(국가는 「감염병의 예방 및 관리에 관한 법률」을 통해 예방접종 대상 감염병과 예방접종 실시기준 및 방법을 정하고, 이를 근거로 재원을 마련하여 지원하고 있음)

① **HepB(B형간염):** B형간염 표면항원(HBsAg) 양성인 산모로부터 출생한 신생아는 분만 직후 12시간 이내 B형간염 면역글로불린(HBIG) 및 B형간염 백신(1차)을 동시에 접종하고, 2차와 3차 접종은 각각 생후 1개월 및 6개월에 실시

② **BCG(결핵):** 생후 4주 이내 접종

③ **DTaP(디프테리아·파상풍·백일해):** DTaP-IPV(디프테리아·파상풍·백일해·폴리오) 또는 DTaP-IPV/Hib(디프테리아·파상풍·백일해·폴리오·b형헤모필루스인플루엔자) 혼합백신으로 접종 가능

④ **Tdap/Td(파상풍·디프테리아·백일해/파상풍·디프테리아):** 11~12세 접종은 Tdap 또는 Td 백신으로 접종 가능하나, Tdap 백신을 우선 고려
※ 이후 10년마다 Tdap 또는 Td 추가접종(11세 이후 접종 중 한 번은 Tdap으로 접종)

⑤ **IPV(폴리오):** 3차 접종은 생후 6개월부터 18개월까지 접종 가능하며, DTaP-IPV(디프테리아·파상풍·백일해·폴리오) 또는 DTaP-IPV/Hib(디프테리아·파상풍·백일해·폴리오·b형헤모필루스인플루엔자) 혼합백신으로 접종 가능

⑥ **Hib(b형헤모필루스인플루엔자):** 생후 2개월 ~ 5세 미만 모든 소아를 대상으로 접종하며, 5세 이상은 b형헤모필루스인플루엔자 감염 위험성이 높은 경우(기능적 또는 해부학적 무비증(겸상적혈구증, 비장 절제술 후), 면역결핍질환(특히 igG2 아형 결핍증), 항암치료에 따른 면역저하, HIV 감염, 초기 요소 보체결핍증, 조혈모세포이식술을 받은 경우 접종, DTaP-IPV/Hib(디프테리아·파상풍·백일해·폴리오·b형헤모필루스인플루엔자) 혼합백신으로 접종 가능

- **DTaP-IPV(디프테리아·파상풍·백일해·폴리오) 혼합백신:** 생후 2, 4, 6개월, 4~6세에 DTaP, IPV 백신 대신 접종할 수 있음
- **DTaP-IPV/Hib(디프테리아·파상풍·백일해·폴리오·b형헤모필루스인플루엔자) 혼합백신:** 생후 2, 4, 6개월에 DTaP, IPV, Hib 백신 대신 접종할 수 있음
※ DTaP 혼합백신 사용 시 기초접종 3회는 동일 제조사의 백신으로 접종하는 것이 원칙이며, 생후 15~18개월에 접종하는 DTaP 백신은 제조사에 관계없이 선택하여 접종 가능

⑦ **PCV(폐렴구균 단백결합):** 10가와 13가 단백결합 백신 간에 교차접종은 권장하지 않음

⑧ **PPSV(폐렴구균 다당질):** 2세 이상의 폐렴구균 감염의 고위험군을 대상으로 하며 건강상태를 고려하여 담당의사와 충분한 상담 후 접종

※ **폐렴구균 감염의 고위험군**
- **면역 기능이 저하된 소아:** HIV 감염증, 만성신부전과 신증후군, 면역억제제나 방사선 치료를 하는 질환(악성 종양, 백혈병, 림프종, 호지킨병) 또는 고형 장기 이식, 선천성 면역결핍질환
- **기능적 또는 해부학적 무비증 소아:** 겸상구 빈혈 또는 헤모글로빈증, 무비증 또는 비장 기능장애
- **면역 기능은 정상이나 다음과 같은 질환을 가진 소아:** 만성 심장 질환, 만성 폐 질환, 만성 간 질환, 당뇨병, 뇌척수액 누출, 인공와우 이식 상태

⑨ **RV1(로타바이러스 감염증):** 생후 2, 4개월 2회 접종(경구투여)

⑩ **RV5(로타바이러스 감염증):** 생후 2, 4, 6개월 3회 접종(경구투여)

⑪ **MMR(홍역·유행성이하선염·풍진):** 홍역 유행 시 생후 6~11개월에 MMR 백신 접종이 가능하나 이 경우 생후 12개월(1세가 되는 생일) 이후에 MMR 백신으로 일정에 맞추어 접종

⑫ **VAR(수두):** 생후 12~15개월에 1회 접종

⑬ **HepA(A형간염):** 1차 접종은 생후 12~23개월에 시작하고 2차는 1차 접종으로부터 6개월 이상 경과한 후(제조사에 따라 추천 접종간격이 다름) 접종

⑭ **IJEV(일본뇌염 불활성화 백신):** 1차 접종 1개월 후 2차 접종을 실시하고, 추가 접종은 2차 접종으로부터 11개월 후, 6세, 12세에 접종

⑮ **LJEV(일본뇌염 약독화 생백신):** 1차 접종 12개월 후 2차 접종

⑯ **HPV(사람유두종바이러스 감염증):** 11~12세 여아에서 6~12개월 간격으로 2회 접종하고, 2가와 4가 백신 간 교차접종은 추천하지 않음

⑰ **IIV(인플루엔자 불활성화 백신):** 생후 6개월~9세 미만 소아에서 접종 첫 해는 최소 4주 간격으로 2회 접종이 필요하며, 이듬해부터는 매년 1회 접종, 접종 첫 해에 1회만 접종 받았다면 다음 해에 4주 간격으로 2회 접종해야 함, 이전에 인플루엔자 접종을 받은 적이 있는 생후 6개월~9세 미만 소아도 유행주에 따라서 2회 접종이 필요할 수 있으므로, 매 절기 인플루엔자 국가예방접종 지원사업 관리지침*을 참고

* 예방접종도우미 누리집(https://nip.kdca.go.kr) 〉 예방접종 정보 〉 예방접종 지식창고 〉 예방접종 지침

- **백신 두문자어**

백신종류	두문자어	백신
B형간염	HepB	Hepatitis B vaccine
결핵	BCG(피내용)	Intradermal Bacille Calmette-Gúerin vaccine
디프테리아·파상풍·백일해	DTaP	Diphtheria and tetanus toxoids and acellular pertussis vaccine adsorbed
	Tdap	Tetanus toxoid, reduced diphtheria toxoid and acellular pertussis vaccine, adsorbed
	Td	Tetanus and diphtheria toxoids adsorbed
디프테리아·파상풍·백일해·폴리오	DTaP-IPV	DTaP, IPV conjugate vaccine
폴리오	IPV	Inactivated poliovirus vaccine
b형헤모필루스인플루엔자	Hib	*Haemophilus influenzae* type b vaccine
디프테리아·파상풍·백일해·폴리오·b형헤모필루스인플루엔자	DTaP-IPV/Hib	DTaP, IPV, *Haemophilus influenzae type b* conjugate vaccine
폐렴구균	PCV	Pneumococcal conjugate vaccine
	PPSV	Pneumococcal polysaccharide vaccine
로타바이러스	RV1	Rotavirus vaccine(monovalent)
	RV5	Rotavirus vaccine(pentavalent)
홍역·유행성이하선염·풍진	MMR	Measles, mumps, and rubella vaccine
수두	VAR	Varicella vaccine
A형간염	HepA	Hepatitis A vaccine
일본뇌염	IJEV	Inactivated Japanese encephalitis vaccine
	LJEV	Live-attenuated Japanese encephalitis vaccine
사람유두종바이러스	HPV	Human papillomavirus vaccine
인플루엔자	IIV	Inactivated influenza vaccine

발행일자: 2023.11.20.(월)

그림 2-3 표준예방접종 일정표

각 백신의 최소 접종간격[1)]

대상 감염병	백신	접종차수	접종 권장시기	최소 접종연령	다음 접종간격	다음 접종 최소 접종간격
B형간염	HepB	1차	출생 시	출생 시	1개월	4주
		2차	생후 1개월	생후 4주	5개월	8주
		3차[2)]	생후 6개월	생후 24주	–	–
디프테리아·파상풍·백일해	DTaP	1차	생후 2개월	생후 6주	2개월	4주
		2차	생후 4개월	생후 10주	2개월	4주
		3차	생후 6개월	생후 14주	6~12개월	6개월[3)]
		4차	생후 15~18개월	생후 12개월	3년	6개월
		5차	4~6세	4세	–	–
	Tdap	–	11세 이상	11세	–	–
디프테리아·파상풍	Td	–	11~12세	7세	10년	5년
폴리오	IPV	1차	생후 2개월	생후 6주	2개월	4주
		2차	생후 4개월	생후 10주	2~14개월	4주
		3차	생후 6~18개월	생후 14주	3~5년	6개월
		4차	4~6세	4세	–	–
b형헤모필루스인플루엔자	Hib[4)]	1차	생후 2개월	생후 6주	2개월	4주
		2차	생후 4개월	생후 10주	2개월	4주
		3차	생후 6개월	생후 14주	6~9개월	8주
		4차	생후 12~15개월	생후 12개월	–	–
폐렴구균 감염증	PCV[4)] (단백결합)	1차	생후 2개월	생후 6주	8주	4주
		2차	생후 4개월	생후 10주	8주	4주
		3차	생후 6개월	생후 14주	6개월	8주
		4차	생후 12~15개월	생후 12개월	–	–
	PPSV23[5)] (23가 다당)	1차	–	2세	5년	5년
		2차	–	7세	–	–
홍역·유행성이하선염·풍진	MMR	1차	생후 12~15개월[6)]	생후 12개월	3~5년	4주
		2차	4~6세	생후 13개월	–	–
수두[7)]	VAR	–	생후 12~15개월	생후 12개월	4주	4주
일본뇌염	IJEV (불활성화 백신)	1차	생후 12~23개월	생후 12개월	1개월	4주[8)]
		2차	생후 13~23개월	생후 12개월	11개월	6개월
		3차	생후 24~35개월	생후 18개월	3~4년	2년
		4차	6세	5세	6년	5년
		5차	12세	11세	–	–
	LJEV (약독화 생백신)	1차	생후 12~23개월	생후 12개월	12개월	4주
		2차	생후 24~35개월	생후 13개월	–	–
A형간염	HepA	1차	생후 12~23개월	생후 12개월	6~18개월	6개월
		2차	생후 18개월	생후 18개월	–	–
사람유두종바이러스 감염증[9)]	HPV(2회 접종)	1차	11~12세	9세	6~12개월	5개월
		2차	11~12세	9세	–	–
	HPV(3회 접종)	1차	11~12세	9세	(HPV2) 1개월 (HPV4) 2개월	4주
		2차	11~12세	9세	(HPV2) 5개월 (HPV4) 4개월	12주[10)]
		3차	11~12세	9세	–	–
인플루엔자	IIV[11)](불활성화 백신)	–	생후 6개월 이상	생후 6개월	1개월	4주
로타바이러스 감염증[12)]	RV (경구용 생백신)	1차	생후 2개월	생후 6주	2개월	4주
		2차	생후 4개월	생후 10주	2개월	4주
		3차	생후 6개월	생후 14주	–	–

① 혼합백신(combination vaccines) 사용이 가능하다. 허가받은 혼합백신 사용이 동일한 성분의 개별 백신 접종보다 선호된다 혼합백신을 접종할 때 최소 접종연령은 개별 백신의 최소 접종연령 중 가장 높은 연령이며, 최소 접종간격은 개별 백신의 최소 접종간격 중 가장 큰 간격이다.

② B형간염의 3차 접종과 2차 접종의 최소접종 간격은 8주이고, 3차 접종은 1차 접종 16주 이후이면서 생후 24주 이후에 접종하여야 한다.

③ DTaP 3차 접종과 4차 접종 사이에 권장되는 최소 접종간격은 6개월 이상이다. 그러나 4차 접종이 생후 12개월 이상에서 DTaP 3차 접종과 4개월 이상의 간격을 두고 실시하였으면, 4차 접종을 반복할 필요는 없다.

④ Hib 백신과 폐렴구균 단백결합 백신은 첫 접종을 생후 7개월 이후에 시작한 경우 전체 접종 횟수가 적다.

⑤ 23가 다당 백신은 침습 폐렴구균 감염의 위험이 높은 상태에 있는 2세 이상의 소아에게 추천되며, 마지막 단백결합 백신 접종 시점으로부터 최소 8주 간격을 두고 접종한다. 2차 접종은 중증 폐렴구균 감염증의 위험이 높은 경우와 폐렴구균 항체 역가의 급속한 감소가 예상되는 경우에 권장된다.

⑥ 홍역 유행 시 또는 유행지역으로 여행하는 경우 생후 6~12개월 미만의 영아에게 MMR 백신을 접종할 수 있다. 그러나 생후 12개월 이전에 MMR 백신을 접종 받은 영아도 표준접종일정에 따라 생후 12~15개월과 4~6세에 MMR 백신을 접종 받아야 한다.

⑦ 생후 12개월~ 13세 미만의 소아는 수두 백신 1회 접종한다. 13세 이상인 경우 4~8주 이상의 간격으로 2회 접종받아야 한다.

⑧ 일본뇌염 유행국가에 30일 이상 체류 등으로 가속접종이 필요한 경우 2차 접종은 1차 접종 후 최소 7일 이상의 간격을 두고 접종 가능하다.

⑨ HPV 2가 백신은 9~25세의 남녀, HPV 4가 백신은 9~26세의 남녀에게 허가가 되어 있다. HPV 예방접종은 9~14세에 첫 접종을 시작한 경우 6~12개월 간격을 두고 2회 접종으로 완료할 수 있다. 단, 면역저하자이거나 15세 이후 첫 접종을 시작한 경우 3회 접종이 필요하다.

⑩ HPV 3차 접종은 1차 접종 5개월 이후에 접종해야 한다.

⑪ 생후 6개월~9세 미만의 소아에게 인플루엔자 백신을 처음으로 접종하는 해에는 최소한 4주 이상의 간격을 두고 2회 접종하며, 다음 해부터는 1회 접종한다. 유행주에 따라 접종기준이 변경될 수 있으므로, 매 절기 인플루엔자 국가예방접종 지원사업 관리지침을 참고한다.

⑫ 로타바이러스 백신의 초회 접종은 생후 6주~14주 6일까지 투여되어야만 하며, 생후 15주 이상의 영아에게 투여되어서는 안 된다. 로타바이러스 백신은 생후 8개월 0일까지 영아에게 접종을 완료해야 한다. 1가 로타바이러스 백신의 경우는 2회 접종하며 3차 접종은 필요하지 않다.

발행일자: 2023.11.20.(월)

그림 2-4 각 백신의 최소 접종간격

미접종 소아의 예방접종 일정표*

○ 지연시 예방접종(생후 4개월~6세)*

접종백신	최소접종연령	1-2차 최소접종간격	2-3차 최소접종간격	3-4차 최소접종간격	4-5차 최소접종간격
B형간염[1]	출생시	4주	8주(1차 접종 16주 후)	-	-
DTaP[2]	생후 6주	4주	4주	6개월	6개월
IPV[3]	생후 6주	4주	4주	6개월(마지막 접종의 최소 연령은 4세)	-
Hib[4]	생후 6주	4주 : 생후 12개월 미만에 1차 접종한 경우 8주(마지막 접종) : 생후 12~14개월 사이에 1차 접종을 한 경우 더 이상 접종이 필요하지 않은 경우 : 생후 15개월 이후에 1차 접종을 한 경우	4주 : 현재 연령이 생후 12개월 미만이고 1차 접종을 생후 7개월 미만에 한 경우 8주(마지막 접종): - 1차 접종을 생후 7~11개월에 한 경우로 생후 12개월 이후 실시 - 또는 현재 연령이 생후 12~59개월이며 1차 접종을 생후 12개월 미만에 하고 2차 접종을 생후 15개월 미만에 한 경우 더 이상 접종이 필요하지 않은 경우 : 이전 접종을 생후 15개월 이상에서 한 경우	8주(마지막 접종) : 생후 12개월 이전에 3번의 접종을 한 생후 12~59개월 소아만 필요	
PCV[5]	생후 6주	4주 : 생후 12개월 미만에 1차 접종한 경우 8주(마지막 접종) : 건강한 소아로 생후 12개월 이후에 1차 접종을 한 경우 더 이상 접종이 필요하지 않은 경우 : 건강한 소아로 1차 접종을 PCV13으로 생후 24개월 이후에 한 경우 단, PCV10으로 접종한 경우 8주 간격으로 접종(마지막 접종)	4주 : 현재 연령이 생후 12개월 미만이고 이전 접종을 생후 7개월 미만에 한 경우 8주(마지막 접종) - 건강한 소아로 이전 접종을 생후 7~11개월에 한 경우로 생후 12개월 이후 실시 - 또는 현재 연령이 생후 12개월 이상이며 1회 이상 생후 12개월 이전에 접종한 경우 더 이상 접종이 필요하지 않은 경우 : 건강한 소아로 이전 접종을 생후 24개월 이후에 한 경우	8주(마지막 접종) : 생후 12개월 이전에 3번의 접종을 한 생후 12~59개월 소아 또는 접종연령에 관계없이 3회 접종받은 고위험군	
MMR[6]	생후 12개월	4주	-	-	-
수두	생후 12개월	-	-	-	-
일본뇌염 불활성화 백신[7]	생후 12개월	4주	6개월	2년	5년
일본뇌염 약독화 생백신[8]	생후 12개월	4주	-	-	-
A형간염[9]	생후 12개월	6개월	-	-	-
로타바이러스 감염증[10]	생후 6주	4주	4주	-	-

* 지연된 예방접종이란, 권장접종시기보다 1개월을 초과하여 접종을 한 경우임. 접종이 지연되었더라도 처음부터 다시 접종하지 않고 지연된 접종부터 접종함

❶ B형간염: 3차접종의 최소 연령은 생후 24주임
❷ DTaP: 4차 접종을 4세 이후에 접종하였다면 5차 접종은 생략
❸ IPV: 3차 접종을 4세 이후에 실시할 경우에는 2차 접종과 3차 접종이 6개월 이상의 간격을 유지해야 하고, 6개월 이상 유지되지 않은 경우 4차 접종이 필요함
❹ Hib: 5세 이상의 건강한 소아에서는 일반적으로 권장하지 않음
❺ PCV: 5세 이상의 건강한 소아에서는 일반적으로 권장하지 않음
❻ MMR: 2차 접종의 표준 접종 시기는 4~6세지만 해당 감염병이 유행할 경우 최소접종간격으로 접종할 수 있음
❼ 일본뇌염 불활성화 백신: 1~2차 최소접종간격은 4주이나, 일본뇌염 유행국가에 30일 이상 체류 등으로 가속접종이 필요한 경우 최소 7일 이상의 간격을 두고 접종 가능함. 3차 접종을 4~9세에 한 경우는 4차 접종을 12세 이후에 실시하고 접종을 종료하며, 3차 또는 4차 접종을 10세 이후에 실시한 경우에는 더 이상 추가접종을 하지 않음. 11세 이후에 기초접종을 시작한 경우에는 총 3회 접종으로 완료함
❽ 일본뇌염 약독화 생백신: 국내에서는 생후 12개월부터 접종하나 국외에서는 약독화 생백신은 생후 8개월부터, 재조합 키메라 바이러스 생백신은 생후 9개월부터 접종을 추천함
❾ A형간염: 접종 간격은 제품에 따라 6~36개월이며, 접종받지 않은 2세 이상 소아는 6개월 간격으로 2회 접종
❿ 로타바이러스 감염증: 첫 접종의 최대 연령은 14주 6일이며, 15주 0일 이후에는 접종을 시작하지 않음. 접종할 수 있는 최대 연령은 8개월 0일까지임. 로타릭스(Rotarix)는 2회, 로타텍(Rotateq)은 3회 접종

○ 지연시 예방접종(7~18세)*

접종백신	최소접종연령	1-2차 최소접종간격	2-3차 최소접종간격	3-4차 최소접종간격
Tdap/Td[11]	7세	4주	4주 : DTaP 첫 접종을 생후 12개월 미만에 한 경우 6개월(마지막 접종) : DTaP 첫 접종을 생후 12개월 이후에 한 경우	6개월 : DTaP 첫 접종을 생후 12개월 미만에 한 경우
사람유두종바이러스 감염증[12]	9세	권장 간격을 지킨다		
A형간염	-	6개월	-	-
B형간염	-	4주	8주(1차 접종 16주 후)	-
IPV[13]	-	4주	6개월	-
MMR	-	4주	-	-
수두[14]	-	4주	-	-
일본뇌염 불활성화 백신[15]	-	4주	6개월	2년
일본뇌염 약독화 생백신	-	4주	-	-

* 지연된 예방접종이란, 권장접종시기보다 1개월을 초과하여 접종을 한 경우임. 접종이 지연되었더라도 처음부터 다시 접종하지 않고 지연된 접종부터 접종함.

⓫ Tdap/Td: 기초접종 3회 접종 중 1회는 Tdap 백신으로 접종하는데, 가능하면 첫 접종을 Tdap 백신으로 접종
⓬ 사람유두종바이러스 감염증: HPV 예방접종은 9~14세에 첫 접종을 시작한 경우 6~12개월 간격을 두고 2회 접종으로 완료할 수 있음. 단, 면역저하자이거나 15세 이후 첫 접종을 시작한 경우 3회 접종이 필요함.
⓭ IPV: 3차 접종을 4세 이후에 실시할 경우에는 2차 접종과 3차 접종이 6개월 이상의 간격을 유지해야 하고, 6개월 이상 유지되지 않은 경우 4차 접종이 필요함
⓮ 수두: 13세 이상이면 4~8주 간격으로 2회 접종
⓯ 일본뇌염 불활성화 백신: 1~2차 최소접종간격은 4주이나, 일본뇌염 유행국가에 30일 이상 체류 등으로 가속접종이 필요한 경우 최소 7일 이상의 간격을 두고 접종 가능함.. 3차 접종을 4~9세에 한 경우는 4차 접종을 12세 이후에 실시하고 접종을 종료하며, 3차 또는 4차 접종을 10세 이후에 실시한 경우에는 더 이상 추가접종을 하지 않음. 11세 이후에 기초접종을 시작한 경우에는 총 3회 접종으로 완료함

발행일자: 2023.11.20.(월)

질병관리청

그림 2-5 미접종 소아의 예방접종 일정표

접종 시작 연령에 따른 권장 접종일정

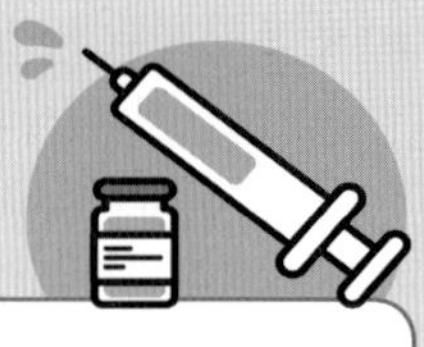

○ b형헤모필루스인플루엔자 백신 접종 시작 연령에 따른 권장 접종일정

백신	첫 번째 접종 시 연령	기초접종 횟수 및 간격	추가접종 시기 및 횟수
Hib	생후 2~6개월	3회, 2개월 간격	생후 12~15개월[1]에 1회
	생후 7~11개월	2회, 2개월 간격	생후 12~15개월[1]에 1회
	생후 12~14개월	1회[2]	2개월 후에 1회
	생후 15~59[3]개월	1회[2]	-

❶ 이전 접종과 최소 8주 간격을 두고 접종
❷ 침습성 Hib 감염의 위험성이 높은 소아. 즉, 기능적 또는 해부학적 무비증(겸상적혈구증, 비장 절제술 후), 항암치료에 따른 면역저하, HIV 감염, 초기 요소 보체결손증, 특히 IgG2 아형 결핍 등의 체액면역결핍질환 환아에서는 연령에 따라 1~2회 접종(2회 접종 시 2개월 간격)
❸ 고위험 환아 중 예방접종을 받지 않은 소아는 5세 이상에도 접종

○ 폐렴구균 단백결합 백신 종류와 접종 시작 연령에 따른 권장 접종일정

백신의 종류	첫 번째 접종시 연령	기초접종[1]	추가접종[2] 시기 및 횟수
PCV10	생후 2~6개월	3회	생후 12~15개월에 1회
	생후 7~11개월	2회	생후 12~15개월에 1회
	생후 12~59개월	2회	-
PCV13	생후 2~6개월	3회	생후 12~15개월에 1회
	생후 7~11개월	2회	생후 12~15개월에 1회
	생후 12~23개월	2회	-
	생후 24 ~ 59개월(건강한 소아)	1회	-
	생후 24~71개월 (폐렴구균 감염 고위험군)[3]	2회	-

❶ 생후 12개월 미만에 접종 시 최소 접종간격은 4주, 그 이후의 최소 접종간격은 8주임. 최소 접종연령은 생후 6주임
❷ 이전 접종으로부터 최소 8주의 간격을 두고 접종
❸ 폐렴구균 감염 고위험군(19세 미만 소아청소년)' 참고

○ 폐렴구균 감염 고위험군(19세 미만 소아청소년에서 폐렴구균 백신 접종의 대상이 되는 기저질환들)

위험군	질 환
정상면역 소아청소년	만성 심장 질환[1], 만성 폐 질환[2], 당뇨병, 뇌척수액 누출, 인공와우 이식 상태, 만성 간 질환
기능적 또는 해부학적 무비증 소아청소년	겸상구 빈혈 또는 헤모글로빈증, 무비증 또는 비장 기능장애
면역저하 소아청소년	HIV 감염증, 만성 신부전과 신증후군, 면역억제제나 방사선 치료를 하는 질환(악성 종양, 백혈병, 림프종, 호지킨병) 또는 고형 장기 이식 선천 면역결핍질환[3]

❶ 특히 선천성 청색 심질환과 심부전
❷ 고용량의 스테로이드를 경구로 복용하는 천식환자도 포함함
❸ B세포(체액면역) 또는 T세포 결핍증, 보체결핍증(특히, C1, C2, C3 및 C4 결핍증), 탐식구 질환(만성 육아종 질환은 제외)

발행일자 : 2023.11.20.(월)

질병관리청

그림 2-6 접종 시작 연령에 따른 권장 접종일정

성인 예방접종 일정

대상감염병	백신종류	만 19~29세	만 30~39세	만 40~49세	만 50~59세	만 60~64세	만 65세 이상
인플루엔자[1]	Flu	위험군에 대해 매년 1회			매년 1회		(국가예방접종사업으로 무료접종)
파상풍/디프테리아/백일해	Tdap/Td	Tdap으로 1회 접종, 이후 매 10년 마다 Td 1회					
폐렴구균[2]	PPSV23	위험군에 대해 1회 또는 2회					1회 (국가예방접종사업으로 무료접종)
	PCV13	위험군 중 면역저하자, 무비증, 뇌척수액누출, 인공와우 이식 환자에 대해 1회					
A형간염[3]	HepA	2회		항체검사 후 2회	위험군에 대해 항체검사 후 2회 접종		
B형간염[4]	HepB	위험군 또는 3회 접종/감염력이 없을 경우 항체 검사 후 3회 접종					
수두[5]	Var	위험군 또는 접종력/감염력이 없을 경우 항체검사 후 2회 접종					
홍역/유행성이하선염/풍진[6]	MMR	위험군 또는 접종력/감염력이 없을 경우 1회 또는 2회 접종 ; 가임 여성은 풍진 항체 검사 후 접종					
사람유두종바이러스 감염증	HPV	만 25-26세 이하 여성 총 3회					
대상포진	HZV					1회	
수막구균[7]	MCV4	위험군에 대해 1회 또는 2회					
B형 헤모필루스 인플루엔자[8]	Hib	위험군에 대해 1회 또는 3회					

연령 권장 : 면역의 증거가 없는(과거 감염력이 없고 예방접종력이 없거나 불확실) 대상 연령의 성인에게 권장됨
※ 연령권장의 경우에도 해당 질병의 위험군(각주 참고)에게는 접종을 더욱 권장함

위험군 권장 : 특정 기저질환, 상황 등에 따라 해당 질병의 위험군에게 권장

국가예방접종사업으로 무료접종

[감염병별 위험군]

1) **인플루엔자 위험군:** 만성질환자, 면역저하자, 임신부, 의료기관 종사자, 집단시설 거주자, 위험군을 돌보거나 함께 거주하는 자 등

2) **폐렴구균 위험군**
- ⅰ) 면역 기능이 저하된 환자: HIV 감염증, 만성 신부전과 신증후군, 면역억제제나 방사선 치료를 요하는 질환(악성 종양, 백혈병, 림프종, 호지킨병) 혹은 고형 장기 이식, 선천성 면역결핍질환 등
- ⅱ) 기능적 또는 해부학적 무비증 또는 비장 기능 장애 환자, 겸상구 빈혈 혹은 헤모글로빈증
- ⅲ) 면역 기능은 정상이며, 뇌척수액 누출, 인공와우 이식 상태
- ⅳ) 면역 기능은 정상이나 다음과 같은 질환을 가진 환자: 만성 심장 질환, 만성 폐 질환, 만성 간 질환, 당뇨병 등

3) **A형간염 위험군:** 만성간질환자, 혈액제제를 자주 투여 받는 혈우병 환자, 보육시설 종사자, A형간염 바이러스에 노출될 위험이 있는 의료인 및 실험실 종사자, A형간염 유행지역 여행자 또는 근무 예정자, 음식물을 다루는 요식업체 종사자, 남성 동성애자, 약물중독자, 최근 2주 이내에 A형간염 환자와의 접촉자

4) **B형간염 위험군:** 만성 간질환 환자, 혈액투석환자, HIV 감염인, 혈액제재를 자주 투여받는 환자, B형간염 바이러스에 노출될 위험이 높은 환경에 있는 사람

5) **수두 위험군:** 수두 유행 가능성이 있는 환경에 있는 사람(의료인, 학교 혹은 유치원 교사, 학생, 영유아와 함께 거주하는 사람, 수두 유행지역 여행자), 면역저하 환자의 보호자, 가임기 여성 중 수두에 면역이 없는 사람

6) **홍역/유행성이하선염/풍진 위험군** : 의료인, 홍역/유행성이하선염/풍진 유행국가 해외여행자, 가임기 여성 중 면역이 없는 사람 등

7) **수막구균 위험군:** 해부학적 또는 기능적 무비증, 보체결핍 환자, 군인(특히 신병), 직업적으로 수막구균에 노출되는 실험실 근무자, 수막구균 감염병이 유행하는 지역에서 현지인과 밀접하게 접촉이 예상되는 여행자 또는 체류자

8) **b형 헤모필루스 인플루엔자 위험군:** 침습성 Hib 감염 고위험군인 기능적·해부학적 무비증, 보체결핍, 겸상적혈구빈혈증, 조혈모세포 이식 환자

[백신별 접종 기준] ※ 상세내용은 2장 '감염병별 예방접종' 참조

- **인플루엔자 백신:** '(고시) 예방접종의 실시기준 및 방법'에 따라 만 50세 이상 성인 및 연령에 상관없이 위험군에 대해 매년 1회 접종 ※ 만 65세 이상 성인은 국가예방접종사업 대상으로 무료접종 가능
- **파상풍/디프테리아/백일해 백신:** 모든 연령 성인에 대해 Tdap으로 1회 접종, 이 후 매 10년마다 Td 1회 접종
- **폐렴구균 23가 다당 백신(PPSV23):** 만 65세 이상 성인 및 폐렴구균 감염 위험군에 대해 1회 접종
  ※ 만 65세 이상 성인은 국가예방접종 대상으로 보건소(보건지소)에서 무료접종 가능
- **폐렴구균 단백결합 백신(PCV13):** 폐렴구균 감염 위험군 중 면역저하자, 기능적·해부학적 무비증, 뇌척수액누출, 인공와우이식 환자에 대해 접종
- **A형간염 백신:** 면역의 증거가 없는 만 20~39세 성인 또는 위험군에 대해 2회 접종
- **B형간염 백신:** 면역의 증거가 없는 성인 또는 위험군에 대해 항체 검사 후 3회 접종
- **수두 백신:** 면역의 증거가 없는 1970년 이후 출생자 또는 위험군에 대해 항체검사 후 2회 접종
- **홍역/유행성이하선염/풍진 백신:** 면역의 증거가 없는 1968.1.1일 이후 출생자(홍역) 및 위험군에 대해 항체검사 확인 후 접종하거나 비용을 고려하여 검사 없이 접종할 수도 있음
  ※ 의료인은 진료 중 노출 위험과 감염 시 의료기관 내 환자에게 전파할 위험이 높아 2회 접종을 권고
- **사람유두종바이러스 감염증 백신:** 이전에 예방접종을 완료하지 못한 만 25~26세 이하 여성에 대해 3회 접종
- **대상포진 백신:** 만 60세 이상 성인을 대상으로 접종. 과거 대상포진을 앓은 경우 자연면역을 얻는 효과가 있으나 예방접종을 원하는 경우 접종 가능(최소 6~12 개월 경과 후 접종 권장)
- **수막구균 백신** 위험군에 대해 1회(정상면역이나 노출위험 있는 경우) 또는 2회(해부학적 또는 기능적 무비증, 보체결핍, HIV 감염인) 접종
- **b형 헤모필루스 인플루엔자 백신:** 위험군에 대해 1회 또는 3회(조혈모세포이식환자) 접종

그림 2-7 성인 예방접종 일정표(계속)

질환(상황)에 따른 성인 예방접종 권장표

구분	당뇨병	만성 심혈관 질환	만성 폐질환	만성 신질환	만성 간질환	항암 치료 중인 고형암	이식 이외 면역 억제제 사용	장기 이식	조혈모세포 이식	무비증	HIV 감염		임신부
											CD4 <200/μℓ	CD4 ≥200/μℓ	
인플루엔자 (Flu)													
폐렴구균 (PPSV)													가)
폐렴구균 (PCV)													
파상풍/디프테리아 (백일해) (Tdap/Td)								Tdap	Tdap				나)
A형간염 (HepA)								다)					
B형간염 (HepB)													
수두 (Var)						/	/	/	라) /		/		/
홍역/유행성 이하선염/풍진 (MMR)						/	/	/	라) /		/		/
대상포진 (HZV)						/	/	/	/		/		/
수막구균 (MCV4)													
b형헤모필루스 인플루엔자(Hib)													
폴리오(IPV)													

가) 폐렴구균 위험군의 경우 가능한 임신 전 접종을 권고하나 임신 중 폐렴구균 감염예방백신이 필요시 PPSV23으로 접종 가능
나) 임신 전 접종력이 없는 경우, 임신 중 27~36주 사이 접종, 임신 중 접종하지 못한 경우 분만 후 신속하게 접종
다) 간이식 환자에서는 A형간염 접종이 필요
라) 이식한지 24개월을 초과하였고, 이식편대숙주반응이 없는 경우에 접종을 고려할 수 있음

- 질환(상황)에 따라 접종 필요성이 강조
- 다른 권고기준(연령, 위험인자 등)에 해당할 경우 접종
- 금기
- 고려할 필요 없음

그림 2-7 성인 예방접종 일정표

2.3 급·만성감염병 관리

- 급성감염병 : 발생률이 높고 유병률이 낮은 특성
- 만성감염병 : 발생률이 낮고 유병률이 높은 특성

1. 급성감염병

- 인체침입구별 : 소화기계(식품이나 물) 침입, 호흡기계(공기) 침입, 피부점막기계(매개곤충) 침입
- 병원체 구분별 : 세균성, 바이러스성, 리케치아성, 원생동물성 등

1) 소화기계 감염병

- 환자나 보균자의 분변으로 배설된 병원체가 음식물이나 물에 오염되어 경구적으로 침입되어 감염이 일어나는 수인성 감염병
- 세균 : 장티푸스, 파라티푸스, 콜레라, 세균성이질, 장출혈성대장균
- 바이러스 : 소아마비(폴리오), A형간염

(1) **장티푸스**(typhoid fever)

① 우리나라에 토착화된 전형적 여름철 수인성감염병(but 계절과 관계없이 발생), 생존기간이 비교적 길고 추위에도 강하여서 위생상태가 나쁜 지역에서 유행이 계속

② 급성 열성 전신질환

③ 임상증상 : 지속적인 고열, 불쾌감, 식욕감퇴, 서맥(느린맥), 림프절종창(림프절이 부어오르는 질환), 피부발진, 변비 등

④ 사람만이 병원소

⑤ 질병에 걸릴 가능성 높은 사람이나 감염시킬 위험이 높은 사람만 예방접종 필요

⑥ 사망률은 10%이지만 조기에 항생제로 치료하면 1% 이하로 감소

병원체	• Salmonella typhi, 아포(포자) 및 협막 없음, 그람음성 간상균
병원소	• 환자와 보균자
전파	• 감염자의 대소변이 식품이나 물을 오염. 파리, 바퀴벌레 등의 곤충매개 전파 가능 – 잠복기 : 1~3주 – 보통 발병 후 1주 후부터 회복기 내내 대소변으로 균 배출 – 환자의 2~5%는 영구보균자 – 감염부위 : 장의 림프조직, 쓸개(담낭) 및 콩팥(신장) 등
감수성	• 회복 후 일반적으로 영구면역 • 화학요법으로 치료한 경우 영구면역 얻기 힘듦 • 인공능동면역 : 사균 백신 사용

예방대책	• 환경위생의 관리(분뇨, 물, 음식물, 파리 등) • 환자 및 보균자 관리 철저 • 보건교육 및 예방접종의 강화

(2) **콜레라**(cholera)

① 심한 설사 → 탈수 → 사망
② 위경련을 동반하는 불안 증세, 의식불명상태를 동반하는 전신증상, 보통 열은 없음
③ 과다한 물 설사가 갑자기 시작, 복통 없음
④ 심한 경우 쌀뜨물 같은 설사와 함께 구토, 발열, 복부통증, 극심한 설사로 인한 심한 탈수현상
⑤ 검역감염병 : 인도, 방글라데시, 동남아 일대에 상재
⑥ 진단 : 대변이나 직장도말검사로 병원체 확인

병원체	• Vibro cholera, 한 개의 편모를 가지고 있는 단간균
병원소	• 환자
전파	• 대변이나 구토물 → 오염수 및 음식물 • 잠복기 : 6시간에서 길게는 5일 정도이며, 대개 24시간 내외에 발생 • 환자의 균 배출기간은 약 2~3일
감수성	• 병이 회복된 후 수년간 면역 • 인공능동면역 : 사균 백신
예방대책	• 검역 철저 • 중증 탈수환자 : 정맥주사를 통한 수액공급 • 신속한 보고 및 격리 • 환경위생의 강화(대변, 물의 소독, 파리의 구제 등) • 식품의 가열 후 섭취, 식기 관리 • 보건교육의 강화와 예방접종

(3) **세균성 이질**(bacillary dysentery)

• 고열, 구역질, 경련성 복통, 배변 후 불쾌감을 동반한 설사, 점액이나 혈액이 혼입된 혈변, 대장 점막에 심한 궤양 형성, 어린이에게 전신적 경련 발생 가능

병원체	• Shigella dysenteriae(A군), S. flexneri(B군), S. boydii(C군), S. sonnei(D군) – A군이 가장 심하고 D군의 경우 일반적으로 경증이며 점액성 혈변이 없음
병원소	• 환자
전파	• 분변 → 파리나 불결한 손 → 식품 등의 경구적 침입, 잠복기 2~7일

감수성	• 소아가 높으며 회복 후의 면역은 불확실
예방대책	• 환경위생의 관리(분뇨, 물, 음식물, 파리 등) • 환자 및 보균자 관리 철저 • 보건교육 • 예방접종은 실시하지 않음 • 배변 후 손씻기 강조

(4) 폴리오(Poliomyelitis : 급성회백수염, 소아마비)

① 소아에게 주로 발생

② 중추신경계의 손상으로 영구적인 마비

③ 대다수는 불현성감염의 양상을 띠고 무증세로 경과, 소화기장애와 상기도의 카타르증세(병적인 점액체가 흘러내리는 것)만을 나타내는 경우를 부전형, 뇌막자극증세를 나타내지만 마비가 나타나지 않는 경우를 비마비형, 마비가 나타나는 경우를 마비형

④ 불현성 감염 90～95%, 부전형 4～8%, 비마비형 0.5～1.0%, 마비형 0.5%

⑤ 현재 우리나라 환자발생 없음

병원체	• Polio virus, 면역학적으로 Ⅰ형, Ⅱ형, Ⅲ형의 3종
병원소	• 환자 및 불현성 감염자, 감염원은 환자 및 불현성 감염자의 호흡기계 분비물과 분변
전파	• 전파양식은 인간에서 인간으로의 직접감염(특히 분변－경구 경로), 환경위생이 잘 정비된 지역에서는 인두, 후두 감염물로 감염
감수성	• 미감염자는 연령에 관계없이 감염되나 보통은 불현성 감염 • 일반적으로 소아기에 면역 획득 • 잠복기는 3～21일, 통상적으로 7～12일
예방대책	• 예방접종이 가장 중요하며 효과가 확실 • Sabin vaccine(경구투여, oral polio vaccine(OPV), 생균백신)이나 Salk vaccine(주사용, IPV, 사균백신) • 접종시기 : 생후 2개월, 4개월, 6개월(단, 3차접종 가능시기 : 생후 6～18개월까지), 만 4～6세(추가접종) • 접종용량 : IPV(inactivated polio vaccine) 0.5mL • 접종방법 : 대퇴부 전외측 또는 삼각근 부위에 피하 또는 근육주사

(5) A형간염(Hepatitis A)

• 소아의 경우 A형간염에 걸리면 대부분 감기처럼 앓고 지나가는 가벼운 증상을 보이지만 20세 이상의 성인에서는 급성 간염이 유발되고 한 달 이상 입원이나 요양을 해야 하는 심각한 증상이 나타날 수 있음

병원체	• A형 바이러스
병원소	• 환자
전파	• 환자의 분변을 통하여 탈출 → 식품 등에 오염되어 경구 침입 or 오염된 손을 통해 경구 침입
감수성	• 전염력이 높음 • 5세 이하의 어린이의 경우 50～90%가 무증상이며 어른의 경우 70～95%가 유증상을 나타냄 • 질병을 앓는 기간은 다양하지만 대부분의 환자들은 몇 주 정도면 회복 • 만성 감염을 일으키지 않으면 면역은 평생 지속 • 잠복기는 15～50일(평균 약 28일)
예방대책	• 환경위생의 강화와 식품의 위생적인 취급

(6) 파라티푸스(Paratyphoid fever)

• 임상적으로는 장티푸스와 유사하지만 증상이 더 가볍고 사망률도 훨씬 낮은 병

병원체	• Salmonella paratyphi A, B, C
병원소	• 병원소는 환자와 보균자, 감염원은 감염자의 대소변
전파	• 배설물에 오염된 식품 등 → 경구 침입, 오염된 손 등
감수성	• 보편적, 질병이 완쾌된 후 면역성이 수년간, 잠복기는 1～3주
예방대책	• 환경위생의 관리(분뇨, 물, 음식물, 파리 등) • 환자 및 보균자 관리 철저 • 보건교육 강화

(7) 장출혈성대장균감염증(Enterohemorrhagic Escherichia coli)

① 1982년 미국에서 처음 보고된 설사 질환
② 대장균 중 Shiga 독소를 생산하는 대장균에 의해 발생
③ 발열을 동반하지 않는 급성 혈성 설사와 경련성 복통이 특징
④ 발열이 없고 설사변에 백혈구가 없는 것이 다른 질환과 감별할 수 있는 특징
⑤ 용혈성 요독 증후군이나 혈전성 혈소판 감소증 등의 합병증 발생 가능

병원체	• *E. coli* O157 : H7, O17 : H18, O26 : H11 등 • 장점막 부착성을 가지며, 내산성으로 pH 2～4에서 생존 가능, 균자체는 70℃에서 2분이면 사멸

병원소	• 소가 가장 중요한 병원소, 감염원은 Shiga 독소를 생산하는 *E. coli*(대장균)가 있는 동물의 대변
전파	• 축산물, 사람 간 전파 및 물 등의 환경으로부터 기인, 주된 전파 경로는 요리되지 않은 갈은 쇠고기(ground beef)의 섭취
감수성	• 대개 1주일이면 치유, 합병증 발생 시 사망 가능
예방대책	• 주된 감염원인 소를 비롯한 가축 사육 목장에 대한 종합적 감시 • 도축장 및 육류 가공처리 과정에 대한 오염방지책 수립 • 육류 제품은 충분히 익혀 먹고, 날 것으로 먹는 야채류는 염소 처리한 청결한 물로 씻어 섭취 • 멸균된 우유 섭취 • 철저한 개인위생(손 씻기 등)

2) 호흡기계 감염병

- 직접전파 : 환자나 보균자의 객담, 콧물 등의 비말(droplet)에 의해 감염
- 공기전파 : 비말핵(droplet nuclei, 담화(1m)나 재채기(3m) 등으로 배출)이나 먼지에 의한 감염
- 환경개선으로 효과를 보기 어려우므로 감염원 및 감수성 보유자의 관리가 특히 중요
- 세균 : 디프테리아, 백일해, 성홍열, 레지오넬라증, 수막구균성 수막염
- 바이러스 : 홍역, 유행성이하선염, 풍진, 두창(천연두), 인플루엔자, 수두, 중증급성호흡기증후군(SARS), 동물인플루엔자(AI)

(1) 디프테리아(Diphtheriae)

① 인후, 코 등의 상피조직에 국소적 염증, 장기조직에 장애
② 심근염과 신경염을 일으킬 수 있음
③ 치명률이 높은 질병
④ 체외독소를 분비하여 혈류를 통해 신체 각 부위에 운반되기도
⑤ 만 4세 이하의 환자가 전체 60%를 차지
⑥ 1987년 이후 국내 발병보고는 전무한 상태이나 인접한 러시아에서의 대규모 유행으로 인한 해외유입의 위험성은 더 높아진 상태

병원체	• 그람 양성 간균인 Corynebacterium diphtheriae 중 독소 생산주(gravis, intermedium, mitis의 3가지), 아포를 형성하지 않음
병원소	• 환자 및 보균자
전파	• 콧물, 인후 분비물, 기침 등에 발생하는 비말이나 비말핵이 호흡기나 피부상처 등을 통하여, 잠복기는 대체로 2~5일

감수성	• 생후 6개월간 모체로부터 받은 면역 유효, 그 이후 감수성을 지니며, 병이 회복된 후에는 약한 면역 획득
예방대책	• 예방접종 : 순화독소(toxoid), 감염이 의심될 때는 항독소(antitoxin) 이용 – 접종대상 및 시기 : 모든 영유아 → 기초접종(DTaP; 개량디피티) : 생후 2, 4, 6개월 → 추가접종(DTaP) : 생후 15~18개월, 만 4~6세 → 추가접종(Td, tetanus-diphtheria toxoid) : 만 11~12세 • 환자 발생 시 격리와 소독

(2) **백일해**(Pertussis)

① 계절에 따른 발병률 차이는 명백히 밝혀진바 없으나, 여름과 가을에 증가하는 경향

② 주로 5세 이하에 많이 발생, 1세 이하는 치명률 높음

③ 초기에는 기침이 산발적으로 발생하지만 1~2주가 지나면 발작적으로 진행되어 약 2~6주간 지속

④ 일반적으로 질병경과는 카타르기(catarrhal stage), 경해기(paroxysmal stage)와 회복기(convalescent stage)의 3단계

병원체	• 그람 음성 간균인 Bordetella pertussis에 의한 호흡기 감염 질환
병원소	• 환자
전파	• 호흡기계를 통한 비말감염, 오염된 먼지나 물품에 의한 간접전파도 가능, 잠복기는 일반적으로 7~10일
감수성	• 감염성은 매우 높으며 병쾌 후에는 영구면역 획득
예방대책	• 디프테리아, 파상풍, 백일해를 동시에 실시하는 DTaP(개량 DPT) 접종 • 환자가 발행 시 격리와 소독

(3) **홍역**(Measles)

① 대개 1~5년을 간격으로 유행, 3~6월에 많이 발생

② 일반적으로 1~2세에 많이 감염

③ 열과 전신에 발진, 귀염과 폐렴의 합병증 발생하기도

병원체	• measles virus
병원소	• 환자

전파	• 비말감염, 오염된 물건 • 잠복기는 8~13일 • 발진이 나타날 때까지는 14일 소요 • 발진이 목의 외상부, 귀 뒤, 이마의 머리선 및 뺨의 뒤쪽에서부터 생기며, 그 이후 첫 24시간 내에 얼굴, 목, 팔과 몸통 위쪽, 2일째에는 대퇴부, 3일째에는 발까지 • 초기 증상 : 고열, 기침, Koplik's 반점(입술 안쪽에서 나타나기 시작하여 구강에서 발생하는 중앙에 흰점을 지닌 붉은 반점)
감수성	• 강한 감염성, 감수성 있는 접촉자의 90% 이상이 발병, 생후 6개월까지는 모체로부터 받은 항체로 감염되지 않음, 병쾌 후 영속면역
예망내책	• MMR(홍역, 볼거리, 풍진) 형태의 예방접종 – 접종대상 및 시기 : 모든 소아 → 기초접종 : 생후 12~15개월 → 추가접종 : 만 4~6세

(4) 성홍열(scarlet fever)

① 갑자기 시작되는 발열, 두통, 구토, 복통, 오한 및 인후염이 특징

② 12~48시간 후에 전형적인 발진

③ 발열은 39~40℃까지 이를 수 있으며, 치료하지 않으면 5~7일간 지속

④ 발진은 발열, 인후통, 구토의 삼주증상(triad)이 있은 후 12~48시간 뒤에 미만성의 선홍색 작은 구진이 목, 겨드랑이, 사타구니에서 생겨 몸통이나 사지로 펴져 나가며, 이마와 뺨은 홍조를 띠고 입주위가 창백해 보임

⑤ 진단 : dick test

병원체	• A군 β-용혈성 연쇄구균(streptococcus). 외독소를 생성하는 균주
병원소	• 병원소는 환자와 보균자
전파	• 호흡기 분비물 비말감염, 또는 직접 혹은 간접적으로 환자나 보균자와 접촉하여 감염, 드물게는 손이나 물건을 통한 간접 접촉에 의해서도 전파, 오염된 음식물을 통해서도 전파 가능, 잠복기는 1~7일(평균 3일 정도)
감수성	• 감수성은 보통
예방대책	• 환경위생 강화, 환자의 발견 및 격리

(5) 두창(Samll pox, variola, 천연두, 마마)

① 1977년 이후 두창 환자로 진단된 사람은 없으며, 1980년 이후 우리나라를 비롯한 전세계에서 백신 접종을 하고 있지 않음

② 자연적인 유행 시 대두창의 경우, 치명률이 15~50%로 보고되고 있으며 소두창은 1% 정도

병원체	• variola virus
병원소	• 환자
전파	• 비말에 의해 감염되므로 감염된 환자의 입, 코, 인후 점막에 있는 두창 바이러스가 기침 등에 의해 주위에 있는 사람에게 옮겨져 감염 • 오염된 옷이나 침구류 등에 의한 전파도 가능 • 잠복기 : 7일～19일(평균 12일) • 발열시작부터 감염성이 있으며, 발열 후 2～3일째에 가장 높음
감수성	• 선천적 면역 없음, 병쾌 후 피부손상에 의한 흉
예방대책	• 예방접종과 검역

(6) 유행성이하선염(Mumps, 볼거리)

① 이하선(귀밑샘)을 침범

② 귀밑샘이나 고환, 난소, 젖샘 등에 감염

③ 특히 생식샘의 감염에 주의

④ 주로 어린아이에게서 많이 발생

⑤ 귀밑샘에 압통과 종창(swelling) : 증상은 1주일 정도 지나면 감소, 대개 10일 후면 회복

⑥ 잠복기 후 발열, 두통, 근육통, 식욕부진, 구토 등의 증상

⑦ 임신 초기(4개월 이내)에 임산부가 감염되면 기형아를 출산할 수 있으며 어린 시절 청각장애의 주요한 원인

병원체	• mumps virus
병원소	• 환자
전파	• 비말, 비말핵 – 잠복기 : 보통 14～18일 – 감염력은 증상 발현 3일 전부터 발현 4일까지
감수성	• 보통, 감염력은 인플루엔자나 풍진과 비슷하나, 홍역이나 수두보다는 약함, 병쾌 후 영속면역
예방대책	• 예방접종 : 12개월 이상의 소아와 특정한 고위험군의 성인은 2회의 MMR 백신을 접종 – 접종대상 및 시기 : 모든 소아 → 기초접종 : 생후 12～15개월 → 추가접종 : 만 4～6세 • 환자의 격리 • 분비물에 오염된 물건의 소독

(7) **풍진**(Rubella, German measles)

① 증상은 대체로 경하며 감염자의 50% 정도는 불현성(무증상이지만 바이러스 전파)

② 보통은 미열, 권태감, 목뒤와 후두부의 림프절 종창, 발진이 나타남

③ 발진의 지속 기간은 대부분 3일 정도

④ 임신 초기에 이환되면 태아에 영향(30~60%에서 선천성 기형을 초래)

병원체	• rubella virus
병원소	• 환자
전파	• 비말이나 비말핵으로 전파, 잠복기는 12~23일 평균 14일 정도
감수성	• 높음, 홍역보다 증상이 가벼우나 감염력 강함, 이환 후 영구면역 획득
예방대책	• MMR 형태의 풍진 예방접종 – 접종대상 및 시기 : 모든 소아와 임신 전 가임기 여성 → 기초접종 : 생후 12~15개월 → 추가접종 : 만 4~6세 • 임산부에게는 예방접종 금지 • 임신 초기에 이환되었을 때는 감마글로블린 주사 • 환자의 격리 필요

(8) **수두**(Chicken pox)

① 급성의 미열로 시작되고, 신체적 증상이 심하지 않은 전신 감염증

② 발진은 일반적으로 소양감이 있고, 반점에서 구진이나 수포로 급속하게 발전

③ 건강한 소아의 경우 임상적인 경과는 전반적으로 경증으로 그치게 되며, 2~3일간의 권태감, 소양감, 39℃의 발열

④ 성인의 경우 조금 더 심한 형태의 질병을 앓게 되며 합병증의 발생도 더 많아짐

⑤ 수두와 대상포진(zoster)은 같은 VZV(varicella-zostervirus)가 원인으로 초회 감염은 수두로 나타나며 이후 감각 신경절에 잠복해있던 바이러스가 재활성화 되면 대상포진 형태로 발현

병원체	• 수두 대상포진 바이러스(Varicella zoster virus, VZV)
병원소	• 환자
전파	• 비말을 통한 공기매개 혹은 병변과의 직접적인 접촉을 통해 감염 – 전염은 보통 발진 발생 1~2일 전부터 발진 발생 후 4~5일까지 가능함 – 평균 14~16일(10일~21일)의 잠복기
감수성	• 전염력이 매우 강함, 회복으로 보통 평생 면역을 획득

공중보건학

예방대책	• 예방접종 – 과거력 상 수두를 앓은 적이 없고 또한 접종력이 없는 12개월 이상의 모든 소아 – 접종시기 : 생후 12～15개월 – 만 13세 미만의 경우 1회 접종 – 만 13세 이상의 경우 4～8주 간격으로 2회 접종

(9) 인플루엔자(Influenza)

① 38℃ 이상의 갑작스러운 발열, 오한, 두통, 근육통, 피로감 등의 전신증상과 인후통, 기침, 객담 등의 호흡기증상을 보이며, 드물게 복통, 구토, 경련 등이 발생

② 전신증상은 보통 수일(평균 약 3일) 내에 회복이 되나 기침 등의 호흡기 증상과 피로감 등은 2주 이상 지속될 수 있음

③ 범세계적으로 유행

④ 감기와는 다른 감염병

⑤ 세계적 대유행이 있었던 인플루엔자 : 스페인독감 H1N1형(1918, 2천만 명 사망), 아시아독감 H2N2(1957), 홍콩독감 H3N3(1968), 러시아독감(1977), 중국(2003)의 사스(SARS), 신종 인플루엔자(2009) A(H1N1)

⑥ 인간에게 감염되는 조류 인플루엔자 바이러스(AI) : H5N1형, H7N7형, H9N2형

⑦ 감염력이 매우 강함

병원체	• influenza virus(A형, B형, C형), 항원 변이를 통해 계속적으로 새로운 변종 발생 – A형 인플루엔자 → 바이러스는 표면항원인 hemmaglutinin(HA)과 neuraminidase(NA)에 의해서 아형(subtype)이 결정 → HA는 바이러스가 체세포에 부착하는 역할을 하며 15가지 아형(H1～H15)이 있으며, NA는 바이러스가 세포 내로 침투하는 역할을 하며 9가지 아형(N1～N9) → 사람뿐만 아니라 돼지 및 조류도 감염 – B형 인플루엔자 → 사람이 유일한 숙주 → A형보다 경한 증상 → 주로 소아에서 발생 → A형보다 항원변화가 적으며, 면역학적으로 안정적 → 오직 사람만 감염 – C형 인플루엔자 → 대부분이 증상이 없으므로 사람에서 감염 보고는 거의 없음 → 유행적 발생과의 연관도 없음

병원소	• 환자
전파	• 잠복기는 1~4일 정도이며 평균 2일 정도이며, 전염력은 대체로 증상발현 1일 전부터 발병 후 약 5일 정도까지 • 환자가 기침이나 재채기를 할 때 분비되는 호흡기 비말을 통해서 사람에서 사람으로 전파 • 오염된 물건의 간접전파도 가능
감수성	• 어린 학령기 아동이 감수성이 높으며 이환 후에는 유행하는 바이러스 균에 대하여는 면역
예방대책	• 유행 시 대중이 많이 밀집한 장소를 피하고 위생관리와 건강관리 • 예방접종 : 매년 WHO가 발표한 당해 절기 유행 바이러스 주로 제조된 백신, 유행 시 같은 형의 균이면 면역효과가 있으나 다른 유형의 균이라면 면역효과 기대 어려움 - 접종권장시기 → 매년 10~12월 → 인플루엔자 유행 이전에 접종을 받는 것을 권장하며(가급적 인플루엔자 유행 2주 전까지), 접종 권장시기 이후나 인플루엔자 유행시기에도 고위험군은 예방접종 하는 것을 권장

(10) **중증급성호흡기증후군**(SARS, Sever Acute Respiratory Syndrom)

① 2002년 11월부터 중국 광동지역을 중심으로 발생

② 전 세계적으로 확산되었던 신종 감염병

③ 발열, 무력감, 두통, 근육통의 신체 전반에 걸친 증상, 기침 및 호흡곤란, 설사

병원체	• SARS coronavirus
병원소	• 환자, 사향고양이가 매개체
전파	• 최대잠복기 10일, 주로 비말을 통해 감염
감수성	• 대부분 6~7일 째 증상이 호전되나 10~20% 정도의 환자는 중증으로 발전, 사망률 3~4%
예방대책	• 감염 위험지역 여행 자제, 개인위생 철저

(11) **신종인플루엔자** A(H1N1)

① 돼지인플루엔자(Swine influenza)에서 생긴 새로운 형태의 H1N1 인플루엔자 바이러스

② 잠복기 : 2~3일, 최장 7일

③ 증상 : 발열(37.8℃ 이상), 기침, 콧물, 목이 아프거나 하는 호흡기 증상이 주로 발생

④ 백신이 개발되었으며 치료는 항바이러스제를 투여

(12) 동물인플루엔자(AI)

① AI바이러스 감염에 의한 급성호흡기 감염병

② 바이러스에 감염된 가금류와의 접촉 또는 감염된 조류의 배설·분비물에 오염된 사물과의 접촉을 통해 발생

③ 잠복기는 3~10일

④ 항바이러스제 복용

3) 절족(지)동물 매개 감염병

- 세균 : 페스트(쥐벼룩)
- 리케차 : 발진티푸스(이), 발진열(벼룩), 쯔쯔가무시병(털진드기)
- 바이러스 : 일본뇌염(모기), 유행성출혈열(신증후군출혈열, 들쥐의 배설물과 진드기), 황열(모기), 뎅기열(모기)
- 원충 : 말라리아(모기), 아프리카 수면병(체체파리)

(1) 페스트(Pest)

① 흑사병중세기 유럽 인구의 2/3정도 감소

② 림프선종, 폐렴 또는 패혈증을 일으킴

- 폐페스트(pneumonic plague)
- 림프절페스트(bubonic plague, 가레톳페스트, 선페스트) : 자연 발생 페스트에서 가장 흔한 임상상
- 패혈성페스트(septicemic plague) : 림프절 페스트나 호흡기 페스트가 적절히 치료되지 않을 때 나타날 수 있음

병원체	• 페스트균(yersinia pestis, pasteurella pestis), 그람 음성균
병원소	• 야생설치류(특히 쥐), 환자
전파	• 쥐벼룩에 의해서 쥐에서 쥐로 전파 • 림프페스트는 쥐벼룩에 의해서 감염 • 폐페스트는 비말감염으로 사람에게서 사람으로 감염 • 잠복기 : 2~6일
감수성	• 일반적이며 이환 후에는 일시적 면역
예방대책	• 예방접종은 사균 백신을 이용 : 백신은 예방 효과가 불충분하므로, 일반인에게는 사용하지 않고 페스트균에 노출 위험성이 많은 실험실 요원과 페스트 감염 위험 직업에 종사 하는 자에게 권장 • 검역 철저, 쥐 서식의 확인 및 구제 • 환자 발생 시 환자 격리와 즉각적인 소독

(2) 발진티푸스(epidemic typhus)

- 발열, 근육통, 전신신경증상, 발진

병원체	• 발진티푸스 리케치아(Rickettsia prowazekii)
병원소	• 병원소는 사람이지만 감염원은 리케치아균을 가지고 있는 이(louse)
전파	• 1~2주의 잠복기 • 이의 장내에서 증식된 병원체가 배설물로 탈출하여 상처로 전파 • 먼지를 통하여 호흡기계로 감염 가능
감수성	• 일반적이며 이완 후 영구면역
예방대책	• 발생보고의 신속, 환자의 격리, 이의 구제, 예방접종(우리나라에서는 1974년까지만 실시)

(3) 말라리아(Malaria)

① 학질로 불리던 질병

② 오한, 발열, 발한 후 해열이 반복적으로 나타남

병원체	• 삼일열원충(plasmodium vivax) • 열대열원충(plasmodium falciparum) • 난형열원충(plasmodium ovale) • 사일열원충(plasmodium malariae)
병원소	• 환자 및 보균자, 열대열 말라리아와 삼일열 말라리아가 대부분의 감염원인
전파	• 잠복기 – 열대열 원충 : 평균 12일 – 삼일열 원충과 난형열 원충 : 단잠복기(평균 14일), 장잠복기(6~12개월) → 온대지방의 삼일열 말라리아는 6~12개월의 장잠복기를 보이기도 하는데 국내 삼일열 말라리아가 여기에 속함 – 사일열 원충 : 평균 30일 • 매개모기 – 얼룩날개모기속(Anopheline)에 속하는 암컷 모기 – 우리나라의 삼일열 말라리아 매개모기 : 총 8종에서 4종의 감염 능력 확인 → Anopheles(Anopheles) sinensis Wiedemann : 중국얼룩날개모기 → Anopheles(Anopheles) lesteri Baisas and Hu : 레스터얼룩날개모기 → Anopheles(Anopheles) pullus M. Yamada : 잿빛얼룩날개모기 → Anopheles(Anopheles) kleini Rueda : 클라인얼룩날개모기

전파	• 전파경로 – 얼룩날개모기 속의 암컷 모기가 인체를 흡혈하면서 원충, 즉 포자소체(sporozoite)를 주입함으로써 전파됨 – 드물게 수혈 등의 병원 감염이나 주사기 공동사용에 의해 전파됨 – 모기가 사람을 문다 → 인체의 간 → 적혈구 → 모기가 환자를 문다 → 모기내 증식 → 모기의 침샘 → 모기가 사람을 물어 감염
감수성	• 보통이며, 면역은 형성되지 않음
예방대책	• 모기의 구제와 모기에 물리지 않도록

(4) 일본뇌염(Japanese encephalitis)

① 아시아지역 소아에서 발생하는 대표적인 뇌염으로 매년 3~5만 명이 감염되어 약 30%의 사망률을 보임

② 회복되어도 1/3에서 신경계 합병증을 남기는 질환

③ 감염자의 대부분이 무증상(불현성감염)이며 일부에서 열을 동반하는 가벼운 증상이나 바이러스성 수막염으로 이행되기도 하고 드물게 뇌염으로까지 진행

④ 주증상으로 갑작스런 고열, 두통, 의식장애, 경련, 의식 소실 등

⑤ 일단 일본뇌염에 걸리면 특별한 치료 방법이 없으므로 예방이 최선이며 예방접종사업과 관련하여 개선된 백신을 개발하기 위한 연구가 지속

병원체	• 일본뇌염 바이러스 • positive ssRNA바이러스로 Flaviriridae과의 arbovirus B군에 속함
병원소	• 돼지
전파	• 바이러스혈증을 일으키고 있는 돼지 → 일본뇌염모기(작은 빨간집모기, Culex tritaeniorhynchus) → 사람, 잠복기간은 5~14일
감수성	• 보편적, 1,000명 중 1~2명만이 현성감염, 일본뇌염 환자의 1/2은 4세 미만의 소아에서 발생하며 거의 모든 환자는 10세 미만의 소아에서 발생
예방대책	• 모기의 구제와 모기에 물리지 않도록 • 예방접종 – 불활성화 사백신 – 접종시기 : 생후 12~24개월 기간 중 1~2주일 간격으로 2회 접종을 하고, 2차 접종 후 12개월 후 3차 접종을 실시하여 기초접종을 완료하고 만 6세와 만 12세에 각 1회 추가접종

(5) 유행성출혈열(epidemic hemorrhagic fever, 신증후군출혈열)

① 우리나라의 경우 주로 늦봄(5~6월)과 늦가을(10~11월)에 발생
② 경기도 북부 및 강원도 등지에서 많이 발생
③ 고열, 단백뇨, 혈뇨, 결막충혈, 구토, 두통 등의 증상
④ 1976년 이호왕 교수에 의해 원인균 규명

병원체	• 한탄 바이러스(Hantaan Virus), 서울 바이러스(Seoul virus)
병원소	• 등줄쥐(한탄 바이러스), 집쥐(서울 바이러스) • 도시의 시궁쥐(집쥐)와 실험실의 쥐도 바이러스를 옮김 • 최근에는 환자로부터 야외형의 한탄 바이러스와 구분되는 도시형의 서울 바이러스가 분리, 검출된 바가 있음
전파	• 등줄쥐의 배설물과 등줄쥐에 기생하는 솜진드기가 전파, 잠복기는 9~35일(약 1~3주)
감수성	• 상습 발생지역에 새로 이주하는 사람은 일정한 감수성
예방대책	• 쥐 구제, 들에서 피부 노출 금지, 고위험지역 거주자 및 고위험군(농부, 군인, 실험실 근무자) 예방백신 접종

(6) 쯔쯔가무시증(양충병)

① 주로 가을철 야외활동 시 털진드기 유충에 물려 감염
② 고열, 오한, 심한 두통, 피부발진, 구토, 복통 등 발생
③ 10~12월과 4~7월 사이에 많이 발생

병원체	• Rickettsia tsutsugamushi
병원소	• 들쥐 및 털진드기(양충)
전파	• 숙주(들쥐) → 매개(털진드기) → 사람 • 잠복기는 약 10일
예방대책	• 산림지역, 목초지 등에서 피부노출을 피함, 야외활동 후 귀가 시에는 옷에 묻은 먼지를 털고 목욕

4) 동물매개(인수공통) 감염병

- 세균 : 탄저(소, 말, 양 등), 렙토스피라증(들쥐), 결핵(소), 브루셀라증(소), 장출혈성대장균감염증(소) 등
- 바이러스 : 공수병(광견병; 개, 늑대 등), 중증급성호흡기증후군(고양이), 동물인플루엔자 인체감염증(조류) 등
- 변형 프리온 : 인간광우병(변종 크로이츠펠트-야곱병; 소)

(1) 공수병(Rabies)

① 발병초기에는 불안감, 두통, 발열, 권태감, 물린 부위의 감각이상
② 2~10일 후에는 흥분, 불면증, 타액 과다분비 등의 증상
③ 물을 보면 근육(특히 목의 근육)에 경련 발생
④ 얼굴에 바람이 스치기만 해도 인후 및 경부근육에 경련
⑤ 근육마비, 혼수상태 등으로 거의 100% 사망
⑥ 우리나라의 경우에는 80년대 이전에는 개가 광견병의 주 감염원이었으나 93년 이후에는 너구리 등 야생동물과 이들에게 물린 소와 개에서의 광견병 발생이 주

병원체	• rabies 바이러스
병원소	• 공수병에 전염된 개, 고양이, 늑대 등
전파	• 감염된 개체가 다른 동물이나 사람을 물어 타액 속에 있는 바이러스가 상처를 통해 전파, 잠복기는 동물의 경우 2~12주이며 사람의 경우 평균 20~90일로서 교상을 입은 부위, 교상 부위에 분포된 신경 종말부의 숫자와 분포, 감수성에 따라 달라짐
예방대책	• 개의 예방접종, 광견의 도살, 동물 수입 시 검역 철저, 광견에 물린 후 치료는 백신과 면역글로불린을 모두 투여

(2) 렙토스피라증(Leptospirosis)

① 전 세계적으로 발생, 주요 발생지역은 동남아시아와 극동지역(동부 시베리아·몽골·중국·한국·일본을 포함하는 지역)
② 초기 고열, 오한, 두통, 구토 등이 발생
③ 황달과 폐출혈
④ 사망원인 : 신부전 또는 중증 출혈
⑤ 적절한 치료를 하지 않는 경우 20~30% 이상의 사망률
⑥ 우리나라는 9~10월에 주로 발생

병원체	• L. interrogans와 L. biflexa의 두 가지 종(species)으로 분류하는데 이 중 병원성 렙토스피라는 L. interrogans(나선형의 활발히 움직이는 세균)에 속함 • 렙토스피라는 온도, 산성, 세균의 오염 등에 대단히 예민하여 위액, 담즙, 사람이나 소의 희석하지 않은 젖에 의해 쉽게 죽음
병원소	• 설치류와 소, 돼지, 개 등의 일부 가축. 주로 들쥐
전파	• 주로 감염된 들쥐의 배설물 → 오염된 물, 토양, 음식물에 노출 → 상처 난 피부를 통해 감염 • 잠복기는 10일 전후

예방대책	• 논과 밭 등에서 작업할 때 피부 보호 • 작업 후 손발을 깨끗이 씻도록

(3) **탄저**(anthrax)

• 병을 일으키는 데는 탄저균에 의한 병독소가 관여

병원체	• 탄저균(Bacillus anthracis), 그람 양성 간균, 아포를 형성, 무운동성
병원소	• 소, 양, 염소, 말 등
전파	• 가축 : 오염된 사료를 통해 경구 감염 • 사람 : 폐탄저(기도감염; 양털 깎을 때 등), 피부탄저(피부상처를 통한 감염), 장탄저(감염된 육류 섭취) – 흡입에 의한 전신성 감염은 증상발현 후에 100%에 가까운 치명률을 보임 – 가장 흔한 피부 탄저는 항생제로 대부분 치료 가능함 – 장탄저의 치명률은 다양하나, 역시 100%에 가까움 • 사람은 자연면역이 잘 안되나 개, 고양이, 조류는 상당한 면역력이 있음 • 잠복기 – 1일~8주(대개 5일)이며 폭로량과 폭로경로에 따라 다름 – 피부노출시 : 1~7일 – 흡입시 : 1~6일 – 섭취시 : 1~7일
예방대책	• 가축의 약독화 백신 접종 • 감염동물 도살처분 • 가축과 접촉이 많은 경우 청결 유지 • 오염 가능성 있는 동물을 다루는 종사자들이나 B. anthracis를 다루는 실험실 종사자들에게 백신 접종

(4) **브루셀라증**

• 증상은 다양하고 비특이적이며 발열, 오한, 발한, 두통, 근육통, 피로감, 식욕부진, 관절통, 요통, 체중감소 등이 흔함

병원체	• 인체에 감염을 일으키는 브루셀라 종은 4가지 – Brucella melitensis(염소, 양, 낙타), B. abortus(소), B. suis(돼지), B. canis(개)
병원소	• 주로 소, 돼지, 염소, 양 등과 같은 주요 육고기 가축들이 주요한 감염원이며 들소, 물소, 순록, 사슴, 개, 말, 야크도 브루셀라균의 보균 동물로 알려져 있음

공중보건학

전파	• 감염된 가축 또는 저온 또는 고온 살균 처리가 되지 않은 우유를 비롯한 축산물을 날로 먹거나 에어로졸로 흡입하거나 피부 상처를 통해 접촉함으로써 감염 • 잠복기는 절반정도는 2～3주(급성), 나머지는 불현성 및 만성형으로 시작(수주～수개월)
예방대책	• 유제품 살균 및 육류를 익혀 먹음 • 홍보·교육으로 질병의 사전예방

(5) **크로이치펠트-야콥병**(CJD) **및 변종 크로이츠펠트-야콥병**(vCJD)

① CJD는 소고기의 섭취와 상관없으며, 세계적으로 인종, 문화, 경제적 수준 등에 무관하게 일정한 수준으로 발병하며 발생률은 백만 명당 0.5～2명의 수준

② 변종 CJD(variant, vCJD)는 변형 프리온의 경구 섭취(우해면양뇌병증, Bovine Spongiform Encephalopathy(광우병)에 걸린 소고기의 특정 위험부위)를 통하여 발생하는 신경계 퇴행성 질환

병원체	• BSE agent(우해면양뇌병증 병원체)
병원소	• 광우병에 걸린 소
전파	• 광우병에 걸린 소고기, 특히 변형 프리온단백질이 많은 특정 위험부위(특정위험물질 SRM(specified risk material)) 섭취 시 발생
예방대책	• 검역 강화

2. 만성감염병

• 세균 : 결핵, 한센병(나병), 성병(임질, 매독)
• 바이러스 : 간염(B형, C형), AIDS

1) 결핵(Tuberculosis)

(1) 인류 역사상 가장 많은 생명을 앗아간 감염병
(2) 1882년 독일의 세균학자 'Robert Koch'가 발견
(3) 신체의 거의 모든 부위에 침범할 수 있는 감염병
(4) 특히 폐에 많이 감염되는 세균성 만성 감염병
(5) 무분별한 약물 남용으로 내성 결핵균 보유 환자 발생 증가
(6) 결핵관리의 어려운 점
① 오랜 치료기간
② 치료 중단 시 균의 내성 발생

(7) 증상

① 피로감, 발열, 체중감소 등

② 기침, 흉통, 객혈 등

병원체	• Mycobacterium tuberculosis – 항산성 간균, 그람양성 – 주위환경이나 소독제에 강하며, 지방 성분이 많은 세포벽에 둘러싸여 있어 건조한 상태에서도 오랫동안 살 수 있고 강한 산이나 알칼리에도 잘 견디는 특성이 있으나 열과 햇빛에 약해서 직사광선을 쪼이면 수분 내에 죽게 됨 – 인형, 우형, 조형, 파충형
병원소	• 사람, 소
전파	• 폐결핵 : 객담이나 비말 • 신장결핵 : 소변 • 장결핵 : 분변 • 소의 경우 : 우유, 담, 분변으로 탈출 • 인체감염 : 비말감염, 우유로 인한 감염, 균에 오염된 식기나 식품
예방 및 관리	• 예방 : 감염원 제거, 감염경로 차단, 면역증강 • 관리 : 환자의 발견, 격리 및 치료, 예방접종(BCG; 생후 4주 이내) 사업(성인의 경우 조기발견, 조기치료가 가장 효과적) • 성인 : X-ray 간촬 → X-ray 직촬 → 객담검사 • Tuberculine test : 초등학교 1～6학년 실시, PPD(purified protein derivatives 순화단백제) – PPD 0.1%를 피내 접종하여 48시간 후 발적 부위의 직경 측정 – 4mm 이하는 음성(－), 5～9mm는 의양성(±), 10mm 이상은 양성(＋), 이중발적·경결의 경우는 강양성(＋＋) – 최근에는 PPD 접종 72시간 후 발적부위의 직경이 10mm 이상은 양성, 미만은 음성으로 구분

2) 한센병(Leprosy, Hansen's disease, 나병)

(1) 인류 역사상 가장 오래된 질병 중에 하나

(2) 유형 : 결핵양형나(tuberculoid leprosy, TT), 나종형나(lepromatous leprosy, LL), 중간군나(borderline leprosy, BB), 부정군나(Indeterminated leprosy, I)

(3) 진단방법 : 피부도말검사(피하의 조직액, 비강분비물 등), 병리조직학적 검사, lepromin 검사 등

(4) 제대로 치료하지 못하면 시력 소실, 마비, 신경염 등이 발생

병원체	• 나균(Mycobacterium leprae)
병원소	• 환자
전파	• 국내에는 매년 약 10명 정도의 신환자가 발생 • 치료받지 않은 환자에게서 배출된 나균에 오래 동안 접촉한 경우에 발병, 균의 전파력이 약한 편 • 침입경로는 약한 피부, 상처 또는 호흡기를 통하여 체내로 전파 • 잠복기는 보통 2~10년 • 미감아 : 부모가 환자이면서 증상이 없는 어린이(5년을 주기로 정기검진)
예방대책	• 환자발견, 전염성 환자의 격리, 치료 및 환자와의 접촉자에 대한 검진

3) 성병(venereal disease) : STD(sexually transmitted disease)

• 세균
  - Treponema pallidum : 매독(syphilis)
  - Neisseria gonorrhea : 임질(gonorrhea)
  - Hemophilus ducreyi : 연성하감(chancroid)
  - Chlamydia trachomatis : 클라미디아(chlamydia infection)
  - 임균 외 병원성 미생물 : 비임균성 요도염(Non-gonococcal urethritis)

• 바이러스
  - Herpes simplex virus type2 : 성기단순포진(genital herpes). type1은 주로 입과 입술의 궤양 유발
  - Human papilloma virus : 첨규콘딜롬(condyloma accurminata)

• 기생충 등
  - Trichomonas vaginalis : 트리코모나스 질염(vaginal trichomoniasis)

• 곰팡이성균(진균)
  - Candida albicans : 칸디다외음부질염(vulvovaginitis) 등

• 2008년 보고 : 클라미디아감염증>임질>비임균성요도염>성기단순포진>매독>첨규콘딜롬>연성하감

• 예방대책 : 분별력 있는 성행위, 보건교육의 강화, 환자의 진단 및 치료, 전파의 위험이 높은 집단의 관리 등

(1) 매독(Syphilis)

① 성기의 구진, 무통성하감 등 → 피부발진, 장기간의 잠재기 → 심맥관계와 중추신경계 병변

② 선천성 매독 : 모태를 통한 감염, 대개 임신 4개월 후에 감염이 발생, 유산이나 사산 또는 생후 2년 이후에 발병

병원체	• Treponema pallidum
병원소	• 환자
전파	• 성적 접촉, 수혈이나 환자의 혈액에 직접 감염, 높은 감수성, 면역의 형성은 없음 • 증상 – 1기 매독 : 세균의 침범부위에 발생하는 무통성 궤양 – 2기 매독 : 피부 발진, 점막의 병적인 변화 – 3기 혹은 후발 맥독 : 다양한 내부 장기 침범(눈, 심장, 대혈관, 뼈, 관절 등) – 신경매독 : 뇌막 자극, 뇌혈관 침범

(2) 임질(Gonorrhea)

① 남성

- 배뇨 시 작열감, 성기의 흰색, 황색 혹은 녹색의 분비물, 때로는 고환에 통증이 있거나 부종
- 부고환염을 일으킬 수 있으며 치료하지 않을 경우 불임을 유발할 수 있음

② 여성

- 경미하게 나타나기도 하지만 대부분은 별다른 증상이 나타나지 않음
- 초기증상은 배뇨 시 통증이나 작열감, 질 분비물 증가, 비정상적인 질 출혈 등
- 불임이나 자궁 외 임신을 초래
- 출산 시 태아가 질을 통과할 때 아기에게 전염(실명, 관절염, 혈액감염)

병원체	• Neisseria gonorrheae
병원소	• 환자
전파	• 성 접촉(남성 성기, 질, 구강, 항문)을 통해 전파 • 분만 중 산모에서 신생아에게 전파되기도 함 • 감수성이 높고 면역이 되지 않음

(3) 클라미디아감염증(Chlamydia)

① 증상이 없거나 경미하여 감염사실을 알기도 전에 조용히 불임을 포함한 심각한 합병증을 유발

② 만약 증상이 나타난다고 해도 대부분 감염된지 1~3주 후 발현

병원체	• Chlamydia trachomatis
병원소	• 환자
전파	• 성 접촉(질, 항문, 구강)을 통해 전염

<table>
<tr><td rowspan="6">종류</td><td rowspan="2">• 클라미디아결막염</td><td>봉입체결막염</td><td>성감염</td><td></td></tr>
<tr><td>트라코마</td><td>접촉감염</td><td></td></tr>
<tr><td colspan="2" rowspan="2">• 성기클라미디아감염증</td><td rowspan="2">성감염</td><td>여성 : 자궁경부염, 자궁부속기염, 간주위염</td></tr>
<tr><td>남성 : 요도염, 정소상체염</td></tr>
<tr><td colspan="2">• 성혜림프육아종증(제4성병)</td><td>성감염</td><td>외음부궤양, 서혜림프절 종창</td></tr>
<tr><td colspan="2">• 신생아클라미디아 감염증</td><td>수직감염</td><td></td></tr>
</table>

(4) 연성하감(chancroid)

① 성기나 회음부의 통증성 궤양성 질환

② 감염되면 4일~10일의 잠복기를 거친 후 성기의 붉은 구진에서 시작하여 빠르게 농포로 발전하는 병변이 생기고, 농포가 터져 통증성 궤양을 형성

③ 궤양은 남성의 경우 음경의 포피, 음경귀두관, 음경 등에, 여성의 경우 음순, 질입구, 항문주위 등에 주로 발생

병원체	• Hemophilus ducreyi
병원소	• 환자
전파	• 성 접촉

4) B형간염(Hepatitis B)

(1) 치료가 잘 안되고 만성으로 이환

(2) 피로감, 식욕감퇴, 발열, 오한 등

(3) 심한 경우 황달 등

병원체	• hepatitis B virus : HBV(세포변성 현상을 일으키지 않는 간 친화성 DNA 바이러스)
병원소	• 환자 및 보균자
전파	• 감염된 혈액이나 다른 체액에 의해 피부나 점막을 통하여 감염 • 수혈, 오염된 주사기에 찔리거나 투석, 침습적인 검사나 시술, 성 접촉 등 • B형간염 바이러스는 공기나 물, 음식물을 통해서 전파되지는 않음 • 잠복기 : 평균 2~3개월 • 자연감염 후 면역력 획득
예방대책	• 치료제는 아직 개발되어 있지 않음 • 예방접종 – 신생아 및 영아 : 생후 0, 1, 6개월 일정으로 접종 – 소아 및 성인 : 0, 1, 6개월 일정으로 접종

예방대책	• 우선접종 권장 대상 – B형간염 바이러스 보유자의 가족 – 혈액제제를 자주 수혈 받아야 되는 환자 – 혈액투석을 받는 환자 – 주사용 약물 중독자 – 의료기관 종사자 – 수용시설의 수용자 및 근무자 – 성매개질환의 노출 위험이 큰 집단

5) 후천성면역결핍증(AIDS, acquired immune deficiency syndrome)

(1) 인간면역결핍 바이러스(HIV)에 감염되어 체내면역 체계가 파괴

(2) 후천적으로 항체를 생산하지 못하게 됨

(3) 증상

급성 감염기		무증상기		발병초기		발병기
노출행위 후 1개월 내외 독감증상	⇒	평균 10년 정도 무증상 (면역수치 감소)	⇒	지속적 설사 몸무게 급감 발열 등	⇒	에이즈 증상

(4) 감염 말기가 되면 면역체계가 파괴되어 감염되지 않은 사람에게서 잘 나타나지 않는 각종 세균, 바이러스, 기생충 등에 의한 기회감염(폐렴, 결핵, 구강 칸디다증, 대상포진 등)과 악성종양(카포시육종) 발생

(5) 림프절 비대, 폐렴, 카포시육종 발생

병원체	• 인간면역결핍바이러스(HIV, human immunodeficiency virus)
병원소	• 환자 및 감염자(보균자; HIV 양성자)
전파	• 성적 접촉, 수혈, 주사기 등을 통하여 전파 • 감염원은 환자나 감염자의 혈액, 타액, 정액, 눈물, 모유, 소변 등 • 감염 후 2~3개월이면 항체 양성반응이 나타남
예방대책	• 건전한 성생활 • 보건교육의 강화 • 수혈에 사용되는 혈액에 관한 철저한 검사 • 환자와 감염자의 관리 • 환자의 혈액 및 분비물에 대한 소독

※ 감염병 진단 검사법

결핵	디프테리아	성홍열	장티푸스	한센병
PPD반응 검사	Schick 검사	Dick 검사	Widal 검사	Lepromin 검사

2.4 비감염성질환 관리

1. 정의

1) 비감염성 질환 : 장기간의 의료처치 또는 보호를 요하는 비감염성의 만성 퇴행성 상태나 질병을 한데 묶어서 표현한 것
2) 다음의 미국 만성 퇴행성 질환전문위원회에서 제시한 것 중 한 가지만이라도 해당되면 만성질환(성인병, 생활습관병)이라고 할 수 있음
   (1) 질병자체가 영구적인 것
   (2) 후유증으로 기능장애가 남는 질병
   (3) 불가역적 병적변화를 수반하는 질병
   (4) 환자의 재활에 특별한 치료방법이 요구되는 질병
   (5) 장기간의 환자진료와 간호가 필요한 질병이나 기능장애

2. 중요성

1) 한국의 10대 사망원인 비교

2002년	• 암 > 뇌혈관질환 > 심장질환 > 당뇨병 > 만성하기도질환 > 간 질환 > 운수 사고 > 고의적 자해(자살) > 고혈압성 질환
2009년	• 암 > 뇌혈관 질환 > 심장 질환 > 고의적 자해(자살) > 당뇨병 > 운수사고 > 만성하기도 질환 > 간 질환 > 폐렴 > 고혈압성 질환
2012년	• 암 > 심장질환 > 뇌혈관질환 > 고의적 자해(자살) > 당뇨병 > 폐렴 > 만성하기도 질환 > 간 질환 > 운수 사고

2) 노령인구의 증가

(1) 연령이 증가함에 따라 질병발생률 증가
(2) 비감염성질환은 젊은 연령층보다 노년층에 잘 이환되는 질병이기 때문에 이에 대한 대책이 필요

3) 장기화에 의한 의료비 증가

(1) 질병에 이환된 후 완치가 어렵고 거의 평생을 관리

(2) 이환기간의 장기화는 환자의 고통, 비용의 부담과 국민의료비의 증가를 초래

3. 발생요인

- 비감염성질환(생활습관병) : 감염성질환에 비해 원인균에 해당하는 필수요건이 없거나 불확실, 발생에 관여하는 요인이 복잡, 긴 발현기간, 불명확한 발생시점

※ 주요 원인

유전적 요인	혈우병, 당뇨병, 원인불명의 본태성 고혈압 등
사회경제적 요인	미국의 경우 상류층에는 심근경색, 유방암 등이 많고 하류층에는 자궁경부암, 위암 등이 많음
습관적인 요인	식습관과 규칙적인 운동이 중요
기호의 요인	흡연, 술, 약물 중독
지역적인 요인	우리나라와 미국의 암 사망 양상의 차이
영양상태	영양부족이나 영양과다. 영양부족보다 영양과다가 문제
그 외	환경오염 요인, 심리적 요인 등

4. 질환

1) 고혈압(hypertension)

(1) 혈압 : 심장이 수축해서 동맥으로 간 혈액이 혈관 벽에 미치는 힘

① 수축기혈압(최고혈압) : 수축하여 혈액을 내보낼 때의 압력

② 이완기혈압(최저혈압) : 혈액이 심장으로 돌아올 때의 압력

(2) 2008년까지는 정상 혈압 기준치가 140/90mmHg이었으나 최근 대한고혈압학회는 그 기준을 강화하여 120/80mmHg 미만으로 낮춤

① 정상 혈압=120(수축기혈압) / 80(확장기혈압) 이하

② 고혈압 전단계 혈압=수축기혈압 : 120～139, 확장기혈압 : 80～89

③ 고혈압 1단계=수축기혈압 : 140～159, 확장기혈압 : 90～99

④ 고혈압 2단계=수축기혈압 : 160 이상, 확장기혈압 : 100 이상

⑤ 저혈압=90/60mmHg 이하

⑥ 안정 후 3회 이상을 측정한 후 판정하는 것이 정확

(3) WHO 기준

① 정상혈압=～100/95～

② 경계성고혈압=140～159/90～94

③ 고혈압=160∼/95∼

④ 저혈압=∼100/∼60

원인	• 약 85∼90%가 원인 불명 • 1차성 고혈압(본태성 고혈압) : 원인 불명 – 유전적인 원인, 과다한 스트레스, 비만, 식염섭취량, 환경 등의 요인이 작용하여 발생된다고 생각 • 2차성 고혈압(속발성 고혈압) : 원인이 알려져 있고 그 증상의 하나로서 고혈압 발생 – 원인 명확, 그 원인에 의해 부수적으로 나타나는 증상 → 선행되는 원인 질병을 치료
증상	• 머리가 무겁고 아픔, 현기증과 귀가 울림, 코피가 잘 남, 팔다리가 쑤시고 저림, 숨이 차고 두근거림, 잠이 잘 오지 않음, 쉽게 피로, 신경질적인 증상, 성기능장애 등 • 뇌혈관 질환 초래
치료	• 약물복용 • 동물성 지방섭취 제한 • 과다체중에서 5kg 감량 • 금연 • 소금섭취 하루 6g 이하로 제한 • 과일 및 채소 섭취 • 음주 하루 2잔 이하
예방	• 가능한 한 정상범위의 체중 유지 • 과염식 및 과지방식의 제한 등 균형 있는 식생활 • 건전한 습관 : 적절한 운동, 충분한 수면 및 휴식, 여유 있는 마음 • 금연 및 과도한 음주 제한 • 정기적인 혈압 측정 및 검진 • 대한고혈압학회의 고혈압 예방 7가지 생활수칙 – 음식은 싱겁게 골고루 먹읍시다. – 살이 찌지 않도록 알맞은 체중을 유지합시다. – 매일 30분 이상 적절한 운동을 합시다. – 담배는 끊고 술은 삼갑시다. – 지방질을 줄이고 야채를 많이 섭취합시다. – 스트레스를 피하고 평온한 마음을 유지합시다. – 정기적으로 혈압을 측정하고 의사의 진찰을 받읍시다.

2) 뇌졸중(stroke)

(1) 뇌출혈 : 뇌혈관의 파열로 뇌 조직 내부로 혈액 유출 및 압박

(2) 뇌경색 : 혈전이나 색전으로 혈관이 막혀 뇌조직의 괴사 발생

원인	• 주로 죽상동맥경화증과 고혈압 • 연령, 성, 흡연, 음주, 당뇨병 등과 관련
증상	• 기능장애, 기억력 상실, 운동마비 등
치료	• 약물복용 • 외과적 수술(혈전 제거) • 운동치료 • 식이요법
예방	• 고혈압의 경우와 같음 • 정기적인 건강진단으로 고혈압을 가려내어 적절한 치료를 하면 뇌졸중의 위험을 막을 수 있음

3) 허혈성 심장질환(ischemic heart disease)

• 관상동맥이 좁아지거나 막히게 되어 심장근육에 충분한 혈액 공급이 이루어지지 못할 때 나타나는 병

원인	• 동맥내피세포에 콜레스테롤과 중성지방 등의 지질이 축적되고 섬유질이 증식하여 혈류가 느려지고 혈관이 막힘 • 흡연, 고혈압, 당뇨병, 비만증, 운동부족, 고령 및 가족력 등과 관계
증상	• 임상적으로는 협심증, 심근경색증 또는 급사(심장돌연사)로 나타남 • 협심증 : 협착에 의해 관상동맥의 70% 이상이 막히게 되면 심근의 일부가 허혈 상태에 빠지게 되고 관상동맥의 혈류가 원활하지 않아 흉통 등의 증상 발생 • 심근경색증(myocardial infarction) : 3개의 관상동맥 중 어느 하나라도 혈전증이나 혈관의 빠른 수축(연축) 등에 의해 급성으로 막히는 경우, 심장의 전체 또는 일부분에 산소와 영양 공급이 급격하게 줄어들어서 심장 근육의 조직이나 세포가 죽는(괴사) 상황 • 급사(심장돌연사) : 급사 또는 심장 돌연사란 말 그대로 증상이 나타난 지 1시간 이내에 사망하는 경우
예방	• 고콜레스테롤 및 고지방 식품 섭취의 제한 • 적당한 운동 • 비만의 예방 • 금연 • 과음 주의 • 저염식 • 잡곡 및 채소류의 충분한 섭취 • 당뇨병, 고혈압 등의 치료

4) 당뇨병(diabetes mellitus)

- 공복혈당이 126mg/dL 이상
- 식후혈당이 200mg/dL 이상일 때에는 당뇨병 의심
- 정상혈당 : 최소 8시간 이상 음식을 섭취하지 않은 공복상태에서 잰 혈당 수치가 100mg/dL 미만, 경구당부하검사 24시간 후 혈당수치가 140mg/dL 미만

(1) 인슐린의 분비량이 부족하거나 정상적인 기능이 이루어지지 않는 등의 대사질환의 일종으로. 소변에 당이 배출

(2) 소아 당뇨병(제1형 당뇨병, 인슐린 의존형)

① 주로 유아기나 청소년기에 많이 발생

② 췌장에서 인슐린을 전혀 생산하지 못하는 것이 원인이 되어 발생

③ 조절하기 힘들며, 거의 인슐린 주사 필요

(3) 성숙기 당뇨병(제2형 당뇨병, 인슐린 비의존형)

① 주로 40대 이후에 많이 발생

② 당뇨병 환자의 80% 정도

③ 췌장에서 인슐린의 분비능력은 정상이나 비만, 운동부족 등의 이유로 체내 인슐린의 필요량이 증가

④ 증가된 인슐린 필요량을 충분히 공급하지 못해서 발생

⑤ 인슐린 저항성(insulin resistance; 혈당을 낮추는 인슐린 기능이 떨어져 세포가 포도당을 효과적으로 연소하지 못하는 것)을 특징

⑥ 식이요법, 운동요법 등으로 조절

원인	• 유전적 요인 • 고열량, 고지방, 고단백의 식단, 운동 부족, 스트레스 등 환경적인 요인이 크게 작용 • 성숙기 당뇨병의 약 70% 정도가 과체중인 사람에게 이환 • 나이가 많아질수록 증가(30세 이후 현저히 증가)
증상	• 갈증, 다뇨, 다식, 피로감 등 → 체중감소, 시력장애(망막병증), 콩팥기능장애, 신경통, 피부소양증(가려움) 등의 합병증 • 당뇨병 초기에는 무증상이 많음
치료	• 제1형 당뇨병의 경우에는 인슐린 치료 • 제2형 당뇨병의 경우에는 생활 습관 교정을 기본으로 하며 추가로 약물 투여
예방	• 체중조절 • 조기발견, 조기치료(본인이 증상을 느꼈을 때에는 상당히 병이 진행) • 요당검사와 혈당검사 • 감염증의 예방, 신체적 건강증진, 과로 금지 등

5) 악성 신생물(암, cancer)

(1) 악성 신생물 : 정상세포 이외에 세포가 생체 기능에 아무런 필요도 없이 증식 → 주위 조직에 침윤하면서 빠르게 성장하고 신체 각 부위에 확산되거나 전이되어 생명을 위협

(2) 2005년 우리나라 암 발생 건수

① 남자 : 위암(21.9%) > 폐암(15.9) > 간암(14.5) > 대장암(13.2) > 전립선암(14.5)

② 여자 : 갑상샘암(18%) > 유방암(15.1) > 위암(13.5) > 대장암(11.3) > 폐암(7.1)

③ 전체 : 위암(16.0) > 대장암(12.4) > 폐암(11.9) > 간암(10.5) > 감상샘암(8.9)

(3) 2008년 암발생률 : 위암 > 갑상선암 > 대장암 > 폐암 > 간암

(4) 2004년 암 사망자 구성비 : 폐암(20.6%) > 위암(17.4%) > 간암(16.9%) > 대장암(9.1%) > 췌장암(4.7%)

(5) 2009년 암에 의한 사망률(인구 10만명당) : 폐암(30.0) > 간암(22.6) > 위암(20.4) > 대장암(14.3)

(6) 2012년 암에 의한 사망률(인구 10만명당) : 폐암(33.1) > 간암(22.6) > 위암(18.6) > 대장암(16.3)

원인	• 식생활 습관 – 위험 요인 : 과다한 소금 함유 음식, 태우거나 높은 온도로 조리한 음식, 동물성 지방 과다 섭취 – 예방 효과 : 신선한 야채나 과일 등의 섭취 • 흡연 • 감염 : 바이러스나 기생충 등의 감염, B형간염 바이러스를 갖고 있는 사람은 250배의 간암 발생 확률 • 환경오염 • 직업, 유전, 음주, 방사선 등도 기여
증상	• 초기는 인식이 어려우며, 증상을 느꼈을 때는 이미 치료를 하기 어려운 단계
예방	• 암 발생 요인에 대한 접근을 줄이는 방법 : 식품섭취 제한, 금연, 바이러스 감염 등의 예방, 환경오염물질 접촉 금지 및 관리 • 조기진단 및 조기치료 : 정기검진 • 국가암정보센터 : "국민 암예방 수칙" – 담배를 피우지 말고, 남이 피우는 담배 연기도 피하기 – 채소와 과일을 충분하게 먹고, 다채로운 식단으로 균형 잡힌 식사하기 – 음식을 짜지 않게 먹고, 탄 음식을 먹지 않기 – 술은 하루 두 잔 이내로만 마시기 – 주 5회 이상, 하루 30분 이상, 땀이 날 정도로 걷거나 운동하기 – 자신의 체격에 맞는 건강 체중 유지하기 – 예방접종 지침에 따라 B형간염 예방접종 받기 – 성 매개 감염병에 걸리지 않도록 안전한 성생활하기 – 발암성 물질에 노출되지 않도록 작업장에서 안전보건수칙 지키기 – 암 조기 검진 지침에 따라 검진을 빠짐없이 받기

6) 비만

(1) 식습관과 신체활동이 개선이 필요
(2) 당뇨, 고혈압, 심장질환, 뇌졸중, 암, 간질환 등의 위험을 증가
(3) 일반적인 비만 지표
① 체질량지수(BMI, Body Mass Index) = 체중(kg) / 신장(m^2)
예 키 172cm, 몸무게 74kg → 74/(1.72 × 1.72)

20 미만	20~24	25~30	30 이상
저체중	정상체중	경도비만	비만

② Kaup 지수 = 체중(kg) / 신장(cm^2) × 10,000
- 영유아 비만도 측정에 이용
- 22 이상 비만

③ Rohrer 지수 = 체중(kg) / 신장(cm^3) × 10,000,000
- 학동기 어린이 비만도 측정에 이용
- 160 이상 비만

④ Broca 지수
- 브로카가 제창한 체격지수
- 표준체중(kg) = [신장(cm) − 100] × 0.9

(4) 관리
① 5가지 이상 과일과 야채를 섭취
② TV와 같은 레크리에이션 시간 2시간 이내
③ 매일 1시간 이상 신체활동
④ 설탕첨가음료 대신 물이나 저지방 우유

7) 대사증후군

(1) 만성적인 대사작용으로 인해 내당능 장애, 고혈압, 고지혈증, 비만, 심혈관계 죽상동맥 경화증 등의 여러 질환이 한꺼번에 나타나는 것
(2) 인슐린저항성 : 혈당을 낮추는 인슐린에 대한 몸의 반응이 감소하여 근육 및 지방세포가 포도당을 잘 섭취하지 못하게 되고 이를 극복하고자 더욱 많은 인슐린이 분비되어 여러 문제를 일으키는 것
(3) 관리
① 비만 관리
② 좋은 식습관
③ 운동 생활화
④ 스트레스 관리
⑤ 충분한 휴식과 수면
⑥ 금연 및 절주

2.5 기생충질환 관리

- 기생충 : 숙주에 의존하여 기생생활을 하는 무척추동물
- 기생생활 : 다른 생물의 체표 또는 체내에 일시적 또는 장기적으로 기생하면서 영양물을 탈취하는 생활양식
- 기생체 : 서식처 및 영양물을 탈취해가는 생물
- 숙주 : 서식처 및 영양물을 제공하는 생물

1. 숙주

1) 감수성 숙주(susceptible host) or 호적 숙주(natural host) : 기생충이 감염되고 발육, 성장하여 생식하는데 필요한 모든 조건을 갖춘 숙주
2) 비감수성(unsusceptible) or 비호적(unnatural) 숙주
3) 고유숙주(definite host) : 기생충이 성적으로 성숙해서 생활사를 완수할 수 있는 숙주
4) 중간숙주(intermediate host) : 숙주에 들어가기 전에 기생충의 특정 단계 발육을 위한 다른 생물
   (1) 유구조충 : 돼지
   (2) 무구조충 : 소
   (3) 광절열두조충 : 제1중간숙주－물벼룩, 제2중간숙주－송어, 연어, 농어
   (4) 아니사키스 : 제1중간숙주－새우류, 제2중간숙주－어류, 두족류
   (5) 말레이사상충 : 모기
   (6) 간흡충 : 제1중간숙주－쇠우렁, 왜우렁, 제2중간숙주－민물고기(참붕어, 붕어, 잉어 등의 비늘)
   (7) 폐흡충 : 제1중간숙주－다슬기, 제2중간숙주－게, 가재
   (8) 요꼬가와흡충 : 제1중간숙주－다슬기, 제2중간숙주－은어, 황어 등의 담수어 비늘
5) 종숙주(final host) : 중간숙주를 거친 후 성숙에 이를 수 있는 숙주

2. 기생충

- 단일숙주성 기생충(monoxenus parasite) : 한 종류의 숙주에서만 발육 성장
  복숙주성 기생충(heteroxenous parasite) : 여러 종의 숙주를 필요
- 내부기생충(endoparasite) : 숙주의 체내에 기생
  외부기생충(ectoparasite) : 숙주의 체표면에 기생
- 편성기생충(obligatory parasite) : 전적으로 숙주에 의존
  통성기생충(facultative parasite) : 부분적으로 자유생활을 하기도 하는 것
- 병원성 기생충(pathogenic parasite)
  비병원성 기생충(non-pathogenic parasite)

1) 형태에 따른 분류

(1) 원충류(Protozoa) : 단세포로 생활할 수 있는 동물
① 근족충류 : 이질아메바, 대장아메바 등
② 편모충류 : 질트리코모나스, 리슈마니아, 람불편모충 등
③ 포자충류 : 말라리아, 톡소플라즈마 등
④ 섬모충류 : 대장 발란티디움 등

(2) 윤충류(Helminths) : 현미경적 미세 동물
① 선충류(nematoda : roundworms) : 회충, 요충, 구충, 편충, 말레이사상충, 동양모양선충 등
② 흡충류(trematoda : fluckes, distoma) : 폐흡충, 간흡충, 요코가와 흡충 등
③ 조충류(cestoida; tapeworm) : 유구조충, 무구조충, 왜소조충, 광절열두조충 등

2) 전파방식에 의한 분류

(1) 토양 매개성 : 회충, 편충, 구충, 동양모양선충 등
(2) 물, 채소 매개성 : 회충, 편충, 십이지장충, 동양모양선충, 분선충, 이질아메바 등
(3) 어패류 매개성 : 간흡충, 폐흡충, 요코가와 흡충 등
(4) 수육류 매개성 : 말라리아, 사상충 등
(5) 모기 매개성 : 말라리아, 사상충
(6) 접촉 매개 : 요충, 질트리코모나스 등

3) 기생충 감염의 예방

(1) 감염원 차단

• 감염의 원인을 제공하는 환자, 보유숙주 등을 찾아내어 이를 치료 → 배출 충란, 유충, 포낭 등을 없애거나 감소

(2) 전파요인 차단

① 매개체(흡혈성 곤충)와 병원성 기생충간의 생물학적 연결로 및 감염경로 차단
② 식품, 급수 및 오물의 위생적인 관리
③ 화장실 및 분뇨 처리방법의 개선 → 각종 기생충란과 유충에 의한 토양 오염 방지
④ 살충제 사용 → 중간숙주나 매개체의 구제
⑤ 애완동물의 적절한 관리
⑥ 음식물의 위생적 관리와 냉동 및 가열처리 등의 위생적인 생활환경 유지

(3) 개인의 건강관리

• 식습관 개선, 환경 개선, 영양섭취, 노출 방지 등

(4) 보건교육

• 병원체, 생활사, 질병과 피해, 예방과 관리에 관한 지식을 각 학교 및 사회에서 교육

3. 기생충의 종류

1) 원충류(Protoza)

- 근족류 : 이질아메바
- 편모충류 : 람불편모충, 질트리코모나스
- 섬모충류 : 대장발란디듐
- 포자충류 : 말라리아, 톡소포자충(Toxoplasma gondii)

(1) 이질아메바(Entamoeba histolytica)

① 특히 열대와 아열대 지역에 많이 분포

② 우리나라는 6~9월 사이에 유행

병원체	• Entamoeba histolytica
형태	• 영양형 : 구형, 18~25μm의 직경 • 포낭형 : 구형, 5~20μm의 직경
전파	• 분변과 함께 포낭형 배출 → 식품, 물 등에 오염되어 경구를 통해 침입 → 회장(돌창자) 하부에서 탈낭 → 대장 점막 → 분열 증식 • 인체 감염 후 잠복기 : 약 1개월
감염증상	• 점혈변, 복통, 후중증(뒤무직) • 장외아메바증 : 충체가 다른 기관으로 이행(간, 복막, 폐, 뇌, 피부 등)
예방대책	• 끓인 음료수 음용 • 분변 위생적 처리 • 음식물 취급자의 관리 철저 • 조리기구와 내의 등 전파가능 물건 소독 철저 • 건강인으로부터 환자 격리 치료

(2) 질트리코모나스(Trichomonas vaginalis)

- 성접촉으로 전파

병원체	• Trichomonas vaginalis
형태	• 서양 배모양, 전방에 네 개의 편모
전파	• 인체 기생부위 : 여자의 질, 요도, 남자의 전립선 등 • 주로 증상이 없는 남성이 성 접촉으로 여성에게 전파
감염증상	• 대하증, 빈뇨, 악취, 소양감, 질점막의 발적 등 • 월경 후에 악화되는 경향

공중보건학

예방대책	• 배우자와 함께 치료 • 변기, 내의 등의 위생적 관리 • 불결한 성행위 금지를 위한 보건교육

2) 선충류(nematodes)

- 가늘고 긴 원통형, 뾰족한 양끝, 자웅이 분리
- 성충의 크기 : 길이 2cm~수십cm, 일반적으로 암컷이 수컷보다 큼

(1) 회충(Giant intestinal roundworm)

① 전세계에 널리 분포

② 열대, 아열대, 온대지역의 개발도상국에서 높은 감염률

병원체	• Ascaris lumbricoides
형태	• 인체 선충류 중 가장 큼, 살색, 원주상, 양끝 뾰족
전파	• 기생부위 : 소장 특히, 공장(빈창자) • 수정란 : 대변을 통해 체외로 배출
전파	• 발육 : 적절한 온도 및 습도에서 약 2주면 감염형인 자충포장란(애벌레가 들어있는 알)으로 발육 • 매개(오염된 야채, 불결한 손, 파리) → 음식물 오염 • 경구를 통해 인체에 침입 → 십이지장에서 유충으로 발육 → 소장벽을 뚫고 장간막 림프관 또는 장간막 소정맥으로 이동 → 우심 → 폐동맥 → 폐 → 기관지, 기관, 후두개 → 식도 → 소장 → 성충으로 발육 • 감염 후 성충이 되기까지의 기간 : 60~75일 • 수명 : 1년 • 암놈 1마리의 충란 산란 : 10~20만개
감염증상	• 권태, 복통, 빈혈, 식욕감퇴, 오심, 구토, 발열, 이미증, 장폐색, 폐렴, 경련, 담낭(쓸개)염 등
예방대책	• 채소, 야채류를 흐르는 물에 3회 이상 씻은 후 섭취 • 정기적인 검사 및 구충 • 인분비료의 사용금지 등의 환경개선 • 개인위생 향상을 위한 보건교육

(2) **편충**(Human whipworm)

• 대표적인 토양매개성 기생충

병원체	• Trichuris trichiura
형태	• 수컷(3～4cm), 암컷(4～5cm) • 충체 : 전방 3/5(실같이 가늚), 후방 2/5(두터움)
전파	• 기생부위 : 대장 상부(맹장(막창자), 충수돌기(막창자꼬리)), 감염체가 많으면 직장까지 • 충란을 먹을 때 인체감염 • 소장에서 부화 → 맹장부위에 정착 → 성충 • 인체에 침입하여 성충이 되기까지의 기간 : 1～3개월 • 수명 : 4～6년
감염증상	• 소수 기생 시 : 신경질, 불면증, 담마진(두드러기), 호산구증다증(eosinophilia), 복통, 변비, 복부 팽만감, 요통 등 • 중감염 : 만성설사 및 점혈변, 빈혈 및 체중감소, 탈항 등
예방대책	• 회충증의 예방과 같음

(3) **구충**(Hookworm)

• 숙주의 장점막에 붙어 흡혈

① 듀비니 구충(십이지장충, Old hookworm)

병원체	• Ancylostoma duodenale
형태	• 구강에 2쌍의 구상치아(hook-like tooth)
전파	• 수주일 동안 토양이나 풀 또는 야채류에서 유충으로 자유생활 → 인체에 경피적, 경구적 침입 • 피부를 통한 침입 : 진피의 심층 또는 피하조직에서 표재성 세정맥내 또는 림프관으로 유입 → 우심, 폐, 기관, 후두 → 소화기 내로 들어와 소장에 정착 • 입을 통한 침입 : 위 또는 소장 상부에서 탈피하여 소장에서 성충으로 발육
감염증상	• 경피감염 유충 : 발적, 구진, 가려움증 등의 피부병변 • 경구감염 유충 : 채독증 • 유충의 폐 이행 : 기침, 가래 등의 호흡기 증상 • 장내 기생 성충 : 빈혈
예방대책	• 회충의 예방법과 같음 • 경피감염 예방 : 오염 우려가 있는 밭에서 작업 시 고무장화, 고무장갑의 착용

② 아메리카 구충(America hookworm)

병원체	• Necatro americanus
형태	• 듀비니 구충보다 가늘어 보이고, 구강에 2쌍의 반월형 치판(cutting plate)
생활사 및 전파	• 듀비니 구충과 흡사
감염증상	• 듀비니 구충증과 유사하나 대체로 경미
예방대책	• 듀비니 구충의 예방법과 같음

(4) **요충**(Pinworm, Seat worm)

① 인간에게 가장 흔한 접촉감염성 기생충

② 집단생활을 하는 사람들에게서 많이 나타나고 어른보다는 어린이에게서 많이 유행

병원체	• Enterobius vermicularis
형태	• 수컷의 미부는 복측으로 말려있고 암컷의 미부는 침처럼 뾰족
전파	• 감염형 자충포장란의 형태로 경구 감염 → 십이지장(샘창자)에서 부화 → 유충이 소장을 거쳐 맹장에 도달 → 성충 • 암컷은 항문 밖으로 나와 항문주위 피부에 산란 후 죽음 • 항문 주위에 산란 시 자충을 포함하기 때문에 전염력이 있음
감염증상	• 항문 소양증 → 가려워 긁음 → 피부발적, 종창, 피부염, 2차 세균감염 • 오심, 구토, 복통, 설사, 불면증, 야뇨증, 불안증
예방대책	• 전 구성원이 동시에 구충 실시 • 몸의 청결 유지 • 내의, 침구 등을 자주 세탁 및 소독 • 집안환경 청결 : 요충란은 방안 먼지 속에서 상당기간 생존 가능

(5) **말레이사상충**(Malayan filarial worm)

① 열대성 풍토병

② 인체와 관련 깊은 사상충류

- 반크롭프트사상충
- 말레이사상충(우리나라에 분포)
- 회선사상충
- 로아사상충

병원체	• Brugia malayi
형태	• 백색의 가늘고 긴 모양
전파	• 모기 → 감염기 유충의 인체 침입 → 림프관 → 림프조직에서 기생 → 1년 정도 발육 → 성충 • 성충은 microfilaria(미세사상충, 사상충의 자충)을 생성 • microfilaria → 주위 혈관으로 이동 → 낮에는 내장에 머무르고 밤(주로 밤 10시~새벽 2시)에는 말초 혈액에 출현. 야간 정기 출현성
감염증상	• 잠복기 : 증상 전혀 없음 • 급성기 : 고열, 전신근육통, 림프관염 등 • 만성적으로 진행되면 → 사지와 피부가 두꺼워짐(상피증, elephantiasis)
예방대책	• 환경위생 강화 → 모기류 구제 • 모기에 물리지 않도록 주의

(6) 아나사키스(Anisakis)

① 고래, 돌고래, 물개, 바다표범 등 해산포유류의 위에 기생하는 회충류 → 사람에게 감염

② 생선 생식 시 주로 감염

병원체	• 고래회충(Anisakis simplex), 향유고래회충(Anisakis physeteris), 물개회충(Pseudoerranova decipiens)
형태	• 성충 : 수컷 5~13cm, 암컷 8~20cm • 유충 : 실같이 가늘며 전치(boring tooth)라는 돌기 존재
전파	• 해산포유류 분변으로 나온 충란 → 제1중간숙주(새우류) → 제2중간숙주(어류, 두족류) → 종말숙주(해산포유류) : 인체감염은 주로 해산어류를 생식할 때
감염증상	• 상복부의 경련성 동통, 오심, 구토 등(식중독과 유사한 증상) • 위염
예방대책	• 해산어류나 두족류의 생식을 피함 • 해산어류를 20일 이상 냉장보관하면 완전히 사멸

3) 조충류(Cestoda)

(1) 유구조충(갈고리촌충, Pork tapeworm)

① 특히 돼지고기 생식 시 많이 발생

② 사람이 유일한 숙주

병원체	• Taenia solium
형태	• 성충의 경우 편절 1,000개 내외, 길이 2～3m, 두부에 4개의 반원형 흡반
전파	• 인체의 소장에 기생 • 수태편절에는 약 10,000여개의 충란 포함 • 충란이 외계에 나가 중간숙주인 돼지에 섭취 → 근육에서 약 60일 경과 → 감염력 있는 낭미충(유구낭미충) 발생 → 사람이 생식 → 소장에서 8～10주 후 성충으로 성숙
감염증상	• 불쾌감, 상복부동통, 식욕부진, 소화불량 등 소화기계 증상
예방대책	• 개인위생 철저 • 주위환경 개선 • 돼지고기 생식 금지 • 감염확인 시 즉시 치료 • 돈사 청결 • 돼지 사료에 분변 오염 방지

(2) 무구조충(민촌충, Beat tapeworm)

• 쇠고기 생식 지역 발생

병원체	• Taenia saginata
형태	• 성충의 편절 2,000개 내외, 길이 10～12m, 두부에 4개의 반원형 흡반 • 두절 돌출부와 갈고리가 없는 것이 유구조충과의 형태적 차이
전파	• 인체의 소장에서 기생 → 분변과 함께 배출 → 충란 유리 → 풀이나 사료 오염 → 소(중간숙주)에 섭취 → 소의 근육에서 60～75일 정도 경과 → 감염력 있는 낭미충 발생 → 사람이 생식 → 인체의 소장에서 약 12주 후 성충으로 성숙
감염증상	• 설사, 복통, 구토 등의 소화기 장애, 때때로 장폐쇄(큰 크기 때문), 급성충수돌기염
예방대책	• 생식 금지 • 소 사료에 분변 오염 방지 • 감염 즉시 치료

(3) 광절열두조충(긴촌충, Fish tapeworm)

① 인체에 감염되는 의엽조충 중 가장 흔한 것

② 주로 북반구에 나타남

병원체	• Diphyllobothrium latum
형태	• 성충은 유백색이며 3~10m, 약 3,000개의 체절 • 두부는 곤봉 또는 숟가락 모양 • 흡반이 없으며 복측과 배측에 2개의 흡구(sucking grooves)가 위흡반(pseudosucker)의 역할
전파	• 인체 기생부위 : 소장 상부 • 분변과 함께 충란의 체외 배출 → 수중에서 성숙하여 육규유충으로 발육 → 제1중간숙주(물벼룩 등의 수서갑각류) → 제2중간숙주(연어, 송어, 농어 등) → 피하조직이나 근육에서 발육 → 사람이 생식 → 감염
감염증상	• 소화불량, 복통, 설사 등, 심한 빈혈, 장폐쇄
예방대책	• 해산어류 생식 금지 • 인분과 동물의 분변을 위생적으로 관리, 처리 → 담수 오염 방지 • 생선 조리도구 소독

공중보건학

4) 흡충류(Trematoday)

- 체절이 없으며 소화관이 있고 흡착기관이 매우 발달
- 우리나라의 3대 흡충 : 간흡충, 폐흡충, 요코가와 흡충

(1) 간흡충(Chinese liver fluke)

① 극동지역과 동남아에 많이 분포

② 우리나라의 5대강유역에서 넓은 유행지 형성

병원체	• Clonochis sinensis
형태	• 버들잎 모양, 편평하고 투명, 전방이 약간 뾰족
전파	• 기생 : 간의 담(쓸개)관 • 충란 → 분변으로 배출 → 수중 → 제1중간숙주(쇠우렁 또는 왜우렁) → 유미유충 → 수중 → 제2중간숙주(참붕어, 붕어, 잉어 등의 비늘) → 근육 내로 침입 → 피낭유충 → 담수어 생색 → 담관에 기생 • 2차 감염 : 조리 기구를 통하여 다른 음식물을 거쳐 경구감염
감염증상	• 소화기 장애, 간종대, 황달 등
예방대책	• 민물고기 생식 금지 • 민물고기 조리 후 조리 기구 소독 철저 • 유행지역 생수 음용 금지, 분변관리 • 감염진단 시 즉시 치료 → 충란 배출 경감 • 애완동물 감염 방지 관리

(2) **폐흡충**(Lung fluke)

① 일본을 비롯하여 인도, 필리핀, 중국 등 극동지역에 분포

② 우리나라의 경우 전남 및 경남 해안지역, 제주지역 등에 분포

병원체	• Paragonimus westermani
형태	• 납작한 땅콩모양
전파	• 인체 기생부위 : 폐 • 충란 → 객담과 함께 외부로 배출 → 물속 → 제1중간숙주(다슬기) → 유미유충 → 물속 → 제2중간숙주(가재, 게) → 피낭유충 → 인간이 생식 → 십이지장 → 복강 → 횡격막(가로막) → 늑막(가슴막) → 폐조기에서 기생
감염증상	• 심한 기침, 피 섞인 쇠 녹물색의 가래, 피로 등 • 합병증 : 기관지염, 기흉, 기관지 확장증 등 • 기생장소 : 복부, 뇌, 안와 등 • 뇌부폐흡충증 : 간질, 반신불수, 실어증 등의 증상 발현
예방대책	• 가재나 게의 생식 금지. 게장의 경우 7일 후에 먹을 것 • 유행지역 생수 음용 금지 • 조리기구의 소독 철저 • 감염진단 시 즉시 치료, 객담 위생적 처리

(3) **요코가와 흡충**(Yokogawa's fluke)

• 우리나라(경남 하동, 제주, 밀양 등)를 포함한 극동지역 분포

병원체	• Metagonimus yokogawai
형태	• 납작하고 약간 길쭉한 타원형 형태
전파	• 인체 기생부위 : 소장 • 분변과 함께 중란 배출 → 제1중간숙주(다슬기) → 유미유충 → 수중 → 제2중간숙주(은어, 황어 등의 담수어 비늘) → 몸통만 근육 내로 침입 → 피낭유충 → 인간이 생식 → 소장 점막에서 기생
감염증상	• 소장 점막 염증 • 설사, 복통, 혈변, 소화기 장애, 식욕 이상, 두통 등의 신경증상
예방대책	• 은어나 활어의 생식 금지 • 간흡충의 예방과 동일

OCCUPATIONAL THERAPY

3

C·H·A·P·T·E·R

보건관리

2024 OCCUPATIONAL THERAPY

꼭!
알고 넘어가기!!

• 보건행정, 사회보장, 인구보건, 산업보건, 보건교육, 학교보건, 모자보건, 정신보건, 노인보건에 대한 개념 및 원리를 이해한다.

3.1 보건행정

1. 보건행정의 개념 및 특성

1) 정의

(1) 보건행정은 공중보건의 목적을 달성하기 위하여 행하여지는 행정활동

(2) 공중보건의 목적 : 질병의 예방, 수명의 연장 및 건강과 효율의 증진 등

(3) 공중보건사업을 실현하는 중요 3대 접근방법 : 보건행정활동, 보건교육활동, 보건관련 법규 적용활동

(4) W. G. Smillie의 정의 : '보건행정이란 공공 또는 사적 기관이 사회보건복지를 위해 공중보건의 원리와 기법을 응용하는 것이다.'

2) 특성

(1) 공공성 및 사회성

(2) 봉사성

(3) 조장성과 교육성

(4) 과학성 및 기술성

2. 보건행정의 범위

1) 세계보건기구가 규정한 보건행정의 범위

• 보건관계 기록의 보존, 대중에 대한 보건교육, 환경위생, 감염병관리, 모자보건, 의료, 보건간호

2) 미국공중협회가 규정한 보건행정의 범위

• 보건자료의 기록과 분석, 보건교육과 홍보, 감독과 통제, 직접적 환경서비스, 개인 보건서비스의 실시, 보건시설의 운영, 사업과 자원간의 조정

3. 보건행정의 원리

1) 보건문제의 해결과정

- 보건문제의 발견 → 보건적 문제점의 조사와 파악 → 조사결과의 분석 및 해결책 강구 → 재정 및 법적 근거 확보 → 운영계획서의 작성 → 행정적 조정 및 의사전달체계 확립 → 홍보활동 및 교육활동 → 유관기관과의 유대강화 및 주민참여 유도 → 계획된 사업의 실시결과 보고 및 사후조치 → 평가 및 검토

2) 보건행정의 행정체계

국가행정	• 대통령(최고의 행정기관) → 국무총리와 중앙행정기관 → 지방행정기관 : 행정사무를 분장하게 하여 수행
지방행정	• 서울특별시, 광역시, 각 도·시·군 등 : 지방자치기관에 의하여 자체적인 책임 하에 행정을 수행
위임행정	• 단체위임행정 : 서울특별시, 광역시, 각 도·시·군·면 등의 그 자체에 국가행정을 위임하여 수행 • 기관위임행정 : 지방자치단체장의 기관에 대하여 위임하여 수행

3) 보건행정의 성격

권력행정	• 국가 또는 권력을 부여받은 지방자치단체가 공권력의 주체로서 국민에게 명령이나 규제 등을 행사하는 행정
관리행정	• 공공복지 또는 공익을 위해 수행되는 서비스 행정, 보건행정은 관리행정적 활동이 주

⇒ 보건행정은 권력행정보다 관리행정적 사무가 많으며 그 대부분의 업무는 보건소에서 수행

4) 행정의 관리과정

(1) 행정활동의 절대적 4대 기본요소 : 조직, 인사, 예산, 법적 규제

(2) 행정의 일반적인 관리과정 : Gulick의 "POSDCoRB; 기획, 조직, 인사, 지휘, 조정, 보고, 예산"

기획 (planning)	• 목표를 설정하며 목표에 도달하기 위해 필요한 단계를 구성하고 설정하는 관리과정 → 모든 사업에 있어서 관리의 기본은 장·단기 기획으로부터 시작 – 행정적 기획과정의 6단계 : 미래에 대한 전망(prospect) → 목표(object)의 설정 → 방침과 절차의 설정 → 사업수행의 순서와 체계를 정하는 사업계획(program) → 시행예정표(schedule) → 시행예산(budget)의 확보 – 행정기획의 문제 : 담당자의 예견능력이나 창의력 부족, 자료의 불충분, 가정의 설정이 개연적, 많은 시간과 비용 및 노력이 필요, 사업 도중 수정 불가피성의 발생 등

<table>
<tr><td rowspan="1">조직
(organization)</td><td>
① 조직과 관리 : 조직이란 2인 이상이 공동목적을 달성하기 위하여 책임의 분배에 의한 요원의 배치, 조직의 중요한 기능은 관리
② 관리 : 주어진 목적을 효율적으로 달성하기 위하여 인적·물적 자원을 능률적으로 사용하는 행위
• 인적·물적 자원 : 6M(Man, Material, Method, Money, Machine, Market)
• 능률적 행위 : 표준화(Standardization), 전문화(Specialization), 단순화(Simplification)
• 조직관리의 일반적 순서 : 기획(Planning), 조직(Organization), 실행(Actuating), 관리(Controlling)

※ 조직의 7대 원칙
<table>
<tr><td>조정의 원칙
(principle of coordination)</td><td>• 조정이란 조직원의 집단적 노력을 질서정연하게 배정하여 공동목표를 성공적으로 달성하기 위한 행동통일의 수단이며 과정</td></tr>
<tr><td>목적의 원칙
(principle of objective)</td><td>• 그 조직이 갖는 장기적인 목적과 하부조직이 갖는 단기적 목적이 명확하게 설정되어야 한다는 원칙</td></tr>
<tr><td>분업의 원칙
(principle of the division of work)</td><td>• 조직 목적 실현을 위해 조직원 개인이나 하부조직에 업무 내용을 적정하게 분담시키는 원칙
• 전문화, 기능화, 동질화</td></tr>
<tr><td>명령통일의 원칙
(principle of the unity of command)</td><td>• 모든 명령은 한 사람의 상위자에 의해서 내려져야 하며, 이중으로 명령체계가 이루어져서는 안 된다는 원칙
• 그렇지 않으면 책임의 소재가 불분명, 부하의 통솔 어려움, 자기 신분이나 지위에 대하여 안정감 상실, 조직의 목적을 성공적으로 실현 불가</td></tr>
<tr><td>계층화의 원칙
(principle of hierarchy)</td><td>• 조직을 등급화하여 계층 간의 명령이나 복종 관계를 확실히 하여 명령이 말단 하부조직까지 확실하게 전달될 수 있도록 계층간 체계를 확립 → 업무를 능률적으로 수행</td></tr>
<tr><td>일치의 원칙
(principle of correspondence)</td><td>• 권한과 책임은 일치되어야 한다는 원칙</td></tr>
<tr><td>통솔범위의 원칙
(principle of the span of control)</td><td>• 통솔범위는 반드시 일정한 것이 아니며 피감독자의 능력, 업무의 성질, 근무장소의 분산도 등을 고려하여 정해져야
• 상부관리층에서는 1명의 장 밑에 4~8명, 하부의 감독층에서는 8~15명이 적당</td></tr>
</table>
</td></tr>
<tr><td>인사
(staffing)</td><td>• 인사행정의 중요 기능 : 인사행정의 전문화, 인사행정기관의 독립, 직원의 적절한 근무평정, 직원의 신분보장, 징계의 공정한 관리 등</td></tr>
<tr><td>지휘
(directing)</td><td>• 업무지휘는 직속 상위자 이외의 어느 곳에서도 행해져서는 안 되며, 책임직원을 넘어서 명령해도 안 된다.</td></tr>
<tr><td>조정
(coordination)</td><td>• 조직이나 기관의 공동목표 달성을 위한 조직원 또는 부서간의 협의, 회의, 토의 등을 통하여 행동통일을 가져오도록 집단적인 노력을 하게 하는 행정활동</td></tr>
</table>

보고 (reporting)	• 보고 내용이 성실하고 솔직한 보고가 되도록 관리되어야 하며, 보고는 지휘체계를 통하여 이루어지도록, 보고과정에서 변질되지 않도록 관리
예산 (budgeting)	• 사업수행의 원동력, 예산의 적정한 계획과 확보 및 효율적인 관리 등은 사업의 성패와 절대적 관계

5) 행정계획과 평가

(1) 행정계획 방법 : PPBS, OR, SA, PERT 등

(2) 평가 : 계획평가, 진행평가, 결과평가의 3단계 평가가 필요

계획방법	• 계획－사업－예산－체계(PPBS, planning-programming-budgeting-system) : 사업목표를 달성하게 하는 데 있어서 자원배정을 능률적으로 하기 위한 계획방법 • 운영연구(OR, Operation research) : 체계, 사업, 봉사, 집행, 운영 등의 전부 또는 일부를 조사 연구하는 계획방법 • 체계분석(system analysis) － 정책 결정권자에게 각종 사업의 경비와 그 가치에 관한 정확한 정보를 제공하고 정책결정 수립과정을 향상시키는 방법 － 목적과 지침을 해석, 정보를 수집, 분석하여 정책결정자가 여러 가지 해결대안 중에서 최적의 대안을 체계적으로 조사, 연구하는 방법 • 사업평가 및 검열기술(PERT, programming evaluation and review technique) : 집행계획을 일목요연하게 이행시키기 위한 계획방법
평가 (evaluation)	• 설정된 목표를 달성함에 있어서 그 성공의 가치나 정도를 파악하는 수단 • 사업수행을 성공적으로 추진하기 위하여 평가는 처음부터 결과에 이르기까지 지속적으로 이루어져야 한다. • 계획과정에서는 계획 자체에 대한 평가가 필요 → 주요 단계나 진행과정에서는 진행(중간)평가가 필요 → 결과나 실적에 대한 결과평가 등 3단계 평가를 의도적으로 시행 → 행정활동에 재투입

4. 보건사업

1) 보건사업의 개념

• 공중보건의 목적을 실현하는 모든 활동으로서 인간의 삶의 질 향상과 건강 및 장수라는 생득권 실현을 위해 수행하는 모든 보건관련 사업

2) 규모

(1) 중앙정부가 추진하는 전국 규모

(2) 지방정부가 추진하는 지방단위
(3) WHO와 같은 국제기구가 추진하는 범세계적 규모
(4) 다양한 규모의 보건사업(산업체 단위로 추진하는 보건사업 등)

3) 3대 접근방법

(1) 보건교육활동 : 지역사회나 인구집단 등 자신들의 보건문제를 스스로 해결해갈 수 있는 능력을 배양
(2) 보건관련 법규의 적용활동 : 건강증진, 감염병 예방, 식품위생, 공중위생, 사회보장, 모자보건, 정신보건 등 국민의 공통과제를 해결
(3) 보건행정활동 : 국민건강과 관련되는 모든 보건문제를 해결

5. 우리나라의 보건행정사

삼국시대	• 고구려 : 시의제도(왕실의 치료 담당), 진대법(빈민구호제도; 춘궁기에 관곡을 주었다가 추수기에 환납) • 백제 : 약부라는 관서와 의학박사, 채약사, 주금사 등의 관직 • 신라 : 약전, 공봉의사(약전에 근무), 내공봉의사(왕실 진료 담당한 시의), 승의, 국의제도 등
고려시대	• 중앙 : 대의감(의약을 총괄)에 대의감·감·소감·승·박사·의정 • 궁내 : 상약국(어약을 담당)에는 봉어·시어의 등, 상식국에는 식의가 배치 • 문종조에 대의감을 전의사로, 상약국을 봉의서로, 상식국을 사섬서로 개칭 • 구료제도 : 광종 14년 제위보 설치(서민의 구료사업 담당), 동서대비원(빈민의 감염병환자를 구호 : 의복과 음식의 제공·의약의 공급·감염병으로 죽은 시체의 처리), 예종7년 혜민국 설치(서민들의 구료, 충선왕 때 사의서 소속으로 개편)
조선시대	• 태종(1392년)때에 대민업무를 관장하는 제생원을 설치, 1406년에 의녀제도를 만들어 제생원에 근무 • 중앙의료기관 : 내의원, 전의감, 제생원, 혜민국(후에 해민서), 동서대비원(후에 활인서), 종약색 등과 각 관공서에 배속된 의무관 제도 　– 전의감 : 일반 의료행정 　– 내의원 : 왕실의 의료 　– 혜민서 : 서민의 구료사업 　– 활인서 : 감염병 환자의 치료 및 구호 • 지방 : 심약, 의학교유(의학교수관), 의학생도 및 지방의 관서에 의무관을 배치 • 지석영 : 1880년 종두법(천연두(두창)의 예방접종) • 최초의 병원 : Allen의 요청에 의해 관립병원인 광혜원(후에 제중원으로 개칭)의 설립

공중보건학

<table>
<tr><td>조선시대</td><td>• 1894년 내부아문에 위생국을 두어 감염병 예방사무, 의약, 우두(사람의 두창 예방 접종에 이 병원체가 쓰임) 등의 일을 관장케 하였으나 실제 위생업무는 경무청에 소속되어 시행, 그 후 내부에 위생국이 설치되고 위생국 안에 위생과와 의무과 설치
• 1899년 우리나라 최초의 근대식 의학교 설립</td></tr>
<tr><td>일제강점 시대</td><td>• 보건의료가 식민지 지배수단의 하나로 사용
• 감시와 단속 일변도의 강압적인 정책 수행
• 경찰국에 위생과를 설치 : 공중위생업무, 의사, 치과의사, 약제사 등의 면허업무, 병원 및 의약품 등의 관리업무를 수행 → 경찰에 의해 보건위생업무가 실시
• 현대적 의료기관 : 경성에 총독부의원, 지방에 23개 자혜의원</td></tr>
<tr><td>해방 이후</td><td>• 1945년 9월 24일 위생국 설치, 10월 27일에 보건후생국으로 개편, 11월 7일 각 도에 보건후생부 설치
• 1946년 3월 19일 보건후생국을 보건후생부로 개칭
• 협의의 공중보건사업 → 광의의 보건사업 시작</td></tr>
<tr><td>대한민국
정부수립 이후</td><td>• 1948년 11월 4일 보건후생부와 노동부는 폐지되고 사회부가 창설
– 사회부 : 보건국, 노동국, 후생국, 부녀국, 주택국 및 비서실
→ 1실 5국 22과
• 1949년 7월 29일 사회부의 보건국이 보건부(의정국, 방역국, 약정국 및 비서실)로 독립
→ 1실 3국 13개과
• 1949년 8월 17일 세계보건기구에 65번째 회원국으로 가입
• 1955년 2월 17일 보건부와 사회부가 보건사회부로 통합
→ 6국(의정국, 방역국, 양무국, 원호국, 부녀국, 노동국) 22과
⇒ 보건복지부(1994.12) → 보건복지가족부(2008) → 보건복지부(2010.3)</td></tr>
</table>

6. 우리나라의 보건행정조직

1) 보건복지부

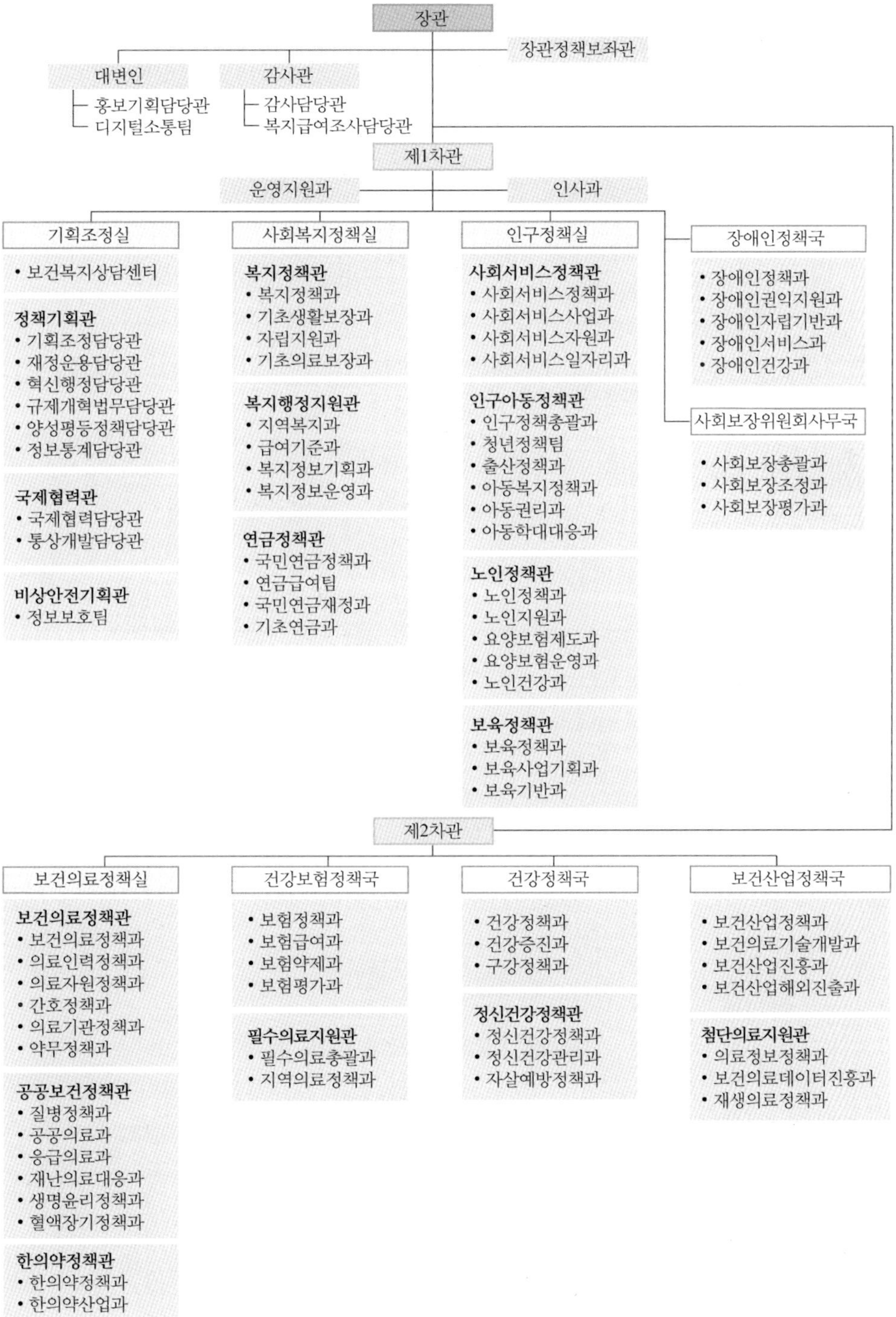
장관
장관정책보좌관
대변인
홍보기획담당관
디지털소통팀
감사관
감사담당관
복지급여조사담당관
제1차관
운영지원과
인사과
기획조정실
• 보건복지상담센터
정책기획관
• 기획조정담당관
• 재정운용담당관
• 혁신행정담당관
• 규제개혁법무담당관
• 양성평등정책담당관
• 정보통계담당관
국제협력관
• 국제협력담당관
• 통상개발담당관
비상안전기획관
• 정보보호팀
사회복지정책실
복지정책관
• 복지정책과
• 기초생활보장과
• 자립지원과
• 기초의료보장과
복지행정지원관
• 지역복지과
• 급여기준과
• 복지정보기획과
• 복지정보운영과
연금정책관
• 국민연금정책과
• 연금급여팀
• 국민연금재정과
• 기초연금과
인구정책실
사회서비스정책관
• 사회서비스정책과
• 사회서비스사업과
• 사회서비스자원과
• 사회서비스일자리과
인구아동정책관
• 인구정책총괄과
• 청년정책팀
• 출산정책과
• 아동복지정책과
• 아동권리과
• 아동학대대응과
노인정책관
• 노인정책과
• 노인지원과
• 요양보험제도과
• 요양보험운영과
• 노인건강과
보육정책관
• 보육정책과
• 보육사업기획과
• 보육기반과
장애인정책국
• 장애인정책과
• 장애인권익지원과
• 장애인자립기반과
• 장애인서비스과
• 장애인건강과
사회보장위원회사무국
• 사회보장총괄과
• 사회보장조정과
• 사회보장평가과
제2차관
보건의료정책실
보건의료정책관
• 보건의료정책과
• 의료인력정책과
• 의료자원정책과
• 간호정책과
• 의료기관정책과
• 약무정책과
공공보건정책관
• 질병정책과
• 공공의료과
• 응급의료과
• 재난의료대응과
• 생명윤리정책과
• 혈액장기정책과
한의약정책관
• 한의약정책과
• 한의약산업과
건강보험정책국
• 보험정책과
• 보험급여과
• 보험약제과
• 보험평가과
필수의료지원관
• 필수의료총괄과
• 지역의료정책과
건강정책국
• 건강정책과
• 건강증진과
• 구강정책과
정신건강정책관
• 정신건강정책과
• 정신건강관리과
• 자살예방정책과
보건산업정책국
• 보건산업정책과
• 보건의료기술개발과
• 보건산업진흥과
• 보건산업해외진출과
첨단의료지원관
• 의료정보정책과
• 보건의료데이터진흥과
• 재생의료정책과

그림 3-1 보건복지부 조직도

2) 식품의약품안전처

(1) 1998년 2월 28일 정부조직법 개정으로 보건복지부 조직이 개편되면서 보건복지부 외청으로 신설

(2) 2013년 3월 국무총리실 산하기관인 식품의약안전처로 승격

(3) 소속기관 : 식품의약품안전평가원, 6개 지방청(서울, 부산, 경인, 대구, 광주, 대전), 17개 지소

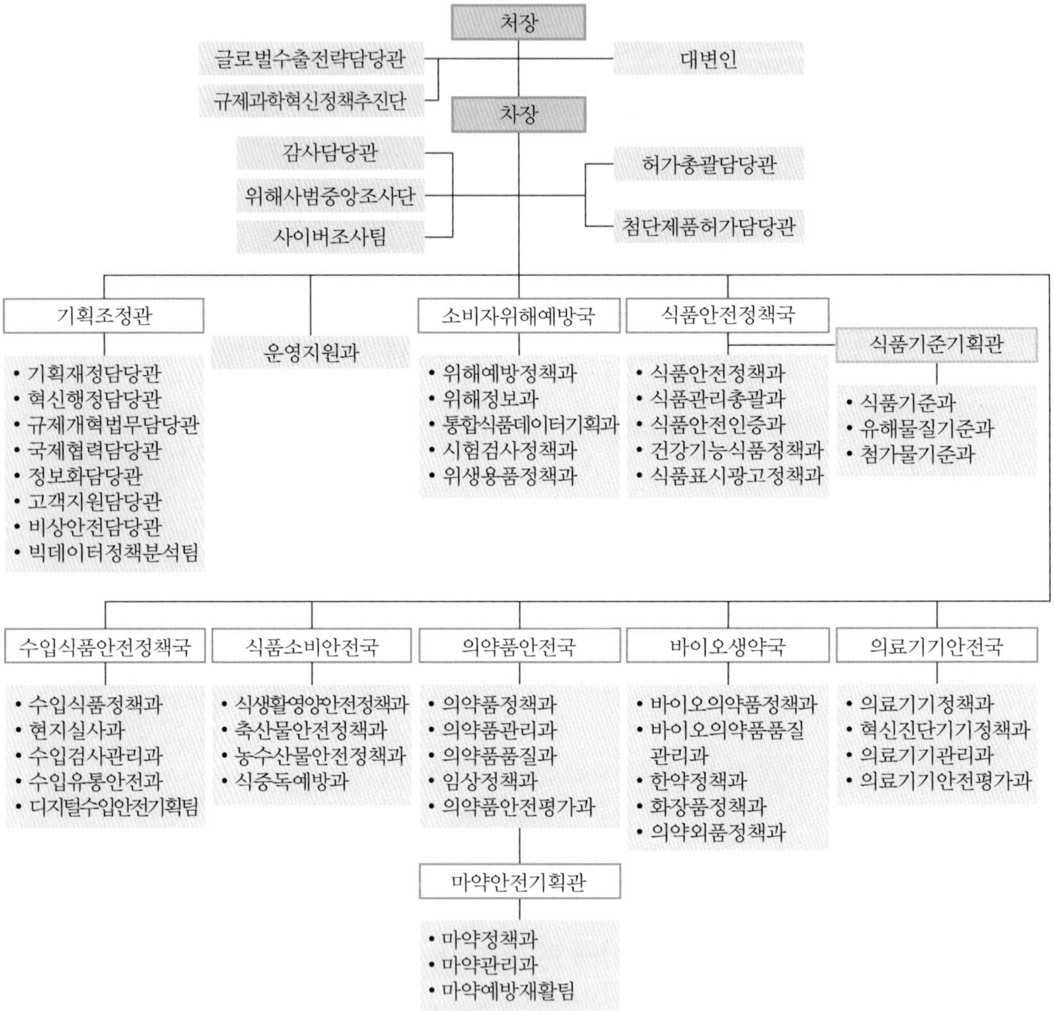

그림 3-2 식품의약품안전처 조직도

3) 보건복지부 소속기관(2022.5.25)

(1) 건강보험분쟁조정위원회사무국

(2) 국립재활원

(3) 국립정신병원 : 국립정신건강센터(2016.3. 국립서울병원에서 명칭 변경), 국립나주병원, 국립부곡병원, 국립춘천병원, 국립공주병원

(4) 국립소록도병원 : 한센병환자의 진료·요양·복지 및 자활지원과 한센병에 관한 연구업무 관장
(5) 오송생명과학단지지원센터 : 오송생명과학단지 지원
(6) 국립망향의동산관리원 : 해외동포의 유해안장, 유해안장을 위한 주선 및 합동위령제에 관한 사항과 수목 및 시설물 등의 관리, 국내외 참배성묘객 안내와 성묘객에 대한 모국소개 등에 관한 업무 관장
(7) 국립장기조직혈액관리원
(8) 첨단재생의료 및 첨단바이오의약품심의위원회사무국

4) 질병관리청

(1) 방역·검역 등 감염병에 관한 사무 및 각종 질병에 관한 조사·시험·연구에 관한 사무를 관장하기 위하여 보건복지부장관 소속으로 질병관리청을 둔다.

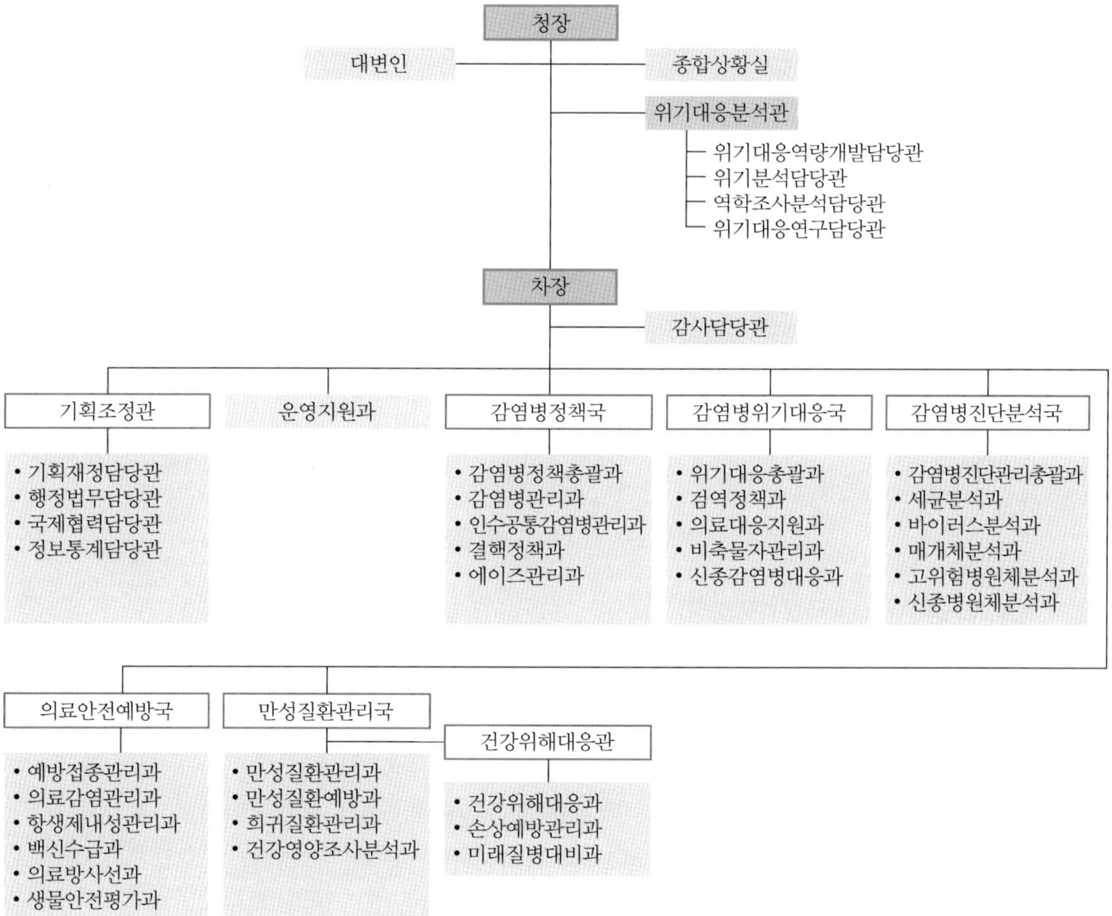

그림 3-3 질병관리청 조직도

(2) 소속기관

① 국립보건연구원

② 국립검역소

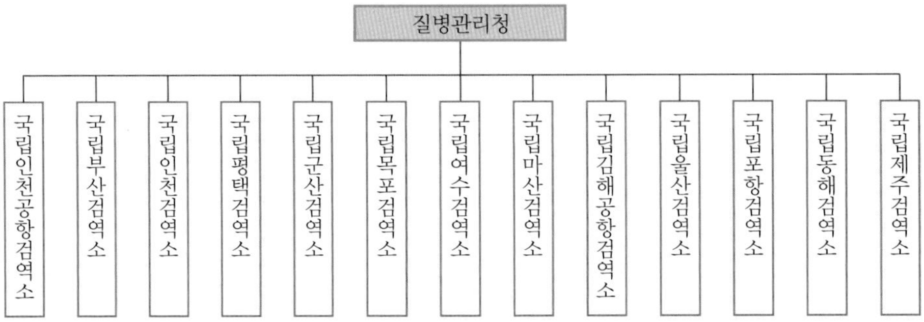

그림 3-4 국립검역소

③ 권역별 질병대응센터

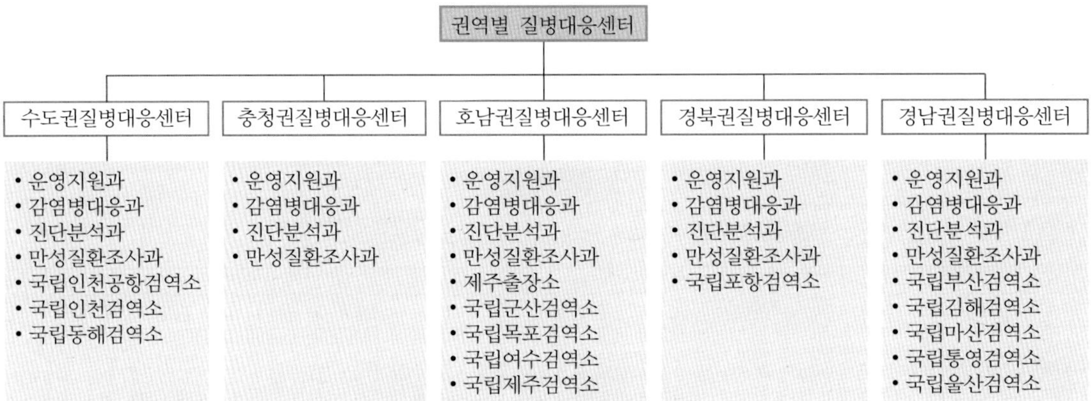

그림 3-5 권역별 질병대응센터

④ 국립마산병원(국립결핵병원)

⑤ 국립목포병원(국립결핵병원)

5) 보건복지부 산하 공공기관(2024.2.1)

국민건강보험공단, 국민연금공단, 건강보험심사평가원, 한국보건산업진흥원, 한국노인인력개발원, 한국사회보장정보원, 한국보건복지인재원, 국립암센터, 대한적십자사, 한국보건의료인국가시험원, 한국장애인개발원, 한국국제보건의료재단, 한국사회복지협의회, 국립중앙의료원, 한국보육진흥원, 한국건강증진개발원, 한국의료분쟁조정중재원, 한국보건의료연구원, 오송첨단의료산업진흥재단, 대구경북첨단의료산업진흥재단, 한국장기조직기증원, 한국한의약진흥원, 의료기관평가인증원, 국가생명윤리정책원, 한국공공조직은행, 아동권리보장원, 한국자활복지개발원, (재)한국보건의료정보원

6) 지방보건행정조직

- 지방조직은 행정안전부 산하에 소속 : 보건복지부는 보건의료기술에 대한 지원만을 담당
- '농어촌 주민을 위한 특별조치법'에 의하여 의료취약지역에 **보건진료소** 설치

시·도 수준	• 복지건강국, 복지환경국 등과 시·도립병원
시·군·구 수준	• 보건소와 시립병원
읍·면 수준	• 보건지소

7. 보건소와 국제관련 보건조직

1) 보건소의 역사

(1) 보건소의 활동 효시 : 1862년 리버풀시를 18개 지정구로 나누어 각 구에 방문간호사를 1명씩 배치하여 모자보건상담과 보건지도를 시작한 것이 처음

(2) 현대적 의미의 보건소 개념은 1920년 영국의 도우슨 위원회에 의하여 최초로 제창

2) 우리나라 보건소

(1) 미군정법령 제1호(1945.9.24)를 공포하여 예방사업 중심의 보건소 사업을 추진

(2) 1946년 10월 서울에 시범보건소가 설립

(3) 1956년 12월 13일 우리나라에서 처음으로 보건소법이 제정

(4) 1962년 9월 24일 구 보건소법을 전면 개정하여 시·군·구에 현재에 볼 수 있는 실질적 의미의 보건소 설치

(5) 1996년 7월 1일 종전의 보건소법을 폐지하고 지역보건법을 시행

(6) 보건소 중 병원의 요건을 갖춘 보건소는 보건의료원이라는 명칭으로 보건소의 기능과 병원의 기능 수행

(7) 보건소의 업무수행을 위하여 필요한 경우 읍·면마다 보건지소를 설치

(8) 군 지역 일부지역에 임산부 및 영유아 관리를 위하여 모자보건센터 설치

(9) "농어촌 주민을 위한 특별조치법"에 의하여 의료취약지역에 보건진료소 설치

(10) 보건소는 보건행정의 말단 기관이며 최일선 조직으로 대통령령이 정하는 기준에 따라 지방자치단체의 조례로 설치

(11) 지역보건법 11조(2019.12.13) 및 그 시행령 9조(2018.12.18) 보건소의 업무

1. 건강 친화적인 지역사회 여건의 조성
2. 지역보건의료정책의 기획, 조사·연구 및 평가
3. 보건의료인 및 보건의료기관 등에 대한 지도·관리·육성과 국민보건 향상을 위한 지도·관리
4. 보건의료 관련기관·단체, 학교, 직장 등과의 협력체계 구축

5. 지역주민의 건강증진 및 질병예방·관리를 위한 지역보건의료서비스의 제공
   가. 국민건강증진·구강건강·영양관리사업 및 보건교육
   나. 감염병의 예방 및 관리
   다. 모성과 영유아의 건강유지·증진
   라. 여성·노인·장애인 등 보건의료 취약계층의 건강유지·증진
   마. 정신건강증진 및 생명존중에 관한 사항
   바. 지역주민에 대한 진료, 건강검진 및 만성질환 등의 질병관리에 관한 사항
   사. 가정 및 사회복지시설 등을 방문하여 행하는 보건의료 및 건강관리사업
   아. 난임의 예방 및 관리
6. 지역보건의료계획 등 보건의료 및 건강증진에 관한 중장기 계획 및 실행계획의 수립·시행 및 평가에 관한 사항
7. 지역사회 건강실태조사 등 보건의료 및 건강증진에 관한 조사·연구에 관한 사항
8. 보건에 관한 실험 또는 검사에 관한 사항
9. 의료인 및 의료기관에 대한 지도 등에 관한 사항
10. 의료기사·보건의료정보관리사 및 안경사에 대한 지도 등에 관한 사항
11. 응급의료에 관한 사항
12. 「농어촌 등 보건의료를 위한 특별조치법」에 따른 공중보건의사, 보건진료 전담공무원 및 보건진료소에 대한 지도 등에 관한 사항
13. 약사에 관한 사항과 마약·향정신성의약품의 관리에 관한 사항
14. 공중위생 및 식품위생에 관한 사항

3) 국제보건관련조직

세계보건기구 (WHO, World Health Organization)	• 1948년 4월 7일 UN의 보건전문기관으로 탄생 → 4월 7일 세계보건의 날 • 우리나라는 1949년 8월 17일 65번째로 가입 • 북한은 1973년 5월 19일에 138번째 회원국으로 가입 • 2020년 기준 194개 회원국 • 본부 : 스위스 제네바 • 세계를 6개 지역으로 나누어 지역사무소를 운영, 우리나라는 서태평양지역, 북한은 동남아시아지역에 소속 – 동지중해지역(East Mediterranean) : 본부는 이집트의 알렉산드리아 – 동남아시아지역(South-East Asia) : 본부는 인도의 뉴델리 – 서태평양지역(Western Pacific) : 본부는 필리핀의 마닐라 – 범미주지역(남북아메리카지역; PAHO) : 본부는 미국의 워싱턴 – 유럽지역(Europe) : 본부는 덴마크의 코펜하겐 – 아프리카지역(Africa) : 본부는 콩고의 브라자빌

세계보건기구 (WHO, World Health Organization)	• 목적 : 전 인류가 가능한 한 최고수준의 건강을 달성 • 세계보건기구의 주요 기능 : 국제적인 보건사업의 조정 및 지휘, 회원국에 대한 기술지원 및 자료의 제공, 전문가의 파견에 의한 기술자문활동 등 – 국제간의 감염병 검역대책 – 각종 보건문제에 대한 협의, 규제 및 권고안 제정 – 식품, 약물 및 생물학적 제제에 대한 국제적 표준화 – 과학자 및 전문가들의 협력에 의한 보건의료 과학의 발전 사업 – 보건통계 자료 수집 및 의학적 조사 연구사업 – 공중보건과 의료 및 사회보장 향상 사업 – 의료봉사(회원국의 요청이 있을 경우) – 모자보건의 향상 – 감염병 관리 – 진단검사 기준의 확립 – 환경위생, 산업보건 개선사업 – 재해예방 – 정신보건 향상 – 보건요원의 훈련 및 기술협력사업 • 일차보건의료(primary health care) – "2000년에 모든 인류에게 건강을"이라는 표어아래 전 인류의 건강을 해결하는 방법으로 채택된 방법 – 1970년대 세계보건기구가 이 지구상의 모든 인간의 건강보장을 위한 전략으로 제시 – 1978년 세계보건기구 : "일차보건의료는 지역사회의 개인, 가족이 의료를 쉽게 이용할 수 있으며 지역사회 주민들이 받아들일 수 있는 사업방법으로 지역사회의 적극적인 참여에 의해서 그들의 경제 능력에 맞는 의료수가로 제공되는 필수적인 보건의료이다. 또한 일차보건의료는 국가의 핵심 보건사업 조직과 그 지역사회의 전반적인 사회, 경제개발의 구성요소이다." – 1978년 9월 12일 구소련의 알마아타(Alma-Ata)에서 개최된 일차보건의료에 관한 국제회의에서 선언문 채택
국제공중보건사무소 (International Office of Public Health)	• 감염병 예방을 위하여 설치하였으나 1950년에 WHO에 흡수
범미보건기구 (PAHO, Pan-American Health Organization)	• 1948년 세계보건기구와 협력을 체결하여 세계보건기구의 미주지역기구 역할 → WHO 산하기관

공중보건학

국제연합 구제부흥사업국 (UNRRA)	• 1943년 미국을 비롯한 44개국이 모여 설립 • 보건문제는 질병전파의 예방을 주로 한 국제간의 협력이 이룩되어 오다가 1946년에 세계보건기구의 기초를 마련
기타	• 유니세프(UNICEF; 유엔국제아동긴급기금), 식량 및 농업기구(FAO), 국제노동기구(ILO), 국제연합교육과학문화기구(UNESCO), 유엔개발계획(UNDP), 유엔인구활동기금(UNFPA), 유엔환경계획(UNEP) 등

3.2 사회보장

1. 사회보장

1) 사회보장의 개념

(1) 국제노동기구(ILO) 회의 : "사회보장이란 질병·실업 혹은 노령이나 사망으로 말미암아 일어나는 경제적 어려움으로부터 대중을 보호하고, 이들이 의료를 받도록 해주며, 어린이를 양육하는 가족을 보조해 주기 위한 총괄적이고도 성공적인 방안에 의하여 성취되는 결과를 말한다."

(2) 세계인권선언(1948) : 사회보장을 국가가 책임져야 할 사항임을 확실히 함

2) 사회보장의 발달

(1) 최초 사회보장의 실시 : 독일의 Bismark(1883)에 의하여 사회보험의 성격을 가진 건강보험을 만듦

(2) 최초의 사회보장에 관한 법 : 미국(1935)에서 사회보장법 제정

3) 사회보장의 기능

(1) 국민에게 일정 수준의 소득 및 삶의 질을 보장하고 유지

(2) 생존권 실현과 생활권을 보장하기 위한 방법

4) 사회보장의 궁극적 목적

• 최저생활의 보장, 국민경제의 안정, 소득재분배 효과, 사회통합

5) 사회보장의 체계

• 사회보장 : 사회보험, 공적부조, 공공서비스
  - 사회보험 : 소득보장(연금과 고용보험), 의료보장(건강보험과 산업재해보상보험)
  - 공적부조(공공부조) : 기초생활보장(생활보호), 의료급여(의료보호)
  - 공공서비스 : 사회복지서비스, 보건서비스(개인보건서비스와 공공보건서비스)

사회보험	• 국민을 대상으로 질병, 사망, 노령, 실업, 기타 신체장애 등으로 인하여 활동능력의 상실과 소득의 감소가 발생했을 때 보험의 방식으로 보장하는 제도
	• 일시에 과중한 부담을 사전에 준비하는 것
	• 강제(당연)적용이며 본인의 부담과 국가나 공공단체 등의 보조금이 있어 본인이 지출하는 것 이상으로 서비스를 받을 수 있음
	• 종류
	  – 소득보장 : 연금과 실업보험(고용보험)
	  – 의료보장 : 건강보험(의료보험), 산업재해보상보험

**공적부조
(공공부조 또는 사회부조)**
	• 덴마크(20세기 초)에서 생긴 제도
	• 자력으로 생계를 영위할 수 없는 자들의 생활을 그들이 자력으로 생활할 수 있을 때까지 국가가 재정자금으로 보호하여 주는 일종의 구빈제도
	• 소득이 낮고 수입이 적은 사람들을 대상으로 생존권을 보장하는 방법
	• 최저한의 생활보장을 하는 경제적 보호
	• 재정은 국가나 지방자치단체가 부담
	• 종류
	  – 기초생활보장(생활보호) : 저소득으로 인한 생활의 어려움 보장
	  – 의료급여(의료보호) : 의료에 대한 보장
	  – 공적부조는 사회보험에서 보험료의 부담 능력이 없는 사람을 대상으로 실시하는 것

공공서비스	• 소득의 많고 적음에 관계없이 대상자에 대하여 국가나 지방자치단체에서 직접서비스를 하는 것
	• 종류
	  – 사회복지서비스 : 노령연금, 장애자 연금 등 해당 대상자에게 모두 서비스
	  – 보건서비스 : 환경위생사업, 위생적인 급수사업, 감염병관리사업 등 불특정 다수인에 대하여 실시
	• 직접 비용을 부담하지 않으며, 어느 특정 대상자가 아닌 대상자 전체나 국민 전체가 공공서비스의 대상자

6) 우리나라 사회보장제도

- 사회보장에 관하여 마련된 제도 : 고구려 진대법, 고려 의창, 고려·조선 상평창, 조선 활인서 등 주로 가난을 구제하는 데 목적

(1) 1962년 보건사회부에 사회보장심의위원회 설치

(2) 1963년 의료보험법 제정(강제규정이 아닌 임의규정)

(3) 1976년 의료보험법 전면개정 : 사회보험으로서의 의료보험을 할 수 있는 기틀 마련

(4) 1977년 1월 의료보호 실시, 7월 의료보험 실시(500인 이상 사업장 강제적용)

(5) 1979년 공무원 및 사립학교교직원의료보험
(6) 1988년 농어촌 지역의료보험 실시
(7) 1989년 7월 도시 지역의료보험 실시 : 전국민의료보험 실현
(8) 1995년 12월 사회보장기본법 제정
(9) 1997년 지역의료보험과 공무원 및 사립학교의료보험을 통합한 국민의료보험법 제정
(10) 1998년 국민연금법 제정
(11) 1999년 국민건강보험법 제정, 2000년 관리운영 통합, 2003년 재정 통합

2. 건강보험

1) 건강보험의 정의

(1) 예측이 불가능한 의료사고에 대비하여 인구집단에서 의료비 지불을 예측하며 의료비 부담을 가능하게 하는 것
(2) 의료수요를 상호분담 충족하는 사회적 형태

2) 건강보험의 특성

(1) 의료사고에 대한 위험을 건강보험 가입자에게 매우 낮은 율로 분산
(2) 사람을 대상으로 하는 인적보험이며 가입 즉시 효력이 발생되는 단기보험
(3) 질병, 부상 및 분만 등을 대상. 일시적 사고, 불구가 잔존하는 영속적 사고 및 사망의 영구적 사고에서 일시적 사고를 대상
(4) 일시에 과중한 부담을 경감시키는 데 목적
(5) 부의 재분배 효과
(6) (소수가 아닌) 위험의 분산이 일어날 수 있는 규모가 가입하여야 존속할 수 있음 : 다수법칙
(7) 사회보험의 가장 큰 특징은 가입이 강제(당연적용)
(8) 일반적으로 기본진료를 급여

3) 의료비 지불형태

굴신법 (sliding scale)	• 의료행위에 대하여 여유 있는 환자에게는 넉넉히 받고 여유가 없는 환자에게는 저렴하게 받거나 무료로 진료를 해주는 것
시술점수제 (fee-for-service, 행위별수가제 또는 성과불제)	• 시술한 양에 따라서 단위수가를 곱하여 합산하는 방법, 적극적인 진료가 이루어지며 환자의 입장에서도 치료받은 만큼에 대하여 그 비용을 부담하므로 의사 및 환자가 받아들이기 쉽지만 간혹 과잉진료가 이루어질 수 있음
봉급제 (sallary)	• 일정 근무시간에 대하여 정기적으로 같은 금액의 보수를 지불하는 것, 의사들이 자기의 수입이 일정하므로 다른 일에는 신경을 쓰지 않고 진료에 전념할 수 있음 • 사회주의국가나 영국과 같은 국영의료체계의 병원급 의료기관의 근무의에게 주로 적용되는 방식

인두제 (capitation)	• 방문당, 질병당 또는 사람당 일정액을 보상, 일반적으로 1차 진료기관에 등록된 환자 수에 따라 보상하는 방식, 영국의 개업 의사들에게 사용, 자원의 낭비가 적게 됨
포괄수가제 (diagnosis related group)	• 질병을 집단으로 묶어 일정액을 지불하는 방법 예 막창자꼬리절제술은 진료한 양에 관계없이 45만 원을 일정하게 지급, 우리나라의 건강보험에서도 전형적인 시술점수에서 일부 질병에 대하여 포괄수가제를 도입 • 현재 4개 진료과 7개 질병군을 대상(건강보험심사평가원) – 안과 : 백내장수술(수정체 수술) – 이비인후과 : 편도수술 및 아데노이드 수술 – 외과 : 항문수술(치질 등), 탈장수술(서혜 및 대퇴부), 맹장수술(충수절제술) – 산부인과 : 제왕절개분만, 자궁 및 자궁부속기(난소, 난관 등)수술(악성종양 제외)

지불형태	장점	난점
행위별수가제	• 의료인과 환자 간 신뢰감 높음 • 의사의 환자에 대한 책임감 높음 • 전문적 진료에 적합 • 의학 발전 촉진 • 서비스를 받을 기회 증가(긴 근무시간)	• 과잉진료 → 의료비 상승 • 유형적 진료에 치중 • 단가 높은 고급의료 쪽에만 치중 • 인기·비인기 진료과목 발생 • 의료의 자본주의화 초래 • 행정관리비 상승
인두제	• 행정관리비 절감(계산이 간단) • 예방의료 조장 • 의료인 수입 평준화	• 과소진료의 소지 • 2차 진료기관에서 대기시간 증가(많은 후송 환자) • 의료기술 발달 비기여
봉급제	• 의료의 질이 향상(동료감시 가능) • 진료의 양이 크게 증가하지 않음 • 연구기회 증가(시간과 수입의 안정) • 조직화된 의료에 적합 • 젊은 의사가 선호하는 경향	• 관료적인 형태로 서비스 제공 • 자율성 결여 • 진료의 계속성 유지 곤란(시간제근무) • 의료인 조기 이탈 발생(보수, 승진 불만)
포괄수가제	• 과잉진료를 방지 → 의료비의 상승 억제 • 환자 치료 속도 빠름	• 합병증 발생, 신기술, 신의학품 출현 시 적용 곤란 • 치료 난이도를 고려하지 않음

4) 건강보험급여

(1) 진료비 지불방법

환불제	• 환자가 일단 진료비를 지불한 후에 증빙서류를 첨부하여 의료보험에 청구하면 심사한 후 가입자에게 진료비를 환불
직접진료제	• 의료보험에서 직영하거나 계약을 한 의료기관에 가서 진료
제삼자불제 (제삼자지불제)	• 의료보험과 의료기관이 미리 수가를 협정하고 가입자가 진료 받으면 의료비는 의료기관에서 직접 의료보험에 청구하여 지급받음, 가입자는 필요할 때 진료를 받으면 되므로 진료비에 대한 부담이 적음, 의료기관에서는 진료비 청구업무가 발생

(2) 급여정도

① 건강보험 급여의 범위와 수준을 조정하기 위하여 흔히 쓰이는 방법
- 의료보험 진료 시 비용을 이용자가 분담하는 방법 : 본인일부부담제
- 일부 의료보험 진료에서 그 서비스의 범위를 제한 : 미용을 위한 수술 등의 제한

② 구체적 급여정도
- 전액급여 : 보험가입자로서는 편리하나, 가입자와 의료기관에서 불필요한 진료와 과도한 의료이용 가능
- 공제제 : 미리 정한 일정액을 공제하고 급여, 급여가 이 공제금액을 넘지 않으면 가입자가 전액 부담
- 수익자 정률부담제(coinsurance) : 의료이용 시 의료보험과 일정률로 총 진료비를 분담
  예 입원 시 20%를 본인이 부담, 의원급 외래이용 시 1만5천 원을 초과하면 30%를 본인 부담
- 수익자 정액부담제(copayment) : 의료이용 시 일정액을 본인이 부담(예 의원급 이용 시 1만 5천원을 초과하지 아니하는 경우 본인이 1,500원만을 부담), 과도한 의료이용을 억제하는 면이 있으나 정액부담제의 금액이 높으면 저소득층의 의료이용을 어렵게 할 수 있음
- 서비스 제한 : 급여에 있어서 한계를 두는 방법, 양적으로 제한하는 방법과 급여의 일부를 제한하는 방법이 있음

3. 우리나라의 의료보장

1) 우리나라 건강보험의 역사

(1) 1963년 의료보험법 제정
(2) 1976년 12월 의료보험법 개정(500인 이상을 상시 채용하는 사업장에 대하여 강제의료보험 실시)
(3) 1977년 7월 사회보험으로서의 의료보험 처음 실시
(4) 1977년 12월 공무원 및 사립학교교직원의료보험법 제정
(5) 1979년 공무원 및 사립학교교직원의료보험 실시
(6) 한방의료보험 : 1985년 1월 청주와 청원지역에 시범적 실시, 1987년 전국 확대
(7) 약국의료보험 : 1989년 10월에 전국 실시
(8) 1988년 1월 농어촌 주민을 대상으로 하는 지역의료보험을 실시
(9) 1989년 7월 도시 자영자를 대상으로 도시 지역의료보험 실시, 전국민의료보험 실현
(10) 1997년 12월 31일 국민의료보험법 제정(지역의료보험과 공무원 및 사립학교교직원의료보험 통합)
(11) 1998년 10월 1일 국민의료보험관리공단 출범, 국민의료보험법 시행
(12) 1998년 12월 23일 국민건강보험법 국회 통과(조합주의에서 완전한 통합주의가 되는 기틀 마련)
(13) 1999년 12월 국민건강보험법 개정
(14) 2000년 7월 국민건강보험법 시행, 전국민 의료보험 통합 및 의약분업 전면 실시
(15) 2008년 7월 직장재정과 지역재정 통합(실질적인 건강보험 통합)

(16) 2008년 7월 노인장기요양보험 실시
(17) 2011년 1월 사회보험 징수통합(건강보험, 국민연금, 고용보험, 산재보험)
(18) 2015년 간호·간병통합서비스 보험급여 적용

2) 건강보험 급여

(1) 법정급여와 임의급여, 현물급여와 현금급여
① 법정급여 : 급여 여부가 법으로 정하여진 급여
② 임의급여 : 급여 여부가 조합의 정관으로 정하도록 한 것(조합에 따라 차이가 있을 수 있음)
③ 현물급여 : 요양기관에서 서비스(진료, 투약 등)를 받는 것
④ 현금급여 : 급여를 현금으로 해주는 것
예 의료기관에서 분만을 하지 않는 경우 현금으로 주는 분만비 등
(2) 국민건강보험의 목적 : 국민의 질병·부상에 대한 예방·진단·치료·재활과 출산·사망 및 건강증진에 대하여 보험 급여를 실시함
(3) 직장의료보험(노사보험료 분담제), 지역의료보험(개인부담제, 정부 일부부담), 공무원(개인, 정부 각각 50% 부담) 및 교육의료보험(교직원 개인 50%, 학교경영자 30%, 정부 20% 부담)
(4) 요양급여 실시사항 : ① 진찰·검사 ② 약재·치료재료의 지급 ③ 처치·수술 기타의 치료 ④ 예방·재활 ⑤ 입원 ⑥ 간호 ⑦ 이송

3) 진료체계

(1) 의료자원의 효율적 활용, 국민의료비의 증가억제, 의료이용의 지역화 유도, 의료기관간의 균형적인 발전 등을 위하여 의료보험의 진료체계를 확립하여 시행
(2) 요양급여
① 1단계 요양급여 : 국민건강보험법에 의하여 인정받은 상급종합병원을 제외한 요양기관에서 받는 요양급여
② 2단계 요양급여 : 상급종합병원에서 받는 요양급여
(3) 상급종합병원에서 1단계 요양급여를 받을 수 있는 경우(국민건강보험 요양급여의 기준에 관한 규칙 제2조(요양급여의 절차))
① 응급환자인 경우
② 분만의 경우
③ 치과에서 요양급여를 받는 경우
④ 등록 장애인 또는 단순 물리치료가 아닌 작업치료·운동치료 등의 재활치료가 필요하다고 인정되는 자가 재활의학과에서 요양급여를 받는 경우
⑤ 가정의학과에서 요양급여를 받는 경우
⑥ 당해 요양기관에서 근무하는 가입자가 요양급여를 받는 경우
⑦ 혈우병환자가 요양급여를 받는 경우

(4) 의료급여기관

① 제1차 의료급여기관 : 의료법에 따라 시장·군수·구청장에게 개설을 신고한 의료기관(의원, 치과의원, 한의원, 조산원), 보건소·보건의료원·보건지소, 보건진료소, 약국

② 제2차 의료급여기관 : 의료법에 따라 시·도지사가 개설을 허가한 의료기관(병원, 치과병원, 한방병원, 요양병원, 종합병원)

③ 제3차 의료급여기관 : 제2차 의료급여기관 중에서 보건복지부장관이 지정하는 의료기관

4) 급여일수

• 현재 건강보험의 급여 일수의 제한은 없음

5) 의료급여(2023.6.23. 기초의료보장)

생활유지 능력이 없거나 생활이 어려운 저소득 국민의 의료문제를 국가가 보장하는 공공부조제도로 건강보험과 함께 국민 의료보장의 중요한 수단이 되는 사회보장제도

(1) 대상자

1종 수급권자	2종 수급권자
• 국민기초생활보장법수급자 : 근로무능력 가구, 희귀난치성질환 중증질환(암환자, 중증화상환자만 해당) 등록자, 시설수급자 • 행려환자 • 타법적용자 : 이재민, 의상자 및 의사자, 입양아동(18세미만), 국가유공자, 국가무형문화재보유자, 북한이탈주민(새터민), 5·18 민주화운동 관련자, 노숙인	• 국민기초생활보장대상자 중 1종 수급 대상이 아닌 가구

(2) 신청방법

• 수급권자 가구의 가구원 및 그 친족, 그 밖의 관계인이 수급권자의 주민등록상 주소지 관할 시·군·구/읍·면·동(국가유공자는 보훈지청, 중요무형문화재 보유자는 문화재청)에 연중 신청

※ 맞춤형급여 시행 후 기초생활보장 수급권자 신규 신청은 통합신청이 원칙이나 본인 선택에 따라 급여종류별로 신청도 가능

(3) 의료급여 수준과 본인부담금

• 의료급여는 저소득계층의 의료비부담을 국가가 지원하는 제도로써, [국민건강보험 요양급여 기준]에 의한 급여대상 항목에 대한 의료비 지원을 원칙으로 함

• 본인부담금

구분		1차(의원)	2차(병원,종합병원)	3차(상급종합병원)	약국*
1종	입원	없음	없음	없음	-
	외래	1,000원	1,500원	2,000원	500원
2종	입원	10%	10%	10%	-
	외래	1,000원	15%	15%	500원

단, 보건복지부 장관이 고시하는 경증질환으로 종합병원 이상급 기관을 이용하는 경우 약국 본인부담은 약국 비용 총액의 3%에 해당하는 금액(정률제 부담)

- 다만, 본인부담 보상제 및 본인부담 상한제가 있어 아래 기준을 초과하는 경우 초과금액을 국가가 지원

본인부담 보상제 기준	본인부담 상한제 기준
• 1종 수급자 : 매 30일간 2만원을 초과한 경우, 초과금액의 50% 보상 • 2종 수급자 : 매 30일간 20만원을 초과한 경우, 초과금액의 50% 보상	• 1종 수급자 : 매 30일간 5만원을 초과한 경우, 초과금액 전액 • 2종 수급자 : 연간 80만원을 초과한 경우, 초과금액 전액. 다만, 요양병원에 240일을 초과하여 입원하는 경우 연간 120만원으로 함 * 본인부담금 보상제를 선 적용한 후 본인부담금이 일정 수준(상한 기준액)을 초과한 경우

(4) 의료급여 진료 절차

- 의료급여 수급자는 1차의료급여기관에 우선 의료급여를 신청하여야 하며, 2차의료급여기관, 3차의료급여기관 순서로 이용할 수 있음(예외 있음)
  - 의료급여 의뢰서를 통해 진료 의뢰

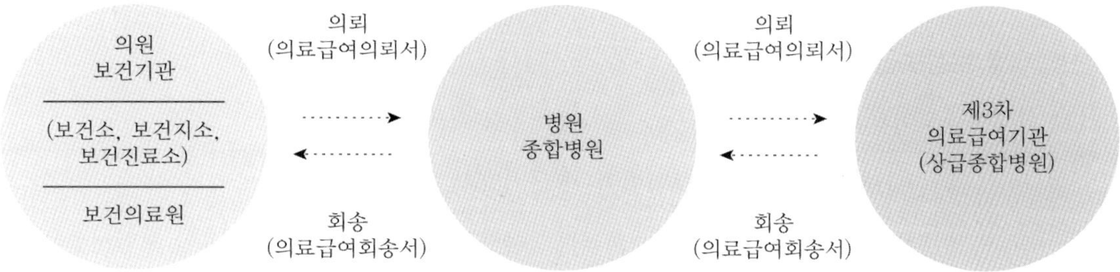

※ 의료급여 절차를 지키지 않는 경우 발생한 진료비 전액을 본인이 부담

(5) 의료급여 급여일수 관리

- 의료급여 수급자가 의료급여를 받을 수 있는 급여일수에는 상한이 있음

① 급여일수의 상한
- 등록 중증질환, 등록 희귀·중증난치질환(결핵 포함) : 각 질환별로 연간 365일
- 의료급여수가의 기준 및 일반기준 제22조의 질환(만성고시질환) : 각 질환별로 연간 380일
- 이 외 기타 질환 : 모두 합산하여 400일

② 연장승인 제도
- 수급권자가 불가피하게 급여일수의 상한을 초과하여 의료급여를 받아야 할 사유가 발생한 경우에는 시장 · 군수 · 구청장의 승인(연장승인)을 받아 75～145일을 추가적으로 받을 수 있음

③ 선택의료급여기관 제도
- 연장승인으로 주어진 일수도 초과하게 되는 경우에는 본인이 선택한 의료급여기관을 우선 이용할 것을 조건으로 한 조건부 연장승인을 받아야 함

6) 의료급여제도 발전과정

구분	내용
제1기(암흑기)	• 생활보호법이 제정되기 전까지(1961년 12월)
제2기(여명기)	• 생활보호법이 제정된 후～의료보호법이 제정될 때까지(1977년 12월)
제3기(제도정착기)	• 의료보호법 제정 후～의료보호법 시행령을 개정할 때까지(1980년 11월)
제4기(확대발전기)	• 의료보호법 시행령이 개정되어 의료보호대상자가 확대된 시기로부터 현재까지, 1986년 의료부조제도 신설(의료보호대상자에는 해당되지 않으나 소득이 적어 정기적으로 의료보험료를 납부할 능력이 없는 저소득층을 대상), 1994년부터 2종 대상자 기준을 확대하고 의료부조제도는 폐지
제5기	• 1999년 9월 생활보호법을 폐지하고 국민기초생활보장법 제정, 2001년 5월 의료보호법을 의료급여법으로 전문개정하여 수급기간의 제한을 폐지, 급여내용에 예방과 재활 등에 대하여도 의료급여를 행하도록 하여 총괄적인 의료보장이 되도록 하는 내용상의 확산단계, 용어 변경(의료보호 → 의료급여, 의료보호대상자 → 수급권자)

7) 산업재해 보상보험

(1) 산업재해보상보험의 개념

구분	내용
실시	• 1963년 11월 산재보험법이 제정, 1964년 7월 정식으로 실시
목적	• 근로자의 업무상의 재해를 신속·공정하게 보상하고 이에 필요한 보험시설을 설치 운영하고 재해예방이나 각종 근로복지사업을 추진함으로써 재해를 입은 근로자와 그 가족의 인간다운 생활을 보호하는 것(산재보험)

(2) 재해보상

① 산업재해보상법의 경영주체는 정부 : 1995년부터 노동부 산하에 근로복지 공단을 신설하여 산재보험 관리운영을 담당

② 해당 사업주는 의무적으로 가입 : 상시 근로자 1인 이상의 사업장은 강제 적용

③ 보험급여 종류(8종) : 요양급여, 휴업급여, 장해급여, 간병급여, 유족급여, 상병보상연금, 장의비, 직업재활급여

④ 업무상 부상은 물론이고 업무상 질병에 대하여도 적용

요양급여	• 재해로 인하여 4일 이상의 요양을 필요 • 업무상의 부상 또는 질병 • 요양담당 지정 의료기관에서 요양 • 근로자의 비용부담 없음
휴업급여	• 요양(질병치료)으로 인하여 취업하지 못하는 기간이 4일 이상인 경우에 1일에 대하여 평균 임금의 100분의 70에 해당하는 금액을 지급
장해급여	• 업무상 부상이나 질병이 치유되었지만 장해가 남을 때에 장해보상연금 또는 일시금으로 지급
유족급여	• 업무상 사망에 대하여 유족에게 지급
상병보상연금	• 요양이 시작된지 2년이 경과한 이후에도 상병이 치유되지 아니하고 폐질의 상태가 지속될 때에 휴업급여 대신에 지급
장의비	• 업무상 사망 시 실질적으로 장제를 행한 사람에게 평균임금 120일분의 장의비가 지급
간병급여	• 요양급여를 받은 자중 치유 후 의학적으로 상시 또는 수시로 간병이 필요하여 실제로 간병을 받은 자에게 지급
직업재활급여	• 장애급여를 받는 자 중 취업을 위하여 직업훈련이 필요한 훈련대상자에 대하여 실시하는 직업훈련에 드는 비용 및 직업훈련수당을 지급 • 직장복귀지원금, 직장적응훈련비, 재활운동비

8) 노인장기요양보험

• 2008년 7월 실시

목적	• 고령이나 노인성 질병 등의 사유로 일상생활을 혼자서 수행하기 어려운 노인 등에게 신체활동 또는 가사활동 지원 등의 장기요양급여를 제공하여 노후의 건강증진 및 생활안정을 도모하고 그 가족의 부담을 덜어줌으로써 국민의 삶의 질을 향상하도록 함을 목적으로 시행하는 사회보험제도

신청대상	• 장기요양보험 가입자와 그 피부양자, 65세 이상과 64세 이하 노인성 질병이 있는 의료급여 수급권자
급여대상	• 신청대상 중 65세 이상 노인 또는 치매, 중풍, 파킨슨병 등 노인성 질병으로 6개월 이상의 기간 동안 혼자서 일상생활을 수행하기 어려운 자 • 1~5등급으로 구분 지원
급여내용	• 시설급여 : 노인의료복지시설(노인전문병원 제외)에 장기간동안 입소하여 신체활동지원, 심신기능의 유지·향상을 위한 교육·훈련 등을 제공하는 요양급여 • 재가급여 : 가정을 방문하여 신체활동, 가사활동, 목욕, 간호 등을 제공받거나 주·야간보호센터 이용, 복지용구 구입 또는 대여 등을 하는 경우 • 특별현금급여 : 가족요양비, 특례요양비, 요양병원간병비
재원	• 장기요양보험료, 국가 및 지방자치단체 부담, 이용자가 부담하는 본인일부부담금
장기요양인정 신청절차	• 장기요양인정신청 및 방문조사(국민건강보험공단) → 장기요양인정 및 장기요양등급판정(등급판정위원회) → 장기요양인정서·표준장기요양이요계획서 송부(국민건강보험공단) → 장기요양급여이용계약 및 장기요양 급여제공(장기요양기관)

4. 기타 제도

1) 국민연금

(1) 국민의 노령, 폐질 또는 사망에 대하여 연금 급여를 실시함으로써 국민의 생활안정과 복지 증진에 기여함을 목적

(2) 가입 대상자 : 국내 거주 18~60세 미만의 국민. 공무원(공무원연금), 군인(군인연금), 사립학교 교원(사립학교교원연금)은 제외

2) 고용보험

(1) 실업의 예방, 고용 촉진, 근로자의 직업능력 개발, 국가의 직업지도 및 직업소개 기능 강화, 실업 근로자의 급여 실시 등을 목적

(2) 근로자를 고용하는 모든 사업에 적용

3) 국민기초생활보장

(1) 생활이 어려운 국민에 대하여 생계에 필요한 급여 실시 → 국민의 최저생활을 보장하고 자활을 조성하는 기반을 구축

(2) 생계급여, 주거급여, 의료급여, 교육급여, 해산급여, 장제급여, 자활급여 등

3.3 인구보건

1. 인구의 개념

1) 인구 : 어느 특정시간에 일정한 지역에 거주하고 있는 사람의 집단
2) 인구학 : 지역사회 인구의 정태적 특성이나 동태적 특성을 연구하는 학문
3) 인구분석학 : 인구의 구성과 크기의 변화를 수학적·통계학적 방법에 따라 분석하고 평가하는 학문
4) 인구론 : 인구학 및 인구분석학적인 연구
5) 인구(시공공동체의 개념), 인종(생물학적·혈연적 중심의 유전 공동체 개념), 국민(법적 중심의 국적 공동체 개념), 민족(문화적 정서의 공유에 따른 문화 공동체의 개념)

구분	내용
폐쇄인구	• 출생과 사망에 의해 형성되는 인구
안정인구	• 폐쇄인구가 일정한 연령별 사망률과 출생을 유지해 나갔을 때 일정한 연령구성을 유지하면서 증가하는 인구. 출생률과 사망률이 해마다 일정하고 같은 증가율로 증가하기 때문에 연령별 인구비율이 일정한 인구
준안정인구	• 폐쇄인구에서 연령별 출생률만 일정하게 유지되는 인구
정지인구	• 안정인구에서 출생수와 사망수가 같아 자연인구증가율이 0인 가상적 인구

2. 인구론의 발전

• John Graunt(영국, 1662년) : 인구학과 보건통계학의 최초 논문 발표. 처음으로 출생과 사망, 질병 발생에 대한 인구 통계학적인 수량분석을 실시, 인구성장 및 변화와 관련된 현상을 실증적 자료를 이용하여 분석 → 인구학의 시조 → 말더스주의, 신말더스주의, 적정인구론으로 발전

구분	내용
말더스주의	• 18세기 Malthus의 저서 "인구원리론" • 인구론을 체계화시켜 학문으로 성립 • 이론 : 인구는 기하급수적으로 늘고 식량은 산술급수적으로 증가 → 인구 억제 필요 • 원리 : 규제의 원리(인구는 생존 자료인 식량에 의하여 규제), 증식의 원리(생존 자료가 증가하면 인구도 증가), 인구파동의 원리(증식과 규제의 상호작용에 의하여 균형에서 불균형으로, 불균형에서 균형으로 부단한 파동을 주기적으로 되풀이) • 인구규제의 방법 : 도덕적 억제 • 결혼은 자녀부양능력이 생길 때까지 연장 → 만혼 장려 • 성적 순결 강조

공중보건학

신 말더스주의	• 말더스주의의 역기능으로 각종 사회범죄와 사회악이 발생 → Francis Place가 피임에 의한 산아조절을 주장
적정인구론	• Edwin Cannan이 주장 : 주어진 여건 속에서 최고의 생활수준이 주어질 때 실질소득을 최대로 할 수 있다 → 인구 억제를 생활수준에 두어야 한다는 주장, 국민소득 극대화에 목적

3. 인구의 구성

- 인구구성 : 인구의 구성단위를 분류하고 수적으로 표현한 것
  예 남녀별, 연령별, 인종별, 직업별, 사회계층별, 교육별 등

1) 성별구성

성비 (sex ratio)	• 여자 100명에 대한 남자인구 비 – 1차 성비 : 태아의 성비 – 2차 성비 : 출생 시 성비 – 3차 성비 : 현재 인구 성비 • 성비 $= \frac{\text{남자수}}{\text{여자수}} \times 100$

2) 연령별 구성

(1) 영아인구 : 1세 미만

(2) 소년인구 : 1～14세

(3) 생산연령인구 : 15～64세

(4) 노년인구 : 65세 이후(65세 인구가 7% 이상은 고령(노령)화 사회, 14% 이상은 고령(노령)사회, 20% 이상이면 초고령(초노령)사회)

부양비 (dependency ratio)	• 결제활동연령층에 대한 비경제활동연령 인구의 비 • 부양비 $= \frac{\text{15세 미만 인구} + \text{65세 이상 인구}}{\text{15세 이상 64세 이하 인구}} \times 100$
노령화지수	• 노령화지수가 높다는 것은 장래에 생산연령에 유입되는 인구에 비하여 부양해야 할 노년 인구가 상대적으로 많아진다는 의미, 지수가 30을 넘으면 노령화사회로 분류 • 노령화지수 $= \frac{\text{노년층인구(65세 이상)}}{\text{유년층인구(15세 미만)}} \times 100$

3) 인구피라미드

- 여자는 우측, 남자는 좌측에 표시

피라미드형 (pyramid form)	• 인구증가형, 인구가 증가할 잠재력, 출생률이 높고 사망률이 낮은 형, 14세 이하 인구가 65세 이상이 인구의 2배 이상
종형 (bell form)	• 인구정지형, 출생률과 사망률 낮은 형, 14세 이하의 인구가 65세 이상 인구의 2배 정도, 이상정인 인구형
항아리형(pot form)	• 인구감소형, 출생률이 사망률보다 낮은 형, 평균수명이 높은 선진국, 14세 이하의 인구가 65세 이상의 2배 이하
별형(star form)	• 도시형, 유입형, 생산연령인구가 많이 유입, 생산층 인구가 전체인구의 50% 이상
기타형(guitar form)	• 농촌형, 유출형, 인구가 다수 유출되는 농촌, 생산층 인구가 전체 인구의 50% 미만

4. 인구의 변천

1) 인구증가

자연증가	• 출생과 사망의 차이에서 오는 인구의 증가 • 조자연증가율 = 조출생률 − 조사망률 • 증가지수(동태지수) = $\frac{\text{출생수}}{\text{사망수}} \times 100$ or 조출생률과 조사망률의 비
사회증가	• 전입과 전출의 차이에서 오는 인구의 증가 • 사회증가 = 유입인구 − 유출인구
인구증가	• 인구증가 = 자연증가 + 사회증가 − 인구증가율 = $\frac{\text{자연증가} + \text{사회증가}}{\text{인구}} \times 100$ − 연간인구증가율 = $\frac{\text{연말인구} - \text{연초인구}}{\text{연초인구}} \times 100$
재생산율	• 여자가 일생동안 낳는 여자 아이의 평균수 • 총재생산율(어머니의 사망률을 무시) − 15세부터 49세까지 1부인당 낳은 딸의 수 $\frac{\text{어머니의 연령별 여아출생수}}{\text{연령별 여자인구}}$의 15세부터 49세까지의 합계에 의하여 산출 = 합계출산율 × $\frac{\text{여아출생수}}{\text{총출생수}}$

재생산율	• 순재생산율(어머니의 사망을 고려) $=\text{총재생산율} \times \dfrac{\text{가임연령 시 생존수}}{\text{여아출생수}}$ – 1.0 : 인구의 증감이 없는 상태 – 1.0 이하 : 인구의 감소 – 1.0 이상 : 인구의 증가

(1) **합계 출산율**(total fertility rate)

- 여자 1명이 가임기간(15~49세)동안 낳을 것으로 예상되는 평균 출생아 수

$$\text{TFR(합계출산율)} = \sum_{x=15}^{49} fx \ (fx : x\text{세 여성의 출산율})$$

$$\text{TFR(합계출산율)} = \frac{\text{연령별 출산율(15~49세)의 합}}{1{,}000}$$

(2) **연령별 출산율**(age-specific fertility rate)

- 어떤 연도에서 특정 연령의 여자 인구 1,000명이 출산한 출생아수

$$\text{연령별 출산율} = \frac{\text{그 연도의 동일연령층 여자가 낳은 출생아수}}{\text{어떤 연도의 특정 연령층 여자의 연앙인구}} \times 1{,}000$$

(3) **조출생률**(crude birth rate)

- 특정인구집단의 출산수준을 나타내는 기본적인 지표로서 1년간의 총 출생아수를 당해 연도의 주민등록에 의한 연앙인구(그 해의 중간인 7월 1일을 기준으로 한 인구)로 나눈 수치를 1,000분비로 나타낸 것

$$\text{CBR(조출생률)} = \frac{\text{그 연도의 출생아수}}{\text{어떤 연도의 연앙인구}} \times 1{,}000$$

(4) **조사망률**(보통사망률, crude death rate)

- 사망수준을 나타내는 가장 기본적인 자료, 연간의 총사망자수를 당해 연도의 연앙인구로 나눈 수치를 1,000분비로 나타낸 비율

$$\text{CDR(조사망률)} = \frac{\text{그 연도의 총사망수}}{\text{어떤 연도의 연앙인구}} \times 1{,}000$$

2) Notestein과 Thompson의 분류(3단계)

제1단계 (고잠재적 성장단계)	• 다산다사형, 공업화되지 못한 국가, 인구증가 예견 국가
제2단계 (과도기적 성장단계)	• 다산소사형, 높은 인구증가율, 공업화된 국가, 과도기적으로 인구가 증가하지만 안정 예견 국가

제3단계 (인구감소기 단계)	• 소산소사형, 감소기의 상태로 접어든 나라

3) Blacker의 분류(5단계)

제1단계(고위정지기)	• 고출생률과 고사망률, 인구정지형, 후진국, 인구증가 잠재력 국가
제2단계(초기확장기)	• 고출생률과 저사망률, 인구증가형, 경제개발 초기 국가들
제3단계(후기확장기)	• 저출생률과 저사망률, 인구성장둔화형, 산업의 발달과 핵가족화 경향 국가
제4단계(저위정지기)	• 출생률과 사망률이 최저, 인구증가 정지형
제5단계(감퇴기)	• 출생률이 사망률보다 낮아져서 인구가 감소, 감소형

5. 인구조사

1) 인구정태와 동태

(1) 인구정태 : 인구의 조사를 어느 일정한 시점을 정하여 조사할 때 그 조사시점에 있는 인구의 상태

(2) 인구동태 : 어느 일정한 기간에 있어서 인구의 변동사항(출생, 사망, 전입, 전출 등)

	인구정태	인구동태
개념	특정 시점의 개념	일정 기간의 개념
활용분야	경제학	보건학
통계	인구의 크기, 성별, 연령별, 직업별 등	사망률, 출생률, 혼인율, 이혼율 등

2) 국세조사(National Census)

(1) 한 국가 내의 전인구상태를 일정 시점에서 파악하기 위한 사회조사. 정부가 전 국민에 대해 시행하는 인구의 통계조사

(2) 목적 : 국세(國勢; 인구, 산업, 자원 따위의 방면에서 한 나라가 지니고 있는 힘, 나라의 형편)를 명백히 하는 것

(3) 조사결과 이용 : 행정 및 재정 등 국정 일반에 이용

(4) 국세조사를 최초로 실시한 나라 : 1749년 스웨덴

(5) 근대적 의미의 국세조사 : 1790년 미국

(6) 인구조사의 기준 : 1년 중 중앙일인 7월 1일 자정을 기하여 조사한 연앙인구를 사용

(7) 우리나라 : 매 5년마다 실시. 11월 1일을 조사일로 사용(2010.11.1)

(8) 현재 우리나라 총인구 : 추계인구

① 추계인구

• 5년마다 실시하는 인구주택총조사와 인구동태통계자료를 기초로 남녀별/연령별로 인구를

새로이 구성한 것
- 여러 가지 기초자료를 종합분석하여 실제적인 인구를 추정
- 매년 7월 1일을 기준으로 작성

② 주민등록인구
- 매년 12월 31일 기준으로 작성

6. 인구문제

1) 인구문제의 인식

(1) 대다수 국가의 인구문제 : 인구의 폭발적인 성장과 인구의 불균등한 분포

(2) 선진국 : 저출생으로 인한 인구감소 및 부양비의 문제 대두

2) 인구정책

(1) 인구조정정책 : 인구변동에 영향을 주는 출생, 사망, 인구이동에 대해 직접적인 정책을 펴는 것

① 양적조정정책 : 사망률과 출생률의 저하에 관심, 직접적인 대상은 출생률로서 가족계획사업을 통하여 달성

② 질적조정정책 : 인구의 성별, 연령별 구조 등의 불균형을 결혼 및 출산을 통하여 이루려는 우생학적 정책과 결부

(2) 인구대응정책 : 인구변동의 결과로 야기되는 식량, 고용, 교육, 도시문제를 해결하기 위한 정책

3) 우리나라 고령화와 저출산

(1) 2000년 고형화사회(노인인구비율 7%) → 2018년 고령사회(노인인구비율 14%) → 2026년 초고령사회(노인인구비율 20%)

(2) 2006년 출산율 1.13명

(3) 2008년 7(생산층) : 1(비생산층)

7. 생명표

1) 출생과 사망에 의한 생명현상을 나타내는 방법

2) 생존과 사망자의 비율과 생존할 수 있는 수명이 어떻게 되는가를 표시

생존수(Lx)	• 일정한 출생수가 어느 연령에 도달했을 때까지 생존할 것으로 기대되는 수 – 출생한 자가 절반으로 되는 때 : 반감기 – 인구동태통계에서 0세 인구는 1년 미만의 인구를 뜻하지만 생명표에서는 출생시점을 의미
사망수(Dx)	• X세의 사람 중 X+1에 도달하지 못하고 사망한 자의 수 • $Dx = Lx - Lx_{+1}$

생존율(Px)	• X세의 사람 중 X+1세에 도달할 수 있는 자의 율, X세의 사람이 1년간 생존하는 확률 • $Px = \frac{Lx_{+1}}{Lx}$
사망률(Qx)	• X세의 사람 중 X+1세에 도달하지 못하고 사망하는 율 • $Qx = \frac{Dx}{Lx} = \frac{Lx - Lx_{+1}}{Lx}$
사력	• X세에 도달한 자가 그 순간에 사망할 수 있는 확률이 1년간 계속된다고 가정한 것
평균여명(Ex)	• X세의 생존자수가 X세 이후 생존할 수 있는 연수의 평균, X세에 도달한 자가 앞으로 평균 몇 년을 더 살 수 있는가의 기대치 – 출생 직후 평균여명 : 평균수명

8. 우리나라 사망양상의 변화

1) 사망원인과 그 변화 파악 → 보건상태 파악, 사망 대처를 통한 사망 감소 가능 → 공중보건학에 있어 사업의 방향과 정책의 주안점을 어디에 두어야 할지 제시
2) 우리나라의 사망원인 변화
   (1) 해방 전 : 콜레라와 천연두 등의 유행으로 감염병이나 소화기계 질환 및 호흡기계 질환
   (2) 1960년대 : 폐렴이나 기관지염과 결핵 등
   (3) 1990년대 : 악성 신생물, 뇌혈관질환 및 심장병과 교통사고 등
   (4) 2010년 : 10대 사인<악성신생물, 뇌혈관질환, 심장질환, 고의적 자해, 당뇨, 운수사고, 만성하기도질환, 간질환, 폐렴, 고혈압성질환>

3.4 산업보건

1. 산업보건

1) 정의 및 목적

(1) 국제노동기구(ILO)와 세계보건기구(WHO) 공동위원회(1950)

• "모든 직업에서 일하는 근로자들의 육체적, 정신적, 그리고 사회적 건강을 고도로 유지 증진시키며, 작업조건으로 인한 질병을 예방하고, 건강에 유해한 취업을 방지하며, 근로자를 생리적으로나 심리적으로 적합한 작업환경에 배치하여 일하도록 하는 것"

→ 근로자의 건강을 보호 증진하고 나아가서는 노동 생산성을 향상

(2) 국제노동기구 산업보건사업 권장목표

① 노동과 노동조건으로 일어날 수 있는 건강 장애로부터의 근로자 보호

② 작업에 있어서 근로자들의 정신적 육체적 적응 특히 채용 시 적성배치

③ 근로자의 정신적 육체적 안녕의 상태를 최대한으로 유지·증진

(3) 우리나라의 산업안전보건법

- "이 법은 산업안전보건에 관한 기준을 확립하고 그 책임의 소재를 명확하게 하여 산업재해를 예방하고 쾌적한 작업환경을 조성함으로서 근로자의 안전과 보건을 유지 증진함을 목적으로 한다."

2) 산업보건의 중요성

(1) 산업사회가 노동집약적 산업사회에서 기술집약적, 지식집약적 산업사회로 변천 → 인간자원 관리에 대한 관심 고조

(2) 노동생산성을 증대시키는 데는 인간 관리를 통한 기업의 합리화가 최선

(3) 노동력을 보존하여 기업의 손실을 방지하며 근로자의 건강과 안전을 관리

(4) 근로자의 건강은 근로자 자신뿐만 아니라 생산증가 및 기업발전과 직결

3) 산업보건의 발전과정(A. Hamilton)

(1) 1단계 : 20세기 초, 산업재해의 예방과 안전관리

(2) 2단계 : 제1차 세계대전 후, 공업중독과 직업병 예방

(3) 3단계 : 제2차 세계대전 후, 인간공학과 작업적성, 인간관계를 포함한 노년근로자의 건강관리와 산업정신위생

(4) 공중보건 분야와의 연관 부분

① 산업의학 : 근로자의 건강증진·질병의 예방과 진료, 재활 등을 연구산업위생학. 근로자의 건강과 쾌적한 작업환경에 대하여 공학적으로 접근 연구

② 인간공학 : 인간과 직업, 기계, 환경, 노동 등의 관계를 과학적으로 연구

③ 산업간호학 : 근로자의 건강과 간호를 연구

(5) 우리나라

① 1953년 노동법 공포 : 16인 이상의 근로자가 근무하는 산업장에 적용

② 1961년 근로기준법 제정 : 5인 이상 근로자가 근무하는 사업장까지 확대 적용

③ 1969년 근로보건관리규칙 발령 → 산업보건의 지침 확정

④ 1981년 산업안전보건법 : 근로자의 안정과 보건을 확보하기 위해 사업주에게 근로자의 안전과 보건을 책임 지워주고 유해, 위험 방지 기준을 구체화

2. 작업과 보건관리

1) 근로자의 적정 배치 및 건강관리

- 근로자의 적재적소 배치는 근로의욕과 생산성에 직접적인 영향

신체적 적성검사	• 신체계측으로서 직업과의 적성 여부를 판정
생리적 기능검사	• 감각기능검사(시력·색각·청력검사), 체력검사(악력계, 배근력계 등), 심폐기능검사(운동부하 전후에 측정)
심리학적 적성검사	• 지능검사(언어, 기억, 추리와 귀납 등의 8가지 인자), 지각동작검사(손재주, 양수협조능력, 운동속도능력 등의 검사), 인성검사(성격, 태도 및 정신상태에 대하여 검사)

2) 작업동작 및 작업시간

작업동작	• 작업자세의 안정도, 작업동작의 경제도, 작업동작의 안전도와 작업동작의 능률성을 추구
작업시간	• 근로자의 통근시간, 근로시간 및 생활시간 등을 고려하여 작업시간을 합리적으로 배분

3) 법정 근로시간 및 휴게·휴일 규정<근로기준법 50조, 53조, 54조>

근로시간	• 1주간의 근로시간은 휴게시간을 제외하고 40시간을 초과 불가 • 1일의 근로시간은 휴게시간을 제외하고 8시간을 초과 불가 • 당사자 간에 합의하면 1주 간에 12시간을 한도로 근로시간을 연장 가능
휴게 및 휴일	• 근로시간이 4시간인 경우에는 30분 이상, 8시간인 경우에는 1시간 이상의 휴게시간 준수

4) 작업강도에 따른 작업의 적정화

(1) 작업의 강도는 비교에너지대사율(relative metabolic rate, RMR; 작업대사율)에 따라 단계의 노동강도 설정

(2) RMR＝작업대사량÷기초대사량＝(작업 시 소비에너지－같은 시간의 안정 시 소비에너지)÷기초대사량

(3) 경노동(경작업)은 RMR 1 이하, 중등노동(중등작업)은 RMR 1～2, 강노동은 RMR 2～4, 중노동은 RMR 4～7, 격노동은 7 이상

(4) RMR 4에서는 작업시간이 60분 가능, 5가 되면 40분, 6에서는 25분

5) 작업과 정신건강

- 단조로운 작업은 무의식적인 욕구불만이 되어 자율신경계 또는 내분비계 기관에 작용하여 정신장애 증상을 발생

기질적 장애	• 공업중독이나 두부외상 등에서 오는 것
작업성신경증	• 직업적으로 늘 사용하는 신체부위에 오는 신경증상
외상성신경증	• 외상을 받은 뒤 그 상처 자체는 치료되었으나 자각증상(이상한 심적 반응)은 남아 있는 것

3. 근로와 영양

1) 근로자의 영향관리 고려 사항

(1) 열량 보충

(2) 단백질을 여분으로 보충(일반적으로 섭취하는 열량 중 10% 정도의 단백질 섭취)

(3) 식염 및 비타민 A·B·C(고온 노동), 지방질과 비타민 A·B·C(저온 노동), 비타민류와 칼슘(심한 노동)

2) 근로자의 급식관리

• 산업장에서의 적절한 열량 구성 2,500kcal, 단백질 80g, 식품의 양 1,280g 정도가 적당

4. 여성과 연소자의 노동

1) 여성노동

(1) 남자에 비하여 체격이 떨어지며 체중심이 하방에 있어 활발한 운동을 할 때는 불리

(2) 지방이 많은 반면 근육의 발달이 불량

(3) 악력, 배근력, 폐활량 등 체력이 떨어짐

(4) 납, 수은, 벤젠 등 공업중독에 감수성이 남성에 비해 높음

(5) 지방이 많아 고온작업에 부적절

(6) 여성근로자의 보호대책

① 여성의 특성에 맞는 직종 및 작업에 적정배치

② 주작업의 근로강도가 가능한 한 RMR 2 이하

③ 무거운 짐 등을 취급하는 작업은 중량을 제한

④ 서서하는 작업에는 연속작업시간을 제한하고 휴식시간을 조정

⑤ 고온 및 저온 작업은 작업조건과 냉·난방을 고려

⑥ 공업중독의 우려가 있는 작업장에는 배치를 배제

⑦ 생리휴가, 임신, 출산을 전후한 시기에 휴가 등의 고려

⑧ 임산부(임신 중이거나 산후 1년이 지나지 아니한 여성)와 18세 미만의 자를 도덕상 또는 보건상 유해·위험한 사업 채용 금지

⑨ 임산부가 아닌 18세 이상의 여성은 보건상 유해·위험한 사업 중 임신 또는 출산에 관한 기능에 유해·위험한 사업에 사용 금지

2) 연소노동

(1) 우리나라 근로기준법에서는 15세 미만자(초·중등교육법에 따른 중학교에 재학 중인 18세 미만인 자를 포함)는 근로자로 채용 금지<2020.5.26. 근로기준법 64조>

(2) 15세 이상 18세 미만인 자의 근로시간은 1일에 7시간, 1주에 35시간을 초과 금지. 다만, 당사자 사이의 합의에 따라 1일에 1시간, 1주에 5시간을 한도로 연장 가능<2020.5.26. 근로기준법 69조>

5. 산업피로

- 정신적·육체적·신경적 노동 부하에 반응하는 생체의 태도
- 작업에 수반되는 피로는 생산성의 저하뿐만 아니라 재해와 질병의 원인 → 노동생산성에 큰 영향
- 산업피로의 본질 : Viteles "생체의 생리적 변화(의학적), 피로감각(심리학적), 작업량의 감소(생산력)"

1) 산업피로의 발생요인

(1) 작업부하

(2) 작업환경조건

(3) 작업편성과 작업시간

(4) 생활조건

(5) 개인조건

2) 산업피로의 발생기전

(1) 산소, 영양소 등 에너지원의 소모

(2) 물질대사에 의한 노폐물, 다시 말해서 젖산, 초성포도당, 암모니아, 시스틴, 시스테인, 크레아틴, 크레아티닌, 잔여질소 등 소위 피로물질의 체내축적

(3) 체내에서의 물리화학적 변조

(4) 여러 가지 신체조절기능의 저하 등

3) 산업피로의 증상

- 피로의 판정은 대상이 되는 산업피로의 성질과 그 원인에 따라 조사내용이나 검사 항목이 달라지며 피로의 측정은 크게 주관적 측정과 객관적 측정으로 구분

4) 산업피로의 대책

(1) 작업과정 중 적절한 휴식시간을 삽입하여 피로를 사전에 예방

(2) 불필요한 동작을 피하고 에너지 소모를 축소

(3) 작업에 사용되는 공구·기계 및 작업 자세는 인간공학적으로 고안

(4) 작업능력에는 개인차가 있으므로 각 개인마다 알맞은 작업량을 배분

(5) 작업시간 중 또는 작업 전·후에 간단한 체조나 오락
(6) 충분한 수면과 충분한 영양을 섭취
(7) 정신건강 면에 있어서의 작업적성과 피로의 문제가 다각적으로 검토
(8) 음주, 약제의 남용 억제

6. 산업재해

1) 산업재해의 개념

(1) 근로자가 업무에 관계되는 건설물, 설비, 원재료, 가스, 증기, 분진 등에 의하거나 작업 또는 기타 업무에 기인하여 사망 또는 부상하거나 질병에 이환되는 것
(2) 사망을 가져오는 것(사망재해), 입원할 정도의 상해(주요재해), 통원(외래)할 정도의 상해(경미재해), 상해 없이 재산피해만을 가져오는 것(유사재해)
(3) Heinrich의 산업재해 발생 5단계
① 사회적 환경 및 유전적 요소
② 개인적인 결함
③ 불안전한 행동 및 불안전한 상태
④ 사고
⑤ 재해
(4) 유해물질의 영향
• 농도, 폭로시간, 개체의 감수성, 작업강도, 기상조건 등

2) 환경적 요인

• 기계요인, 온도, 환기, 소음, 시설물의 미비와 불량, 작업환경의 불량, 작업장의 정리·정돈의 태만, 부적절한 공구 사용 및 부적합, 노동시간의 과다, 휴식 시간의 부족, 재료·취급품 등의 부족 등

3) 인적 요인

관리 및 작업적 요인	• 감독의 소홀, 관리 태만, 보건교육 미실시, 작업지식 부족, 작업미숙, 인원부족 혹은 과잉, 작업진행의 혼란, 연락 불충분, 작업방법 불량, 작업속도 부적합 등
생리적인 요인	• 체력부족, 불건강, 신체적 결함, 수면부족, 피로, 질병 등
심리적 요인	• 정신집중력 부족, 부주의, 태만, 착오, 무리한 행동, 불만, 갈등 등

4) 재해 지표

도수율(빈도율, frequency rate)	• 연 근로시간 합계 100만 시간당 재해 발생 건수. 산업 재해 발생 빈도 • 도수율 $= \frac{\text{재해건수}}{\text{연 근로시간수}} \times 1,000,000$
강도율 (severity rate)	• 연 근로시간 1,000시간당 발생할 근로 손실 일수 • 강도율 $= \frac{\text{근로손실일수}}{\text{연 근로시간수}} \times 1,000$
건수율 (incidence rate)	• 평균 작업자 수에 대한 재해건수의 비율을 표시 • 건수율 $= \frac{\text{재해건수}}{\text{평균 실근로자수}} \times 1,000$
재해일수율	• 재해일수율 $= \frac{\text{연 재해일수}}{\text{연 근로시간수}} \times 100$

5) 재해 상병분류

• 사망·영구장애로 구분, 또는 사망·중상(휴업 14일 이상)·중등상(휴업 8～13일)·경상(휴업 3～7일)·미상(휴업 1～2일)·불휴재해(휴업일 없음)로 구분

6) 산업재해 예방 대책

(1) Heinrich(하인리히)의 재해 발생비율 – 하인리히법칙

① 큰 사고의 이면에는 중간 사고가 29건, 사소한 작은 사고가 300건 발생하고 있다고 하는 법칙

② 현성재해 : 불현성 재해 : 잠재성 재해 = 1 : 29 : 300

(2) 예방 대책 4원칙

① 손실우연의 원칙 : 손실은 사고발생시의 조건 및 상황에 따라 달라지므로 우연성에 의해 결정

② 예방가능의 원칙 : 인재가 98%, 천재가 2%로 재해는 원칙적으로 예방이 가능

③ 원인연계의 원칙 : 재해의 원인은 여러 요소들이 복합적으로 작용

④ 대책선정의 원칙 : 재해의 원인은 각각 다르므로 원인을 정확히 규명하여 대책을 선정, 적용

(3) 산업재해의 발생이 적은 사업장의 특징

• 경영자의 주도, 책임의 할당, 안전한 작업조건, 안전훈련, 재해기록제도, 의료구급제도, 근로자의 책임

(4) 예방 대책

① 안전관리 지도요령에 따라 적절하고 구체적인 재해방지 계획 수립

② 산업장의 감독과 지도, 근로환경의 개선, 기계설비, 근로조건의 개선에 대한 집단지도

③ 안전교육과 보건교육 실시

④ 근로자 적재적소 배치

공중보건학

⑤ 의료, 구급제도 수립 및 실시
⑥ 안전보건에 관한 표어나 포스터 부착
⑦ 타 부서의 협조와 유기적인 연결

7. 직업병

1) 직업병의 정의

(1) 직업에 의해 발생된 질병으로서 직업적 노출과 특정 질병간의 명확하거나 강한 인과관계가 있어야 하며 일반적으로 단일 원인요인에 의해서 발병 → 특정한 요인으로 그 직종에 종사하는 사람에게만 발생하는 특정 질환
(2) Hippocrates 시대에 이미 납(연)중독과 진폐증에 대한 기록
(3) Ramazzini(1713)는 그의 저서에서 수십 종의 직업병에 대하여 기술
(4) Frank(1778)는 10권에 달하는 그의 저서 "의학경찰제도(전의사 경찰체계)"에서 노동으로 인한 건강장애와 산업재해를 기술하였으며, 노동 상태를 개선하기 위해서는 강력한 국가의 규제를 주장

2) 직업병의 발생원인

직접원인	• 환경요인 : 대기조건의 변화, 진동현상, 방사선, 전기 등의 물리적 환경요인, 화학물질 • 작업요인 : 격렬한 근육운동, 작업의 기계화 또는 자동화 등에 따른 운동부족병, 과도한 정신작업에서 오는 신경증과 자율신경변조
간접적인 원인	• 작업요인 : 작업강도와 작업시간 • 환경요인 : 작업장의 환경(직업병의 발생과 증세의 악화를 조장하는 원인) – 고온다습한 환경(화학성 유해물질에 의한 직업병의 발생을 촉진), 환기가 잘 안 되는 경우(중독발생을 조장) • 인적 요인 : 인적 특성에 따라 직업병의 발병률에 차이

8. 건강장해

1) 고온에 의한 건강장해

열중증(고열장애, heat disorder)	• 고온 환경에 폭로 → 체온조절 기능의 생리적 장애 → 자각적, 임상적 증상 발현 ⇒ 총칭하여 열중증(熱中症) 또는 고열장애(heat disorder)
열경련 (heat cramp)	• 고온 환경에서 심한 육체적 노동 ⇒ 지나친 발한에 의한 탈수와 염분손실 • 수의근의 유통성 경련(근육경련; 쥐), 현기증, 이명, 두통, 구토

열경련 (heat cramp)	• 체온이나 혈압의 현저한 상승은 없음 • 바람이 잘 통하는 곳에 환자를 눕히고 작업복을 벗기어 전도와 복사에 의한 체열 방출을 촉진 • 생리식염수 1~2리터를 정맥 주사하거나 0.1%의 식염수를 마시게 함
열사병 (heat stroke)	• 울열증 또는 일사병, 고온다습한 작업환경에서 격심한 육체적 노동, 실외에서 태양의 복사열을 두부에 직접적으로 받는 경우 • 고온 다습한 환경에서 격렬한 육체적 노동을 하면 발한에 의하여 이루어져야 할 체열방출이 장애 → 체내에 열이 축적 → 뇌막혈관은 충혈 • 두부에의 태양 직사광으로 뇌의 온도가 상승 ⇒ 체온조절중추의 기능 특히 발한기전이 장애를 받거나 손상 • 체온이 41~43℃까지 급격하게 상승, 혼수상태, 피부가 건조 • 응급조치 : 얼음물에 담가서 체온을 39℃까지 하강, 울열방지와 체열 이동을 돕기 위하여 사지를 격렬하게 마찰 • 호흡곤란 시 산소를 공급, 체열생산을 억제하기 위하여 항신진대사제를 투여
열허탈증 (heat exhaustion)	• 열피로 또는 열피비, 고온 환경에 오랫동안 폭로 → 말초혈관 운동신경의 조절장애와 심박출량의 부족으로 초래되는 순환부전 • 특히 대뇌피질의 혈류량 부족 • 피부혈관의 확장 및 탈수상태 발생 • 고온작업장에서 중노동에 종사하는 자 특히 미숙련공에게 많이 발생 • 증상 : 권태감, 탈력감, 두통, 현기증, 귀울림, 구역질 → 의식이 흐려지고 허탈상태, 심하면 의식 소실, 최저혈압의 하강 현저 • 응급처치 : 쾌적한 환경에서 휴식, 탈수가 심하면 5% 포도당 용액을 정맥 주사, 더운 커피나 강심제를 써야 할 경우도 발생
열쇠약 (heat prostration)	• 고열에 의한 만성 체력소모, 고온 작업자에서 흔히 보게 되는 만성형의 건강장애. 만성 열중증 • 증상 : 전신권태, 식욕부진, 위장장애, 불면, 빈혈, 점차로 몸이 쇠약 • 영양공급, 비타민 B_1 공급, 휴양 등이 필요
열성발진 (heat rash)	• 습난한 기후대에 머물거나 계속적인 고온다습한 대기에 폭로 • 땀샘의 개구부가 땀에 붙은 피부의 각질층 때문에 막히고 땀샘에 염증이 발생 • 피부에 작은 발적된 수포 • 불쾌할 뿐만 아니라 작업자의 내열성도 크게 저하 가능

2) 저온에 의한 건강장해

<table>
<tr><td rowspan="1">전신 체온저하
(general hypothermia)</td><td colspan="2">• 급격한 혈관확장, 급속한 체열상실
• 진정제 복용과 음주는 체온하강의 위협을 증대</td></tr>
<tr><td>참호족
(trench foot),
침수족
(immersion foot)</td><td colspan="2">• 한냉에 계속해서 장기간 폭로되고, 동시에 지속적으로 습기나 물에 잠기게 되어 발생
• 지속적인 국소의 산소결핍과 한냉으로 모세혈관이 손상
• 부종, 작열통, 소양감, 심한 동통
• 수포, 표층부피의 괴사 및 궤양이 형성되기도</td></tr>
<tr><td rowspan="4">동상
(frostbite)</td><td colspan="2">• 조직이 동결되어 세포구조에 기계적 파탄으로 발생
• 피부의 빙점은 −10℃, 풍속이 늘면 체열방산이 커져서 신속하게 동상 발생 가능
• 기류가 1초에 1m 이상이면 평균 3℃가 하강</td></tr>
<tr><td>1도 동상</td><td>• 발적, 종창이 일어난 상태</td></tr>
<tr><td>2도 동상</td><td>• 수포형성에 의한 삼출성 염증상태</td></tr>
<tr><td>3도 동상</td><td>• 국소 조직의 괴사상태</td></tr>
</table>

3) 고압환경에 의한 건강장해

(1) **1차성 압력현상**(생체강과 환경간의 기압차이로 인한 기계적 작용)

- 울혈, 부종, 출혈 및 동통. 특히 귀, 부비동 및 치아는 기압증가에 따른 압박 장애

(2) **2차성 압력현상**(고압하의 대기가스의 독성 때문에 나타나는 현상)

- 질소, 산소, 이산화탄소가 문제

질소마취	• 4기압 이상에서 공기 중의 질소가스는 마취작용 → 작업력의 저하, 기분의 변화 등 여러 정도의 다행증(euphoria) 발생(알코올중독의 증상과 유사) • 질소의 지방용해도는 물에 비하여 5배 높으며 보통 1기압이 증가할 때마다 10L의 질소가 체내에 용해되어 들어와 체외로 배출되지 않고 있어 문제
산소중독	• 산소분압이 2기압을 넘으면 산소중독증세 발생(산소의 부분압이 0.6대기압 이상인 기체를 장시간 호흡하면 중독의 위험이 생기며, 1.6대기압이면 점점 중독이 빨리 오고 2대기압의 경우 약 30분 정도 지나면 산소중독을 일으키기 시작) • 손가락과 발가락의 작열통, 시력장애, 환청, 근육경련(특히 안면), 오심 등 → 간질성(전간양) 경련, 고압산소에 대한 폭로가 중지되면 즉시 회복
이산화탄소	• 산소의 독성과 질소의 마취작용을 증강, 고압환경의 이산화탄소 농도 3% 초과 금지

4) 감압과정에 의한 건강장해

- 높은 기압에서 감압하는 과정에 발생하는 장애. 잠함병(caison disease) 또는 감압병(decompression sickness)

(1) 너무 급격한 감압에 따라 혈액과 조직에 용해되어 있던 질소가 기포를 형성

(2) 기포는 순환장애와 조직손상을 야기

(3) 수중 10.36m에 대하여 1기압씩 상승. 1.6기압 이상에서의 작업에서는 위험

(4) 항공기가 고공으로 급상승할 때에도 형성 가능

(5) 증상 : 동통성 관절장애, 마비증상, 질소기포가 뼈의 소동맥을 막아 해당 부위 경색으로 발생하는 비감염성 골괴사(aseptic bone necrosis)

(6) 잠함병의 4대 증상 : 피부소양감·관절통, 척추증상에 의한 마비, 속귀와 미로의 장애, 뇌내 혈액순환장애 및 호흡기계 장애

(7) 잠함병 대책 : 계단적 감압(1기압 감압에 20분 이상), 고압폭로시간의 단축, 감압 후 운동 등으로 혈액순환촉진, 감압 후 인공적인 산소 공급, 고압작업 시 고지질이나 알코올의 음용 금시, 부직격자(비만자, 순환기 장애자, 고령자)의 고압작업의 제한 등의 조치가 필요

5) 저압환경에 의한 건강장해

(1) 인간이 산호공급이 없이도 생존 가능한 고도는 5～5.5km

(2) 저압환경에서는 산소부족과 기계적 장애가 있기 때문에 해발 3km 이상에서는 산소호흡기의 착용이 필요

(3) 생리적 반응 : 수면장애, 흥분, 호흡촉진, 식욕감퇴, 이명, 현훈(눈부심), 두통 및 난청 등

6) 소음에 의한 건강장해

(1) 소음

① 산업장 소음의 경우에는 4,000～6,000Hz에서 일과성 청력손실 발생

② 청력손실의 대부분은 폭로 후 2시간 이내에 발생, 폭로중지 후 1～2시간 내에 대부분 회복

③ 영구성 청력장애 : 장기간의 소음 폭로로 인하여 영구적으로 청력손실 회복 불가능

④ 산업장의 소음의 대책 : 소음원의 제거 또는 감약, 기계에 소음기 부착이나 공명부분의 차단, 차음 및 흡음(吸音)조치, 소음원의 거리적 격리, 귀 마개·귀 덮개 등 보호구를 착용, 소음에 대한 폭로시간을 단축

(2) 청력에 대한 작용

① 일시적(일과성) 청력손실 : 청력피로, 소음 환경을 떠나면 회복될 수 있는 역치손실, 강력한 소음에 수분간만 폭로되어도 발생, 소음에 수개월 혹은 수년간씩이나 장기간 반복 폭로되면 역치 손실의 부분적 회복

② 영구성 청력손실 : 회복과 치료가 불가능

- 일과성 청력장애(temporary hearing impairment) : 4,000～6,000Hz에서 일과성 청력손실 발생, 폭로 후 2시간 내에 일어나며 폭로중지 후 1～2시간 내에 대부분 회복, 청력손실의 정도는

개인마다 차이, 300Hz 이하의 저주파 소음은 중·고주파 소음보다 강력하여야 역치 손실 발생

- 영구성 청력장애(permanent hearing impairment) : 여러 질병이나 기계적 손상, 약물 복용으로도 영구성 청력장애 발생 가능
  - 청력손실의 발생 시점과 성질, 주파수에 따른 청력손실의 양상, 이과적 검사소견, 가왕력 등을 알아야만 감별
  - 영구성 청력손실은 먼저 3,000~6,000Hz의 범위에서 발생, 4,000~6,000Hz 밖에서도 나타나고 전주파수에 걸쳐 일어나는 수도 있음

③ 대화장애(communication impairment) : 명료한 대화에 의지하지 않을 수 없는 작업의 수행에 영향을 미치고 일로 인한 스트레스를 증가, 지시를 못 듣게 해서 심한 재해를 일으킬 가능성이 커지는 것은 더욱 큰 문제

④ 일반 생리반응 : 급작스런 소음에 대한 생리반응
- 혈압, 발한, 맥박이 증가하고 호흡이 변하며 전신근육이 긴장
- 소음 폭로가 반복되면 감퇴하는 것이 일반적

(3) 초음파

① 흡수매체를 가열하는 성질을 지녔으나 주파수가 높을수록 전달매체 내에서 크게 흡수되어 조직 투과력은 약화

② 고주파성 초음파, 저주파성 초음파, 전신작용, 국소작용(다발성 자율신경염, 손가락, 손, 아래팔부위의 부분마비)

③ 자각증상 : 초음파폭로 3개월 이내에 음에 대한 불쾌감, 두통, 피로, 이명, 귀안통증, 구역, 이상수면, 특히 주간에 나타나는 졸음

④ 타각증상 : 요중 5-hydroxy indolacetic acid가 정상범위보다 증가, 10dB 이상의 초음파에 폭로되고 있는 작업자의 혈당치가 저하 또는 상승, 신경조직의 불균형, 교감신경 아드레날 활성(sympathetic adrenal activity)의 방해 등

7) 진동에 의한 건강장해

(1) 물체의 전후운동

(2) 전신진동 : 지지 구조물을 통해서 전신에 전파되는 진동이고 교통차량, 선박, 항공기를 타거나 기중기, 분쇄기 등을 운전할 때 다리 등을 통해서 전신에 전달

① 특성에 따라 신체의 여러 부위나 기관에 다발성 변화를 일으킬 가능

② 말초혈관의 수축되고 혈압 상승, 맥박 증가를 보이며 발한, 피부 전기저항의 저하

③ 산소 소비량은 전신진동으로 증가되고 폐환기도 촉진, 내분기계에도 영향을 미쳐 요중 17-ketosteroid의 배설이 감소하며 여자에서는 성기의 위치이상, 월경장애가 일어나기도 함

④ 위장장애, 내장 하수증, 척수이상은 비교적 특징적인 장애

(3) 국소진동 : 국소적으로 손과 발 등 특정 부위에 전파되는 진동이고 착암기, 연마기, 자동식 톱 등의 진동 공구를 사용할 때 발생 가능

① 주로 손가락, 손에 발생

② 자동톱, 공기해머, 전동기, 연마기 사용

③ Raynaud 현상 : 수지의 감각마비 및 창백 등의 증상. 국소의 혈관, 신경, 골, 관절, 근육, 지각 등의 이상 → 점차로 전신에 파급되어 중추신경이나 내분비계도 침범

(4) 전신진동의 경우에는 2～10Hz, 국소진동의 경우에는 8～15Hz의 것이 주로 문제

(5) 진동에 대한 대책

① 허용기준 : 어느 진동수가 장애를 일으키는 것인지 결정하기는 쉽지 않음 → 국소진동의 허용기준에 관한 결정적인 자료가 부족

② 시설과 작업방법의 관리 : 진동의 전달력 감소, 작업방법의 변경, 작업 시간의 단축, 전신과 손의 보온 등

8) 전리방사선에 의한 건강장해

(1) 전리방사선(ionizing radiation) : 물질을 통과할 때에 그 물질을 구성하는 원자로부터 전자를 때어 내며 전자를 잃은 원자는 높은 화학적 활성을 얻게 되는 동시에 나아가서 전리(이온화)된 전자가 계속해서 반응을 일으키는데 이런 성질을 가진 방사선

(2) 비전리방사선 : 자외선, 가시광선, 적외선 등

(3) 단위 : 렌트겐, 퀴리, 램, 라드, 시버트

① 렌트겐(roentgen; R) : X선과 γ선의 조사선량을 표시

② 퀴리(Ci) : 방사능으로 평가한 방사성 물질의 양

③ 렘(rem, roentgen equivalent man) : 인체에 대한 영향의 정도에 기초를 둔 단위, 생체실효선량

- rem = rad × RBE(상대적 생물학적 효과)

④ 라드(rad) : 피조사체 1g에 대하여 100erg의 에너지가 흡수되는 경우

⑤ 시버트(Sv, Sivert) : 1Sv = 100rem

(4) 전리방사선이 인체에 미치는 영향 : 투과력, 전리작용, 피복방법, 피복선량 및 조직의 감수성에 따라 다름

(5) 투과력은 X선과 γ선 > β선 > α순이며 전리작용은 투과력과 반대

(6) 피복방법 : 체외피복, 표면오염 및 체내피폭

(7) 신체조직의 감수성 : 증식력·재생기전이 왕성할수록 세포핵 분열이 영속할수록 또는 형태의 기능이 미완성일수록 높은 감수성

(8) 가장 영향을 받기 쉬운 조직 : 골수와 림프조직 등의 조혈기와 생식선 등. 신경조직·골·근육 등은 감수성이 낮다.

(9) 방사선장애 : 개체효과는 장애의 정도에 따라 회복 가능한 경우도 있으나 유전효과는 생식세포에 돌연변이가 생기는 것으로 회복불가능

(10) 개체효과에 의한 장애 : 림프구·백혈구·적혈구 순으로 혈구가 감소, 피부궤양 또는 피부암의 발생 등을 발생, 만기장애로는 백혈병, 각종 장기암, 백내장, 수명단축 등

(11) 전리방사선에 대한 대책

① 허용기준을 준수. 방사선 취급자는 포켓선량계 등을 휴대하여 피폭여부를 확인하고 정기적인 측정 및 검사

② 차폐물의 설치, 원격조정(remote control), 조사시간의 단축 및 피부의 노출 금지

9) 작업형태에 의한 건강장해

VDT증후군	• 시각표시단말장치(visual dispiay terminal : VDT) • VDT작업의 인체에 미치는 부담요인 : 작업환경, 작업편성 등 • VDT증후군에 대한 증상 – 안정피로(眼睛疲勞) : 시력감퇴, 복시, 안통, 두통 등. 때로 오심, 구토의 증상. VDT증후군에서 오는 안정피로는 대부분 조절성안정피로(원시·난시·노안의 초기 주로 모양근의 조절피로가 원인이 되는 것)와 근육성안전피로(사시와 같이 주로 바깥눈근육의 피로가 원인이 되는 것)이나 보다 중증인 경우도 있음 – 경견완증후군(shoulder-arm-neck syndrome) : VDT작업에서는 목·어깨·팔·손가락 등의 경견완장애, 등이나 허리 등의 요통에 관한 자각증상이 현저 – 정신신경장애 : 정신적 스트레스와 소화기계 및 순환기계 증상, 정신증상(불안, 억울, 초조, 신경질 등) • 기타 장애 : 유해파에 대한 논쟁은 계속되고 있는 상태 • 대책 : 조명에 있어서는 빛이 화면에 비치지 않도록, 키보드상의 조도는 300~500Lux, 서류에는 보조 조명을 사용, 눈이나 손가락 위치나 높이가 적절, 의자의 높이가 조절이 가능, 작업은 1회 연속작업을 1시간 이내
직업성 경견완장해	• 단순반복작업을 하게 되는 것이면 어디서나 발생 • 대책 : 작업시간의 적절화, 인간공학적인 작업조건, 환경조건의 완비 및 경견완장애에 대한 이해
직업성 요통	• 전체 인구의 70~80%가 한 번쯤 경험할 정도로 흔한 증세 • 대책 : 무거운 물건 등을 들 때 주의, 의자에서 작업하는 자세 등에 주의. 작업 시 올바른 자세

10) 먼지(분진)에 의한 건강장해

(1) 진폐증 : 분진흡입에 의하여 폐에 조직반응을 일으킨 상태

(2) 조직반응의 대표적인 것은 폐포에 섬유증식증(fibrosis)을 일으키는 것으로 규소, 석면, 베릴륨, 활석 등은 섬유증식증의 원인 물질

(3) 무기성 분진 : 규폐증, 탄광부진폐증, 활석폐증, 석면폐증 등

(4) 유기성 분진 : 면폐증, 농부폐증, 목재분진폐증 등

(5) 진폐증 발생에 관여하는 요인 : 분진의 농도, 분진의 크기, 분진의 폭로기간, 분진의 종류, 작업강도, 분진흡입의 억제 및 개인차 등

규폐증	① 대표적인 진폐증 : 유리규산(free silica)의 분진에 의해 폐에 만성섬유증식 • 유리규산분진 : 결정형(규석), 미세결정형 및 무정형(규조토)의 3종. 결정형이 가장 문제 • 분진입자의 크기 : 0.5～5μm일 때 잘 일어나며, 납중독·벤젠 중독과 함께 3대 직업병 ② 규폐발생가능 산업장 : 광산관계산업, 주물업·기계공업·요업 등, 암석분쇄·채광·선광·금속이나 암석을 연마하는 작업장 등 ③ 규폐발생의 기전 : 유리규산 입자가 폐포에 도달 → 대식세포에 섭취된 상태나 분리된 상태로 림프액을 통하여 간질내에 침입 → 조직구(대식세포) 또는 섬유세포가 승식 → 규폐결절 → 허혈성 괴사 ④ 규폐증의 증상 : 결절형성이 극심하지 않는 한 일반적으로 자각증상이 없음, 주증상(호흡곤란, 기침, 흉통 등), 규폐가 진행되면 폐활량, 흉위(가슴둘레)의 확축자의 감소, 말기 증상(규폐성 폐결핵이 걸리는 경우가 있는데 이 증상은 복합적이므로 심함) ⑤ 규폐증의 진단 : 직력(직업경력), 임상검사 및 흉부사진소견 ⑥ 예방대책 • 설비·시설의 개선 및 분진흡입 감소 대책 : 분진의 발생이 되는 근본적인 원인을 제거, 분진방지시설의 설치 및 개선, 작업자에 대하여는 방진마스크의 착용 등 흡입감소에 철저 • 노무관리 : 작업시간의 조정, 작업강도의 경감, 흡입을 적게 하는 작업자세의 유지 등 • 의무관리 : 호흡기계 질환자의 채용제외, 정기적인 건강진단
석면폐증	① 석면섬유가 세기관지에 부착하여 그 부위의 섬유증식이 생기는 것, 석면폐는 흉부가 야위는 것이 규폐증과 다르며, 객담에 석면소체가 배출 ② 증상 : 심하면 호흡곤란, 기침, 객담, 흉통, 체중감소, 석면분진의 크기가 2～5μm인 것이 가장 유해
탄광부 진폐증 (coal workers' pneumoconiosis)	① 석탄, 규토, 운모(돌비늘) 및 규산이 혼합된 분진에 폭로된 탄광에서 작업하는 탄광부에서 발생 ② 허혈성 괴사를 형성하는 결절의 형성은 결핵균이나 류마티스 인자의 영향으로 더욱 악화 가능

공중보건학

9. 공업중독 총론

1) 중독학(독성학 : toxicology)

- 생체에 바람직하지 못한 작용을 가져오는 물질(유독물질)의 중독작용과 메커니즘, 시험법, 해독처리법 등을 연구
- 독물의 기원과 물리적·화학적 성질 또는 독물의 검출, 독물로 인한 중독의 진단, 치료 및 예방 따위를 주로 연구하는 학문

2) 유해물질의 분류

물리적 성상에 의한 분류	• 기체 및 증기, 액체·미스트 및 안개(fog), 먼지와 훈연(fume), 연무질(aerosol) 및 스모그(smog)
화학적 성질에 의한 분류	• 할로겐 화합물, 산 및 알칼리 화합물, 페놀 및 화합물, 아민류 등
생리적 작용에 의한 분류	• 자극제, 질식제, 마취제와 진정제 및 전신중독제

(1) 자극제

① 상기도 점막을 자극 : 알데히드, 알칼리성 먼지와 암모니아, 크롬산, 염산화수소, 아황산가스 등
② 상기도 점막 및 폐조직 자극 : 염소, 브롬, 불소, 염화시안, 황염화물, 오존 등
③ 종말 기관지 및 폐포점막 자극제 : 이산화질소, 3염화비소, 포스겐($COCL_2$) 등

(2) 질식제

- 조직 내의 산화작용을 방해

① 단순질식제 : 산소공급의 부족을 초래(예 수소, 헬륨, 탄산가스, 질소 에탄, 메탄, 이산화질소 등)
② 화학적 질식제 : 혈액중의 혈색소와 결합하여 산소운반능력을 방해하거나 함철산화효소를 불활성화시켜 질식 유발(예 일산화탄소, 니트로벤젠, 황화수소 등)

(3) 마취제와 진정제

- 마취작용과 중추신경작용을 억제(예 아세틸렌계의 탄화수소, 올레핀계의 탄화수소와 벤젠, 납, 망간, 수은, 카드뮴, 베릴륨, 비소화합물 등 중금속)

3) 유해물질의 침입경로

호흡기폭로	• 전신적 장애를 가장 빨리 가장 심하게 나타내며, 경구침입의 수배 내지 수십 배의 독성, 호흡기로 흡입되는 입자는 5μm 이하의 크기 이어야 폐포까지 이르고 이보다 큰 입자는 상기 호흡기도에서 대부분 제거. 요즘은 10μm라고 함. PM10(particulate matter less than 10μm in daimeter)

피부폭로	• 피부를 통해서도 흡수, 유기용제 · DDT · PCB · 유기인 등 지용성 물질, 발적으로 그치는 것(비소As 분진 등), 수포형성이나 궤양을 일으키는 것(크롬Cr 분진 등)과 만성습진을 일으키는 것
소화기폭로	• 소화기로 흡수된 것은 간을 통하여 그 일부가 담즙 중으로 배설되어 소화기로 되돌아오고 일부는 림프, 혈액으로 운반되어 전신에 퍼짐

4) 유해물질의 흡수, 분포 및 배설형태

(1) 유해물질의 흡수(absorption) : 유해물질이 폭로장기의 세포막을 경과하여 혈류 내로 침입하는 것

(2) 유해물질의 분포 : 혈류로 들어와서 혈장단백, 간과 신장, 지방조직, 뼈 및 중추신경계에 분포되어 장애를 일으킴

(3) 금속성 물질 : 신장을 거쳐 소변으로 배설되는 것이 대변으로 배설되는 것의 5～10배, 소변중의 배설량은 혈중 농도의 약 10배

(4) 배설형태 : 분해산물이 소변으로 직접 배설되는 것(유기인제), 장기에 축적된 것이 혈중으로 동원되어 소변 중에 배설되는 것(납 Pb, 카드뮴 Cd, 수은 Hg), 침샘으로 분비되어 황화물을 만들어 잇몸에 금속연을 만드는 것(납 Pb, 망간 Mn, 비스무트 Bi, 비소 As), 젖으로 분비되어 영아에 중독을 일으키게 하는 것(납 Pb)

(5) 인체에 흡수된 유해물질의 독성을 나타내는 단위 : LD50과 LC50

5) 공업중독의 일반적 대책

(1) 시설개선 및 방지시설 설치

(2) 작업방법 개선 및 작업시간 고려

(3) 보호장비 사용

(4) 후생시설 설치

(5) 건강진단의 실시

(6) 예방적 약제 등의 투여를 실시하여 배설의 촉진이나 해독

(7) 무기염류 및 비타민 등을 투여하여 개인의 저항력 향상

10. 공업중독의 종류

1) 납(연)중독

(1) 납물질의 인체 내 침입과정 : 호흡기계침입과 경구침입

① 호흡기계침입 : 납의 분진이나 증기로 침입, 폐포에 흡입된 경우 중독증상이 빠르고 위험

② 경구침입 : 작업자의 손을 통하여 침입, 소화기로 침입된 경우 흡수되는 납량은 침입양의 일부, 간에서 그 일부가 해독되므로 증상의 발현은 늦고 증상도 보통은 경함

③ 급성기 : 간, 콩팥, 샘창자 등의 장기에서 납이 검출

④ 만성기 : 난용성 인산염의 형태로 뼈에 침착, 뼈의 납은 용해성 인산염으로 혈중에 나타나서 혈중농도가 어느 한도 이상으로 되었을 때에 증상 발현

(2) 납중독의 증상 : 납중독의 4대 징후

① 혈관수축이나 빈혈로 인한 피부 창백

② 구강 치은부 암청회색의 PbS(황화연)가 침착한 청회색선(연연 : 鉛緣)

③ 호염기성 과립적혈구(과립을 가지고 있는 비교적 미숙한 적혈구) 수의 증가

④ 소변 중의 코프로폴피린의 검출

※ 이외 색소량의 저하, 적혈구 내 프로토폴피린의 증가, 혈청 및 요중 δ-ALA 증가, 혈청 내 철 증가 현상 등

(3) 납중독에 의한 장애

① 위장장애 : 초기 식욕부진, 변비, 복부팽만감 등. 더 진행되면 급성 복부산통

② 신경 및 근육계통의 장애 : 주로 사지의 신근(폄근)이 쇠약하거나 마비되며, 관절통, 근육통

③ 중추신경장애 : 급성뇌증으로 알려진 심한 뇌중독증상, 유기연에 폭로된 경우에 잘 발생, 심한 흥분과 정신착란 및 깊은 혼수상태

(4) 예방 및 대책

① 우리나라 작업장의 허용기준 : 0.05mg/m^3

② 세계보건기구(1980)의 권고 : 성인 남자 근로자의 혈중 납은 40μg/100ml, 가임기의 여성 근로자는 30μg/100ml를 초과 금지

2) 수은중독

(1) 무기화합물 : 질산수은, 승홍, 감홍, 뇌홍 등

(2) 유기수은화합물 : 페닐수은 등 아릴(aryl)수은화합물 / 메틸 및 에틸수은 등 알킬(alkyl)수은화합물

(3) 수은은 상온에서도 증발되므로 흡입하거나 분진과 함께 섭취

(4) 직업성 폭로와 체내대사

① 기도를 통한 흡수 : 흡수된 수은증기의 약 80%가 폐포에서 빨리 흡수

② 경구섭취 : 소화관 점막에서의 흡수율이 나빠서 흡수되는 것은 섭취량의 0.01% 이하

③ 경구적으로 흡수되는 무기수은은 10~22%가 소화관 점막으로 흡수

④ 금속수은이 흡수되면 신장과 뇌에 축적

⑤ 무기수은은 뇌에는 축척이 안 되고 신장에 축적

⑥ 수은은 주로 대변과 소변으로 배설

⑦ 그 이외에 미량은 피부나 침 및 땀으로 배설

(5) 수은중독의 증상 : 구내염, 근육진전(떨림) 및 정신증상의 세 가지

① 초기의 증상 : 안색이 누렇게 변하고 두통과 구토, 복통, 설사 등 소화불량증세

② 구내염의 증상으로 잇몸이 붓고, 압통 등

③ 수은의 독성으로 근육진전(근육경련)

④ 불면증, 근심걱정과 함께 겁이 많아지고 부끄러움을 많이 탐(홍독성 흥분)

⑤ 만성중독 : 뇌조직에 침범 → 청력, 시력, 언어장애 및 보행 장애. 모체를 통해 아기에게도 중독 증상

3) 크롬중독

(1) 크롬 증기 또는 분진의 흡입으로 발생

(2) 금속크롬은 무해하나 산화물 및 그 염이 유해

(3) 인체에 유해한 것은 6가의 크롬을 포함하고 있는 중크롬산

(4) 급성중독 : 심한 신장장애를 일으켜 과뇨증 → 무뇨증을 일으켜 요독증으로 1~2일 길어야 8~9일 안에 사망

(5) 만성중독 : 코, 폐 및 위장의 점막에 병변

(6) 장기간 폭로 : 기침, 두통, 호흡곤란

(7) 비중격천공증상 : 비점막의 염증증상이 빠르면 2개월 이내에 나타 비중격의 연골부에 둥근 구멍이 뚫리는 것

4) 카드뮴중독

(1) 체내에 흡수된 카드뮴은 혈액을 거쳐 그 2/3는 간과 신장으로 이동, 나머지는 혈액을 통하여 다른 장기로 이동

(2) 체내에 축적된 것 중 50~70%는 간과 신장에 축적

(3) 구토·설사·급성위장염·복통·착색뇨

(4) 간 및 신장기능장애

(5) 만성중독 증상 : 폐기종, 신장기능장애, 단백뇨, 뼈의 통증, 골연화증 및 골다공증 등 골격계 장애가 대표적인 증상

5) 벤젠중독

(1) 방향족 탄화수소(예 톨루렌·크실렌·스티렌 등)에 속하는 물질

(2) 급성중독 : 두통, 이명, 현기증, 오심, 구토, 근육마비, 의식상실

(3) 만성중독증세 : 조혈장애, 백혈병 사례도 있음

(4) 피부에 접촉하면 홍반, 괴사, 각질증식 등의 변화를 나타내며 알러지 반응을 일으키기도

6) PCB(폴리염화바이페닐, polychlorinated biphenyl)

(1) 체내에서 강력한 발암작용과 기형아 출산을 유발

(2) 생태계에서 분해되지 않음

(3) 주로 피부에 홍반, 부종 및 비후 등의 이상

11. 작업환경의 관리

1) 작업환경관리의 원칙

- 작업환경의 기본적인 원리는 대치, 격리 및 환기

(1) 대치 : 물질의 변경, 공정의 변경 및 시설의 변경 등

(2) 격리 : 작업자와 유해인자 사이에 방호벽(barrier)

(3) 환기 : 작업자의 호흡기 위치로부터 유해증기를 포착하여 배출하기 위해 쾌적한 온열상태를 유지하기 위해

(4) 교육

2) 산업위생보호구

호흡용 보호구	• 방진마스크 : 공기 중에 부유하고 있는 입자(고체입자나 액체입자)의 흡입을 방지 • 가스마스크 : 가스상의 물질을 정화 • 공기공급식 마스크 : 산소가 결핍된 환경이나 유해물의 농도가 높거나 또는 독성이 강한 환경에서 사용
차음보호구	• 발생하는 소음을 제거하기 위한 장치 • 소음이 120dB보다 클 때에는 귀마개와 귀덮개를 동시에 사용하는 것이 좋다. • 귀마개 : 40dB 이상의 차음효과가 있어야 • 귀덮개 : 저음역의 차음효과는 20dB, 고음역의 차음효과는 40dB 이상이어야
피부보호구	• 피부를 보호하기 위한 보호구, 보호의(의복, 장갑, 장화)
안보호구	• 유해광선을 차광하는 보호구, 먼지나 이물질을 막아주는 안경

3.5 보건교육

1. 보건교육의 정의

1) WHO

- "보건교육은 광의로 볼 때는 건강에 관한 신념, 태도, 행동에 영향을 주는 개인, 집단, 지역사회에서의 모든 경험, 노력, 과정을 말한다. 협의로 볼 때는 위에서 기술한 경험, 노력, 과정 중 계획된 것을 뜻한다."

2) 미국 학교보건교육용어 제정위원회

- "보건교육이란 개인이나 집단의 건강과 관계되는 지식, 태도, 행동에 영향을 미칠 목적으로 학습경험을 베풀어주는 과정이다."

3) 우리나라 건강증진법

- "개인 또한 집단으로 하여금 건강에 유익한 행위를 자발적으로 수행하도록 하는 교육을 말한다."
  ⇒ 보건교육은 개인과 집단을 대상으로 하여 건강에 관여하는 여러 가지 문제에 대한 지식이나 태도를 향상시켜 보다 건강하고 건전한 생활을 하도록 하는 것
  건장증진활동을 위해 이루어져야 할 필수적인 활동

2. 보건교육의 목적

1) 목적

(1) 자신들의 보건문제에 대한 중요성을 스스로 인식하고 자발적 행동을 통하여 문제점을 해결할 수 있도록 잘못되어 있는 지식, 태도 및 행동 등에 영향을 주어 이를 새롭고 올바른 양상으로 변경하기 위함
(2) 대상자들이 최적의 건강상태를 유지, 증진할 수 있는 자기관리 능력을 함양하여 질병을 예방하고 질병과정을 극복하는 데 필요한 건강행위를 스스로 수행할 수 있도록 돕기 위함

2) 세계보건기구가 정의한 목적

- 개인이나 집단이 스스로 건강을 관리할 수 있는 능력을 갖도록 돕고, 지역사회 구성원의 건강은 지역사회의 발전에 중요한 열쇠임을 인식시키며, 지역사회 건강문제를 인식하고 스스로 행동하여 이것을 해결함으로써 지역사회의 건강을 증진시킬 수 있도록 하는 데 있음

3) 지향해야 할 보건교육의 목표

(1) 건강생활에 필요한 지식과 기능을 습득
(2) 건강생활에 필요한 심리적 태도를 변화
(3) 건강생활에 필요한 습관을 형성

3. 보건교육의 유형

환자보건교육	• 보건소, 병의원 등 의료기관의 의료진이 해당 환자 혹은 그 가족을 대상으로 특정 질병에 관한 예방, 치료, 관리방법 등을 교육
가정보건교육	• 부모가 취학 전 어린이에게 건강에 관한 지식을 전하고 부모 스스로가 건강한 행동 또는 생활을 시범하는 데 있음
학교보건교육	• 학생 및 교직원을 대상으로 관련과목 교사가 교육 제공 • 학교를 중심으로 한 지역사회 및 그 나라의 보건향상에 크게 공헌, 학생은 학습에 대한 감수성이 높으므로 보건교육에 있어서 중요성과 효율성이 높음
지역사회보건교육	• 지역사회 주민을 대상으로 보건소나 관련기관 및 단체 등에서 교육을 제공
전문적 보건교육	• 보건요원의 훈련기관으로는 보건복지부 및 시·도의 교육기관이 있고, 보건교육을 전공하는 각종 대학이 보건에 관한 교육을 하고 있음

4. 보건교육의 중요성

1) 개인, 가족, 지역사회주민의 건강관리 능력을 기르기 위한 가장 기본적인 사업방법
2) 개인생활에서 건강유지와 증진에 가장 중요하고 효과적인 접근방법
3) 개인과 사회의 효율적 생활을 위한 교육
4) 지역사회 개발은 보건교육을 통해 보다 효율적으로 달성
5) 보건교육은 다른 보건사업의 기초. 보건사업의 출발점

5. 보건교육의 습득과정

1) 인지(awareness)
2) 관심(interest)
3) 평가(evaluation)
4) 시도(trial)
5) 채택(adoption)

6. 건강증진사업의 3대 영역

• 보건교육, 질병예방, 건강보호

7. 보건교육의 계획

• 세계보건기구의 보건교육전문위원회에서 권장한 보건계획의 계획과 추진의 지침이 되는 원칙

1) 전체 보건사업계획의 일부로서 처음부터 함께 계획되어야 하며 사전에 지역사회진단이 필요
2) 보건교육계획에 주민들이 참여
3) 지역사회의 인재와 자원에 관한 실태파악, 지도자 발견, 지역기업 및 공공기관의 협조
4) 뚜렷한 목표와 그 목표달성을 위한 구체적인 계획
5) 시범사업으로부터 시작하여 점차 확대
6) 보건요원은 보건교육을 위한 팀원의 일원으로서 역할, 보건교육전문가는 보건교육 사업의 보다 효율적 수행을 위한 역할
7) 예산의 뒷받침, 우선순위에 따른 예산의 사용
8) 적절한 평가

8. 보건교육 실시 전 평가

• 계획평가(사전평가, 시초평가) : 사업계획 자체가 문제를 해결하는데 가능하고 완전한 효과를 얻을 수 있는 것인가를 확인

1) 보건교육 목적의 확인
2) 성공과 실패의 기준 설정

3) 평가방법의 기획 및 선정
4) 사업진도 측정의 척도 결정

9. 보건교육 추진의 준비

1) 교육 대상에 대한 예비지식 : 인원수, 교육정도, 생활수준, 흥미 등
2) 교육 장소에 대한 사전 조사 : 교육장의 크기, 시청각자재 설치가능성, 칠판 등
3) 매체의 선정
4) 교육 내용의 순서 설정
5) 시간 배당 및 엄수

10. 보건교육 추진

교육 실시 시 주의할 점	• 피교육자의 수의 집중하도록 • 적절한 분량의 내용 교육 • 시범 및 실습 실시 • 피교육자 의욕 고취, 실생활과 결부시켜 교육 • 유익하다는 확신 갖도록 • 실천하였을 때 만족을 느낄 수 있도록

11. 보건교육 매체

매체 선택 시 효과 면에서의 기준	• 공간성과 시간성 • 참여 : 매개체의 종류에 따라 참여 정도가 달라짐 • 속도 • 지속성
매체의 구분	• 직접시각적 효과를 가지는 매체 : 표본, 모형, 괘도, 포스터, 영화, 인형극, TV 등 • 읽는 매체 : 팸플릿, 리플릿(전단지), 정기간행물, 편지, 신문 • 대중매체 : 신문, 라디오, TV, 잡지 등 • 기타매체 : 게시판, 유선방송 등 • 대인접촉법 : 직접 얼굴을 보고 교육 　– 동기조성과 태도변화에 매우 큰 효과 • 매스커뮤니케이션 : 전달매체를 이용하여 동시에 많은 사람들에게 전달 　– 단 시간 내에 수많은 국민들에게 필요한 지식과 정보를 제공 • 그 외 개별상담교육, 강의, 그룹토의 시범교육, 캠페인, 전시 등으로도 구분

12. 보건교육의 방법

<table>
<tr><td>일방식 또는 교훈식</td><td colspan="2">• 지식은 일방적으로 교육자로부터 피교육자에게 주입
• 일반적으로 교육내용에 관하여 피교육자가 별로 기본지식이 없을 때
• 피교육자가 행동으로 옮기는 데 상당한 시간이 소요
• 강의, 영화 상영, 전단 배포, 포스터, TV 및 라디오 방송, 신문논설 등
• 한 번에 많은 피교육자를 상대로 교육할 때 편리하지만 피교육자의 반응, 받아들이는 정도 등을 알 수 없음</td></tr>
<tr><td>대화식 또는 쌍방식
(왕래식 또는 소크라틱)</td><td colspan="2">• 지식·정보·신념·느낌·관심·흥미를 어느 정도 가지고 있다고 판단하고 교육자와 피교육자가 서로 의견을 교환하면서 배우는 방법
• 집단토의, 면접, 위원회, 협의회, 연극, 실연(실제로 하여 보임) 교수(가르침), 좌담회 등
• 시간과 비용이 일방식 방법보다 더 소요</td></tr>
<tr><td>개인접촉</td><td colspan="2">• 가장 효과전긴 방법이지만 많은 시간과 경비가 소요
• 환자와 의사와의 관계, 예방접종, 위생지도, 가정방문 등
• 대표적 개인접촉 : 면접
• 면접의 주의점
- 피면접자로부터 신뢰를 얻도록
- 피면접자의 말을 경청
- 피면접자가 주인공이란 느낌을 주어야
- 피면접자가 대답할 때까지 기다리도록
- 대답을 강요하지 말아야</td></tr>
<tr><td>집단접촉</td><td colspan="2">• 특정한 모임에서 습득
• 강의, 연습회, 회의, 토론회, 어머니회 등
• 비교적 적은 비용으로 신천을 유발하는 데 효과</td></tr>
<tr><td>대중접촉</td><td colspan="2">• 대중 매개물을 통하여 교육
• 전단, 신문기사, 방송, 전시, 포스터 등
• 비교적 적은 비용으로 많은 사람 접촉
• 집단접촉법을 통해 배운 것을 일깨워 주거나 보충하는 데 도움
• 개인접촉이나 집단접촉에 비하여 덜 효과적</td></tr>
<tr><td rowspan="2">절충식</td><td>브레인스토밍
(brainstorming)</td><td>• 여러 사람이 모여 문제 해결을 위한 다양한 아이디어를 자유롭게 제시하고, 이러한 아이디어들을 취합·수정·보완해 독창적인 아이디어를 얻는 방법</td></tr>
<tr><td>협의회 운영
(committee work)</td><td>• 보통 4～12명으로 조직, 각 위원이 자주 모여 회의 진행</td></tr>
</table>

절충식	문제해결 (problem solving)	• 여러 가지 반응을 복합적으로 종합, 문제의 선정 → 문제의 정의 → 자료의 수집 → 자료의 해설 → 결론 → 적응 → 평가
	배심토의 (panel discussion)	• 토의에 참가하는 소수의 선정된 배심원과 다수의 일반 청중으로 구분되어 특정문제에 특별한 관심이 있거나 전문가인 패널(배심원)들이 사회자의 진행에 따라 토의를 수행 • 주어진 토의 문제의 전문가들이 일반 청중 앞에서 토의 문제에 대해 서로 의견을 나누는 토의 방법으로, 청중은 주로 듣기만 하나 경우에 따라서는 질문이나 발언권을 얻어서 의견을 발표할 수 있음
	심포지엄 (symposium)	• 토의 문제에 대해 여러 측면으로 나누어 토의자(전문가)가 각 측면에 대해 자신의 의견을 발표한 뒤, 청중의 질문에 대답하는 식의 토의 • 토의자끼리의 토의는 거의 없고, 토의자 각각 자신의 맡은 부분을 발표한 뒤 청중과 질의응답하는 식
	분단토의 (buzz session)	• 집회의 참가자가 많을 때 전체를 수개의 분단으로 나누어 토의하고 다시 전체회의에서 종합하는 방법
	포럼(forum)	• 서로 상충되는 입장을 대표하는 토의자들이 한 사람씩 발표하고, 청중과 토의자가 서로 질의 응답하여 그 문제에 대한 인식을 넓히고 해결책을 모색하는 것 • 심포지엄이 다양한 각도에서 문제를 이해하는 것이라면 포럼은 상충되는 입장에서 논의하는 것
	워크숍(workshop)	• 전문적인 기술 또는 아이디어를 시험적으로 실시하면서 검토하는 연구회 및 세미나, 문제 제기 → 문제해결을 위한 조언 → 문제해결법의 강구와 해결 → 잠정적 결론
	역할극(role playing)	• 다른 사람의 역할을 실행해보도록 함으로써 자신이나 타인의 행동에 대한 새로운 통찰을 얻도록 하는 방법
	사회극(sociodrama)	• 단체에 의해서 의사가 표시되는 연극
	야담(storytelling)	• 연극보다 간단히 어떤 상태를 재미나게 서술
	기타	• 게임, 야외극, 놀이, 인형극 등

13. 보건교육의 평가

- 명확한 기준과 목표를 설정하고 그 목표를 달성하기 위하여 사업의 진도를 점검하고 확인하는 것
- 계획평가(계획이 잘 되었는가), 진행평가(계획대로 진행이 되는가, 변화와 조정이 필요한가), 결과평가(사업의 성과 및 결과 평가)

1) 평가의 원칙

(1) 명확한 목적 아래 시행
(2) 기획에 관련된 사람, 사업에 참여한 사람, 평가에 의하여 영향을 받게 될 사람들에 의하여 시행
(3) 계속 시행, 측정기준 명시
(4) 사업 진보와 성장을 위해 결과 반영
(5) 가능한 객관적, 장단점 지적
(6) 습득의 경험 자료로 사용, 결과보고서는 누구든지 알 수 있고 쉽게 사용되도록 마련

2) 평가방법

- 관찰, 면접과 회합, 질문지, 기록과 보고, 조사, 사진, 보건검사와 감정표, 문제토의, 능력 있는 관찰자의 의견, 통계자료 등

3) 평가내용

- 보건교육 활동 자체가 경우에 적합하였는가?
- 영향을 받을 수 있는 인구의 영역은 적절하였는가?
- 보건에 대한 지식과 태도 및 습관에 어느 정도의 변화를 가져왔는가?
- 사업의 진행과 결과는 어떠하였는가?

자재에 대한 평가	• 비용, 질적인 면, 효과
활동에 대한 평가	• 적절성 여부, 문제해결에 기여할 수 있는지, 전달매체 및 교육방법이 충분히 이용되었는지, 협조가 원활하였는지
결과에 대한 평가	• 양적평가(참여한 인원의 수 등), 질에 대한 평가(전문가의 감정 및 여론조사 등), 습관의 변화(의료이용의 증가, 예방접종률의 증가, 보건상담의 증가 등), 보건상태의 변화(이환율, 사망률, 보건개선 상태 등)

(1) **효과지표**(effectiveness index, EI)
- 교육실시 전 이미 바람직한 행동을 하고 있던 사람의 비율과 교육 후 바람직한 행동으로 변화를 일으킨 비율

(2) **비용-이익 지표**(cost-benefit index, CBI)
① 교육의 성과를 화폐단위로 환산, 교육경비와 교육성과를 비교하여 측정
② CBI = EI(B/N − C/N)
- B : total success(potential benefit를 화폐단위로 표시)
- C : cost of the program(교육경비)
- N : entire population at risk(위험 인구집단)

3.6 학교보건

1. 학교보건의 정의 및 목적

정의	• 학생과 교직원, 그 가족, 더 나아가 지역사회를 대상으로 학생, 가족, 교직원 및 보건의료 전문가가 참여하여 보건봉사와 환경관리 및 보건교육을 제공함으로써 각자의 건강문제를 해결할 수 있는 신체적, 정신적, 사회적 기능수준을 향상시켜 안녕상태에 이르도록 하는 포괄적인 건강사업 • 학생과 교직원을 포함한 인구집단이 건강하고 안전하게 살 수 있도록 하는 학문이며 사업
목적	• 학생 및 교직원이 건강하고 안전하게 생활할 수 있도록 그들의 질병을 예방·관리하고, 건강을 보호·증진하게 함으로써 학교교육의 능률화를 기하며 졸업 후까지도 건강한 생활을 할 수 있게 하고, 미래의 사회를 짊어지고 나갈 수 있는 튼튼한 심신을 갖도록 하는 것
학교보건사업	• 학생 및 교직원의 건강을 유지·증진시키기 위하여 학교보건관리, 학교환경위생관리, 학교보건교육 등을 실시하는 것

2. 학교보건의 중요성

1) 많은 대상인구(전체 인구의 약 25% 이상이 학생 인구)
2) 학교라는 고정된 장소 내에 밀집되어 있어 사업의 제공이 용이
3) 교과과정을 이용하여 효율적으로 보건교육 제공 가능
4) 건강한 성인으로 성장할 수 있도록 함
5) 학교는 지역사회의 중심역할(학생에 의해 지역사회와 가족에게 간접적으로 보건교육 가능; 파급효과)
6) 학생 : 보건교육 대상자로 가장 효과적, 교육효과가 빨리 나타나며 지식을 생활화하기 쉬움
7) 교직원 : 그 지역사회의 지도적 입장, 일반주민과 자주 접촉 → 지식의 파급효과가 큼

3. 학교보건의 역사

1) 학교무상급식 : 1865년 독일에서 시작, 그 후 영국, 미국에서도 실시. 학교보건의 최초 사업
2) 학교의사 임명 : 1890년 미국
3) 간호사 배치 : 1892년 영국, 1902년 미국
4) 우리나라
   (1) 1953년 UNICEF에 의해 결식아동을 돕기 위해 구호의 목적으로 학교급식 시작
   (2) 1965년 양호교사 학교 배치

(3) 1967년 학교보건법 제정

(4) 교육상 유해한 시설이나 행위에 대하여 제한

① 절대환경정화구역 : 학교출입문으로부터 50m 이내

② 상대환경정화구역 : 학교경계선으로부터 200m 이내

4. 학교보건의 내용

- 학교보건봉사(학교보건의료서비스), 학교환경위생, 학교보건교육, 학교정신보건, 학교급식관리, 사고예방과 응급처치지, 지역사회보건 연계사업

1) 학교보건봉사

- 학생과 교직원의 건강을 평가

학교 건강검사 제도의 목적	• 조기발견과 관리로 학생 건강보호·증진 및 악화방지, 학생건강관리 대책 강구, 국가 수준의 학생 건강지표 개발
학생건강의 정기평가방법	• 체격검사(신장, 체중, 흉위 등) • 체질검사(시력, 청력), 영양평가, 결핵검사 • 체력(능)검사(달리기, 멀리뛰기 등), 치아이상검사, 기생충검사
검사대상	• 신체의 발달상황 : 초등학교 1학년~고등학교 3학년 • 건강조사(설문지) : 초등학교 1학년~고등학교 3학년 • 건강검진(병원검진) : 초등학교 1학년 및 4학년 학생, 중·고등학교 1학년 학생 • 신체의 능력검사 : 초등학교 5학년~고등학교 3학년 학생
예방접종 완료 여부 조사	• 초등학교 장은 학생이 새로 입학한 날부터 90일 이내에 시장군수구청장에게 예방접종 증명서를 발급받아 예방접종의 완료 여부를 검사 • 비접종자 예방접종 지도 • 필요한 경우 관할 보건소장에게 예방접종 지원 등의 협조 요청

(1) 등교 중지

- 건강검사의 결과는 의사의 진단 결과 감염병에 감염되었거나 감염된 것으로 의심되거나 감염될 우려가 있는 학생 및 교직원에 대하여 다음의 경우 등교 중지
  - 감염병환자, 감염병의사환자 및 감염병병원체 보유자(감염될 우려가 없다고 진단받은 사람은 제외)
  - 감염병환자 등 외의 환자로 의사가 감염성이 강한 질환에 감염되었다고 진단한 사람

(2) 건강상담

① 담임교사, 보건교사, 의사, 치과의사 등이 실시

② 건강상담의 대상이 되는 학생

- 건강평가 결과 계속적인 관찰을 필요로 하는 학생
- 심신의 이상이 있는 학생
- 학부모의 요청이 있는 학생
- 각종 교육활동이나 체육행사 등의 참여 여부를 결정하기 위한 경우

2) 학교보건인력 배치 기준

초등학교	• 18학급 이상의 초등학교 : 학교의사 1인, 학교약사 1인, 보건교사 1인 • 18학급 미만의 초등학교 : 학교의사 또는 학교약사 중 1인, 보건교사 1인
중·고등학교	• 9학급 이상인 중·고등학교 : 학교의사 1인, 학교약사 1인, 보건교사 1인 • 9학급 미만인 중·고등학교 : 학교의사 또는 학교약사 중 1인, 보건교사 1인
대학교	• 학교의사 1인, 학교약사 1인

3) 학교환경위생

교육환경 관리목표	• 학생의 건강유지와 증진 • 학생의 안전 • 학습능률의 향상 • 청결하고 아름다운 환경의 유지 • 편리하고 유쾌한 생활을 할 수 있도록
교지의 환경	• 충분한 면적 • 통학 편리하고 한적한 장소 • 안전한 장소 • 맑은 공기와 일과 풍부 • 음료수 의공급과 배수가 잘 되어야 함 • 학교 주변은 유흥가 등이 없는 교육적으로 안전해야 되며 소음 등의 환경오염이 없는 지역
학교건물·교실 및 운동장	• 높은 곳 위치, 남향이나 동향, 안전·소음방지·채광·환기·방서·방한 등을 고려, 미술실·제도실은 서북향 또는 북향 • 교실의 창문 면적은 실내면적의 20~25%, 창문의 유리는 무색투명 • 운동장은 충분한 면적으로 배수가 잘 되고, 하절기에는 태양을 피할 수 있는 시설이나 운동장 주변에 나무를 심는 것이 바람직

구분	내용
책상과 의자	• 의자는 앉는 면의 높이가 학생 무릎과 발목 사이의 길이에서 1.5cm를 감한 높이가 적당 • 책상은 학생 앉은키의 1/3에 의자의 높이를 더한 높이가 적당
교실의 채광 및 조명	• 주간 조명은 야간의 1.5~2배 정도의 밝기가 필요, 광선은 좌측상방이나 좌측후방에서 비쳐주는 것이 좋고, 인공조명에 의한 조도는 책상면에서 300Lux 이상, 실내 온도는 18~28℃로 규정

4) 학교보건교육

- 목적 : 건강생활에 필요한 지식과 기능 습득, 올바른 건강생활 실천 태도 양성 → 개인은 물론이고 가정과 지역사회 주민의 건강을 증진

구분		내용
학교보건교육의 계획 고려 사항		• 보건교육의 계획은 종합적인 전 학업과정 작성에 있어서 그 일부분을 차지 • 보건교육 계획은 전 직원의 책무 • 계획생활에 학생을 참여 • 학교에 있어서의 보건교육 계획은 학교와 지역사회의 종합적인 전체 보건계획사업계획의 일부분으로서 구성 • 보건교육은 지역사회로부터 협조를 얻도록 • 보건교육 계획은 계속적이어야 함 • 보건교육 계획에는 주도적 역할이 있어야 함 • 계획은 반드시 행동적인 결과를 가져와야 함
학교보건교육의 추진 내용	초등학교	• 청결생활, 구강위생, 눈·귀의 위생, 질병예방, 음식물과 건강, 신체의 운동과 발달 등에 관한 내용
	중학교	• 건강보전, 신체의 형태적인 발달, 신체의 기능적인 발달, 환경위생, 정신질환, 국민의 수명 등에 관한 내용
	고등학교	• 건강의 의의, 가정생활과 건강, 질병의 예방, 사고재해와 예방, 국민보건 등에 관한 내용
	대학교	• 건강의 개념, 공중보건사상, 질병관리, 기호품 및 약물과 건강, 건강한 사회생활 등에 관하여 폭넓은 교육

5) 학교급식

학교급식의 중요성	• 성장기에 있는 학생들의 건강을 유지·증진시켜 이들이 장래에 건강한 세대가 이루어지도록 함으로써 국민의 체위향상과 영양개선을 하고자 함 • 감수성이 높은 시기의 학생들에게 올바른 식습관을 생활화시키는 데 중요한 보건학적 의미
학교급식의 목적	• 건강적 측면 : 합리적인 영양섭취, 연령에 알맞은 영양공급, 건강증진 및 체위향상 • 교육적 측면 : 질서의식과 예절교육, 생활규칙 습득, 바람직한 식습관 형성 및 개선, 위생 개념 확립, 학습능력 향상 • 경제적 측면 : 효율적인 급식, 최소 경비로 최고 영양식 공급 • 사회적 측면 : 농수산물의 구조개선 촉진 및 식품의 생산과 소비에 관한 지식, 국민 식생활 개선
학교급식의 역사	• 학교급식의 무상제공 : 1865년 이후부터 독일에서 시작 • 영국 : 1889년 런던 학교급식위원회를 설립하여 학교급식을 실시, 런던 1970년 국가적 지원 아래 완전한 학교급식 실시 • 미국 : 1938년 잉여농산물을 학교급식용으로 무상 배급, 1946년 학교급식연방법을 제정
학교급식 운영	• 필요한 급식시설·설비비는 당해 학교의 설립·경영자가 부담하되, 국가 또는 지방자치단체가 지원할 수 있으며, 급식운영비는 당해 학교의 설립·경영자가 부담하는 것을 원칙으로 하되 보호자가 그 경비의 일부를 부담할 수 있도록 되어 있음

3.7 모자보건

1. 모자보건의 정의 및 목표

1) 모자보건 : 모성보건과 영유아보건

2) 세계보건기구 모자보건 전문분과위원회(1952)

(1) "모성보건이란 모성의 건강 유지와 육아에 대한 기술을 터득하여 정상 분만과 정상적 자녀를 갖도록 하며 예측 가능한 사고나 질환, 기형을 예방하는 사업이다."

(2) 모자보건사업의 목표

① 모든 임산부들로 하여금 건강을 유지·증진, 영유아보건에 대한 지식을 습득, 정상분만 및 건강한 어린이를 출산하도록 함

② 모든 어린이로 하여금 가정 내의 건전한 환경에서 사랑과 보호를 받으며 성장하도록 하며, 적당한 영양과 건강지도 및 효과적인 의료봉사를 제공해주며 생활태도를 길러줌

3) 미국 간호협회(1974)

(1) 모자보건사업의 목표

① 개인이나 가족에 대한 최적의 건강유지 및 증진

② 가족연대감의 증진 및 지지

③ 취약가정의 조기발견 및 처치

④ 영유아의 발달적 장애요인을 극복하도록 가족 구성원 도움

4) 우리나라 모자보건법

(1) "모성 및 영유아의 생명과 건강을 보호하고 건전한 자녀의 출산과 양육을 도모함으로써 국민보건 향상에 이바지함을 목적으로 한다."

(2) "모자보건사업이란 모성과 영유아에게 전문적인 보건의료서비스 및 그와 관련된 정보를 제공하고, 모성의 생식건강 관리와 임신·출산·양육 지원을 통하여 이들이 신체적·정신적·사회적으로 건강을 유지하게 하는 사업을 말한다."

2. 중요성

1) 대상 인구가 전 인구의 60～70%

2) 임산부와 어린이는 쉽게 질병에 이환

3) 어린이는 고귀한 인적 자원

4) 임산부와 어린이의 질병은 조직적인 노력으로 쉽게 예방

5) 임산부와 어린이의 질병을 방치하면 사망률도 높고 치유된 후에도 기형 및 불구의 후유증이 평생 지속될 가능성이 높음

6) 임산부와 영유아는 건강 취약대상. 포괄적인 모자보건사업이 잘 받아들여짐

3. 대상 및 내용

1) 모성 : 15～49세 이하의 여성(광의)
임신, 분만, 수유기의 여성(협의)

2) 자녀 : 0～14세까지의 소아(광의)
태아에서부터 6세 이하의 취학 전 영유아(협의)

3) 구성 내용

(1) 임산부(임신 중이거나 분만 후 6개월 미만)의 산전관리 및 분만관리와 응급처치

(2) 영유아의 건강관리 및 예방접종

(3) 피임 시술 및 피임 약재의 보급에 관한 사항

(4) 부인과 질병 및 그에 관련된 질병의 예방

(5) 장애아동의 발생 예방 및 건강관리

(6) 보건에 관한 지도, 교육, 연구, 홍보 및 통제관리

4. 모자보건의 지표

• 모자보건사업 수행 결과 평가 지표 : 영아사망률, 주산기사망률, 모성사망률

영아사망률	• 어떤 연도 중 출생수 1,000명에 대하여 그 연도 중 발생한 0세(영아 : 출생~1년까지)의 사망수 • 한 나라의 보건지표를 설명하는 것 중 가장 대표적인 것 • 영아사망률 $= \frac{\text{그 연도의 영아사망자수}}{\text{어떤 연도의 출생아수}} \times 1{,}000$
주산기사망률	• 주산기 : 임신 28주부터 생후 7일 미만의 기간(기준이 조금씩 다름) • 주산기사망률 : 출생수와 태아사망 28주 이상의 사망과 출생 후 7일 미만의 사망수의 비율로 1,000명당 비교한 것. 즉 주산기 사망과 출생 1,000명과의 비율 • 주산기사망률 $= \frac{\text{그 연도의 태아사망수(임신 28주 이후 사산)} + \text{생후 1주 미만의 사망수}}{\text{어떤 연도의 출산수(태아사망 포함)}} \times 1{,}000$
모성사망률	• 연간 출생아 수에 대한 임신, 분만, 산욕(임신전의 상태로 복귀)과 관련된 사망수의 비율 • 모성사망률 $= \frac{\text{그 연도의 모성사망자수}}{\text{어떤 연도의 출생아수}} \times 1{,}000{,}000$(또는 10,000)
모성사망의 주요 원인	• 직접적 원인 : 산과적 색전증, 단백뇨 및 고혈압성 장애, 분만힘의 이상, 분만 후 출혈 등 • 간접적 원인 : 심장질환, 악성종양, 신장질환 등의 약화에 의한 사망

5. 모성보건

• 모자보건관리의 대상으로 보면 넓은 의미로는 제 2차 성징이 나타나는 생식기로부터 폐경기에 이르는 여성(15~49세), 좁은 의미로는 임신·분만·수유기의 여성

지도사업	• 3대 지도사업 : 성교육과 혼전지도, 임신과 출산지도, 산후지도 → 임신, 분만, 산욕, 육아 등의 교육과 지도

6. 산전관리

• 목적 : 임부와 태아의 건강상태를 주기적으로 진단 → 위험요인을 조기에 발견 → 적절한 대처, 보건교육을 통해 임부 스스로 건강관리 → 건강한 아기를 안전하게 분만
아기를 낳기 전에 주기적인 임신에 관한 관리

• WHO 및 대한산부인과학회의 산전관리 횟수
 - 임신초기~임신 28주 : 4주에 한번

공중보건학

- 임신 29주~36주 : 2주에 한 번
- 임신 37주 : 1주에 한 번
- 출산 후 : 산후 4주일 후

• 우리나라 모자보건법 시행규칙[별표1](2015.7.29.) : 임산부·영유아 및 미숙아 등의 정기 건강진단 실시기준
- 임산부
  가. 임신 28주까지 : 4주마다 1회
  나. 임신 29주에서 36주까지 : 2주마다 1회
  다. 임신 37주 이후 : 1주마다 1회
  라. 특별자치시장·특별자치도지사 또는 시장·군수·구청장은 임산부가 「장애인복지법」에 따른 장애인인 경우, 만 35세 이상인 경우, 다태아를 임신한 경우 또는 의사가 고위험 임신으로 판단한 경우에는 가목부터 다목까지에 따른 건강진단 횟수를 넘어 건강진단을 실시 가능
- 영유아
  가. 신생아 : 수시
  나. 영유아
    1) 출생 후 1년 이내 : 1개월마다 1회
    2) 출생 후 1년 초과 5년 이내 : 6개월마다 1회
- 미숙아등
  가. 분만의료기관 퇴원 후 7일 이내에 1회
  나. 1차 건강진단 시 건강문제가 있는 경우에는 최소 1주에 2회
  다. 발견된 건강문제가 없는 경우에는 제2호의 영유아 기준에 따라 건강진단을 실시

1) 산전관리의 목적

• 산모의 건강을 해치지 않고 건강한 아기를 분만하는 것

산모의 측면에서 산전관리 목적	• 육체적·정신적 건강을 유지 및 증진 • 임신 중의 부작용 감소 • 분만 시 안정 증진 • 산후 건강 보호 • 태아에게 필요한 모든 요구를 관리할 수 있는 능력을 갖도록
태아의 측면에서 산전관리 목적	• 저체중아·사산·신생아 사망 등의 발생을 감소 • 신생아의 건강 유지

2) 산전관리 내용

(1) 건강력 조사 : 임산부의 과거 및 현재의 임신력, 과거병력 등에 대하여 파악

(2) 검사 : 임신 중 혈액형검사, 초음파검사, 양수검사 등을 실시

(3) 임산부의 영양관리 : 적절한 음식을 섭취

(4) 일상생활의 주의할 점

① 신체관리 청결히 하고 의복은 너무 끼는 것을 입지 않도록

② 휴식과 수면은 충분히 하고 정신적으로 안정

③ 임신 3개월 전과 8개월 이후에는 여행이나 심한 운동 삼가

④ 약물 등은 의사의 지시에 의하지 않으면 복용 않도록

⑤ 임신 6주 내외와 8개월 이후 성생활 금지, 변비 주의

3) 임신중독증

(1) 특히 8개월 이후 다발

(2) 유산이나 사산 및 주산기 사망의 주요 원인

(3) 증세 : 3대 증상(부종, 단백뇨, 고혈압)

(4) 예방 : 정기적인 건강진단, 단백질 및 비타민 충분한 공급, 적당한 휴식과 겨울철의 보온, 식염·당질·지방질의 과다 섭취 금지

4) 자궁 외 임신

(1) 자궁외 임신의 95%가 난관(자궁관)에서 발생, 그 외 난소, 복강 등

(2) 증상 : 하복부 통증, 월경양상 이상, 비정상적인 출혈

7. 분만관리

1) 분만의 분류

(1) 37주 미만 : 조산아(premature infant), 미숙아

(2) 37주 이상~42주 미만 : 정상기간 출생아(term infant)

(3) 42주 이상 : 과숙출생아(post-tem infant)

(4) 2,500~4,500g 미만 : 정상체중출생아(mature infant)

(5) 2,500g 미만 : 저체중출생아, 미숙아(immature infant)

(6) 4,500g 이상 : 과체중출생아, 과숙아(exceptionally large baby)

(7) 1,500g 미만 : 극소저체중출생아

2) 이상 분만의 원인

(1) 산도의 이상

(2) 만출력(산도를 통해서 태아 및 그 부속물을 만출시키는 힘, 즉 진통이나 복압)의 이상

(3) 태아의 위치 이상이나 태아의 자세 및 태아의 크기의 이상

(4) 태반 이상

(5) 난막 이상. 조기파수(premature rupture of membrane)

8. 산후관리

1) 산욕기

- 임신 및 분만에 의해 생긴 모체의 해부학적, 기능적 변화가 임신 이전의 상태로 회복될 때까지의 기간, 통상 6~8주

(1) 조기보행

(2) 목욕 : 샤워는 24시간 후, 통목욕은 최소 4주 후

(3) 외음부 관리 : 좌욕을 통한 회음 절개부 통증 완화

(4) 방광 및 장의 관리 : 소변을 오래 참지 않고 분만 후 조기 보행 및 식사(충분한 수분과 섬유질 섭취)로 변비 해결

(5) 우울증 : 대개 2~3일 이내로 좋아지지만 심할 경우 정신과적 검진 필요

(6) 피임 : 수유를 하지 않는 경우 보통 6~8주 후 월경이 시작, 재임신이 가능하므로 충분한 가족계획 필요, 성생활은 6~8주 이후

2) 산욕기 이상

(1) 생식기의 회복장애 : 회음의 열상, 절개부 염증, 자궁내막염 등이 원인

(2) 유두 및 유선의 질환 : 유두의 기형, 유두의 표피탈락 유두 및 유륜의 함몰, 유두염 등. 음식물의 충분한 섭취 및 청결 등 중요

(3) 산욕열 : 생식기 부위 세균침입으로 인한 감염증상

- 요인 : 출혈, 분만 시 외상, 조기양막파수, 심한 빈혈, 영양실조 등

9. 수유관리

1) 1일 1회 이상 유방을 따뜻한 물로 깨끗이 씻으며 유두에는 비누질하지 않음

2) 수유 전 산모의 손을 씻어 감염 예방

3) 수유 시 양쪽을 교대로 먹이며 처음에는 5분씩 빨린 후 점차 시간을 늘려 한쪽 젖을 완전히 빨림

4) 처음 분비되는 초유는 영양가가 높으며 면역체가 있으므로 아기에게 반드시 먹이도록

5) 분만 후 4~5일 경까지 초유가 나오고 5~6일부터 성유가 나옴

모유수유의 장점	• 각종 감염으로부터 장을 보호하고 설사를 예방 • 배란을 억제하여 임신 예방효과, 대개 5~8개월 지속 • 아이가 정서적으로 안정 • 각종 감염이나 부패, 변질의 우려가 적음 • 소화가 잘 되고 먹기에 알맞은 온도 • 경제적이고 먹이기 간편 • 자궁수축이 잘되어 산욕기가 단축 • 산후 비만증 발생 억제 효과

모유수유를 피해야 하는 경우	• 유방 염증 • 급성 감염증 • 당뇨, 신장병, 폐결핵, 심장병, 영양부족, 악성빈혈 • 산후 합병증(인신 중독증, 패혈증, 심한 출혈) • 미숙아로 빠는 힘이 약하거나 모유에 대한 과민증 • 아이가 선천성기형으로 입속에 이상 • 아이가 모유로 인하여 황달 발생

10. 영유아 보건

- 영유아 : 신생아에서 유아까지, 출생 후 6년 미만
- 신생아 : 출생 후 28일 이내
- 영아 : 출생 후 1년 미만(0세)

1) 영유아기의 특성

(1) 성장 : 주로 세포의 수 및 크기가 증가하는 신체의 양적인 크기가 커지는 것

(2) 발육 : 세포 또는 기관의 기능과 기술이 향상되는 것. 생리기능, 감각기능, 운동기능 등의 향상

(3) 생후 6~8개월 정도가 되면 젖니가 처음 보이기 시작하여 생후 2년 6개월 정도까지 계속 나옴

(4) 여자는 13~14세 전후 체중속도가 급격히 빨라져 13~14세경에는 남자보다 무거움

2) 영유아 사망

(1) 신생아 사망은 생물학적인 요인(유전적 요인 등)이 많이 작용

(2) 후기 신생아 사망이나 1~4세 사망은 사회경제적 요인이 많이 작용

3) 영유아의 이상

(1) 조산아 및 미숙아의 발육이상

① 조산아(premature infant), 미숙아(immature infant) : 태어날 때 임신기간이나 태아의 체중에 따라 정상범위에 못 미치는 경우

② 조산아의 원인과 결함

- 원인 : 임신중독, 다태임신, 선천기형, 서영, 모체의 질병이나 과로 등
- 결함 : 체온조절 불능, 호흡장애, 소화장애, 조혈능력 부족, 질병감염 및 독성에 대한 높은 감수성

③ 조산아의 보호(조산아 4대 관리)

- 체온보호
- 감염병 감염방지
- 영양보급
- 호흡관리

④ 조산의 예방
- 임신중독 예방
- 영양관리
- 유산 및 조산경력자의 지도와 보호
- 30세 이후의 초임부나 불임자의 임신 등은 반드시 의학적 지도를 받도록 지도

(2) 과숙아의 발육이상

① 과숙아 : 임신 42주 이상이나 태아체중 4.5kg 이상, 산소부족증이나 난산을 초래할 수 있으며 중추신경계 장애가 발생 가능

② 비만 : 유전적 요인, 열량의 과다 섭취, 산모의 운동부족 및 호르몬 분비 이상 등에 기인

(3) 선천이상 및 심신장애

① 임신초기의 풍진감염 → 백내장아, 심기형아, 농아아 출산 가능

② 임신 중 방사능의 과도조사, 약품의 오용 등 → 기형아 출산 가능

③ 선천성 대사이상 : 주로 유전적인 요인으로 발생

④ 비유전적인 요인 : 감염예방, 약제 및 방사선의 과도 조사를 조심

⑤ 심신장애 : 정신박약아, 정서장애아, 언어장애아 등

3.8 정신보건

1. 정신보건의 개념 및 목적

1) 정신건강 또는 정신보건이란 정신장애인의 치료뿐만 아니라 국민정신건강의 향상을 도모하기 위해 생물학적·의학적·교육적·사회적 면에서 협력하여 더욱더 좋은 인간관계를 이룩하고자 하는 분야

2) Wallace Wallin

- "정신보건사업이란 개인과 사회의 정신적 건강의 유지와 증진, 그리고 정신병 및 정신적 결함과 이에 부수되는 정신적·교육적·사회적 부적응의 예방과 치료를 위하여 실시되는 조직적이고 지속적인 봉사를 말한다."

(1) 정신보건의 목적

- 개인의 정신적 장애를 예방하고 치료하여 개인은 물론이고 사회를 정신적으로 건강하도록 유지·증진

(2) 우리나라 정신보건법의 목적

- 정신질환의 예방과 정신질환자의 의료 및 사회복귀에 관하여 필요한 사항을 규정함으로써 국민의 정신건강증진에 이바지함

- 정신적으로 건강한 상태 : 정신질환이 없고, 자기 자신의 행동에 정신적 갈등을 갖지 않으며, 자기 자신의 일에 만족할만한 근로능력이 있고, 존경하는 마음, 사랑하는 마음과 윤리·도덕적인 사고를 할 수 있는 상태

2. 우리나라의 정신보건사업

- 1995년 12월 30일 정신보건법 제정 → 1997년 시행

1) 지역사회 정신보건 강화

(1) 1997년 1월부터 정신보건법의 시행으로 정신질환관리에 있어 법적·제도적 뒷받침을 마련

(2) 정신보건센터 : 지역사회 중심의 치료·재활체계 구축에 있어서 무엇보다도 중추적 역할을 담당한 기관

(3) 정신보건사업 : 정신질환자를 조기에 발견하여 상담, 치료, 재활 및 사회복귀를 지원하는 등 정신보건서비스를 효율적으로 제공하고 이들에 대한 사회적 지지체계를 구축하는 것에 대해 관심을 가지고 접근하는 사업

2) 아동청소년 정신보건사업

- 주의력결핍과잉행동장애(ADHD), 인터넷게임중독, 학교폭력, 학습장애 등 아동청소년 정신건강 문제가 날로 심각

3) 고의적 자해(자살) 문제

(1) OECD 국가 중 가장 높은 자살률

(2) 특히 우리나라 10～20대 사망원인에서 자살이 1위 차지

3. 정신보건의 역사

1) Hippocrates : 정신질환을 최초로 분류
2) Herophilus : 정신질환은 뇌의 결함에 의한다고 주장
3) Ascelpiades : 정신질환은 정서장애에 기인한다고 주장
4) Celsius : 쇼크를 주는 것 같은 거친 치료가 유용하다고 주장
   705년 바그다드에 최초로 정신질환수용소 건립
5) Rhazes : 정신병원 최초 개원
6) 암흑기 : 정신질환이 마귀설로 설명
7) 암흑기 후기 : 치료법이 점차 잔혹, 특히 유럽제국에서 심화
8) 미국 1751년 건립된 펜실바니아 병원이 최초로 정신질환 진단 하에 환자를 입원
9) 독일의 Reil(1759～1813) : 정신의학 정기간행물 발간
10) Philippe Pinel이 1793년 프랑스 정신병원에서 환자로부터 철쇄를 풀도록 하여 인도적인 치료에 공헌

11) 미국 1884년 정신의학회 설립, 1855년 처음으로 국립정신병원이 워싱턴에 건립, 1909년 국립정신위원회 발족, 1931년 최초의 정신분석학교 뉴욕 설립, 1948년 국민정신건강법 제정, 1963년 케네디의 정신보건법 공포
12) 프랑스의 Toulous : 20세기 정신보건사업의 선구자, 정신보건연맹 조직
13) 정신보건사업의 본격적 활동 : 미국의 Clifford Beers에 의해 전개
14) 세계보건기구가 후원하고 정신위생연맹이 주최하여 1960년을 "정신보건의 해"로 선정

4. 정신질환 치료의 혁명

1) 1차 혁명 : Pinel이 처음으로 정신질환자를 족쇄에서 해방
2) 2차 혁명 : Freud의 정신분석학
3) 3차 혁명 : 1950년대에 시작된 향정신성약물 개발
4) 4차 혁명 : 지역사회 정신보건
5) 지역사회 정신보건사업의 방향 : 예방과 조기발견, 조기치료 및 사회복귀

5. 정신질환의 원인 및 개념

1) 정신질환의 주요 원인

- 유전적 요소, 심리적 원인, 사회문화적 요소 및 뇌조직의 기질적 또는 기능적 이상 등

2) 정신질환의 개념

- 정신보건법의 정신질환자 : 정신병(기질적 정신병 포함), 인격장애, 알코올중독, 약물중독 및 기타 비정신병 정신장애를 가진 자

구분	내용
정신분열증 (조현병, schizophrenia)	• 망상, 환청, 와해된 언어, 정서적 둔감 등의 증상과 더불어 사회적 기능에 장애를 일으킬 수 있는 질환 • 감정, 사고, 행동 등에 장애가 있는 정신질환으로서 특히 감정과 사고를 조절하고 통합하는 뇌기능장애가 심한 질병
조울병 (manic-depressive psychosis)	• 기분 장애의 대표적인 질환 중 하나. 기분이 들뜨는 조증이 나타나기도 하고, 기분이 가라앉는 우울증이 나타나기도 한다는 의미에서 '양극성장애'라고도 함
진성간질 (essential epilepsy)	• 특발성 간질, 원인이 정확하지 않으며 유전적인 소인이 주요 배경, 주로 경련발작, 정신발작, 불쾌증을 나타내는 정신질환 • 뇌종양, 두부외상, 뇌매독, 요독증, 알코올중독 등이 원인인 증후성(일반)간질도 있음
정신박약 (mental deficiency)	• 백치(idiocy, 6세 또는 IQ 25 이하의 성인), 치우(imbecility, 7～12세 또는 IQ 49 이하 정도의 성인), 노둔(debility, 13～14세 정도의 성인)

신경증 (neurosis)	• 내적인 심리적 갈등이 있거나 외부에서 오는 스트레스를 다루는 과정에서 무리가 생겨 심리적 긴장이나 증상이 일어나는 인격 변화
인격장애 (personality disorder)	• 사회적 적응이 불능할 정도의 성격장애를 의미, 성격의 경향이 보통 사람들보다 수준을 벗어나는 편향된 상태를 말하는 것
노인성치매 (senile dementia)	• 정상적으로 생활해오던 사람이 65세 이후 다양한 원인으로 인해 뇌기능이 손상되면서 이전에 비하여 인지 기능이 지속적이고 전반적으로 저하되어 일상생활에 상당한 지장이 나타나고 있는 상태
사이코패스 (psychopath)	• 반사회적 인격장애증을 앓고 있는 사람, 평소에는 정신병질이 내부에 잠재되어 있다가 범행을 통하여서만 밖으로 드러나기 때문에 주변 사람들이 알아차리지 못하는 것이 특징

3) 중독

(1) "특정한 행동이 자신이나 주위에 폐해를 초래하기 때문에 이를 조절하려 하지만 통제력을 잃고 반복하는 행동"

(2) Shaffer(1999)의 중독 3단계

• 행동을 하기 전 갈망 → 행동에 대한 통제력 상실 → 부정적 결과를 초래함에도 행동을 지속
⇒ 핵심 : 자기조절력능력 상실(집착, 강박적 사용, 재발)

(3) 물질중독 : 중추신경 흥분제, 중추신경 억제제, 환각제

(4) 행위중독 : 특정한 행동을 통해 쾌감을 경험한 후 유사한 쾌감을 다시 얻기 위해 그 특정 행동을 반복(예 도박, 게임, 쇼핑, 운동, 일, 성 등)

(5) 중독의 특징

① 일차 질환(중독물질이 신체에 미치는 고유한 병리현상에 의하여 발생하는 일차적 질환)
② 유전·정신사회·환경적 상호작용
③ 치명적 위험(기능저하 및 생명위협)
④ 진행되는 만성질환
⑤ 뇌질환

6. 발육단계별 정신보건

유아기	• 정신보건에 있어서 가장 중요한 시기, 어머니의 영향을 받아 장래의 인격형성에 기초가 성립되는 시기
학령기 (학동기)	• 초등학교에 입학하는 6~7세부터 12세까지 • 부모의 과보호나 과간섭적인 상태가 일어나기 쉬우며 이를 벗어나 자율적 건강상태에 도달할 수 있도록 지도가 필요

청년기	• 13～22세경으로 인생 중에서 가장 변화가 풍부한 격동의 시기 • 신체의 외관상 변화나 성적 성숙에 눈을 뜨게 되어 불안해지고 신체에 대한 고민이나 열등감을 가지기 쉬움 • 지능의 발달이 최고로 되어 사고력의 발달도 현저 • 기성세대에 대한 반항의식 발생 • 사회적으로나 심리적으로 욕구저해 상황에 놓이기 쉬운 시기 • 물리적이고 억압적인 것보다는 논리적인 이해를 돕도록
장·노년기	• 장년기 : 신체적으로나 정신적으로 성숙 안정단계 • 노년기 : 쇠퇴의 시기

3.9 노인보건

1. 노인보건의 정의 및 목표

1) 노인 : 노인복지법 "65세 이상"
2) 노인학(gerontology) : 노인에 관한 생체학적, 정신적, 의학적, 사회적 및 경제적 인자에 대하여 연구하는 학문
3) 노인의학(geriatrics) : 노인의 질병에 대한 임상적, 예방적, 치료적 및 사회적 측면을 다루는 일반의학의 한 분야
4) 노인보건 : 노인을 대상으로 연구하는 학문, 노년에 대한 사항들 중에서 주로 보건에 관한 문제를 다루는 것
5) 노인보건의 중요성
   (1) 고령화 사회
   (2) 노화의 기전이나 유전적 조절 등에 관한 관심 고조
   (3) 만성, 비전염성질환의 비중이 점차 증가. 심장질환, 암, 기관지염과 같은 만성 하부호흡기질환, 당뇨, 알츠하이머 등의 관리가 매우 중요하게 부각
   (4) 의료비의 증가. 여러 질병을 동시에 보유, 장기관리가 필요
6) 노인보건사업의 목표 : 지역사회에서 독립적으로 생활할 수 있는 건강수준 유지
7) 노인의 3대 문제 : 경제능력 부족, 질병, 소외문제
8) 노령화의 4대 문제 : 빈곤, 질병, 고독, 역할상실

2. 노화의 주요 원인

- 선천적 요인, 유전적 요인, 영양, 생활습관, 운동부족, 외부 환경변화, 질병 등의 복합적 연관

3. 노화의 특성

1) 보편성 : 변화가 누구에게나 동일하게 발생
2) 내인성 : 질병이나 사고가 아닌 내적인 변화에 의존
3) 점진성 : 노화에 따른 변화는 연령이 증가함에 따라 심해지고 절대로 회복 불가능
4) 쇠퇴성 : 궁극적으로 사망 초래
5) 노인환자에게서 가장 흔한 만성질환 : 관절염 > 고혈압 > 청력장애 > 심장질환 > 시력장애 > 당뇨병

4. 노화의 결과

- 근골격계의 변화와 순환기능, 소화기능, 호흡기능, 내분비기능, 신경기능, 감각기능 등의 감퇴현상 발생

5. 노인 건강관리

1) 노화현상이 나타나기 시작하는 40대 이전에 일상생활을 통한 올바른 생활 습관 중요
   (1) 하루 1,800칼로리 정도의 열량 섭취 : 필요로 하는 총칼로리는 젊은 사람보다 적어도 됨
   (2) 부드럽고 당질이 좋은 식품 섭취
   (3) 하루에 50～60g의 단백질 섭취
   (4) 적절한 칼슘 섭취
   (5) 폭주 주의
   (6) 금연
   (7) 너무 뜨거운 탕 주의 : 혈압이 올라 뇌졸중을 일으킬 수 있음
   (8) 소화에 지장이 없는 정도의 섬유질 식품 섭취 : 변비 예방
   (9) 피로하지 않을 정도의 매일 규칙적 운동
2) 노인들에 대한 예방적 진료
   - 이환율과 사망률 감소에 부가하여 생활의 질적 저하를 예방하고 가족지지체계의 붕괴를 예방
3) 노인 질환의 특징
   (1) 증상이 거의 없거나 애매 → 오진하기 쉬움
   (2) 노화현상인지, 질병인지 구분이 어려움
   (3) 단독으로 발생하는 경우가 드묾
   (4) 경제적 부담과 심리적 요인이 크게 관여
   (5) 약물 부작용이 많음
   (6) 치아 문제가 심각
   (7) 만성적이고 퇴행적 경과

(8) 청장년의 검사기준을 적용할 수 없는 질병이 많음

4) 노인의 질병 예방

(1) 일차예방 : 상담(우울증), 예방접종(인플루엔자) 및 화학적 예방(저용량 아스피린)

(2) 이차예방 : 조기발견, 조기치료

(3) 삼차예방 : 노인재활의 가장 중요한 목적은 일상생활 활동에 있어 잃었던 독립성을 다시 획득하는 것

OCCUPATIONAL THERAPY

4

C·H·A·P·T·E·R

보건통계

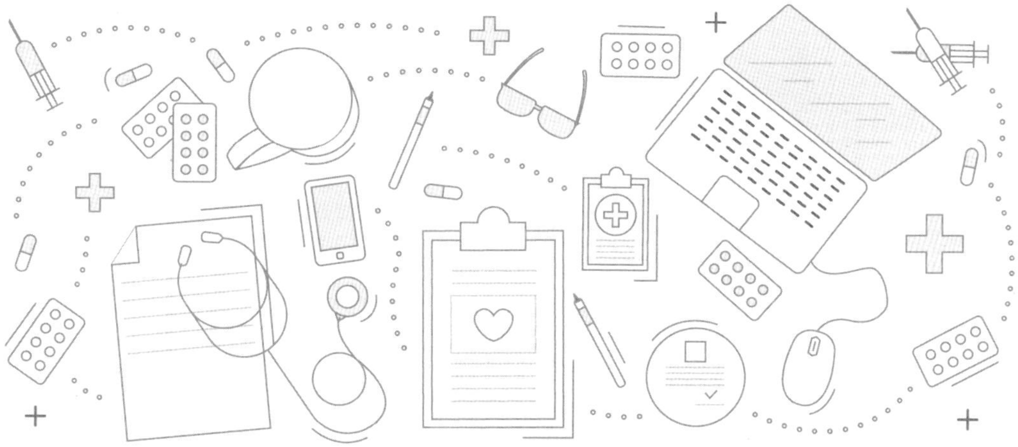

꼭!
알고 넘어가기!!

• 보건통계의 개념을 이해한다.
• 통계자료의 처리방법 및 통계공식들을 안다.

4.1 보건통계의 개념

1. 보건통계의 의의

1) Remington

• 통계학이란 자료를 수집, 분류, 종합, 분석을 하여 과학적 추계를 하는 방법과 과정을 연구하는 학문

2) Dunn

• 통계학이란 자료로부터 합리적 추정을 하는 방법론의 학문

→ 보건통계란 출생, 질병, 사망 및 보건에 관련 있는 여러 현상들에 관한 자료를 수집, 분석, 종합하여 과학적으로 추론하는 방법

(1) 기술통계

① 자료를 수집하고 분류하여 도표나 표를 이용해서 표현하거나 수량적인 계산을 해서 측정값들의 여러 뜻을 알아보는 것

② 자료를 수집한 후 자료의 주요 특징이나 의미를 하나의 숫자의 형태(평균, 범위 등)로 기술하는 것

(2) 추측통계(추리통계, 추계통계 또는 추론통계)

① 기술통계에서 관찰된 측정값으로부터 결론을 내릴 수 있는 방법을 제공하는 통계

② 실험을 통하여 수집된 자료를 검정(test)을 이용하여 통계적으로 분석하고 측정된 자료의 출처가 되는 전체 자료의 특성을 추정하는 것

2. 보건통계의 이용 및 역할

1) 지역사회 국가의 보건수준 및 보건상태의 평가와 비교
2) 보건사업의 필요성 결정 자료로 이용
3) 보건사업의 기획·진행·결과의 평가에 이용
4) 보건사업에 대한 국가의 지원이나 법률 제정의 당위성 제공

5) 보건사업에 대한 공공 지원 촉구 자료로 활용
6) 보건사업의 우선순위 결정에 자료를 제공
7) 보건사업의 기술 발전에 도움
8) 보건사업의 활동에 대한 지침이 될 수 있음
9) 보건사업의 기초자료로서 활용 → 보건사업의 결정 및 수행 등에 과학적인 근거를 제공

3. 모집단 및 표본

1) 모집단 및 표본의 정의

구분	내용
모집단 (population)	• 조사하고자 하는 사항이 잘 정의된 조사단위의 전 집합 • 어느 사항을 조사하고자 할 때 모집단을 전부 조사하는 것은 어렵기 때문에 모집단에서 일부를 추출하여 조사
표본 (sample)	• 추출한 일부, 모집단을 구성하는 전체 조사단위 중 일부의 조사단위를 추출하였을 때 얻는 모집단의 일부

2) 표본추출방법

- 비확률표본추출방법과 확률표본추출방법
- 통계에서는 확률표본추출법이 이용 → 비확률표본추출을 하는 경우 모집단에 그 결과를 적용할 수 없으며, 확률표본추출은 개인의 편견을 제거할 수 있기 때문

구분	내용
단순임의추출법	• 단순확률추출법 또는 단순무작위추출법 • 모집단에 일련번호를 부여한 후 보통확률수표(난수표)를 이용하여 표본을 뽑음
층화임의추출법	• 이미 알고 있는 정보에 따라 모집단을 구분한 후 단순임의추출법에 의하여 표본을 뽑는 방법 • 모집단 구성요소의 성별, 연령별, 지역별 또는 기타 어떤 특성에 따라 부분집단(계층)으로 구분하여 무작위 추출하는 방법
계통추출법	• 모집단에 일련번호를 부여 후 표본추출간격을 결정 • 첫 번째 표본은 단순임위추출법으로 뽑은 후 이미 정한 표본추출간격으로 표본을 뽑는 것 • 전화번호부 등을 이용, 근래에 여론조사 등에 가장 많이 사용 • 모집단의 구성요소에 일련번호를 부여한 후 일차적으로 단순임의추출한 다음에 미리 정해놓은 일정한 간격으로 2차로 표본을 추출하는 방법
집락추출법	• 모집단의 구성단위를 자연적 또는 인위적으로 몇 개의 집락으로 구분 • 무작위로 추출하여 추출된 집락을 전수조사 : 1단집락추출법 • 1단집락추출 집락에서 하위 집락을 또 추출하여 전수조사 : 다단계집락추출법 • 주로 행정구역단위에 많이 이용

4. 변수의 측정 척도

• 변수 : 키, 몸무게, 속도 등과 같이 사람 또는 사물의 변화가 가능한 상태 또는 특성

명목척도 (nominal scale)	• 측정 대상의 속성을 분류하거나 확인하기 위한 척도 • 남/녀, 직업, 출신도, 종교 등
순서척도 (ordinal scale)	• 서열척도, 순위척도, 측정대상자가 가지고 있는 어떤 특성의 상대적 크기에 따른 순서로서 측정대상을 구분할 수 있는 척도 • 좋음, 보통, 나쁨, 잘함, 못함 등
간격척도 (interval scale)	• 구간척도, 등간척도, 순서를 정할 수 있는 구분 이외에 서로 이웃하는 순서 간에 간격이 동일한 척도 • 절대적인 0은 존재하지 않음 : 간격척도에서의 0은 임의로 정한 기준 • 가감(+, −)의 계산이 가능 • 온도 등
비척도 (ratio(n) scale)	• 측정대상인 사물이나 현상을 분류하고 순위를 정할 수 있고 크고 작은 관계 및 차이 표시 가능 • 절대적인 0이 존재 • 더하기, 빼기, 곱하기, 나누기 계산이 모두 가능 • 무게, 시간, 거리, 키, 체중 등

4.2 통계자료의 처리방법

1. 도수분포표

1) 조사된 자료의 발생빈도와 자료에 따른 어떤 규칙성이 있는가를 알기 위하여 작성되는 표
2) 통계자료를 크기 순서로 정리 → 급의 수와 간격 설정 → 급의 상한과 하한 설정 → 빈도를 계산하여 표를 작성
   (1) 급(class) : 측정한 변수를 적당히 구분한 것
   (2) 급간 : 급의 간격
   (3) 최댓값, 최솟값, 범위(최댓값과 최솟값의 차)를 알 수 있음

공중보건학

2. 도표

- 통계자료가 지니고 있는 뜻을 시각적으로 보고 이해할 수 있는 자료분석의 한 표현적인 방법

1) 도수분포도 : 평면의 직교좌표를 이용하여 X축에 변수의 값을, Y축에 막대나 선으로 측정값을 표시
   (1) 히스토그램 : 연속적인 경우
   (2) 막대도표 : 비연속적인 경우. 막대의 간격은 막대 넓이의 1/2
2) 점선도표 : 시계열적으로 변화하는 값이나 측정값의 변화 경향을 시각적으로 쉽게 볼 수 있는 장점
3) 원도표
4) 상관도표 : 두 변수의 관계를 직교좌표에 표시한 도표
5) 기타도표 : 지역분포도, 비율변화도표, 대수눈금도표

3. 대푯값

- 하나의 객관적인 값으로서 측정값을 대표하는 값

1) 평균값(mean)

(1) 산술평균(arithmetic mean)

① 측정값을 전부 합한 후 측정수로 나눈 값

② 표본의 산술평균($\overline{X}$: X bar), 모집단의 산술평균(μ : 뮤)

$$\overline{X}=\frac{X_1}{n}$$

(2) 조화평균(harmonic mean)

- 속도 등에 사용, n개의 측정값이 있을 때 조화평균의 계산은 측정수를 각 측정값의 역수의 합으로 계산

$$h=\frac{n}{\frac{1}{X_1}+\frac{1}{X_2}+\frac{1}{X_3}+\cdots+\frac{1}{X_n}}$$

(3) 기하평균(gometric mean)

- 한 변수의 측정값이 n개 있을 때 n개의 측정값을 곱한 후 n제곱근을 구하여 계산

$$g=\sqrt[n]{X_1\cdot X_2\cdots\cdot X_n}$$

2) 중앙값(median)

(1) 중앙치, 중위수

(2) 장점 : 표본의 수가 적고 관찰치 중에 극단값이 있을 때 그 표본을 잘 표현

(3) 측정치가 홀수일 때 : 가운데 위치한 값인 (n+1)/2번째 측정값
측정치가 짝수일 때 : 가운데 위치한 두 값의 합을 2로 나눈 값

3) 최빈값(mode)

(1) 최빈치

(2) 한 변수의 측정값 중 빈도가 가장 많은 값

4. 산포도(산포성)

1) 측정값이 평균을 중심으로 얼마나 밀집 또는 분포되어 있는가의 정도를 나타내는 것
2) 범위, 분산, 평균차, 표준편차, 사분위 편차의 절대적 산포도, 변이계수의 상대적 산포도
3) 주로 표준편차 사용

구분	내용
범위(range)	• 최댓값과 최솟값의 차
표준편차(standard doviation, SD)	• 표본 표준편차는 S로 표시, 모집단의 표준편차는 σ(시그마)로 표시
분산(variance)	• 표준편차의 제곱 : S^2
평균편차 (mean deviation)	• 평균값으로부터 편차의 절댓값의 평균
변이계수 (coefficient of variation)	• 표본의 산술평균을 100으로 환산할 때 표준편차는 산술평균 100에 대하여 얼마나 큰가를 나타내주는 계수 • 평균이 다른 두 집단의 산포성 비교 • 상대적인 산포성이기 때문에 서로 다른 단위를 이용하여 측정된 값의 산포성을 비교하기 위해 사용 • $CV = \frac{S}{\overline{X}}$ 또는 $\frac{S}{\overline{X}} \times 100$
사분위편차 (quartile deviation)	• 어떤 표본분포의 총도수 처음에서 1/4되는 곳의 값(1·4분위수; 누적상대도수 0.25)과 3/4되는 곳의 값과(3·4분위수; 누적상대도수 0.75)의 차의 1/2 • $Q = \frac{1}{2}(Q_3 - Q_1)$

5. 정규분포

1) 종모양의 곡선
2) 정규곡선(가우스곡선, 오차곡선) : 정규분포로 표현되는 곡선
3) 산술평균, 중위수, 최빈값이 일치되는 좌우대칭의 분포
4) 정규분포는 통계학에서 기본이 되며 중요한 분포
   - 정규분포의 이론이 표본분포에 적용, 관찰값과 측정값들의 분포가 일반적으로 정규분포와 유사한 분포

5) 특성

(1) 평균을 중심으로 좌우가 대칭인 종의 모양

(2) 정규곡선은 좌우로 횡축에 무한히 접근하나 닿지 않음

(3) 정규곡선의 모양과 위치는 분포의 표준편차와 평균에 의하여 결정

(4) 정규곡선의 전체면적은 1이며 평균을 중심으로 아래와 같음

① $\mu \pm 1\delta$ 범위 : 68.26%

② $\mu \pm 2\delta$ 범위 : 95.44%

③ $\mu \pm 3\delta$ 범위 : 99.73%

6. 왜도와 첨도

1) 왜도 : 변인의 분포가 정상분포곡선으로부터 오른쪽 또는 왼쪽으로 치우친 정도를 보여주는 것

(1) 왜도 값이 양(+)인 경우 변인의 분포가 정상분포보다 왼쪽으로 치우침
분포의 꼬리는 오른쪽으로 길게 늘어짐

(2) 왜도 값이 음(−)인 경우 변인의 분포가 정상분포보다 오른쪽으로 치우침
분포의 꼬리는 왼쪽으로 길게 늘어짐

2) 첨도 : 변인의 분포가 정상분포곡선으로부터 위쪽 또는 아래쪽으로 치우친 정도를 보여주는 것

(1) 첨도 값이 양(+)인 경우 위쪽으로 치우침

(2) 첨도 값이 음(−)인 경우 아래쪽으로 치우침

7. 상관관계

1) 두 변수 간에 한쪽 값이 변함에 다른 한쪽이 변하는 경우

2) 상관계수 r : $-1 \leqq r \leqq 1$

3) $r=0$이면 선형 상관성이 없으며, 양의 값이면 한 변수의 값이 증가할 때 다른 변수의 값이 증가, 음의 값이면 한 변수의 값이 증가할 때 다른 변수의 값이 감소한다는 의미

4.3 통계공식

조출생률 (보통출생률)	$= \dfrac{\text{그 연도의 출생아수}}{\text{어떤 연도의 중앙인구}} \times 1{,}000$
일반출생률	$= \dfrac{\text{그 연도의 출생아수}}{\text{어떤 연도의 15에서 49세 여자의 중앙인구}} \times 1{,}000$
연령별 출생률	$= \dfrac{\text{그 연도의 동일 연령층 여자가 낳은 출생아수}}{\text{어떤 연도의 특정 연령층 여자의 중앙인구수}} \times 1{,}000$
합계생산(출산)율	$= \sum_{x=15}^{49} \text{fx}$ (fx : x세 여성의 출산율)
총재생산율	$= \sum_{x=15}^{49} \text{fx(F)}$ (fx(F) : x세 여성의 여아출산율) $= \text{합계출산율} \times \dfrac{\text{여아출생수}}{\text{총출생수}}$
순재생산율	$=$총재생산율$\times$가임 연령(x세)에 도달할 때까지의 생존율 $= \text{총재출산율} \times \dfrac{\text{가임연령 시 생존수}}{\text{여아출생수}}$
조사망률 (보통사망률)	$= \dfrac{\text{그 연도의 사망자수}}{\text{어떤 연도의 중앙인구}} \times 1{,}000$
영아사망률	$= \dfrac{\text{그 연도의 영아(1세 미만)사망자수}}{\text{어떤 연도의 출생아수}} \times 1{,}000$
보정영아사망률	$= \dfrac{\text{어떤 해에 출생한 자 중 1년 미만의 사망자수}}{\text{해당 연도의 출생아수}} \times 1{,}000$ ⇒ 어떤 특정한 연도에 특정사유가 있어 이를 고려하여 계산
신생아사망률	$= \dfrac{\text{그 연도의 신생아(28일 미만) 사망자수}}{\text{어떤 연도의 출생아수}} \times 1{,}000$
α-index	$= \dfrac{\text{그 연도의 영아사망자수}}{\text{어떤 연도의 신생아사망수}}$
모성사망률	$= \dfrac{\text{그 연도의(임신, 분만, 산욕의 합병증에 의한) 모성사망자수}}{\text{어떤 연도의 출생아수}}$ $\times$ 100,000(또는 1,000이나 10,000)

사산율	$= \frac{\text{그 연도의 사산수}}{\text{어떤 연도의 출산수(사산수+출생수)}} \times 1,000$ * 사산 : 보통 임신 4개월 이후의 사태아 분만(알기 쉬운 의학용어 풀이집, 지제근; 책마다 다름. 20주, 28주 이상이라고도...)
주산기사망률	$= \frac{\text{그 연도의 태아사망수+생후 1주 이내의 신생아사망수}}{\text{어떤 연도의 출산수(태아사망 포함)}} \times 1,000$ * 주산기 : 임신 23주부터 출생 7일 후까지를 의미(서울대학교병원에서는 임신 20주 이후 또는 출생체중이 500g 이상으로 출산 후 28일까지) 분자의 태아사망수는 임신 23주부터 출생까지 사이에 사망한 경우나 임신기간을 정확히 모를 때는 체중 500g 이상의 태아가 사망한 경우를 의미(예방의학과 공중보건학, 계축문화사)
유아사망률 (1~4세 사망률)	$= \frac{\text{같은 연도의 1에서 4세 사망수}}{\text{어떤 연도의 1에서 4세 인구}} \times 1,000$
사인별 사망률	$= \frac{\text{그 연도 중 어떤 사인에 의한 사망수}}{\text{어떤 연도의 중앙인구}} \times 100,000$
비례사망률	$= \frac{\text{그 연도의 특정질환에 의한 사망자수}}{\text{어떤 연도의 사망자수}} \times 100$
비례사망지수 (PMI)	$= \frac{\text{그 연도의 50세 이상 사망자수}}{\text{어떤 연도의 사망자수}} \times 100$
조혼인율 (보통혼인율)	$= \frac{\text{총 혼인건수}}{\text{중앙인구수}} \times 1,000$
조이혼율 (보통이혼율)	$= \frac{\text{총 이혼건수}}{\text{중앙인구수}} \times 1,000$
발생률	$= \frac{\text{그 기간 중 어떤 질병의 새 발생수}}{\text{그 지역의 전체인구}} \times 10^x$ • 특정한 기간 동안에 질병이 없던 인구에서 질병이 발생할 율, 또는 위험도를 나타내는 것으로, 누적발생률(cumulative incidence)과 발생밀도(incidence density; 평균발생률)의 두 가지 종류가 있음 $\text{누적발생률} = \frac{\text{일정한 지역에서 특정한 기간 내 새롭게 질병이 발생한 환자수}}{\text{동일한 기간 내 질병이 발생할 가능성을 지는 인구수}} \times 10^x \times \text{시간}$ $\text{평균발생률} = \frac{\text{일정한 지역에서 특정한 기간 내 새롭게 질병이 발생한 환자수}}{\text{총관찰인년(person-year)}}$

발병률	$= \frac{\text{질병 발병자수}}{\text{위험에 폭로된 인구}} \times 100$
2차 발병률	$= \frac{\text{질병 발병자의 수}}{\text{환자와 접촉한 감수성이 있는 사람들의 수}} \times 100$
유병률	시점유병률 $= \frac{\text{어느 시점에서의 환자수}}{\text{인구수}} \times 10^{x}$ 기간유병률 $= \frac{\text{어느 기간에서의 환자수}}{\text{인구수}} \times 10^{x}$
치명률	$= \frac{\text{그 기간동안 동일 질병에 의한 사망자수}}{\text{어떤 기간동안 특정 질병이 발생한 환자수}} \times 100$
감수성지수	$= \frac{\text{발병자수}}{\text{환자를 접촉한 감수성지수}} \times 100$
입원율	$= \frac{\text{대상인구 중 연간 입원환자수}}{\text{대상인구}} \times 100$
병상점유율	$= \frac{\text{1일 평균 병상점유수}}{\text{대상인구수}} \times 1,000$
평균재원일수	$= \frac{\text{기간 중 퇴원환자의 총 재원일(사망 포함, 신생아 제외)}}{\text{일정기간 중 총 퇴원환자(사망 포함, 신생아 제외)}}$
병상이용률	$= \frac{\text{1일 평균 재원환자수}}{\text{병상수}} \times 100$
연간병상이용률	$= \frac{\text{연간 총 누적재원일수}}{365 \times \text{병상수}} \times 100$

공중보건학

2024 OCCUPATIONAL THERAPY

7

V·O·L·U·M·E

2024

합격 선배들의 맥 one pick!

퍼시픽 작업치료사 국시대비 개념서

OCCUPATIONAL THERAPY

해부생리학 · 공중보건학

발 행 2024년 4월 30일

편저자 작업치료 국시연구회
발행인 이 웅 현
발행처 **퍼시픽북스**
서울시 중구 충무로 29 아시아미디어타워 501호
TEL. 02-2272-7766(代) / FAX. 02-2272-7166
E-mail : papu77@daum.net

ISBN 979-11-6375-455-8

정가 Volume 7 **20,000원**

2024 OCCUPATIONAL THERAPY